曲黎敏解读
《伤寒论》

曲黎敏 / 著

天津出版传媒集团

天津科学技术出版社

图书在版编目（CIP）数据

曲黎敏解读《伤寒论》/ 曲黎敏著. —— 天津：天津科学技术出版社, 2021.11

ISBN 978-7-5576-9719-8

Ⅰ.①曲… Ⅱ.①曲… Ⅲ.①《伤寒论》—研究 Ⅳ.①R222.29

中国版本图书馆CIP数据核字(2021)第195025号

曲黎敏解读《伤寒论》

QULIMIN JIEDU SHANGHANLUN

责任编辑：孟祥刚

责任印制：兰　毅

出版统筹：孙小野

出　　版：天津出版传媒集团
　　　　　天津科学技术出版社

地　　址：天津市西康路35号

邮　　编：300051

电　　话：（022）23332490

网　　址：www.tjkjcbs.com.cn

发　　行：新华书店经销

印　　刷：河北鹏润印刷有限公司

开本 700×1000　1/16　印张 25.75　字数 433 000

2021年11月第1版第1次印刷

定价：88.00元

悟《黄帝内经》，明心见性得自在；

品《伤寒论》，自救利他最慈悲。

目录

|第三章| **中成药的使用**

|第四章| **中医、西医的治病思路**

| 第十章 | 二十多种疾病的中西医分析（中）

|第十一章|

妇科、男科疾患

|第十二章|

二十多种疾病的中西医分析（下）

| 第十三章 | 常见又难治的病

| 第十四章 | 千古医圣张仲景

能自救，是最大的福报

2020 年，是见证历史的一年。其中甘苦，想必所有经历者都已铭记在心。这一年，对我而言，好似闭关进修，我在"喜马拉雅"APP 讲了一年的《伤寒论》，在小程序"元泰堂国学讲堂"讲完了《素问·灵兰秘典论》，辛苦归辛苦，但其中收获良多，有大欢喜；也希望能帮到大家，大家也有大欢喜；更希望经典永存、欢喜永存。这年头，从内而出的欢喜，就是良药。

讲《伤寒论》，可以按照条文讲。但大家关心的是病，讲病因，就得从《黄帝内经》讲；讲病证，就得从《伤寒论》讲。为了大家能听懂艰涩的古文，这里以"内经的理，伤寒的方"的形式来普及经典。因为里面有大量的《黄帝内经》原文和《伤寒论》原文，大家都盼着书能早点儿出来，好对照着经文认真学习。于是，我整理出文稿，并且在整理过程中又添加了一些东西，希望能更好地帮助到大家。

几年前我发愿讲全本的《素问》，可能有人会笑我太执着，但这世上每个人都有愿望，既然发了大愿，就要勇猛精进，再怎么煎熬心血，也要把事情做圆满，否则人生就有悔恨，就有遗憾。虽然我已经写了很多所谓的养生书，但目前我最满意的就是《曲黎敏精讲〈黄帝内经〉》系列书籍，我愿意用这种方式回报那些热爱经典、热爱《黄帝内经》和《伤寒论》的广大听众。能在学习经典的路上共同成长，是我们天大的福报。

本书是用《黄帝内经》之理、《伤寒论》之方来讲病。因为现在大家经常被病痛困扰，可又不明白自己因何而病，如果明了医理，能在病之初起，自己动手脚，就解了病痛，大家自然高兴，同时也会对中医经典起信念。这自然对《黄帝内经》和《伤寒论》的传播也有益处。另外，讲《黄帝内经》，尤其是讲《伤寒论》，如果不结合实例，就会让理论落在空处。其实《伤寒论》本身就是结合实例讲的，它就像是一本教学笔记，仲景先师坐在堂上，给下面各位衙役及病人讲解治病良方，所以里面多次记载"师曰"。现如今，有人虽然把伤寒方讲得天花乱坠，但实际上临床又不用伤寒方，那就是空说。所以，这也是《伤寒论》无法光大的原因。

再者，讲病还是在帮助大家学习自救。过去医疗环境差，很多人没钱看病，也就死生有命了。现在医疗环境看似繁盛，可大家却还是以病为苦，一是治疗不等于治愈，更何况还有大量的误诊、误治；二是医疗成本高昂，不仅没钱看不了病，有钱也不敢看病，病痛不说，一场大病往往就导致倾家荡产。昨天理发师跟我闲聊，说他一个肾结石手术花了 6 万元，而他的一个朋友同样的手术则花了 12 万元，他的另一个朋友做心脏支架花了十多万元……可见，无论我们有多少钱，也禁不住生一场病。所以我说，学习《黄帝内经》《伤寒论》，不只是学习经典，还是自救。

随着医疗的市场化，自救成了一个大话题。尽管现在有各式各样的科普讲座、各种各样的文章，但这些都是碎片化的。比如，今天这个专家告诉你鸡蛋可以吃，明天那个专家告诉你鸡蛋不能吃，你怎么办，你怎么活？今天专家告诉你甲状腺的问题跟不吃海带有关，是由缺碘造成的，明天另一个专家又告诉你导致甲状腺疾病的第一大病因就是食用海带，我们还活不活？！仿佛一切活路都变成了死路，我们老百姓茫然无措，都不知道该听谁的了。

再比如，关于减肥，有些专家不顾生命之理，媚俗地说："春天正是减肥时。"为了挣黑心钱，就鼓励大家春天辟谷。一年四季当中，夏天最耗散人的精力气血，全指望着春天攒点儿精血来养呢！所以，夏天犯心脏病的人，可能就是春天胡作的人，因为缺少气血来支撑心脏的活力。

又有人说："秋天正是减肥时。"古语都说入秋要"贴秋膘"，岂止不能减肥，反而要增肥。更坏的人说："冬天正是减肥时。"其实，我们都不用跟天学，跟不了天学，我们至少可以跟动物学，都能得到真知，动物都知道冬天把自己养得肥肥的，要不然冬天的冷是扛不过去的。

所以我总说："跟天走，别跟人走。"我们之所以会犯错，就是不懂得跟天走，而总是跟着自己的欲望走。跟天走，就是知道，有一个天然的减肥时机，就是夏天。夏天，人之气血全部到体表去抗热了，汗蒸腾腾，而此时脾胃最弱、最寒，人自然吃得不多，兼之大汗耗散气血，人自然会消瘦些。

　　说来说去，天底下什么最傻？脑子最傻，脑子想得最多，一旦想当然了，脑子就容易犯傻劲；什么最不傻？肉身最不傻，肉身的第一原则，就是自保。自保，就是天热了，就把气血拿出来抵抗热；天冷了，人体就要让气血全部内收，保生命之根，保五脏六腑，这也是有些胃寒的人冬天会觉得脾胃舒服一些的原因，而冬天如果皮肤、手指冻烂了，肉身都不会管。自保不是保别的，自保是保根本，无论做什么事，我们都要先保住根本。人间富贵为什么叫"浮华"？因为它没有根，浮华指的是无根。"三千年读史，不外功名利禄；九万里悟道，终归诗酒田园"。拼了命去追求浮华，不如先懂自保。

　　人这一辈子，活的就是这肉身，都说"格物致知"，但所有的"知"都应该对人有益，所以与其去格物，不如格"肉身"。我们天天折腾的、天天用的，全是这个肉身，不学《黄帝内经》，我们永远不知道肉身是怎么一回事。前面我们学了《黄帝内经》第一篇"上古天真论"，那里面告诉我们：二七、二八之前，我们对肉身浑然不觉，一有漏，人才惊觉肉身，由对肉身的惊觉而启动灵魂，生命就仿佛重启了……所以，从二七一十四到四七二十八岁，恐怕是人生最难忘的时光，而后，便是对肉身和灵魂的滥用期，这时期，对待肉身和灵魂的态度，决定了我们未来很多事情。等到七七四十九和七八五十六时，肉身的报复就是疾病，灵魂的荒芜就是老无所依。这时，生命又在一个虚弱的水平线上运行了。打个比方，青年时的生命重启，可以创立一门宗教；而年老气血衰颓下的生命运行，只会让你依附某种学说，或某种宗教，而再没有创造的力量。所以说：人活，就活个气血。而《黄帝内经》关于气血、关于元气、关于精气神的理论，对我们每个人都至关重要。

　　到底是什么决定了我是谁、你是谁？是我们肉身气血决定的，是我们自身的荷尔蒙决定了我们会爱上谁；是我们自身脑内分泌的多巴胺决定了我们是否开心……一切，都是因为我们自身。气血足，我们可以抗压并活得久，但也可能正因为气血足而好强，会因冲动而丧命。气血弱，我们也许就唯唯诺诺，活得憋屈，但也可能正因为气血弱，而知道自保，因示弱而得以长命。

　　如此说来，《黄帝内经》岂止是医学，《黄帝内经》讲的都是人生至理。我此次"讲病"，也是因循《黄帝内经》和《伤寒论》之理，分析各种病的成因以及治法，也就是说，我们需要一些基本、正确的医学知识，在我们遇到问题时，至少可以不慌张，比如在这场疫情中，很多人天天跟我习练易筋经或八段锦，也有吃中药的，可以自助、自救。同时，大家有了正确的医学理念，在跟医生交流时，也会顺畅，而不是一味地急躁和怨怒。虽然反复说跟天走，别跟人走，可心乱的时候，人看不见天，只见人。其实，自古疫情拼的就是谁命硬，命硬的，就活下来，家族里死得多的，就逼出一个先师张仲景，逼出一本绝学《伤寒论》，传了快2000年，又救人无数。其主旨，就是想命硬，就得培元固本。总而言之，学习生命原理，跟我们是不是学医出身，没有关系。古代也没有医学院，凡关乎性命之学的，都是人生的必需，是有益于所有人的。

一句话，《黄帝内经》是一本伟大的经典，《伤寒论》也是一本伟大的经典，我真心希望有人能认认真真地学。它并不需要你有多专业，而是需要你多用心。在这浮躁的世界，已经很少有真正的生命体贴了，大伙儿还是尽量学习如何自救吧！

总之，这本书是用来开窍的，您若看着看着觉得开窍了，我就没白费心。若没开窍，就再看一遍。

让我们在一起重温经典的温暖。心灵的温润富足，一定会让我们成为人群中最安稳和喜悦的那一个。

曲黎敏
2020庚子年，写于北京元泰堂

第一章

学医的次第

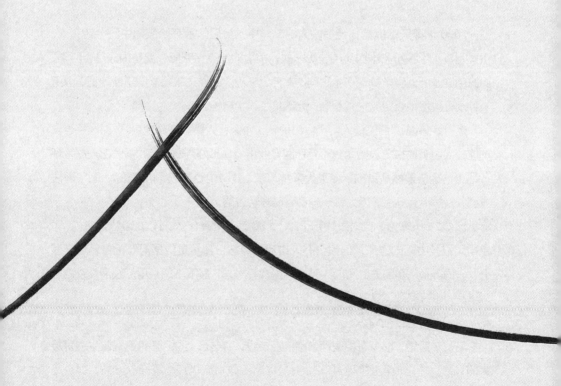

●《伤寒论》与"新冠肺炎"疫情防治

2020 年春天的疫情，让很多人沦陷其中。最后国家开始鼓励中医中药介入，由此引发了中医粉和中医黑的一场争执。争执的焦点在哪里？就是中医是否科学。中医的确是所谓科学概念产生之前的东西，它确实需要未来科学的不断验证，但用一种观念决然地否定另一种观念，就不具备科学精神。

老百姓总说："西医让人明明白白地死，中医让人糊里糊涂地生。"西医是否真的能让人明明白白死，因为我不是西医专业出身，不好判断，但"中医让人糊里糊涂地生"这句显然是错的。如果大家学习了《黄帝内经》和《伤寒论》，明了理法方药，断然不会糊涂。因为每一步都是清晰明白的。

比如，《伤寒论》应对发热和干咳、气喘等非常有疗效。比如此次疫情中，医生用了很多中医的方子，但很少有人讲用药原理，顶多是依据湿邪或寒邪来个区分，有的人是用伤寒方，有的人是用达原饮等时方，最不济的是用西医消炎杀菌等思路，开出银翘散、双黄连等。

这里面有几个问题。

第一个问题，很少有中医师亲临抗疫前线，从这点上说，还是西医医生在冒最大的风险，非常值得敬佩。中医师只是依照舌象和症状开个统一的方子，很少是从病人脉象断阴阳的。这就违背了《伤寒论》的辨证论治，治好治坏就成了一笔糊涂账。

第二个问题，虽然中医在治疗高热上有奇效，但如果没有经西医诊断，大家也不会承认中医治疗的就是"新冠病毒"病人。所以，"非典"时期，邓铁涛老师带中医团队介入时，就强调先由西医诊断后，中医才介入，否则也会被质疑，说只是治好了发热而已，而不是治好了"非典"。

第三个问题，患者都是处于隔离状态下，确实也阻碍了中医的望闻问切。

怎么办呢？可病人只会喊救命，又说不出一二。按脉法，桂枝汤，脉浮缓；麻黄汤，脉浮紧；麻黄附子细辛汤，脉沉。可无法给病人把脉，就只能再依据别的症状开药，就得根据有汗还是无汗，怕风还是怕寒，上头是否咽喉肿痛，下面是否大便不通等判断。

伤寒名方——甘草干姜汤

发热，我建议用甘草干姜汤。这是为什么？咱们看一下甘草干姜汤的《伤寒论》原文：*厥逆，咽中干，烦躁，阳明内结，谵语烦乱，更饮甘草干姜汤。*因为此轮发热都有咽喉干燥的症状，又因疫情而恐惧，有烦躁不安之象，而且有人大便干燥，几日不下，这就是经文所说"阳明内结"；病人诉说病情也颠三倒四，有人甚至吓得哭哭啼啼，只会说"好害怕好害怕"，这就属于"谵语烦乱"。甘草干姜汤方的好处就是干净、安全，不会乱了气机。

这个方子只有两味药：*甘草四两，炙。干姜二两。上二味，以水三升，煮取一升五合，去滓，分温再服。*

现代基础用量：炙甘草 12 克，干姜 6 克。原本在课程里，并没有现代基础用量这一项，但出于对大家用药不当的担心，特地加上以供参考。关于中药剂量问题，后面第三章有专门讲解。

特此声明：现在所谓基本用量都是按照李时珍的一两等于 3 克用的。而且，有些药必须按国家药典规定使用，比如细辛不得超过 3 克，附子最好不超过 9 克，一旦超过就必须有执业医师盖章确认。也正是因此，《伤寒论》中的中药煮法也就不太适宜目前这些剂量了。实际上，关于剂量，每个医生都有自己的用量心得，我在撰写本书时，也会根据现代人的体质，对古方中的用量进行一些调整。所以，真有病了还是要找医生开方，才能根据脉象等给出真正管用的剂量。

厥逆，就是手脚冰冷，就是阳虚；而咽中干就是阴伤；烦，是虚火上炎；躁，是肾精不足。所以用大剂干姜以扶其阳，用大剂甘草以救其阴，不仅能驱病，而且有提升免疫力之功效，对虚弱尿频、下半身常冷、咳唾痰稀、眩晕短气的老年人也有良效。此方大道至简，对于辨证准确又没有乱服过药的病人，效果神速。

而那些已经服用过西药退烧药而无效的人，就属于已经伤了阴阳的人，如果低烧不退，就是麻黄附子细辛汤证。依旧高热的，后背疼痛、无汗、怕风的，可以用葛根汤。

伤寒名方——茯苓四逆汤

还有一种，发了大汗或吃错药泻下，发热依旧不退，伤了阳又伤了脾，且烦躁惊恐的，症见四肢厥逆、心悸、舌淡苔白滑、脉数欲绝的，可以用茯苓四逆汤。

发汗，若下之，病仍不解，烦躁者，茯苓四逆汤主之。

茯苓四两，人参一两，附子一枚，生用，去皮，破八片。甘草二两，炙。干姜一两半。

上五味，以水五升，煮取三升，去滓。温服七合，日二服。

现代基础用量：茯苓12克，人参3克，炮附子9克（因为药店禁止卖生附子，所以现在都用炮附子，而且炮附子的用量都要医生签字，所以大家要遵医嘱，切记），炙甘草6克，干姜5克。

这个方子，基本是四逆汤加茯苓、人参。其中四逆汤回阳救逆，人参益气生津，扶正固本；茯苓重用，使肺部寒湿之邪得姜附之温而从小便利之；且茯苓又能安神，定魂魄，除烦宁心。如此用药，就是用《黄帝内经》之理，开仲景之方。

有人会问："感冒发热不是有病毒吗？中医中药能杀死病毒吗？"这真是问到根本了。甘草干姜汤、茯苓四逆汤中没有清热解毒药，为什么也能解决感冒发热的问题？中医和西医的巨大差异就在于此，西医一直在找病毒、杀病毒，而此次"新冠病毒"的特点就是隐藏深、变异快、有传染性，人体启动免疫系统的后果就是大轰炸后的五脏衰竭，所以西医与病毒的战役是英勇的、悲壮的。

而中医思维就像是明道的、悲悯的高僧，与其打仗，不如和解，世界本身就是求同存异的。瘟神来了，与其烧它、打它，不如送它。怎么送瘟神呢？这就涉及中医治病的根底了。

首先，一切疾病无非是气的变化，时疫就跟天地之气有关，最后还得老天出手相救，因为上天有好生之德。不是有那么一句话吗？"天作孽，犹可活"，也就是说，若是天灾，总有人会活下来；"人作孽，不可活"，人若不知自保而胡作，就难以保命了。

"冬伤于寒，春必温病。"这句话就是在讲春天的疫病都跟冬天伤于寒有关。冬天过于伤寒的话，就会"相火失藏，内热蓄积"。我说过，肾水之真阳、地下的石油、天上的雷电，都是真阳。过寒，则是逼真阳走出自己的阵地，外窜而为邪火。它一乱飘，全身都会热，嗓子热肿、头部热、身上热。这样身体就出大事了，生命本来是温熏小火，皮肤应该是清凉而温润的，这时滚烫发热，就叫"内热蓄积"。

其次，天地自然之气自有五行生克。古代把瘟疫叫作"疠气"，每到天地之间有疠气时，人们就惊叹《黄帝内经》的"五运六气"对疫病的判断准确。天地之间的一股恶气，有凝聚时，就有消散时，人若与疠气交战，难免两败俱伤。所以，中医治病只调理气血的平稳和培元固本，免疫力强了，自然百毒不侵。

其实中医的发展，跟历史上的多次疫情相关。中国历史上瘟疫频繁，中国人是靠自己杀出一条血路来的。在中国历史上，至少有四本书涉及瘟疫的书。

第一本，就是《黄帝内经》。疫病流行理论在《黄帝内经》里，是五运六气学说，我从"非典"起就非常关注五运六气学说，2004 年出版的《中医与传统文化》一书中就有关于"非典"的专门论述。从那以后，我每年都要按《黄帝内经》所言推演一遍，关于此次"新冠肺炎"疫情也早有论断。而《伤寒论》则更是因疫病而出的一本书。所以对后世的疫病学说均有指导性作用。

第二本，是汉代张仲景的《伤寒杂病论》。这是一次长达 10 年的瘟疫之后的痛定思痛，这场瘟疫夺走了他三分之二的家人，于是，先师张仲景感慨家人的沦没，痛恨无法救助亲人，才愤而苦学，参照前人的经典，著述了千古经典《伤寒杂病论》。后来这本书被分为两部分：一本《伤寒论》，一本《杂病论》，也就是《金匮要略》，其中伤寒病就是急性、传染性、发热性的疾病；杂病，就是伤寒之外的慢性疾病。

第三本，是明代吴又可的《瘟疫论》。明崇祯十五年（1642 年），全国瘟疫横行，十户九死，"一巷百余家，无一家仅免，一门数十口，无一仅存者"。吴又可亲历了疫情，推究病源，依据治验所得，撰写出《瘟疫论》一书，这本书可以说开了我国传染病学研究之先河。关于疫情，他提出"疠气"致病学说，明确指出像大头瘟、瓜瓤瘟、疙瘩瘟，以及疟疾、痢疾等急性传染病，都不是六淫之邪所致，而是四时不正之气造成的。疠气的盛衰多少，与地区、四时与岁运有关。感受疫疠之气之后，可使老少俱病，这就从病因学方面将瘟疫与一般外感病区别开来。他认为瘟疫邪气侵犯人体的途径，当是从口鼻而入，其侵犯部位既不在表，也不在里，而是由口鼻侵入，停留在半表半里之间，他为此处起了个新名字，叫"膜原"。

为此，他创制了著名的方剂——达原饮、三消饮等。这次"新冠肺炎"疫情，有人就主张用他的达原饮。其中槟榔能治岭南瘴气；厚朴可以破疠气之所结；草果辛烈气雄，可以辛散以除伏邪盘踞。三味药物相合协力，可以使疠气速离膜原。因为当时瘟疫是在五六月间，所以方中又用知母以滋阴，加芍药以和血，再加黄芩以清燥热，用甘草以调和诸药。药虽七味，却能调畅气机，透达膜原，故为治疗瘟疫之邪的主方。而三消饮即达原饮再加大黄、羌活、葛根、柴胡、生姜、大枣而成。

第四本，是清代吴鞠通的《温病条辨》。吴鞠通是因其父因病而死，伤痛之余，研读张仲景《伤寒论》，慨然弃举子业，专事医术。同时又精考《黄帝内经》，参以个人心得，而写成《温病条辨》。乾隆五十八年（1793 年），北京瘟疫大行，吴鞠通一展身手，救治了数十人。由此，古人说：仲景为轩岐之功臣，鞠通是仲景之功臣也。一旦春天出现无名高热、头痛、呕吐，这就叫"温病"，因为它有热的表象。

可见，自古以来，医家遇病都知道要溯源《灵枢》《素问》，也就是《黄帝内经》；问道长沙，就是问道张仲景的《伤寒论》。因为这两个就是中医的根底。

总而言之，在西医探寻病原并努力发明疫苗的同时，中医也始终在尽自己的职责。因此，任何偏见都不应取代人类对生命的热爱与执着，任何绝对的观念都不利于人类的发展与生存。这是一个相互依存的世界，"新冠病毒"危机是中国的，也是世界的。中医是中国的，同时，它也属于世界。

●《黄帝内经》的次第

中医治病讲究次第，咱们先说《黄帝内经》，然后再说《伤寒论》。

《黄帝内经》的次第，就是先讲《素问》，同时用《灵枢》来解释《素问》。所以大家最好去看《曲黎敏精讲〈黄帝内经〉》系列，至今已出版 4 部，是一章一章逐字逐句讲解《黄帝内经》的，对建立传统文化的思维模式至关重要。

讲《素问》，就要从头讲起，先讲阴阳，先讲东方、南方、中央、西方、北方，到第六章开始讲"三阴三阳"。《黄帝内经》的伟大，在于它不仅讲了中国文化的精髓——气、阴阳、五行、中庸等概念，而且把这些概念通通落了地，应用到了人身上，并且真实不虚。能把一切无形落于有形，并从有形中诠释了无形的意义，这就是《黄帝内经》给我们现代生活的最大意义。

同时，《黄帝内经》治病也讲究次第，比如《阴阳应象大论篇第五》中说："故邪风之至，疾如风雨，故善治者治皮毛，其次治肌肤，其次治筋脉，其次治六腑，其次治五脏。治五脏者，半死半生也。故天之邪气，感则害人五脏；水谷之寒热，感则害于六腑；地之湿气，感则害皮肉筋脉。"

治病就是守天道、守人道、守地道，按照道走。凡道，就有次第，就有过程。现在很多人想的是以方法治病，方法和道是两回事。道是意识形态，是形而上的东西，方法是形而下的东西。明白了道，法自然就有了。"故邪风之至，疾如风雨，故善治者治皮毛，其次治肌肤，其次治筋脉，其次治六腑，其次治五脏。治五脏者，半死半生也。"这段翻译过来就是：邪风的到来，快得好像风雨，因此最好的医生，在病邪刚侵入皮毛时，就会给予治疗；医术较差的，在病邪侵入肌肤时才治疗；更差的，在病邪侵入筋脉时才治疗；再差的，在病邪侵入六腑时才治疗；最差的，在病邪侵入五脏时才治疗。假使病邪已经侵入五脏，存活的概率已经只剩一半了。

治皮毛，是指在病刚刚出现时便给予治疗，能见微者，能有几人？况且病人也不在意小病初起，病邪到了五脏六腑时才会求助，所以现今"半生半死者"多。所谓皮毛，就是收敛与开合刚刚发生问题，也就是阴阳刚刚开始不和。此时所谓治疗，也是小动作，热敷、按摩、泡温泉、泡脚。比如肩膀受寒了，用热毛巾热敷一下。如果肩背紧得要命，可能吃服葛根汤，就松快了。或者刚刚觉出自己要感冒时，喝碗姜糖水睡一觉也成。

"其次治肌肤。"到肌肤腠理层面，则是营卫不和了，也就是气血出问题了。病邪从络脉入经脉，就会出现肌肉痛。此时按摩热敷就不太管用了，至少要用到推拿和刮痧。用药也要用桂枝汤来调和营卫了。这时还有一个问题，就是虚邪入经脉后，人的精神开始浮越，容易受惊。这时，拥抱、爱抚，也有治愈作用。也就是说，在头两个阶段，家人的作用很大，如果没有家人的体恤，病恐怕会快速深入。可见，家有可能是第一个治愈疾病的地方，也可能是第一个导致疾病的地方。所以，经营好一个家，是多么重要。

现在大家都热衷于建养老院，我倒渴望多建一些纯中医医院，没有医疗设备，全靠手上功夫，把脉确诊，然后按摩、推拿、按跷、整脊、艾灸等，在疾病的初始阶段就把病全部解决了。很多病其实不是病，只是人老了，五脏衰竭了，抵抗病邪的能力没有了。人老了，主要靠养和护理。养，靠艺术生活；护理，靠良好的心态和专业技能。其实，最好的护理就是能达到亲人般的呵护。

"其次治筋脉。"如果说皮毛之根在肺，肌肤之根在脾，那么筋脉之根就在肝与心了，因为肝主筋、心主血脉。这时，虚邪进一步内传，经脉之间的联系受到瘀阻，四肢关节开始疼痛，这时腰和后背也开始发紧。到了筋脉层面，按跷和针刺，有良效。但要注意的是，针刺原理借助的是人体排异反应，属于"拆东墙补西墙"法，针，也属于异物，气血因排异（针）而汇聚，无形中增加了这一经脉的运化而发生作用。这也是《黄帝内经》常言"不盛不虚，以经取之"的原因，虚证，如过度针刺，不仅无作用，且伤气血。现如今很多人为了挣钱，把病人扎得跟刺猬似的，就太不应该了。针刺高手取穴一般少且精当，病去即止。

"其次治六腑，其次治五脏。治五脏者，半死半生也。"病都是一步一步地从皮毛到腠理，到经脉，再到六腑和五脏的。六腑为阳，五脏为阴，病在阳还好办，助其运化即可；在阴，则难治了。到五脏六腑的时候，虚邪已至肠胃，就会出现贲响腹胀，寒气重时肠鸣腹泻，热邪重时则便溏如鹜，甚至会出现积聚之症。这时基本得用药了，最好用《伤寒论》里的方子。但即便这样，也是半死半生了。

所有治疗方法，都是后面涵盖前面的，一层一层递进的，都可以往前用，就是皮毛一层也可以用药，但是再往后，比如治到五脏，这时候用热敷法就不管用了。其实，治病最终靠的是自身能量。比如奇经八脉是人的根本能量，不遇大事、不到生死关头，轻易不会启动。所谓"大病用功"，就是因为所有药都不入奇经八脉，所以只能通过练功，启动这个根本能量。十二经脉、情绪是人的日常波动能量，中药可以入经脉，甚至有引经药，所以药方用对了就会很有效。此外，好环境、坏环境都是能量，调整好了也会给生命带来不同的方向。而如何利用好能量、拆卸坏能量，靠的是我们的人生智慧。

最难治的病，是百会对会阴的中脉病，伤到冲脉之阳，身体就会日渐沉重、疼痛。中医说的中脉，接近西医的腺体，例如脑垂体、脑下垂体、甲状腺、胸腺、胰腺、肾上腺等。这些地方的疾病均属于免疫系统疾病，西医治这些病主要靠激素，中医靠任督冲，即人的先天能量。关于这些，我在《生命沉思录2：人体解读》中曾有过专章，在此不赘述。

"故天之邪气，感则害人五脏；水谷之寒热，感则害于六腑；地之湿气，感则害皮肉筋脉。"这句话翻译过来就是：如果人们感受了天的邪气，五脏就会受到伤害，疾病会一下子到达最深层；感受了饮食水谷的寒热，六腑就会受到伤害；感受了地的湿气，皮肉筋脉就会受到伤害。

这就是天邪伤五脏，水谷寒热伤六腑，地邪伤皮肉筋脉。可见，天邪直接入五脏伤人最重。水谷之寒热伤六腑，可见吃的饭、喝的水也要小心，其中寒、热、味道，无不影响六腑。这也是我先前说的，患了大病，一定要换水和饮食结构的原因。

但现在还有个大问题，就是现在人的食物链出了很大的问题，比如添加剂、抗生素等，所以六腑病将来可能越来越多，越来越复杂。地邪主要是湿邪，湿邪壅蔽皮肉，使筋脉松弛。怎么避开地邪呢？就要高，就要燥，要追着阳光走，好比古代的堪舆等，让人活得更舒服，也就更有能量。

总的说来，《黄帝内经》是贵族医学，强调的是悟道，它追求的是长生、长寿。医理是扶阳固本，强调元气对人体的意义，故而重经络、少用药，所以《黄帝内经》中讲了很多经络理论，而治病方子只有 13 个。

到了《伤寒论》，方子就多达 113 方，因为这个时期人们的生活方式发生了巨大的改变，老百姓不像贵族那样有时间养着自己，所以治病疗疾就成了首要任务，因《伤寒论》对平民医学有伟大的贡献，张仲景也被人们称为"医圣"。

●《伤寒论》的次第

后人看张仲景的《伤寒论》，基本上有三个视角，一是六经辨证，这是从经脉上看；二是阴阳辨证，这是从阴阳上看；三是气化标本中见理论，这是从气上看。其中各有各的味道。很多人一说中国文化，就说它因为没有标准化和可重复性而不具备科学元素，这是不符合事实的。我倒认为，从中医看中国文化，《黄帝内经》体现了认知的标准化，《伤寒论》体现了可重复性，其中的方子已经用了近 2000 年了，并且有效，这就是可重复性。可如果从这三个视角分析伤寒方，就又有了使用方子的不同境界，也就是，你想把它纳入科学范畴，它却会游离出来，告诉你科学之上还有个境界……

如果说"经"是根本，"论"就是次第，凡是带"仑"的汉字一般都指次第，比如，"论"是指言语的次第，人伦的"伦"是指人的次序次第。那么《伤寒论》之"论"，就是次序、次第，而六经、三阴三阳、气化等，都是《伤寒论》的次第。

最简洁明了的次第是六经辨证：人得病的次第是从太阳到阳明到少阳，再到太阴到少阴到厥阴，但也有跨越这个顺序的时候，也有太阳、阳明合病的时候，也有直入三阴经的时候。

太阳指体表，体表受寒，人要把寒邪拱出去，就会高热。这时要用的药就是桂枝汤和麻黄汤。高热看着吓人，但实际上这时人体还有劲儿。太阳病没治好的话，就会往里传，传到阳明胃与大肠时，要么恶心呕吐，要么大便秘结，今人称之为胃肠型感冒。阳明病的代表方是葛根汤、白虎汤和大小承气汤。传变到少阳时，属于半表半里，主打方是小柴胡汤。这是三阳经证，病在三阳时，用药无须多，一剂即可，不愈，再追二三剂即可，病去即止。这充分体现了中医在急症上的优势。为什么现在很少有人如此用方？一是诊疗技能的衰退，二是不赚钱。

病入三阴经后，就比较难缠。病在太阴，太阴对应的脏腑是足太阴脾脉和手太阴肺脉，这时症状是"口中和"，也就是不渴，这说明湿大于寒，还要看其他一些重要指标，尤其是脉象，才能做最终的准确判断，常用方是理中汤和通脉四逆汤。

从太阴传变到少阴心肾（少阴指人体的最里层）时，病症的表现有口中燥渴，这就意味着寒大于湿，有的还会下利不止。这时的烦躁也不同于阳明的烦躁了，而是虚烦不止。这时要驱寒、回阳，驱寒回阳的代表方是白通汤和四逆汤。《伤寒论》说："救表宜桂枝汤，救里宜四逆汤。"道理也在这里。心肾为人之最大动能，动能降低，就是发热也是低热，就是人开始没劲儿了，这时就是麻黄附子细辛汤证，就要有附子固摄着里面，不宜一味发表了，麻黄宣散太过容易大汗亡阳。

如果说少阴为最里，厥阴就好比地壳，生命又到了出现转机的时候，又到地面阳的机会了。"厥阴"指足厥阴肝和手厥阴心包，其代表方是当归四逆汤和乌梅丸。

明白了六经传变的次第，病就不可怕了，治病，不过是往回治。就是从厥阴到少阴再到太阴，从少阳到阳明再到太阳，当然，也可能是从厥阴直接到太阳等。

但这里有一个问题，全部治愈的一个象，就是回到太阳层面，有可能再有一次高热，这时的高热有点儿像电脑的重启，但很多人不懂这个。大人再怎么治疗，也不太容易回到太阳层面，小孩子就不同了。他们一旦得病就是高热，吃西药、打吊瓶后就见好了，但寒邪并未消除，只是把症状暂时压了下去，隔段时间身体有点儿劲儿后，身体又开始攻寒邪，于是又开始高热。这就搞得家长很无奈，找中医治，治着治着攻到太阳层面又烧起来了，这是要彻底治愈的象，可家长不懂，此时如果会用《伤寒论》的方子，用一剂桂枝汤什么的就彻底病愈了。可是家长看到孩子发热就恐慌，就又抱到医院里去打吊瓶了，于是又把病打回了原形，这就是医理不明、难以治病的原因。

其实，治病犹如练功，有起式，也有收式。有些人学了两天《伤寒论》后，就急着上阵，这就是不明性命变化之理，所以《伤寒论》里才有那么多变证和误下后的补救方法。按理说，收尾都应该用一下桂枝汤，这时用桂枝汤，不过取其阴阳和解。但大多数病人只求舒服，不知啥叫病愈，所以大多到治疗中途就满足了；而医生也不想非得到太阳层面，真烧起来了，隔得远，救治起来也麻烦。所以，治疗大多只是求了舒服，而非治愈。心悸的不心悸了，间歇的不间歇了，人也就满足了。非得求完美，有起式、有收式，这期间还得经历些痛苦，这也是让人不安和害怕的，所以没有几个人这么较劲。

但学习，还是要讲究次第。如果没有读《黄帝内经》，直接就读《伤寒论》，就是莽撞的，因为《伤寒论》是《黄帝内经》的医理之用。假如我要办一个中医院校，一定前面有学校，后面有疗养院。一开始两年半不学别的，就学《黄帝内经》，同时学按摩和扎针，第一年一边学《黄帝内经》，一边学按摩和扎针，第二年就可以自己养活自己了，第三年学习《伤寒论》和脉法。这，就是讲次第。

我前面说的张仲景三套思路，一是以六经辨证为纲，刚才讲过了。二是阴阳辨证为纲，比如张仲景的脉法就是以阴阳论为纲：所以要想学好《伤寒论》，还得精通脉法。凡脉大、浮、数、动、滑，此名阳也，脉沉、涩、弱、弦、微，此名阴也。如果能脉证结合的话，开出的方子就是最精准的。比如，现在大家都知道桂枝汤和麻黄汤都治疗发热，但具体区别在哪里呢？首先就在脉象上，桂枝汤对应的是脉浮缓，麻黄汤对应的是脉紧，如此就好分辨了。

● 懂阴阳，才懂《黄帝内经》

《伤寒论》的气化标本中见理论，可能对非医学专业的人来讲，不容易理解。其核心就是：少阴与太阳为表里；太阴与阳明为表里；厥阴和少阳为表里。

《黄帝内经》开篇都在讲阴阳，到了第六篇《阴阳离合论》突然用一整篇来讲三阴三阳，以及开阖枢理论。

三阴三阳学说是阴阳学说当中一个质的改变。即从对阴阳的定性研究，转为对阴阳双方的具体定位、定量标定，而阴阳的由三到一、由一到三又指明了疾病的传变方向，由此三阴三阳本身就具有定位、定量、定性、定向四种含义。不懂这个学说，就无法明白中医治病的真正原理，也无法深入学习《伤寒论》。

我说过《黄帝内经》的"分别心"是最重的，但它真的是把"分别心"讲得最透的，中国古代哲学虽然反复论述阴阳，但只是讲对立面的统一，完全不知阴阳之根底。到《易传》好一些了，分老阴、老阳、少阳、少阴，但还是理论多、实用少，这个阴阳该怎么用，依旧没有讲明白。只有到了中医里，阴阳分为三阴、三阳。三阳、三阴、六气，再加上五行，就成了"五运六气"。所以学习中医，学到了三阴三阳的地步，才算摸到了中医的门径。

咱们先解释三阳。太阳，太比"大"多一点儿，意味着精太足，都溢出来了，所以太阳为精足之意。六经中，膀胱为太阳，小肠为太阳，膀胱不足则不能气化全身，小肠不足则不能营养全身。

膀胱经气足，能气化。没有膀胱的气化作用，人就尿不出来了。膀胱气化足，人就憋得住尿，凡是憋不住尿的，就是膀胱的太阳气衰弱了。有很多老年妇女都有一个问题，就是憋不住尿，有人甚至咳嗽一声尿都会出来。这种情况下可以考虑使用老人尿不湿。我是坚决反对小孩用尿不湿的，但是老人用尿不湿，有其不得已的原因。

太阳膀胱关乎全身的气化作用，所以膀胱经是很独特的经脉，在背部左右分别有一条，到腿上又变成一条。这，也许是生命的奇妙吧！背部为太阳地界，没有如此强大的气化，何以保命呢？

咱们还是用阴阳鱼图来表述下三阴三阳吧。记住，这只是为了讲清楚而打的比方而已。

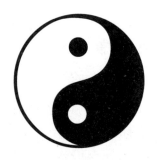

先看阳鱼，哪里阳气最多？哪里阳气生发力最足？哪里是阳气最有神采的地方？

一说到哪儿的阳气最多，一定是鱼头地界阳气最多，但是这里阳气虽多，却是老阳，又称为太阳。哪儿阳气生发力最足呢？鱼尾根处最足，尾部就是少阳。少阳在人体中是胆和三焦，凡十一脏取决于胆，即取决于胆的生机。而三焦，又是包含五脏六腑在内的生命独立系统，其可贵性无与伦比。五脏就如同这个世界，光有太阳、月亮不行，还得有天空和大气。而三焦，就是我们生命里的天空和大气，连缀五脏六腑，给生命以生机。无三焦，就好比五脏六腑没有了天空。

阳气的生发就从少阳这一点开始，因此这里也属于转化枢纽，枢纽就是从阴到阳，或从阳到阴，这种转化的能量，就叫作"枢"。

什么叫枢？门上的合页就叫枢，主管开合。因为此处总活动，所以有"户枢不蠹"的说法。一扇门，主开、合、枢三项功能。开合是否好，全看枢纽。少阳是枢纽，主转化之地，所谓转化，就是把一个东西变成另外一个东西，是不是力量要大？太阳虽然老辣，但是毕竟老则刚，刚则衰；而少阳，生机勃勃。

哪儿是阳明呢？就是鱼眼睛这里，大家记住，这只是为了讲清楚三阳打的比方，我们只是用眼睛来比方阳明的重要性。人的精神所在不就是眼睛吗？所以，眼睛，是阳鱼的精神所在。

那么什么是阳明？在身体里，什么是阳明经？足阳明胃经和手阳明大肠。它们好比一个腔体的两头，一个管进，一个管出，没有进出，生命就停滞、完蛋了。人能不能吃？吃完了能不能化？化完了，能不能把垃圾拉出去？生命，仿佛就是一场腔体运动，而腔体运动的核心就是阳明。阳明的特点就是火力要够，阳明胃的火力不够，则不能腐熟食物；阳明大肠的燥火不够，则不能使大便成形。而这个火力，就是两阳合明，谓之阳明。如果说少阳是阳气的生发状态，太阳是阳气的释放状态，那么，阳明就是把生发和释放都收拢聚合起来，使它转入蓄积收藏的状态，这个才叫"两阳合明"。

比如，有黑眼圈的人，脾胃都寒。脾胃应不应该寒？不应该。一般来讲，上眼皮为脾，下眼皮为胃，就是上眼皮略黑还可以，因为脾主阴；但下眼皮是绝对不可以黑的，只要你下眼皮黑，就说明什么？用学术词汇来说就是"阳明气不足"。其实，现在很多人，以眼部为界，加上山根，连接两鬓，要么发青、要么发黑。过青，则主受过惊吓，并且主痛；过黑，则主寒。青少年有这样的问题，就是脾胃不和，多躁动、注意力不集中。

再说三阴。太阴指脾肺，太阴脾不足，则无法运化全身；太阴肺不足，则无法肃降全身。如果打比方，太阴就是黑鱼的头。少阴指心肾，是生命的两个动力源，是黑鱼的眼睛。厥阴指肝和心包，是黑鱼的尾巴，是阴阳的枢纽之地。

总之，用阴鱼来打比方的话，鱼头地界是太阴，鱼尾是厥阴，是转枢之地界，而鱼眼睛是少阴，是这条鱼的精魂所在。少阴，不仅是阴经的精魂所在，而且是生命的精魂所在。没有心与肾的强大动力，就会有生命危险。

在《阴阳离合论》中，《黄帝内经》用一个门为我们的身体打了个比方。它说：太阳为开，阳明为阖，少阳为枢，太阴为开，少阴为阖，厥阴为枢。

有人会说："明明《黄帝内经》说'太阴为开，厥阴为阖，少阴为枢'，你是不是讲错了？"其实这个问题也困扰了我很久，以我对《黄帝内经》的热爱，肯定不敢质疑它，幸好在《黄帝内经》的《至真要大论》篇找到了新的论据，证明我分析对了。在《素问》的七篇大论里，这个问题被纠正过来了。文中说："厥阴之上，风气治之，中见少阳。"不仅说少阳之火对治厥阴之风气，而且认证了厥阴和少阳同为枢纽的关系。

开就是开门，阖就是关门，枢纽就是门轴。其中太阳、太阴，一个居最表，一个居最里，为开。所谓开，当指释放与吸收。太阳吸收外面的能量，太阴吸收里面的能量，光吸收还不行，还得释放。

阳明藏的是什么能量？只要是阳，藏的都是无形之能量。有人说："胃和大肠里面全是有形的东西啊。"饭是食物，但把它气化了以后都是气和血，之所以称它们为阳明，就是要把自己的东西化成无形之能量。我们重视的是食物和便便，而阴阳，重视的是无形的气。

"少阴藏有形之能量"，少阴是心和肾，心藏的是血，肾藏的是精。所以说少阴藏的是有形的能量，但最终，我们的生命还是要靠心血和肾精化成的君火和相火来支撑。所以最终，生命以阴阳来体现，而不是由有形的事物来彰显。

少阳和厥阴为枢纽，主变换与转换。比如小肠营养过剩了，可是生命不会贪了又贪，于是就要靠枢纽来发挥作用了。少阳三焦和胆是一股青春的能量，它们能化掉多余的东西，让我们这个腔子保持恒温。所谓枢纽，就是生命由少阳温熏着、调控着。大火和小火对生命都会形成一定的伤害。

三阴三阳不过是在讲一个阳的变化，一个阴的变化。"太阳太阴居最外最里，其功能在于释放和吸收。"——太阳之上，寒气制之，就是用寒气来制约其释放，如果一直在释放，人一定是受不了的。晒太阳为什么好，就是在发挥体表"毛"的吸收能力。而寒气制之，就是发挥体表"皮"的制约能力。总之，任何事物，都是阴和阳的统一，绝不可单一。有皮必有毛，有毛必有皮。

讲来讲去，中医就两个字——"阴阳"。

● 懂《黄帝内经》，才懂《伤寒论》

把开阖枢的位置及功能确定后，就明白了其表里的关系。比如，太阳与少阴相表里，太阳不开，少阴就得启动能量，来助太阳之开。

关于这个，一定要明白发热的例子。感冒初起，就是太阳膀胱体表受寒，脖子就僵硬，头就疼，少阴肾则出来救体表，"肾主栗"，所以人刚感冒会打寒战。再寒，心和肾就要合力一起帮忙了，把寒邪向外赶，赶的过程产生能量，就会形成高热。

人体的正气就是少阴心肾，少阴肾火是真阳，少阴心火是真阴，此两火，是用来支撑生命活力的，虽用而不能过分彰显。其中，心就像永动机，肾就像油箱，心肾必须同治，才能心肾相交。心加油，人就出汗，只要一出汗，体表就宣开了，烧也就退了。所以，人能高热，说明心肾还有劲儿，没劲儿的话，就是低烧。高热的可怕在于：高热老不退的话，少阴心肾就有衰竭的那一天，少阴心肾衰竭了，身体就崩盘了。所以对治高热，一是不必急着退烧，要给生命自愈的机会；二是一定要经过六经辨证，辨证准确后，一般一二剂就能退烧。所以这个表里理论对治疗学非常重要。

阳明与太阴相表里，阳明是胃和大肠，作为腔体，能收能放是个大问题，收放都由阳明所主，你要想储存能量首先要胃好，大肠好。阳明胃足了，吃得多了全靠太阴的运化；太阴肺气足了，大肠才能更好地运化。在治疗学上，如果阳明胃火太盛，人就消谷善饥，吃得多饿得快，这时太阴脾就得调适运化；阳明大肠燥火过盛，就会大便干燥，太阴肺就要清润以肃降。

少阳与厥阴相表里，少阳是三焦和胆，主气化；厥阴是心包和肝，主输布和代谢。没有气化、输布和代谢，生命就是僵死的、无活力的。少阳过度或不及，气化就过强或过弱。厥阴过度或不及，输布和代谢就过强或过弱。

其实，一切都是人生的比喻。只收不放、只阖不开，就是贪；不知变通、枢转，就是傻。而贪和傻，都是生命的过度与不及。就好比人的小气、拘谨，首先是身体气血的小气与拘谨。所以，别老问"人的性情能改变吗"，答案是：只要能改变气血，性情就能改变。

三阴三阳若没有弄懂，就懂不了《伤寒论》。其实《伤寒论》里的所谓六经，不过就是六气：太阳—阳明—少阳—太阴—少阴—厥阴，其中，从阳到阴的转换是靠少阳来完成的，而从阴到阳的转换是靠厥阴来完成的，这就是少阳和厥阴同为枢纽的意义。

如果病在厥阴，辨证准确的话，是可以通过服药直入太阳的，这也是厥阴证里的"当归四逆汤"为什么和"桂枝汤"很相像的原因。当归四逆汤中的当归、通草、细辛、大枣等把重点放在厥阴的血虚寒凝上，但光补血、祛寒还不够，必须通阳而养阳，才能持久，所以桂枝、白芍、炙甘草等已趋向太阳，可以解决阳虚寒凝的问题，如此，通过全方位解决四肢厥逆冰冷的问题，人体便从厥逆之冰冷变回温暖如春。一说到辨证，很多人都知道病在厥阴的话，是病已深入，四肢厥逆冰冷通常也是人之将死的一个现象，但不知厥阴也是枢纽，好的中医如果抓住了气机转折的要点，还是有机会力挽狂澜、救人于危难的。

这，就是开阖枢于生命的意义。

● 伤寒名方：麻黄细辛附子汤

咱们还是来说说少阴与太阳这一对表里吧。比如有个人腰受寒了，腰痛。腰是不是太阳层面？是。腰又属于肾，那我们是治太阳层面还是治肾呢？在这里，我们既要看到太阳受寒的层面，也要看到肾的层面，更要看到太阳与少阴的表里层面。此处太阳为膀胱，少阴为心、肾。哪个方子既可以对治太阳受寒，又可以对治少阴肾呢？《伤寒论》里真有一个极简单的方子，可以同时解决太阳与少阴的表里问题，这个方子就是麻黄附子细辛汤。

《伤寒论》说："少阴病，始得之，反发热脉沉者，麻黄细辛附子汤主之。"这个治疗脉沉低烧的方子，为什么还能治疗腰痛呢？

麻黄细辛附子汤方：麻黄二两，去节。细辛二两。附子一枚，炮，去皮，破八片。

现代基础用量：麻黄6克、细辛3克、炮附子9克。（药典规定，细辛只能用3克，炮附子只能用9克，且需医生签字。）此方适宜少阴病初起者，久病者，不宜。

上三味，以水一斗，先煮麻黄（先煮，主要是缓解麻黄的辛散之性）减二升，去上沫，内诸药，煮取三升，去滓，温服一升，日三服。

咱们还是从医理上讲一下麻黄附子细辛汤是如何对治腰痛的吧。

首先，太阳受寒，也就是体表受寒，而对治此证最重要的一味药就是麻黄。麻黄这味药很有意思，有提壶揭盖的意思，说白了，就是解表，可以把憋住的地方给松开。不仅高热汗不出，可以用麻黄汤，身体内部哪里憋紧了，也可以先用一下，松松表，比如肝硬化。肝，本来是非常有弹性、生发力最旺盛的，它一旦憋紧了，就全无生发之力了。这时候，可以先用麻黄汤揭揭盖子，然后再寻他法。就像春天，风还是有点儿凉，但渐渐地，脚底下的土地软了，土地软了时，才叫春天。春天下大雨就不好，也不美，春天就该是绵绵细雨，就像诗里写的那样，"随风潜入夜"，大地悄悄地松解，此时，只宜吸呿，不宜狂饮，如此，才有春的狂欢。

麻黄附子细辛汤能对治腰痛，就在于麻黄能解表寒，能揭盖子。寒紧的盖子一揭开，人的腰就松了。太阳受寒，就是太阳被憋，皮毛紧束，而麻黄入手太阴肺经，宣肺，即宣皮毛。药书里说："麻黄，味甘、辛，气寒，轻清而浮，升也，阳也，无毒。入手足太阳经，手太阴肺经、阳明经。可以发汗解表，祛风散邪，虽可为君，然未可多用。"因为麻黄易于发汗，多用，就恐怕会有大汗亡阳的可能。也正因为这一句，现在很多人不敢用麻黄。说麻黄入肺经，也入手足太阳经，所以足太阳膀胱经受寒、手太阳小肠经受寒造成的耳鸣耳聋等症，麻黄都能揭开那被憋的盖子。麻黄一上，立刻就能把紧的地方给松开了。但光能松开体表还不够，如果体表泄泻、汗出淋漓，则伤阴血，所以此时还要用附子来固摄少阴，如此才能表里兼顾。

这几年附子那么火，就是因为附子最能固摄心肾。附子可以祛五脏阴寒，暖脚膝而健筋骨，温脾胃而通腰肾，有人赞附子这味药："真夺命之灵丹，回春之仙药也。用之当，则立刻重生；用之不当，则片时可死。畏之而不敢用，因循观望，必有失救之悲；轻之而敢于用，孟浪狂妄，又有误杀之叹。"就是说用药一定要谨慎，该用时一定要用，但用药过于孟浪狂妄，也会出大问题。所以，在这个方子里，它不仅能祛肾寒，还有通腰肾的功能。比如小孩多动症，不上附子还真解决不了，多动即虚火外飘，用点儿附子稍微往回拽一下，孩子马上就好了，真阳固摄住了，小孩子的身体也就开始强壮了。

细辛，入手足少阴心肾二经，尤益肝、胆之经，肾得之而温，故也能快速纾解腰痛。细辛是非常有力道的宣散的药，而且专门辛散肾寒。所以你看，虽则麻黄附子细辛汤只有三味药，却入情入理，麻黄散太阳膀胱表寒，附子固摄少阴，并且强肾壮腰，细辛专解少阴肾寒，如此表里用功，其病若失。

懂得了原理，我们就能明白麻黄附子细辛汤为什么能治疗少阴发热，也就是低烧的问题。为什么它还能治疗受寒腰痛、过敏性鼻炎、肝癌？其实，经方一定都是《黄帝内经》的医理之用。读不懂《黄帝内经》，《伤寒论》自然也读不明白。

这个方子是《伤寒论》里的名方，少且精妙。能治好多病，可这么精到的一个方子，为什么现在很少有人开呢？而且现在基本上在药房也拿不到，知道为什么吗？

第一，麻黄按西药成分论检测，里面有麻黄素，所以现代中医认为麻黄属于兴奋剂，需医生签字盖章才可以买。

第二，附子按西药成分论检测，里面有乌头碱，所以也被认为有毒，医院里的医生也没有几人敢开此药。幸好现在有一帮"火神派"，为此药正过名，但真正知其奥妙的也寥寥无几。

第三，细辛这味药，不知为何，药典里只许开 3 克，但是只拿 3 克的话，药效不够，也治不了病。

就此，三味神药组成的一个神方就寿终正寝了。医生也都有老有小，不愿担那么大的风险，因此，中医要想振兴，还真有很长的路要走。更何况此方只有三味药，没钱赚，所以也没人开。其实整本《伤寒论》也就 90 多种药物，而今人开方一剂药最多能开 100 多味，如此浪费资源，真是让人愤慨。

过敏性鼻炎初次发作时，也经常会用到这个方子。其实麻黄不仅能发汗解表、祛风散邪，还善治春时温病和夏秋寒疫，所以此次疫情也有人用此方救人。过敏性鼻炎发作时间一般跟节气有关，春秋发作最多，而麻黄正好有治疗春秋时疫的作用。过敏性鼻炎有憋闷的表现，人体自救就是靠打喷嚏来驱寒，而麻黄恰好可以揭盖子，散表寒。

麻黄味薄，为阴中之阳，《黄帝内经》说"味薄则通"。中药讲气味，不讲成分，味薄则通，就是气味薄的药有通窍之性，麻黄过于通窍，则易于发汗，很多人不敢用，怕多用导致汗流不止而亡阳。而我们如果明白了"味薄则通"的道理，就知道少用麻黄，反而邪气容易宣散，多用则散正气矣。

记得曾有一妇女头上出了一圈带状疱疹，疼痛难忍，在医院吊水两周全无疗效，找到我以后，我就给她开了麻黄附子细辛汤五服，嘱咐她病去马上停药，不必把这五服药都吃完。她吃了三服药就好了，高兴得不得了，怕浪费药，还是把剩下的两服也吃了，于是汗出不止。这就是麻黄多用则散正气的意思。我只好又开了几服茯苓四逆汤给她，收汗强内，才算收工。

用麻黄附子细辛汤治过敏性鼻炎，也是用麻黄宣肺，宣皮毛；炮附子固摄少阴，细辛散性最强，又直接驱肾寒，治打喷嚏最有效。但如果已经是老病号，这方子就不太灵了，就要从强壮身体的根本治起。肺开窍于鼻，要想肺好，前提是脾胃好，因为脾土生肺金。可现代人从小就用牛奶、冷饮、强行喂食、暴饮暴食、药物点滴等损害了脾胃。脾土弱了，自然不生肺金，肺金不足，肺寒缠绵，不仅有鼻炎、过敏性鼻炎、哮喘等病，且肺主皮毛，各种皮肤疮疡、湿疹、皮炎等也会泛滥。

现实中要是没人给你开这个药，怎么办？无非是自己提高免疫力，身体强壮了，病自然就走了，而不是乱服药。提升免疫力的方法，首先是不耗散，就是好好吃饭、不熬夜。好好吃饭可以使人精足，天天睡黑甜觉可以神足。其次是心情愉快而且稳定，气定神闲。然后是锻炼，提高人体气化的能力。再就是要有美好而稳定的性生活，以通全身法脉。

而破坏免疫力的做法，有以下几点：（1）精神焦虑饥渴，郁郁寡欢，多嗔怨。（2）乱服药，乱服用所谓的营养品。因为乱服药会乱了人体气机，乱吃不明原理的营养品，提前抽调了元气，也伤免疫力。（3）长时间在密闭的环境下工作，很少户外运动。阳光是最好的杀毒剂，要多接触阳光。（4）生活作息无规律，吃速食品，盲目减肥，晚睡。熬夜，是最杀伐免疫力的。（5）孤男寡女阴阳不调、幽怨自生。幽怨，属于暗耗肾精。明耗，人知道累，累了就歇息了；暗耗则无休无止，对人体尤为有害。

●《伤寒论》大纲的内在逻辑

《伤寒论》是先讲辨太阳病脉证并治法，且分上中下三部。然后是辨阳明病脉证并治法、辨少阳病脉证并治法、辨太阴病脉证并治法、辨少阴病脉证并治法、辨厥阴病脉证并治法、辨霍乱病脉证并治法、辨阴阳易差后劳复病脉证并治法。其中，辨太阳病脉证并治法占的体量最重。

辨太阳病脉证并治法

太阳病篇在《伤寒论》里占很大篇幅。纯粹的太阳病，主方是桂枝汤和麻黄汤，太阳中风用桂枝汤，太阳伤寒用麻黄汤。风寒侵袭体表，太阳膀胱经首当其冲，所以，提纲第一条就是"太阳之为病，脉浮，头项强痛而恶寒"。张仲景讲究凭脉辨证，"脉浮"就不可轻易带过。有人头痛脖颈僵硬而恶寒，但脉象沉迟，就不是太阳病，就不可发汗，也不可以用寒凉清热之药。用错了会让寒邪内敛，阳气郁闭，甚至导致高热不退。这就是一定要找医生把脉的原因。

从气化理论讲，太阳之本为寒水，太阳之标为热，热是因为中气少阴，可以把太阳寒水温化，就会出现脉浮、发热。不能温化本腑膀胱，表证传为腑证，就会出现口渴而小便不利的情况，这时就要用到五苓散。临床上一定要牢记太阳与少阴相表里。

太阳之邪入里，要么内传阳明，要么内传少阳，太阳阳明合病，主方是葛根汤。所谓合病，就是两经或两经以上的病证同时发生，病势会比一经发病重。

太阳阳明合病，就是太阳经和阳明经同时受邪，既有恶寒发热、头项强痛等太阳经证，又有缘缘面赤、额头痛、目痛鼻干、睡不踏实等阳明经证。

伤寒名方——葛根汤

太阳病，项背强几几，反汗出恶风者，桂枝加葛根汤主之。

太阳病，项背强几几，无汗恶风，葛根汤主之。

太阳与阳明合病者，必自下利，葛根汤主之。

葛根汤的一个主要症状是"项背强几几"，"几几"二字像幼鸟羽毛未丰满、翅膀飞不起来的样子，在此形容人受寒后项背拘紧、活动不开、疼痛的样子。桂枝汤适用于头痛、脖颈痛，用葛根汤时则发展到后背痛了，这时，葛根可以解表舒经。

葛根四两。麻黄三两，去节。桂枝二两，去皮。生姜三两，切。甘草二两，炙。芍药二两。大枣十二枚，擘。

现在基础用量是：葛根 12 克，麻黄 9 克，桂枝 6 克，生姜 9 克，炙甘草 6 两，芍药 6 克，大枣 12 枚，须擘开。

上七味，以水一斗，先煮麻黄、葛根（先煮，主要是缓解麻黄、葛根的辛散之性。如果汗出过多，就会心慌、心悸、头晕），减二升，去白沫，内诸药，煮取三升，去滓，温服一升，覆取微似汗（大汗亡阳），余如桂枝法将息及禁忌。诸汤皆仿此。

葛根，入足阳明胃经，味甘，气平，体轻上行，少用则浮而外散，多用则沉而内降。疗伤寒，发表肌热。又入脾，解燥，生津止渴。所以，此方用葛根，作用有三：一、阳明胃经，可生津止渴。二、解肌祛风，助桂枝解表。三、疏通经脉凝滞，主治"项背强几几"。

辨阳明病脉证并治法

指阳明经多气多血，阳气旺盛，且恶燥喜湿，从气化上讲，阳明气化不从标本，而从太阴之湿化，所以要用湿来节制其燥亢。阳明燥热亢盛，就会有热证和实证。其主方为大小承气汤等。

阳明热证的表现：心中懊、舌上有苔、燥而渴、小便不利等。

阳明实证的表现：潮热、腹满、大便干燥、舌燥苔黄。

关于阳明病，我们后面会在第六章"脾胃问题：阳明病"中细讲。

辨少阳病脉证并治法

以小柴胡汤为主方。少阳，为初生之阳，最怕邪气瘀滞。但一定要知道少阳与厥阴的相互关系。少阳证的头晕目眩，乃是厥阴风木的病机表现。

以上是三阳证，三阳证以邪气实为主，祛实邪，宜快而狠，辨证准确的话，病程短，甚至用一二服药即可治愈。

以下是三阴证，三阴证以正气虚为主，培补正气，就不是一天两天的事了，所以治疗起来病程长，且病情复杂，药方也复杂多变。今人所言高血压、糖尿病、白血病等，皆在三阴证中。

辨太阴病脉证并治法

《伤寒论》说："太阴之为病，腹满而吐，食不下，自利益甚，时腹自痛。若下之，必胸下结硬。"

太阴指脾，脾主腹，脾阳不运化，就腹部胀满，湿寒凝于中焦，就会腹痛。脾阳不升，胃气呆滞，就食不下；水谷不化，就会下利腹泻，胃气上逆，则呕吐。脾病本属虚寒，若当成实证而误用了下法，就更伤脾阳，湿寒凝结，就胸下结硬。

《伤寒论》原文说："自利不渴者，属太阴，以其藏有寒故也，当温之，宜服四逆辈。"四逆辈，是张仲景提出来治疗太阴本证的，根据阳气虚衰、阴寒内盛的程度不同，可选用不同温阳力量的方子，如理中汤、四逆汤、通脉四逆汤、茯苓四逆汤等。

辨少阴病脉证并治法

少阴证是三阴经的代表证，内有太阴证之下利，外有厥阴证之手足厥逆冰凉。

《伤寒论》说："少阴之为病，脉微细，但欲寐也。"即少阴病证，首先是脉微细。脉微，就是阳虚。微，为阳弱；细，为阴虚。得此脉，长病得之死，也就是少阴病久需小心，为什么呢？因为少阴心肾为水火之脏，心肾一旦离绝，就是危症；卒病得之生——突然得病时得此脉，尚有生机。

为什么误下寒凉药、发汗药，对身体有大害呢？因为寒凉药、发汗药都会伤少阴阳气，阳虚再加阴寒，人就难救。所以《伤寒论》说："少阴病，脉细沉数，病为在里，不可发汗。"

另一个现象就是"但欲寐"，就是总想睡还睡不着。少阴心肾不交，人就会心烦不寐。就凭这一条，也知道现在少阴病证多。人，讲究精气神，肾主藏精，心主神明，少阴一病人体最重要的变化，就是没有精气神了，一天到晚倦怠、疲劳，懒得说话，手脚冰凉，这就是病在少阴了。

少阴病，欲吐不吐，心烦，但欲寐，五六日自利而渴者，属少阴也。虚故引水自救。若小便色白者，少阴病形悉具。小便白者，以下焦虚，有寒，不能制水，故令色白也。

从"欲吐不吐，心烦"来看，像热证，但一见"但欲寐"，就知是虚寒证。自利，是少阴火衰；渴，是肾阳虚，不能气化津液。最后，还有个关键症状，就是"小便色白者，少阴病形悉具"，是说小便清白，由此知道这是里寒证。既然是阳虚里寒证，所以治疗主方还是四逆辈，以麻黄附子细辛汤和白通汤为主。

辨厥阴病脉证并治法

厥阴病，是六经病证的最后阶段。为阴寒极盛，但也容易寒极生热，因此寒热错杂。所以《伤寒论》说："厥阴之为病，消渴，气上撞心，心中疼热，饥而不欲食，食则吐蛔，下之利不止。"气上撞心，心中疼热，属于寒化热。

厥阴病的主方是当归四逆汤和乌梅丸。

以上就是《伤寒论》关于六经病变的基本描述和治法。如果你不是学医出身，这些要反复体会，等我把各种病证及病症讲完了，等你把后面的学完了、学会了，再回过头来揣摩这些，就会有恍然大悟之感。

第二章

抑郁与躁狂

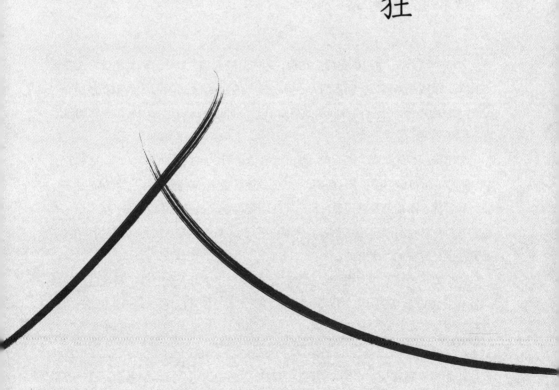

● 春天与抑郁症

2020 年春天，可以说是惊心动魄，因为这场疫病，每个人的情绪都好像在坐过山车。疫病终会过去，但我们的心灵之痛一时半会儿还解不了，所以我最担心的还是大家因恐慌而出现精神问题或情绪崩溃。如何在这个过程中保持正常的思维和平稳的情绪，才是要点。

怎么能战胜恐惧呢？活明白，能战胜恐惧；习能胜恐，也就是习惯可以战胜恐惧。此次讲《黄帝内经》和《伤寒论》，就是图活得明白，所以来讲讲躁郁症。

躁郁症，本来就是春天最容易出现的问题。春天，应该肝精生发，精不足，人就容易抑郁；生发过猛，人就兴奋、失眠、躁狂。《黄帝内经》认为，凡是精神疾患，都跟心病、胃病和肾病有关。

咱们先说心病。中医说"心主神明"，神明出了毛病，就是我们现在常见的躁郁症。2019 年冬天是少阳相火，属于阳不藏，所以躁狂症比较多，动不动就动刀舞棒的，出现了各种明目张胆的伤医、伤人事件。而 2020 年春天又是倒春寒，寒水抑制了风木的生发，本来就是抑郁症多的时候。一场疫情来袭，隔离之中，各种焦虑和恐慌情绪叠加，由此，精神抚慰就成了重中之重。往年的春天，我一天看10 个病人，其中 5 个都是这方面的疾病。2020 年只会更多。

遇到大事，有理性思维的人少，有情绪者多。学经典，就是凡事有个阴阳判断。事，都是无中生有、有中生无的，以静制动才会略有所悟。瞎着急，恐则气下，表就虚，就容易感冒发热，再胡思乱想，就没有活路了。所以，要寻至静之道，比如读书、听课。你从容，家人就从容，安谧之气最养人。

春天，为什么是抑郁症高发期呢？其实病根在冬天。冬天主藏，藏，就是光把粮食收进来没有用，光吃饭也没有用，人不是吃了饭精就足，因为饭不是精，把饭变成精的过程才叫"藏"。阳气足，才能把饭变成精，如若只是把粮食全收进仓里了，湿一沤，热一沤，粮食全坏了，那叫"败精"，败精对生命不仅没有补益，而且有害。

《素问·四气调神大论》说："春三月，此谓发陈。"什么叫发陈？发陈就是要把冬天藏的精，甭管是好精还是败精，都得拿出来嘚瑟嘚瑟。春天生发之机一动，好的精一生发就会让你如沐春风，瘟疫、疾病统统跟你无关；败精一生发，人就完了，要么发老病，要么就抑郁了。

其实抑郁就是精气神不足。精不足，人就疲软；气不足，人就懒得说话，不愿见人；神不足，人的生命就灰暗，看万事万物都无聊，且了无生趣，甚至想死。生命里三个最重要的东西都不行了，人就"丧"。现代新词汇很有意思，人们爱用"佛系""丧"这些词表达自己的精神状态，如果家长不知道这些，就是明显的落伍，就会不明白90后的孩子。其中，"佛系"指"不争不抢，不求输赢，不苛求，不在乎，不计较，看淡一切，随遇而安"的生活态度。当生活主语全是"不"的时候，否定与消极就在其中。而所谓"佛系男子"，外表看上去和普通人一样，但内心往往具有以下特点：自己的兴趣爱好永远都放在第一位，基本上所有事情都想按照自己喜欢的方式和节奏去做。他会嫌谈恋爱太麻烦，不想在上面费神费时间，也不想交什么女朋友，就单纯喜欢自己一个人，和女生在一起会感觉很累。正是这种心态，可能会导致未来婚姻状态出现极大的变化，而家长的过度逼婚也会造成年轻人的抑郁和怨恨。

中医在治疗抑郁方面，主要是从胃寒和肾寒入手，即心主神明病，无非一个是胃病，一个是肾病。

那么，胃寒造成的精神症状是什么样呢？在《灵枢·经脉》胃经一栏，是这样写的："胃足阳明之脉……病至则恶人与火，闻木声则惕然而惊，心欲动，独闭户塞牖而处。甚则欲上高而歌，弃衣而走，贲响腹胀。"

（1）恶人与火。就是怕见人，怕见光。

《素问·阳明脉解》说："帝曰：其恶人何也？"就是得这种病的人为什么怕见人呢？"岐伯曰：'阳明厥则喘而惋，惋则恶人。'"岐伯的解释是，足阳明胃经气上逆，则呼吸喘促、心中郁闷，所以不喜欢见人。"帝曰：善。其恶火何也？"为什么又怕光、怕火呢？"岐伯曰：阳明主肉，其脉血气盛，邪客之则热，热甚则恶火。"岐伯解释人畏火的原因是：足阳明胃经主肌肉，其经脉多血多气，遭外邪侵袭，人就发热以攻寒，寒化为热邪后，则讨厌光和火。

其实，神不足，人就不喜欢热闹、不喜欢强光，而喜欢昏暗。也就是说，神不足的话，任何强大的东西都接不住。

（2）闻木声则惕然而惊。即听到大的响动，就吓得一愣一愣的。在《阳明脉解》中，"岐伯对曰：阳明者胃脉也，胃者土也，故闻木音而惊者，土恶木也。"岐伯的解释是：足阳明是胃的经脉，属土。因为木克土，所以听到木音人就惊惕、害怕。

（3）心欲动。阳明燥火旺，厥阴收敛不住，心跳就会比较快，是说这种人成天心慌意乱。心慌，就是精不足；意乱，就是想事没有章法，还容易认死理，不听劝。

（4）独闭户塞牖而处。喜欢独处，喜欢关门、关窗。"独"就是喜欢自己待着，父母不能进自己的屋，见人就烦，见爹妈尤其烦。这就是身体的运化输布功能被抑制了，情绪会相应变得悲观而不自信。

凡是抑郁、狂躁的孩子，多与原生家庭有关。所谓原生家庭的问题，是指父母本身可能就有些性格缺陷，而导致家庭氛围、生活习惯、互动关系等出现问题，并导致孩子在未来生活中出现问题：要么是寻找补偿，要么是继续原生家庭的恶果。走出原生家庭问题的方法是：正视原生家庭的问题，并解决那些问题，成就一个新我。假如你母亲是一个很强势的女人，你就要看到强势带给她的人生痛苦，她强势，丈夫就会躲避她，孩子就会畏惧她，如果你因袭了她的强势，你的生活也会痛苦，这就是你要在未来生活中警惕的地方。学会跟亲人示弱，反而会让自己得到保护。再比如，我们的原生家庭中父母有强烈的偏心现象，这会让我们心生怨恨，如果沉溺于这种怨恨，我们的生活就黯淡无光。我们要在自己的生活中，避免这种情形再伤害到自己的孩子。

独生子女患躁郁症，多跟父母的娇惯有关。父母觉得孩子只要负责学习就行，别的事都一手操办了，反而拘束了孩子。其实孩子该出去闯就要出去闯，该受磨难就得受磨难。现在的学校分三种，一种是公立学校，一种是私立学校，还有一种是所谓国学教育的学校。有些家长认为私立学校能给孩子自由，说句实在话，太自由了也融不进社会。国学教育出来的孩子则自视甚高、眼高手低，表面恭谦礼让，骨子里清高傲慢，也融不进社会。我倒觉得，在中国就得进公立学校，该受的打压就得受，学校就是社会的压缩版，小孩子在里面能磨出点儿硬茧子，心理抗压能力也能强一些。

总之，胃寒就会抑郁。中医为什么可以治抑郁症？就是因为它抓住了根本，只要把胃寒破了，抑郁就好了。心理医生虽说比中医挣得多，但心理医生真的不如中医能解决这个问题。中国现在很多人都在服用抗抑郁药物，但大都偷偷摸摸地吃，因为不敢跟领导说自己有病。一旦遇到事情就容易想不开，就会走绝路。因为抗抑郁药只是在平衡神经系统，并没有破胃寒，胃寒不破，就谈不上治愈。所以我建议一旦有这方面的病，最好找个明白的中医。

得了这种病怎么治呢？

（1）吃中药。医生必须见到本人才能对症治疗，有胃寒破胃寒，有肾寒破肾寒。具体方药后面会按实例慢慢道来，因为中医必须辨证，没有广谱方。

（2）瘢痕灸，灸中脘、关元。这个方法很有效，但非常疼，很多人受不了。更何况躁郁症病人的胳膊腿特别有劲，一个人根本弄不住。

（3）坚持不懈地锻炼，比如崔永元当年重走长征路。很多得躁郁症的孩子在生活上都有某种瘾，有的有网瘾，有的手淫过度，所以要在生活上重新给他们定目标，让他们把精力放在一件有意思的事上，就不会沉溺于不良情绪中了。可以送到武术学校学习一年，集体生活很规律，而且要求孩子自律，对孩子的心智非常有好处。很多父母认为这样做太耽误学习了，但如果此时有病无法治愈，耽误的可就是一辈子。

（4）学点儿传统文化。学习传统文化的好处是，有积极进取的儒家、有精神通达的道家，我们会看到人生总是活泛的，不至于憋死。

为什么今人抑郁自杀者多，而古人抑郁自杀者少？还真跟传统文化有点儿关系。比如，苏东坡一生坎坷，仕进时修桥铺路、进谏激昂，被贬时作前后《赤壁赋》，有羽化升仙之志。也就是说，有深厚的文化底蕴，苦中便可作乐，处处可抒胸臆！更何况家有贤妻，漫漫流放途中还有朝云慧语解郁。今人情趣少，气血脆弱，略得恶语便惊慌，遇恶行便气绝，如此这般就百病丛生了。

● 说说躁狂症

上一节我们讲了抑郁症的成因，这一节讲躁狂症的问题。其实无论是抑郁还是躁狂，我始终认为中医能彻底解决此问题。

疫情期间，很多人质疑中医治疗到底有没有效。我觉得一定有效，尤其是在病情初期，而且一定是经方更有效，经方指的就是伤寒方。一旦经过长时间的西医治疗，中医再上去施治，可能是半生半死。但有个问题，人们愿不愿意接受中医治疗？哪怕西医已经说了没有杀病毒的特效药，人们还是想得到西医的救治，因为很多人认为中医是慢郎中，治不了急症。其实这是对中医最大的误解，中医不仅治疗急症很快，而且效果特别好，比如发热，基本一服甘草干姜汤就能治愈，炙甘草和干姜都可以上治干咳，中宣脾胃，下解瘀堵，三焦一通，高热即止。同时炙甘草可以助心阳，增强人体免疫力。

因此，不要奢谈光大中医，要想光大中医，只有先让全体百姓接受教育，否则还是走不长远。老百姓归根到底一定要学会自救，永远要记住，世上没有救世主。能自救，不给国家添麻烦，就是最大的福报！明白中医原理后，至少可以少生病。

关于抑郁，首先要明白，抑郁轻症在胃，独闭户塞牖，畏光怕人；邪实时躁狂，打架不避亲疏；更严重时则从胃病而入肾病，出现幻想、幻听等。因此躁郁症绝非单纯的心理问题，一定是先出现了气血的问题，所以治疗躁郁症最好是先生理、后心理。但要找到通医理、通伤寒的医生，才有良效。发病根底在胃寒、肾寒，治疗上破胃寒、肾寒就是了。

有一个在澳大利亚留学的女孩，因为躁郁症而休学，并且已经在北京安定医院待过一段时间，她屡屡自残、厌食、呕吐、拒绝服用西药，把自己折腾得筋疲力尽。是事业成功的母亲带她来的，第一次见面，她黑黑的眼圈、黑色的唇膏和粉色的头发就惊到了我，完全是一副病态幽灵美。她一开始一言不发，显然是对西医、中医都抵触。于是我对她母亲说："不必看了，她没病，她就像年轻时的我，内心无限疯癫狂野，现在我不是好好的吗？"这句话一下子打开了姑娘的心扉。

事实上，她比我年轻时优秀多了，她的语言天赋、她的灵性都不错，她黑暗痛苦的心比我当年丰富得多。显然，她的问题也比我多得多。她从小父母离异，跟母亲的关系很复杂，既爱之入骨，又恨之入骨，因为她深知是母亲的强势逼走了父亲。其实，没有生活的相爱相杀，没有情感的过度强烈，人也不会得如此严重的病。她说："知道为什么我希望长得高吗？我总想像个男人那样保护我妈……"其实，她没说的那句我也知道，她也想打败她强势的母亲。她还说："因为太宰治的一句话，我才活到了今天。"那句话是这样说的："为了那件薄如蝉翼的夏衣，我活到夏天吧。"

我问她："你为什么拒绝服用那些抗抑郁药呢？"她说："那些药治不了我的病，我的病是骨髓里的，而他们的药只是抑制我的神经，并试图摧毁我……"通过这句话，你就知道她活得多么明白了。

在治疗抑郁症的过程中，其实最可怕的就是终身服药。接受这种暗示的病人，是不敢停药的，我曾见过一个四十多岁的男子，走在路上突然想起没有带抗抑郁的药，竟然吓得在街上一动都不敢动了，同时冷汗涔涔。那一瞬间，竟然出现了濒死恐惧。所以，治这种病人的时候，最难的是先让他停西药，为了安抚这样的病人，可以跟他说："可以身上带着，但不必吃，只吃中药就好了。"而所谓治好，就是出差坐飞机发现身上没带药他也不害怕了，最后则是再也想不起那些药了。

这个女孩一听说不必再吃那些药，就愉悦了许多，然后坚持吃了两个月的中药，同时跑步锻炼身体，很快就痊愈了。回去上学前，我鼓励她写作，把跟父母亲的纠结化在作品里，老天既然给了你那么多，别浪费了才华。

躁郁症，得了这种病的人，会抑郁和躁狂交替发作。如果说心神不足的人，表现为对任何事无兴趣、无热情、表情淡漠、神情恍惚，就是抑郁症，属于正气虚。《素问·脉要精微论》还形容了一种心神散乱、疯了的人，这种人"衣被不敛，言语善恶，不避亲疏者，此神明之乱也"。就是成天破衣烂衫，甚至裸奔，而且出言无逻辑，无论亲人、陌生人都连打带骂，这就是邪气实，为躁狂症。

其中，"烦"和"躁"不同。"烦"是虚火上炎，元气尚存体内，黄连阿胶鸡子黄汤专门治疗虚烦，可以使人安神，"悔怒不起"；"躁"则是虚阳外越，元气极虚而将散，只有服用独参汤、参附汤等才能使得魂魄不分离。

现在大家都以为抑郁的人多，其实狂躁的人也不少，比如多次出现的公交车上殴打司机事件，飞机、高铁上骂人事件，以及路怒一族等。躁狂症，中医的解释就一句话："虚阳外越，阳邪盛，都是肾精不足的表现。"肾精拽不住虚火，人就容易突然爆发情绪，只不过，过去这种人伤自己的多，现在伤别人的多。但具体表现还是在《经脉》篇中胃经这一段。

"甚则欲上高而歌，弃衣而走。"如果说独闭户塞牖而处的是抑郁症，那这个"上高而歌，弃衣而走"的就是躁狂症，去年冬天来了个躁狂的学生，就是因为爬上12层高楼又唱又跳才被学校发现遣送回家的。躁狂症是因为人体的运化输布功能没有受到制约而张扬，情绪会相应变得狂妄自大。"弃衣而走"的"走"，是跑。指肌肤燥热而穿不住衣服，肌腠燥火窜动、灼烧肌肉而欲奔，乃至于不知羞耻的地步而不自知。

这种人，在《阳明脉解》中黄帝的描述更为详尽。

"帝曰：善。病甚则弃衣而走，登高而歌，或至不食数日，逾垣上屋，所上之处，皆非其素所能也，病反能者何也？"翻译过来就是，阳明病重之时，病人把衣服脱掉乱跑乱跳，登上高处狂叫唱歌，或者数日不进饮食，并能够越墙上屋，而所上之处都是其平素做不到的，有了病反而能够上去。这是什么原因呢？

"岐伯曰：四支者，诸阳之本也，阳盛则四支实，实则能登高也。"是说四肢是阳气的根本。阳邪盛则四肢充实，四肢充实有邪劲就能登高。

帝曰：其弃衣而走者何也？岐伯曰：热盛于身，故弃衣欲走也。

黄帝问，他们不穿衣服而到处乱跑，又是什么原因？岐伯说，热邪亢盛而已。

后面黄帝又补充了这些病者的表现：帝曰：其妄言骂詈，不避亲疏而歌者何也？

黄帝问，他们不管认识不认识的，都胡言乱语骂人，并且随处高歌，是怎么回事？

岐伯曰：阳盛则使人妄言骂詈，不避亲疏而不欲食，不欲食故妄走也。

岐伯解释说，阳邪亢盛而扰动心神，故使其神志失常，胡言乱语，斥骂别人，不避亲疏，并且不知道饥饿，随处乱跑。

看到这一段描述，大家觉得古代人和现代人还是有很多相同之处的，病时表现都差不多。只是古人生活单纯，没有那么多因抑郁而自杀的，就是自杀也没有高楼可以跳，顶多也就是投水，屈原的《怀沙》还把这种自杀美化得不行不行的。说来说去，只要是精神症状，其实都是虚证。因为都是虚，所以这两个病会相互转化，一会儿抑郁，一会儿躁狂。

有人说："躁狂不算实证吗？"只是表象为实，这种表象实，还是底子虚造成的，不虚的人不会发疯。所以谈到虚和实时就要小心，前面是有主语的，正气虚为虚，邪气实为实。真正的实，为壮。

邪气实，说明邪气也是一种很有力量的东西，"甚则欲上高而歌，弃衣而走，贲响腹胀"，所谓"贲响腹胀"，就是上面贲门不能闭，打嗝儿、呃逆不止；胃肠不能顺降而为上逆，故为腹胀，甚至多日不大便，且大便硬。

别小看一个胃寒，它能让人从身体上和精神上都出问题。从象上看，正气虚的人就萎靡，就抑郁；邪气实的人就亢奋，就癫狂。哪个好治？实证好治，虚证难治。

实证只是精亏，吃药不需要太久，而虚证就要吃药吃好久，因为正气虚，不容易补上来。要想让气血上来，今天就得多吃一口，明天再多吃一口，再多化点儿精，还得有藏的力量才能慢慢地、一点点地结实起来。这个病在西医那里可能是大病，但在中医这里不算什么病，最主要的是要明医理。

● 躁郁症治法

过去是躁狂症多，花痴，一到春天就嚷嚷着"我要姑娘我要姑娘"，这就是邪气实，好治。怎么治？在《素问·病能论》中有一段，非常有意思。

帝曰：有病怒狂者，此病安生？（这病是怎么来的？）岐伯曰：生于阳也（因为阳邪太盛）。帝曰：阳何以使人狂？岐伯曰：阳气者，因暴折而难决，故善怒也，病名曰阳厥（阳邪太盛，因为突然强烈的刺激，气厥而上逆，使人怒而发狂，此病叫"阳气厥逆"）。……帝曰：治之奈何？岐伯曰：夺其食即已。夫食入于阴，长气于阳，故夺其食即已。使之服以生铁洛为饮。夫生铁洛者，下气疾也（禁止其饮食就好了。因为饮食入胃，食积生热，人更狂躁，所以最好先饿着他点儿。同时，再用生铁落煎水服之，因为生铁落可以让上面漂浮的虚火快速下沉）。

内经名方——生铁落饮

生铁落，指打铁所落之屑，谓之生铁落，独煎为饮，故名生铁落饮或生铁落一味煎。清代名医程钟龄，如此用生铁落饮：先煎熬生铁落，三炷线香时间，取此水煎煮天冬（去心）、麦冬（去心）、贝母各三钱，外加胆星、橘红、远志肉、石菖蒲、连翘、茯苓、茯神各一钱等，以清心涤痰，治疗狂躁症。病人服药后，安神静睡，不可惊骇叫醒，犯之则病复作，难乎为力。凡狂症，服此药二十余剂而愈者多矣，若大便闭结，或先用滚痰丸下之。

不过，此方我没有用过，一是真正的实证不多，除非在偏远农村才可见。再者，也找不到生铁落。但从原理上讲，生铁落是可以有这个疗效的，因为生铁落有降气逆的作用，同时它属于重金属，可以重调元气，有重镇安神之效，所以古代治疗狂躁症要么食用"生铁落饮"，要么服用朱砂。铁屑、朱砂等，都属于重金属，有重镇安神之妙，表实证，可以用重调元气的方法。虚证就特别难治，虚证总吃抗抑郁的药，元气又没的调，只好压抑或兴奋他的神经，久之就会突然崩盘，甚至全身瘫痪不能动。

其实中医把躁狂症和抑郁症都归属于阳明病，阳明在经脉为胃经与大肠经。在《阳明脉解篇》中说到躁狂病人有"弃衣而走"，即脱了衣服到处跑，或妄言骂詈、不避亲疏等象，这都属于阳邪盛，此阳邪盛属于虚阳外越，阴精拽不住虚火之象。还有大便燥结，甚至如见鬼物（出现幻视、幻听）。大便燥结也是阳明病的一个特点。治疗上要辨证准确才好下手。

比如远方曾有一人发狂，动刀舞棒，狂骂亲人，舌苔厚腻呈白粉末状，按《伤寒论》，有人主张用承气汤。我又细问了下，知其五日不曾大便，且烦躁谵语，证和《伤寒论》之"厥逆，咽中干，烦躁，阳明内结，谵语，烦乱，更饮甘草干姜汤"，便嘱其用甘草干姜汤三服。这个方子前面讲过，给这个病人用的剂量是炙甘草60克，干姜40克。当晚服了第一煎，第二天早上服第二煎后立即狂拉，大便后浑身轻松，舌苔也随之干净，发狂也立止。所以遇事我们还要多观察，把《黄帝内经》《伤寒论》理解透了才好。

其次，治疗躁郁症，灸法比针法好用。用针须用神，医者的神明不够强大的话，压不住。而灸，可以借艾之力、火之力，力挽狂澜。直接拿艾绒放在关元处烧一烧，也就是火灸几壮，病人很快就安定了。这些都是引火归元的好方法。灸法的难处在于，精神狂躁者虚阳外越，手脚力量大，一般人弄不住他们。

伤寒大家刘渡舟老先生用三黄汤治疗过火狂的人，病人表现是与家人争吵后精神异常烦躁，坐立不安，怒目向人，六七日不眠，反欲奔跑为快，舌苔厚黄，口气臭秽，大便七日未解。这种火盛阳亢、心胃有积热、三焦不通的病人，归根结底还是阴不能制约阳，导致阳气亢奋。

伤寒名方——泻心汤（三黄汤）

此方在《金匮要略》中。

心气不足，吐血，衄血，泻心汤主之。

大黄二两，黄连一两，黄芩一两。

上三味，以水三升，煮取一升，顿服之（顿服，指一次喝完）。

现代基础用量：大黄6克，黄连3克，黄芩3克。

刘渡舟老先生是用大黄 10 克、黄连 10 克、黄芩 10 克两剂，无效，后将大黄增至 15 克，病人大便泻下后，顿觉神疲思睡，大睡两天后，狂证如失。其实，如病人兼有腹胀疼痛时，也可以用大、小承气汤。

总之，狂证、实证好治，抑郁等虚证就比较麻烦，虽耗时长，但中医中药一定能将其彻底治愈。比如肾寒者，可用白通汤（或灸关元）；心神不定者，用麻黄附子细辛汤（交通阴阳）；烦者，用黄连阿胶鸡子黄汤（恢复坎离）；血热者，用栀豉汤。

说一个治疗躁郁症的实例。2009 年，我曾见过一个从北京安定医院出来的青年，成天打爹骂娘，手淫过度。一见面，我就说："把手机拿出来。"他说："干吗？"我说："删吧。"他一边很不情愿地删着那些黄色图片和视频，一边还说："能留个日本的吗？我喜欢。"我说："不行，都删掉。"明知道晚上他又都找回来了，还是得让他删，就好比扫地，能干净会儿就干净会儿。然后让他吃药，并且给他火灸中脘穴、关元穴，任凭他夸张地大喊大叫。这还不成，还得把他不老实的手占上，让他干吗呢？今儿擦地，明儿擦窗户，总之，白天累得要死，晚上睡眠就好了起来，也没劲儿再看那些淫秽的图像了。来来回回折腾了两个月，他终于变成了一个快乐阳光的青年。

但这样还不成，还得给他找好朋友，这种被惯坏的孩子如果没有良师益友，很快就又变回去了，所以要给他找他佩服和尊敬的好朋友，每天和他交流一小时左右。另外，还得给他找工作。他喜欢吃的，可以让他去学习做面点师，喜欢汽车，就让他去学汽车维修。这是培养他的兴趣习惯和自食其力的能力，要不整天游手好闲的，很快就又饱暖思淫欲了。把一切都安排好后，还得给他一个大红包，说是他这两个月来擦地、擦玻璃的工钱，让他知道有劳动才有收获。这才叫"扶上马，送一程"。

所以，治病哪有那么容易？成天跟不正常的人打交道，与病魔战、与人性战，最后还得帮人帮到底，以免他病情反复。

● 肾寒，人会深度抑郁

现在对抑郁症患者可能会用到电击疗法，记得曾有一个小男孩因为有手淫的毛病，他父亲每天都用电棍电击他的手。这个小男孩来看病时，已经深度抑郁。看着孩子漠然的神情，我难过死了，真心憎恶他父亲的行为。他父亲的处理方法只能让这个孩子生活在深深的罪恶感当中，并且更深地沉溺在自慰中，因为他在这个世界已经孤立无援。为什么手淫过度的孩子到我这里就比较好治，因为我一定会告诉他，你是因为太孤独寂寞了才会这样，他会突然意识到有人懂他，甚至他自己都没想过这个事是自己孤独寂寞导致的。

其实，大家都是从年轻时过来的，越是曾经手淫过度的家长可能越害怕孩子也沾染上这个恶习。但家长们已经想不起来当年此事对自己内心的打击。微博里天天有男子因为此事掏空了身子，久之发展成抑郁，而来咨询如何才能康复。凡是沉溺于此行为的人内心都是比较孤寂、敏感的，正是因为无法跟别人沟通，才只好跟自己的身体沟通。中国有一个词用得特别好，自慰，即自己安慰自己。好父亲不应该"恨铁不成钢"地揍孩子，而是要正确地引导孩子。男孩子到了一定年龄，父亲要出面去帮他解决这个问题，要告诉他，这是每个年轻人都会做的事，但不能过度，过度就会伤害身体。

其实，父亲的角色在男孩子的生命当中特别重要，过去的父亲要带男孩子去劳作或打鱼，要教孩子很多生活本领，在有趣的生活中，男孩们能够快活、健康地成长。但现在的父亲和孩子很少进行生活交流，加之男子的语言一般都不丰富和灵动，所以，现在的男孩子必须靠自己来完成生命一级一级的过渡。这，大概也是出现大量"佛系男子"与"丧文化"的原因吧，没有鲜活的贴近自然的生活，生命很容易暗淡无光。

我特别赞赏一老农民，在他儿子18岁时，他直接把一个光盘放在儿子的书桌上说："男子汉了，该干吗就干吗，别得病！"这种质朴的教育，反而得到儿子的尊重。

咱们接着说重症抑郁。前些年有个抑郁症病人，先是吃抗抑郁药，最后莫名其妙全身瘫痪了，后来用一个方法就是电击，直接打到太阳穴两边，现在又开始吃五种抗抑郁药，脸部完全是激素脸了，但是你怎么跟他说，他都不敢停西药，说最好一边吃中药一边吃西药。既然劝不动，自然也就别开中药了。有人问："能中西医结合着治疗吗？"我说："不能。"思维方法、用药方向都不一样，甚至相反，治好治坏就说不清楚了。就好比筷子刀叉一起用，累了咱，也祸害了那块肉。

前面讲了胃寒造成的抑郁和躁狂，发展到肾寒就是深度的抑郁了。

《灵枢·经脉》篇说："肾足少阴之脉……饥不欲食，面如漆柴……坐而欲起，目䀮䀮如无所见，心如悬若饥状，气不足则善恐，心惕惕如人将捕之。"

（1）"饥不欲食"。感觉很饿，但不想吃东西。说明正常的消化吸收已经出问题。

（2）面如漆柴。脸又黑又没有光泽，就像干枯粗糙的柴火。脸发黑，是肾水上泛，没有光泽，是精气神全无。

（3）坐而欲起。这个形容得好，就是坐卧不安，或者腿不安症，不知道腿怎么摆放，心慌意乱，这比抖腿严重多了。总之，坐不住，又起不来，心情烦躁，这是肾精大亏的象。

（4）目䀮䀮如无所见。"如"就是"好像"。什么叫"好像"？就是虽然我盯着你，但是我眼里没神，眼里没有你，好像什么都没看见。"目䀮䀮如无所见"，就是眼睛虽然睁着，但什么都没看见。五脏六腑之精气聚于目，此时眼睛已然无神。更糟的，是这时会出现幻听和幻觉。该看见的看不见；不该听到的全听到了。人开始经受百般折磨。一般没有强烈的精神刺激是出现不了幻听的。曾经有个女孩，家教严格、拘谨，出嫁前全无婚姻生活的教育，丈夫又简单粗暴，于是女孩婚后抑郁并出现了幻觉，总是看见自己的裸体，羞耻万分，并且有幻听，总是听到有个男人温柔地跟她说话……所以，这种姑娘真不如野姑娘们活得痛快、爽利。

（5）心如悬若饥状。等病人出现幻觉、幻听的时候，病就从胃走到肾了。心如悬，指心里不踏实，慌慌的；若饥状，好像因为很饿而心里发慌。这种百爪挠心的感觉使得抑郁患者没有任何安全感。

（6）气不足则善恐。血有余则怒，气不足则恐。这种人已经发展到一天到晚害怕、惊恐。

（7）心惕惕如人将捕之。心里总是惴惴的，甚至怀疑有人跟踪自己，要抓捕自己、迫害自己。这属于深度幻觉，为什么重症抑郁患者会有自杀行为，其实一是可能不堪忍受病状了；二是他的行为已不受自己控制，有些行为可能是幻觉导致的。

《黄帝内经》的慈悲真是没的可比，你看，句句绝妙，而且绝对不让我们不懂，这句说完了，下一句就是上一句的补充，这就是《黄帝内经》。比如说"心如悬"你不懂，他就写了"若饥状"，谁没有过饿得心发慌的时候啊；"气不足则善恐"，恐成什么样啊？就是"心惕惕如人将捕之"，心里哆嗦着，老觉得身后有人。如果人的气特别壮的时候，就不会有这种感觉，假如你正在那刷牙，突然觉得身边好像过去了一个人，那你就要小心了，当我们的生活中出现所谓"见鬼了"的现象时，可能是气虚了。这时最好先用艾条熏熏屋子，而后要多晒太阳，多做户外运动。

● 先生理，后心理

有一年我去美国自驾游，非要住一下美国的汽车旅馆，因为看过很多汽车旅馆的杀人案，好奇。住进去的那晚突然感觉不好，一是车马劳顿，又吃不惯西餐，如此便精不足。二是心里想着那些凶残的故事，本来就想象力丰富，这会儿又开始想电影里那些把杀了的人放在床底下的情节，于是，连眼睛都不敢合上了……越怕越有鬼，本来已经把空调关上了，突然间窗帘后面的空调嗡的自己启动了，窗帘呼的一下飘到我身上，吓得我顿时一身鸡皮疙瘩，人也动不了了……第二天一起床，发现脸上身上全是风疙瘩，从来没过敏过的我，终于体验了一把"内虚，恐则气下，皮毛就虚，外着邪气"的感觉。

凡是精神症状，一定要先生理，后心理。就是不必先看心理医生，而是要先吃中药。精神之不足，首先是身体气血的不足，精足了、气足了，神才能足。

"心主神明"的问题，基本上都跟胃经、肾经有关，丧系、佛系的人也多有胃寒、肾寒，天天在家宅着，思虑过度、饮食不规律，自然胃寒；害怕进入社会，畏惧人际关系，又自嗨无度，自然肾寒。如此，吃点儿破寒祛湿的中药就好。

有人说："要不要壮精啊？"不用，寒去了，湿没了，自然精壮。

又有人问："吃什么药啊？"无论吃什么药，都得先看到人、摸到脉，然后六经辨证。病在太阴，有太阴的方子；病在少阴，吃四逆辈；病在厥阴，有厥阴的方子。若问："有在阳经的可能性吗？"少。抑郁，就是个阴性的病，阳足的人不会得这种病。

有人问："躁郁症除了吃药，还有别的方法吗？"有，瘢痕灸，可以破胃寒、肾寒，火能破阴，热能破寒，所以瘢痕灸治疗躁郁症一绝。这个方法还省钱，一包艾绒可能就够了，只是病人不见得能接受这种方法。瘢痕化脓灸后，到医院一看便认为是三级烧伤，肯定没人敢灸了。

大家一定要记住，中医是一个重要的医疗体系，但它和西医一样不是万能的。俗话说："药医不死病，死病无药医。"就是药能救治的都是元气尚可死不了的病，元气若没了，神仙也救不回。为什么一定要钻研脉象？就是要看这病人的脉象有没有根，没有根的，再有经验的老中医、再用几千年的方子也不管用。就好比西医，元气大衰时，肾不纳气，再上呼吸机，也是在上面捯气儿，再输血，也气化不了这血，只是白白浪费医疗资源。

抑郁症，你若每天烧中脘、关元各 50 壮，先没了"饥不欲食"的毛病，先能大口大口吃饭，慢慢地就能活蹦乱跳了，一个月后，抑郁症也就去了无何有之乡了。这样病人痛快，医生也痛快，不必天天面对一张阴郁的脸。

抑郁病患者还有一个毛病，就是疑神疑鬼，吃一服药也得百度个几十回，要不就一直问：

"我这么严重的病，就开这么几味药能成吗？"

"别人倒给你开得多，你好了吗？"

"那我吃这药，有没有什么忌口的啊？"

除了忌寒凉，没有其他忌口，唯一要注意的是：要把药晾凉了喝。

为什么？因为所谓胃寒，就好比一块冰，破寒邪，一定要用温热的药，药性本热，再热服，冷热一相激，人就特别难受，就不愿服药了。凉的药会骗一下里面，慢慢融化那块冰，就越吃越舒服……还有，吃了药以后，先得能吃，不能吃饭，就养不起精，也就祛不了病。

"那我怕胖怎么办？"

"好方子是让你壮，不是让你胖，再说了，气越虚，人越胖。"

"太壮了，也不好找男朋友啊！"

"你想多了，男人再衰，也想娶个正常人，不会娶个病人！"

……

大家看看，看病也是个力气活！

其实，看病不一定非得吃药，打开心结或直指人心地骂一顿，有时比扎针吃药管用得多。这也得看人，悟性高的，骂得；愚钝的，骂不得。有些学生只学了老师骂人，没学到老师怎么看人性，这也是医道难以传承的原因。

其实，凡大病必与情志有关，长期情志不遂、欲而不得，就会积累成大病。养生绝不是吃什么、喝什么的事，而是养人生格局、养情怀。有病时，先要想想自己的生活出了什么问题，情感出了什么问题……把这些绳扣解开了，生命的大药系统也就开始启动并发挥作用了。从某种意义上说，生命的本质在于和解，而不是对抗。不要急于消病，而是要消除病因。只消病，而不解决根本的发病原因，就谈不上治愈，只要病因还在，疾病就有可能复发。

还有个问题在这里一定要说一下，忧郁不等于抑郁，这个大家一定要辨析清楚。抑郁是病，是独阴无阳。而忧郁是一个人对这个世界保持疏离的一种美德……凡大艺术家、孤独的人，都有骨子里的寂寞和忧郁，还有对人生、对世界、对自我的质疑。这种独立的思考、独立的工作，可以产生特立独行的创造。我本人就是一个忧郁的人，我认为忧郁是我血液里的东西，它可以使我永不媚俗。我始终认为，这世上，有几件事是必须独自完成的：一是爱情；二是修行；三是忧郁；四是觉悟。所以，忧郁是一种好的品质，它可以让我们保持特立独行。而焦虑是病，抑郁是病，躁狂是病，但忧郁不是病，它只是一种偏阴性的精神状态。

随着未来基因医学新时代的到来，预示着任何生理和心理障碍都可以从 DNA 里轻松剔除。这到底是好事还是坏事呢？有人说：当抑郁症、孤独症、精神分裂症或阿斯伯格综合征在未来被消灭时，诸如美国发明家托马斯·爱迪生和美国剧作家田纳西·威廉斯那样的天才也会消失。因为许多基因变异能够激发创新思维，其消极影响能够被积极影响中和。

有数据显示，作家患上躁郁症的概率是普通人的 10 倍，诗人则高达 40 倍。比如托马斯·爱迪生曾被看成低能儿，很多艺术家被认为是半疯狂状态。我说过，凡是能独立完成某项事业的人，都有可能是深度忧郁的人。所以有些孩子从小有躁郁问题，不要急于下结论和过度治疗，有可能他们是有某种天赋的人，只是气血的不平衡造成了他们精神状态的一些问题，如果我们给予耐心和宽容，他们便有了未来。其实，大人做的事不见得都是正确的事，尤其是干预基因的方法等，千万要谨慎。

第三章

中成药的使用

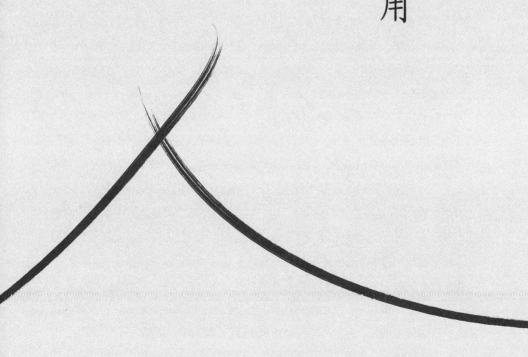

● 六味地黄丸与八味肾气丸

　　昨天没事看了一眼新浪微博私信，里面求助的尽是有手淫问题的男人，他们很着急，想戒掉毛病，可身体就是强壮不起来，医生开的药就是六味地黄丸。有一个男子说他吃完这个药以后，口干得要命，天天使劲喝水，病也没有好。你想他手淫过度已经是阳虚了，你一味地给他滋阴有什么用？

　　如果把肾比作《易经》"坎卦"的话，中间一根阳爻为肾阳，上下两根阴爻为肾阴，滋阴就好比给坎水添水。原本病人常年耗精，阴精已不足，阳气虽也不足，但气化那点儿阴精还是可以的，现在你滋阴就是拼命在添水，都成大湖了，他那点儿阳气怎么化得了？阳气无法温润肾水，自然无以升腾为唾液，他可不是会渴得要死！庸医会说："我是在给他补精啊！"你是在给他补精，可是再好的东西也只有被他气化了，才能成为他自己的精！他阳虚成这样了，恐怕连饭都无法消化吸收了，你还给他补，那些补剂不是拖累他吗？

　　要想理解中医的方子，看六味地黄丸和八味肾气丸就成了。现在的中医，太喜欢给病人开六味地黄丸了，反正是滋补的，吃死也怨不得医生。但长期吃六味地黄丸的人，死时会流油汗，就是"久服地黄暴亡症"，因为地黄滋黏，肾气不足以化，就会有问题，可病人又不懂这些，于是医生、病人都是一笔糊涂账。

　　其实，六味地黄丸是从八味肾气丸化裁来的一个方子。八味肾气丸由干地黄、山茱萸、山药、泽泻、牡丹皮、茯苓、桂枝、附子八味药组成，因此又称八味丸。

它跟六味地黄丸就差两味药，差哪两味？差桂枝和附子这两味阳药，没这两味阳药，六味地黄丸就是一派滋阴的药。八味肾气丸是医圣张仲景的方子，是对治阴阳两虚的救命良方。六味地黄丸是谁发明的？是宋代一个叫钱乙的人，钱乙是一个儿科医生，他把金匮肾气丸除掉了桂枝和附子，化为六味地黄丸，给谁吃呢？给小孩吃，而且小孩只有在一种情况下才能服用这个药，叫"阳强不倒，六味地黄丸主之"。

什么叫阳强不倒？家有小男孩的就会知道，小男孩有一个特点，就是小鸡鸡动不动就会勃起，小男孩的勃起叫"无欲则刚"，他不是因为眼耳鼻舌身意产生欲望，而是他先天元气特足，所以能"无欲则刚"。若阳气强大到憋住了，就叫"阳强不倒"，这时就需要用六味地黄丸救急以倒之。听明白了吗？倒之！什么叫阴？阳主散，阴主收，六味地黄丸一吃，阴精一下子就把阳收回来了。现在大家用这个药治什么病？治中年人的阳痿，这不是治反了吗？现代人倒好，不明药性药理，闻补即悦，不管倒之还是扶之，恨不得众男子皆食之。其实，现代人有那么虚吗？而且真的是肾阴虚吗？又不是三妻四妾的，能虚成啥样？

我一直强调：现在人需要的不是补肾，而是解压，因为头上面压力大了，就抑制脑垂体和脑下垂体，而这两个腺体才真正决定你的性能力。也就是说，下面的事归上面管，你若情志不舒、压抑愤懑，自然对人生无有任何情趣，性功能也会降低。而当你走运时节，便春风得意马蹄疾，这时不仅经脉通畅，而且身强力壮，桃花满墙。

讲过了六味地黄丸，稍微介绍下张仲景的八味肾气丸。从原理上讲，我更欣赏八味肾气丸。桂枝真是一味好药，《伤寒论》一共113方，第一方就叫"桂枝汤"，所以又叫群方之首，桂枝汤煮出来不像药，特别香。

桂枝有什么作用？桂枝通心阳，如果你出现胸闷、气短，心脏大面积堵塞，配伍得当的话，桂枝是一味很好的解决心脏疾患的药，比如苓桂术甘汤里也有桂枝。

另外一味药是附子，它是专门助肾阳的，肾阳是坎卦里面的那根真阳，外面是肾水，水中之真阳的启动，全靠附子。而六味地黄丸恰恰拿掉了八味丸中的两个阳药，拿掉了桂枝和附子。六个阴药若没有此两味阳药，靠什么来化呢？桂枝，入少阴心；附子，入少阴肾。心与肾，又是生命最重要的动力及源泉，正因为这两味药，生命开始了新的启程。

伤寒名方——八味肾气丸

干地黄八两、薯蓣四两、山茱萸四两、泽泻三两、茯苓三两、牡丹皮三两、桂枝一两、炮附子一两。

八味肾气丸,出自张仲景的《金匮要略》。"虚劳腰痛,少腹拘急,小便不利者,八味肾气丸主之"。对治阴阳俱虚。"男子消渴,小便反多,以饮一斗,小便一斗,肾气丸主之",即糖尿病初期的病人,可以服用此药。"妇人病,饮食如故,烦热不得卧,而反倚息者,何也?师曰:此名转胞不得溺也。以胞系了戾,故致此病,但利小便则愈,宜肾气丸主之。"即怀孕妇女因胎胞压迫而出现小便不利、烦热不眠,也可以服用此药。

有人问现在市面上的丸药——桂附地黄丸与金匮肾气丸的区别,其实这两个都是张仲景八味丸的变方,但都不是张仲景原方。其原方用的是干地黄、桂枝和炮附子等,是温补肾阳、行气化水的传统中成药,用于肾虚水肿、腰膝酸软、小便不利、畏寒肢冷和消渴。而现在市面上卖的金匮肾气丸是在原方上加了牛膝和车前子,主要是为了增加强肾利尿的作用,这个,还算接近原方吧。

而桂附地黄丸由熟地黄、山茱萸(制)、牡丹皮、山药、茯苓、泽泻、肉桂、制附子组成。此方用肉桂替桂枝,且把干地黄变成熟地。用于肾阳不足、腰膝酸软、肢体浮肿、小便不利或反多、痰饮喘咳、消渴等症。所以桂附地黄丸温性明显强于金匮肾气丸,而金匮肾气丸在补肾阳的同时,更加偏于化气利小便,利水之功大于桂附地黄丸,对于肾阳虚而水肿、小便不利之症效果更好。

现在外面医生临床辨证时鉴别这两个丸药的要点在于小便利与不利。小便淋漓不畅、点滴而下甚者癃闭,宜用金匮肾气丸;关门失阖,则出现遗尿或尿失禁,宜用桂附地黄丸。

桂枝和肉桂有什么区别呢?桂枝是枝条梢头,其状如柳,又称柳桂。肉桂是树皮,以卷筒状为最佳。二者性能全然不同。桂枝入太阳经,通营卫,能发汗,生发为主,但用错则大汗亡阳。肉桂入肾、脾经,专收肾火,暖下焦,可敛汗,收敛为主。《伤寒论》里基本用的都是桂枝,没有肉桂,宋明理学后讲君火相火,才喜欢用肉桂以收相火。再者,肉桂以紫金肉桂为最佳,曾贵比黄金,因此有些卖药的医生也爱用。

现在中医界有两批人,一批想创制桂枝派,一批想成立附子派。这都是偏执,你要是真的懂,就会知道其实这都是伤寒派。中药无论桂枝、附子,都讲究配伍,配伍得当才能发挥作用。药用错了,就是毒药。如果误用人参,就是"先谋其财,后杀其人"(徐灵胎)。中药，一定是在中医药理论指导下使用的药物，否则不能称为中药。《医法圆通》云："病之当服，附子、大黄、砒霜皆是至宝；病之不当服，参、芪、鹿茸、枸杞皆是砒霜。"只要辨证论治，配伍得当，即可化毒为利。所以"药之害，在医，不在药"。很多年轻人还没弄明白张仲景开方子的思路，就开始增增减减、乱改方子，难道你比张仲景聪明吗？所以，永远要先老老实实继承，别急着创新！

我始终认为《黄帝内经》《伤寒论》是中医文化里最经典又最低调的。从医入道是掌握中华之道的大捷径。一般学习者能从中得生活之道已然了得，还望各位先读懂、先继承，批判之事非吾辈之智慧所能担当。我们所能做的，就是诵持、熏习和践行。

随着现代医学市场化出现各种弊端，慢慢地，中医会很热。是学一招一式，还是学中医的思维方式？有人说："学一招一式多快啊，比如学扎针、艾灸。"如果没有医理做底子，扎针也是乱扎，灸也是乱灸。所以先好好捧本书学那么几章，兴许开了窍，就成就了自己，多好。

● 安宫牛黄丸

有人说：我也信中医，可是就是找不到好中医。这就是我让大家要学点儿中医常识的原因，至少可以判断真伪。

其实，从汉代张仲景时起就庸医遍地了，所以他在《伤寒论·序》里说："观今之医，不念思求经旨，以演其所知，各承家技，终始顺旧。省疾问病，务在口给，相对斯须，便处汤药，按寸不及尺，握手不及足，人迎、趺阳，三部不参，动数发息，不满五十（按照自己的呼吸诊察病人脉搏跳动的次数不到五十下就结束），短期未知决诊（人都快死了，也不知下个判断），九候曾无仿佛（三部九候全无印象），明堂阙庭，尽不见察（鼻子、两眉之间及前额，全然不加诊察）。"

由此可见中医之衰败由来已久，但我们不能因此而攻击传统医学之经典，不能因为自己的悟性低下就说经典错了，经典就是经典，几千年来，它默默地面对芸芸众生，只要你肯认真研读、熏习、实践，它就会唤醒你的灵性、开启你的人生……

现在，伪中医遍地是事实，要怨就怨自己没福报，这世上谁也骗不了谁，只有自己骗自己。因为自己无知，才会被骗；因为贪心，才会被骗；因为过分相信所谓的专业人士，而不相信自己的自愈力，才会被骗……只有好好学《黄帝内经》和《伤寒论》这些经典，才能心平气和，才能自救。

现在有钱人又兴起吃贵重药了，有人问我："我每天一颗安宫牛黄丸好不好？"这就是愚蠢。药怎么能每天当饭吃？更何况，你根本不知此药为何物！更愚蠢的还问："这药很贵呀，贵药不就是好药吗？"其实，撺掇他吃这药的人，就是盯上了他这种有钱的傻瓜，开一粒 600 元的药给他，一天一粒，这就叫：既谋财，又害命。

安宫牛黄丸不是源于伤寒方，是后世温病大家吴鞠通在牛黄清心丸的基础上改良而成的。有清热解毒、镇惊开窍之功效，一般用于热病，症状如邪入心包、高热惊厥、神昏谵语；中风（脑卒中）昏迷、脑炎、脑膜炎、中毒性脑病、脑出血、败血症见上述证候者。

其实古代安宫牛黄丸属于救命药，既然是救命的，就是不到生死关头不要沾这个药。再者，救命的药，必然不是可以常服的药。为什么这药能救命呢？还跟这药的一个特殊制法有关，这药贵，也贵在这个制法上了。这药里至少有四种原料特别贵：天然牛黄、天然麝香、朱砂（含砷和汞）和金箔。

过去这个药外面包着一层金箔，后来科研发现，金箔是吃多少拉多少，没什么用，就去掉了。可东南亚地区的采购商认为去掉了金箔，这药就没用了，所以有段时间这药分两种，一种有金箔，一种没有金箔，价钱也就不同。我曾向某位老师专门咨询过金箔的问题，他通过实验证明：金箔虽然吃多少拉多少，但金箔能够使大肠产生肠啡肽，而肠啡肽其实是脑啡肽的根源。也就是说，我们快乐与否，与肠啡肽密切相关，而心理障碍，比如忧虑、悲观、抑郁、人际关系紧张、睡眠障碍等，都与肠胃功能紊乱等有关。现代西方科学也刚刚发现：肠胃堪称人的第二大脑。

科学家研究表明，肠胃中不仅含有大量的神经细胞，还有大量细菌组成的微生物群。它们会对人体的神经系统产生重要影响，尤其是喜怒哀乐的情绪调节，进而影响决策能力。所以，此药加金箔意义重大。也正是因此，此药不宜超量或持久服用，尤其肝、肾功能不正常者，更不宜服用，以免造成汞中毒而加重病情，出现中毒症状。

此药之所以能救命，在于此药可以重镇安神，也可以重调元气。如果病人元气尚可，服下此药就可以活，比如当年四粒安宫牛黄丸救活了重症昏迷的著名主持人刘海若，毕竟她还年轻，元气尚可。元气微弱的话，一重调就冒了，可能一下就死掉了。过去有钱人家一定要家藏一颗安宫牛黄丸，家人病危时，就把安宫牛黄丸喂下，其实这非常符合我们中国人的心理：反正我用了最贵的药，把这么多钱花在你身上了，活了，那是你的命；死了，也是你的命。

而且，安宫牛黄丸、紫雪丹等都是大寒凉的药，对某些病有良效。但你若看过李可老先生起死回生的方子，也许就会明白点儿什么。此处不再妄评。

● 出自伤寒方的丸药

有人问：我们在学习《黄帝内经》的同时，怎样学好《伤寒论》，用好《伤寒论》？

我在讲《黄帝内经》的同时，都在讲伤寒之用。需要认真学，认真悟。但若想学习《伤寒论》，还需要系统地学。我是学《黄帝内经》10年后，才敢碰《伤寒论》，先前一直敬畏着、远远地看着，机缘到了才翻开此书。没有对《黄帝内经》医理的反复揣摩，怎敢动医圣之书？性命者，大事也，不可妄为。再者，《黄帝内经》是讲不得病的道理，医者不明经络，张口动手便错。所以，好好学《黄帝内经》就是在给自己打底，底儿足实了，《伤寒论》就明白得快。

一般来说，面诊才能开汤药。若不是什么大病，老百姓就想吃点儿中成药，行不行呢？当然行。但要弄明白中成药的理法方药才好。普通老百姓对中药的认知大多来自电视广告，再就是相信老牌子，但不太了解哪些中成药来自《伤寒论》。所以在这儿我给大家科普一下。

先说下附子理中丸。它是《伤寒论》里的方子，破胃寒，有良效。但丸药不及汤药，丸药都是缓释剂，丸，缓也；汤药，涤荡也。也就是汤药动静大，丸药动静小，动静小也不怕，用对了照样治病。

理中汤，专门治理中焦，专门对治脾胃和大小肠等，在上生肺金，可以宣肺寒；在下克肾水，可以治疗拉稀腹泻。而有些人会五更泻，也就是天没亮就拉稀，一般理中丸就管用。既然能够从中焦对肾精有修复作用，所以那些不孕不育的人，可以先用理中汤打底，服过药后，男人的指征是先恢复晨勃，这就是身体在恢复到年轻状。女的呢？之前多年不想恋爱的事，突然间春意盎然，想谈恋爱了，这不是也年轻了吗？这就是脾胃管四方之意。按中医医理讲，脾胃是观察问题的高手，也是解决问题的高手。

伤寒名方——理中丸

理中丸方：人参、干姜、甘草（炙）、白术各三两。

上四味，捣筛，蜜和为丸，如鸡子黄许大。

《伤寒论》说："理中者，理中焦。半夏泻心汤、生姜泻心汤、甘草泻心汤三方，皆本于理中。"这句是说，以理中汤为底子的中药方对胸满、心下痞等都有效，即对心脏症状有效。

"霍乱，头痛发热，身疼痛，寒多不用水者，理中丸主之。"这句是说，理中丸可以治疗瘟疫霍乱造成的头痛、发热、浑身疼痛等。

"大病差后，喜唾，久不了了，胸上有寒，当以丸药温之，宜理中丸。"这句是说，理中丸可以对大病初愈者有补益作用。

用理中丸（汤），是让自己产生生气、生血的能力。它要生气、生血就要先祛寒和湿，因为湿气特别耗气耗血。人人都有事，都有想不通、生气郁闷的时候，人人都有情绪，所以都有寒。所以有的人一吃理中丸（汤），身体就开始肿和胀或出现腹泻。可理中丸（汤）里并没有腹泻药，这是因为湿气从皮肤走，就是肿胀；从大便走，就是拉稀，屁还特别多。而且吃理中丸，还从原先食不下变成特别能吃了，更严重的发病反应是把心脏里面的病往外赶，赶到心包经时就出现"心澹澹大动"，所以有人就害怕吃理中丸（汤）。反过来讲，理中丸（汤）是发症状最有力量的，而且也是驱病最有疗效的。

对于脱发这个问题，理中丸（汤）也管用。思虑过度则伤脾，脾伤了，肾的收藏能力就弱了，人就会掉头发。如果能吃两个月的理中汤，别说头发了，原先掉的眉毛都能长出来。原理在于土克水，土一克住水，肾的收藏能力就起来了，头发不就长出来了吗？

另外，还有几种中成药也出自《伤寒论》。

小柴胡汤／颗粒，可以治疗头晕目眩，降气、止呕，尤其适用于妇女经期发热等。

麻仁润肠丸，《伤寒论》说：趺阳脉浮而涩（趺阳脉指阳明胃脉）浮则胃气强，涩则小便数，浮涩相搏，大便则硬，其脾为约，麻子仁丸主之。老人家便秘，通常可以用麻子仁丸，具有润肠通便的功效。此药用于肠胃积热、胸腹胀满、大便秘结。

逍遥丸，由医圣张仲景治"肝气郁结"的名方"四逆散"加减化裁而成，是历代中医临床广泛应用的疏肝解郁、养血调经的经典方剂。其实，用四逆散最有效的，是那种突然一口大气憋上来顿时手脚冰凉，并出现呛咳、心慌或腹中痛，并马上拉稀的病人。由此可见生气这事儿对人的影响多大。

800多年前的宋代《太平惠民和剂局方》，把四逆散加减而成逍遥丸，散肝气之郁，行血液之滞，对情志病有良效。人服用后有身心逍遥之感。连著名医学家叶天士都称赞其为"女科圣药"，对女性的用处特别大。

大黄䗪虫丸，出自《金匮要略》，"五劳虚极羸瘦，腹满不能饮食，食伤、忧伤、饮伤、房室伤、饥伤、劳伤、经络营卫气伤，内有干血，肌肤甲错，两目黯黑。缓中补虚，大黄䗪虫丸主之"。此药可以活血破瘀，通经消癥瘕。用于瘀血内停所致的癥瘕、闭经、盆腔包块、子宫内膜异位症、继发性不孕症。症见腹部肿块、肌肤甲错、面色黯黑、潮热羸瘦、经闭。

此外，有些中成药虽然不属于经方，但也有良效，比如李东垣的补中益气丸，用于体倦乏力、内脏下垂、大便稀溏、脱肛、子宫脱垂、久泻久痢、崩漏等。

服药的注意事项：病在下的，饭前服用；病在上的，饭后服用。上午九十点钟，脾经当令，可服附子理中丸，下午六七点钟，肾经当令，服肾气丸有良效。

此外，还有治肝胃不和、呕吐、下利的乌梅丸。

伤寒名方——乌梅丸

伤寒脉微而厥，至七八日肤冷，其人躁，无暂安时者，此为脏厥，非蛔厥也。蛔厥者，其人当吐蛔。令病者静，而复时烦者，此为脏寒。蛔上入其膈，故烦，须臾复止，得食而呕，又烦者，蛔闻食臭出，其人常自吐蛔。蛔厥者，乌梅丸主之。又主久利。

先说"脉微而厥"。脉微，是阳虚。"凡厥者，阴阳气不相顺接，便为厥。厥者，手足逆冷者是也。"渐渐地，人就躁动不安，这就是"藏厥"，而不是"蛔厥"。"蛔厥"是什么呢？就是呕吐，因什么而吐呢？因"蛔上入其膈"，气逆烦躁而呕吐。因而今人把它看作驱虫剂，具有缓肝调中、清上温下之功效。可以治疗久痢、厥阴头痛，症见腹痛下痢、巅顶头痛、时发时止、躁烦呕吐、手足厥冷等。

乌梅三百枚。细辛六两。干姜十两。黄连十六两。当归四两。附子六两，炮，去皮。蜀椒四两，出汗。桂枝去皮，六两。人参六两。黄柏六两。

此方共十味药，其中乌梅有酸收之性，可以保肝阴、敛肝气，当归补血养肝，黄连、黄柏泻肝之瘀堵。少阴证里不能有苦寒药，但厥阴证里，因为寒热错杂，所以会用到苦寒药。但附子、干姜、细辛辛温散寒，蜀椒、桂枝，也通阳，所以此方不算寒凉剂。

其具体制作方法：

上十味，异捣筛，合治之，以苦酒渍乌梅一宿，去核，蒸之五斗米下，饭熟捣成泥，和药令相得，内白中，与蜜杵二千下，丸如梧桐子大。先食饮服十丸，日三服，稍加至二十丸。禁生冷滑物臭食等。

是说把十味药捣筛好，混在一起，用苦酒（醋）泡乌梅一宿，如此才能去核。再蒸五升米饭，捣成泥，和药混合，放入杵臼中，用蜜捣二千下，做成梧桐子大的药丸。先食饮服十丸，一日三服，稍加至二十丸。禁生冷、滑物、臭食等。

● 中药剂量及煎煮法

讲至此，就得说下《伤寒论》里方子的计量问题了。

关于《伤寒论》中的方子一两是多少克的问题，有各种争议。经方剂量与现时中药剂量的转换，学术界和网上也说法不一，给大家带来许多困惑。明代李时珍在《本草纲目》中说"今古异制，古之一两，今用一钱可也"。现在的中医临床上就爱用李时珍的算法：一两等于一钱，一钱等于3克，所以一两也就是3克。至少这样相对安全。

关于这个问题，有文献考据，也有出土文物考据，其中出土文物考据似乎更靠谱些。比如1981年，中国出土了汉代的度量衡器"权"，国家博物馆里就有汉代司农铜权，时期基本与张仲景同时代，用它去称中药，得出了以下结论：一升等于200毫升（一升等于十合），一合等于20毫升，一斤等于250克左右，一两等于15.625克。

按一两等于15.625克算，《伤寒论》的方子，剂量确实有点儿大，比如小柴胡汤中的人参、生姜等三两，就是46.875克，也就是50克。按理说量也不大，如果判断准确，再加上他一般是煮出一碗分成两碗到三碗，实际上剂量就相当于一分为二了，一般不会出大问题。只是现在的人六经辨证并不精熟，药量一旦再用错了，麻烦就大了。其实《伤寒论》里也有好多误下后出现问题的补救法。

所以一句话:《伤寒论》入门容易,用起来难,最难的是辨别服药过程中出现的变化,以及处理手段。最早的医生都是"走方医",也就是游医或"铃医",看完病转身就不见了,不好追责。而张仲景作为我国历史上第一位坐堂医生,给我们留下的最宝贵的经验,就是对病与证的长期的、持续的观察和及时的处理手法,甚至,他连中药的具体煎煮法都一一告知。

张仲景时期的中药煎煮比较特殊,我们现在是一服药煮两回,早晚各一次。往往第二次煎煮出来的药汤与第一煎的药汤颜色都不一样,所以才有把两煎合起来的要求,号称"阴阳合和"。有人研究,药物的第一次煎煮,可以提取其有效成分的50%,第二次煎煮,就只有40%的有效成分了。而我对煮药的认知是:第一煎一定要晚上服用,靠一夜的休息来加大药力,第二煎第二天早上服用,靠白日的阳气来加持药力。

但经方的特点是,凡药只煎煮一次,有的一次服下,有的要分成三次服下。这也是经方剂量大小变化的一个原因。幸好张仲景慈悲,他在开篇桂枝汤里就明确了他的煎煮中药法和服用中药法。

太阳中风,阳浮而阴弱。阳浮者,热自发,阴弱者,汗自出。啬啬恶寒,淅淅恶风,翕翕发热,鼻鸣干呕者(风邪上行,会鼻子不舒服;胃气上逆则干呕),桂枝汤主之。

*太阳病,头痛,发热,汗出,恶风,桂枝汤主之。*桂枝汤原方:*桂枝三两,去皮。芍药三两。甘草二两,炙。生姜三两,切。大枣十二枚,擘。*

按李时珍的一两等于3克算,桂枝汤的剂量就是:桂枝9克,芍药9克,炙甘草6克,生姜9克,大枣12枚。现在网上基本都是按这个剂量走。

如果按汉代的一两等于15克算,就是:桂枝45克,芍药45克,炙甘草30克,生姜45克,大枣12枚。

大家一看,顿觉悬殊甚大,到底该怎么用呢?幸好,张仲景这位大医圣把桂枝汤的煎煮法也告诉我们了,我们或许能从中悟出点儿什么。

具体的煎煮方法和服用方法如下:

上五味,哎咀三味,以水七升,微火煮取三升,去滓,适寒温,服一升。服已,须臾啜热稀粥一升余,以助药力。温覆令一时许,遍身漐漐,微似有汗者益佳,不可令如水流漓,病必不除。若一服汗出病差,停后服,不必尽剂。若不汗,更服依前法。又不汗,服后小促其间,半日许,令三服尽。若病重者,一日一夜服,周时

观之。服一剂尽，病证犹在者，更作服。若汗不出，乃服至二三剂。禁生冷、黏滑、肉面、五辛、酒酪、臭恶等物。

咱们逐字逐句讲解下：右五味（指桂枝汤共五味药）。哎咀三味（指切碎桂枝、白芍、炙甘草三味），另外生姜切片，大枣擘开。以水七升（用水 1400 毫升），微火煮取三升（煮后得 600 毫升，又是微火，所以煎煮时间要久。同时说明一服药只煎煮一次）。去滓。适寒温，服一升（600 毫升分成 3 碗，先服 200 毫升）。如果分成 3 碗，那一剂的量也就 15 克左右，按理大枣也变成了 4 枚。这是桂枝汤煎煮法。

桂枝汤服用说明：服已（服用后），须臾（一会儿）啜热稀粥一升余（200 毫升），以助药力（指用热粥养胃，滑窍补液，可以补助药力）。温覆令一时许（盖上被子躺一个时辰），遍身漐漐（zhí，指汗出之微细连绵），微似有汗者益佳，不可令如水流漓，病必不除（不可大汗，全身微汗最好）。若一服汗出病差，停后服，不必尽剂（病差，指病愈。即一碗药喝完后，病若好了，剩下的两碗就不要了。有些老人怕浪费，非要把剩下的两碗喝了，那就会大汗淋漓，就大虚了）。若不汗，更服依前法（如果没有出汗，再喝第二碗，服用方法一切按照前面的方法，也就是吃完药喝热粥、焐汗等）。又不汗，服后小促其间，半日许，令三服尽（如果还不出汗，隔半天再服第三碗）。若病重者，一日一夜服，周时观之（如果是病重的病人，一日一夜之中把三碗药喝完）。服一剂尽，病证犹在者，更作服。若汗不出，乃服至二三剂（如果 3 碗喝完还不出汗，就再抓第 2 服或第 3 服药。可见仲景开方先开一剂，顶多二三剂）。

读至此，我们发现张仲景用药有一个特色，桂枝汤如果按汉代的剂量走，是要煮出三碗的，这样一碗的剂量平均下来也就是桂枝 15 克、芍药 15 克、炙甘草 10 克、生姜 15 克、大枣 4 枚，所以也不算大剂量。他一般先开一服，而且只煮一次，如果第一碗药喝下后病就好了，剩下的药就不要了。现在看确实有点儿浪费，但实际上，他的后两碗作为备用，对病家而言是有益处的。《伤寒论》中好多方子都是"以水七升，煮取三升，去滓。温服一升"。就是一服药煮出三碗，比如桂枝加附子汤、桂枝去芍药汤、小柴胡等。都是一服药煎煮一次，分三次服。但《伤寒论》里也不是次次都煮出三升分为三碗的，比如干姜附子汤，干姜一两（15 克）、附子一枚（25 克），右二味，以水三升煮取一升，去滓，顿服。顿服，也就是一次喝完。

最后，张仲景继续叮咛，服药期间，禁生冷、黏滑、肉面、五辛、酒酪、臭恶等物。这一句尤见仲景先师之慈悲心，因为桂枝汤主治太阳之为病，脉浮，头项强痛而恶寒。也就是太阳发热，而生冷、黏滑、肉面、五辛、酒酪、臭恶等物都属于难消化之物，且容易把病邪往里带，所以一定要禁食。

第四章

中医、西医的
治病思路

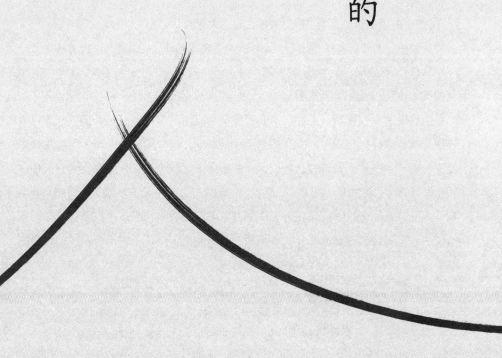

●《黄帝内经》说疾病原因

《黄帝内经》认为，人之所以有病，有三大原因。

黄帝曰：夫百病之所始生者，必起于燥湿寒暑风雨、阴阳喜怒、饮食居处。

一是外因致病，风、寒、暑、湿、燥、雨，天之六气致病。二是阴阳喜怒，也就是情绪致病。三是饮食居处致病，也就是生活习性致病。

咱们先说六气致病。人在宇宙间不是一个孤独的存在，天气、地气都会对人产生影响。这种影响最显而易见的是四季的影响，所以《黄帝内经》第二篇就讲"四气调神"，就是天有春夏秋冬，大地就顺遂天之气而生长化收藏，人在天地之间也要随之生、随之长、随之化、随之收、随之藏，少一步都不成，少一步都会生病。人生，无非守时守位，任何事情都有它的固定时间，错过了就是错过了，别找理由。比如该恋爱时不恋爱，该结婚时不结婚，该生孩子时不生孩子，都会出问题。

《黄帝内经》根据四季当中气的微妙变化，又把一年按六气做了一个分析，每一年的六气都有不同，正是这些不同，导致人会生不同的病。比如，2020年的第一步气是指1月20日到3月20日，包含四个节气：大寒、立春、雨水、惊蛰。主气为厥阴风木，客气为太阳寒水。这一气是太阳寒水抑制了厥阴风木，是一场倒春寒。第二步气是从3月20日到5月21日，含春分、清明、谷雨、立夏四个节气，主气为少阴君火，客气为厥阴风木。为风火相煽，容易上热下寒。上面易目瞑目赤、烦躁、咽喉不适、心慌心悸，下面易腹泻。

主气是这一时间段的当令之气，年年不变，每年变的都是客气，不变的都不可怕，可怕的是变来变去的客气。中国人称那些不请自来的客人为不速之客，比如警察突然上门，谁心里不突突跳啊……每一年每一段的主气都不变，就那个客气让人烦，与主人相合的，这段日子就好过；不相合的，气就乱。天地气机一旦不协调，人的身体也跟着乱。

所谓环境搅和人，其实是气搅和人。但人只知晓小环境，也就是社会环境和周边环境，对大环境，比如天、地、气数这些懵懂无知。一般思想跟小环境走，但身体要跟大环境走。因此有些病是有根儿的，早就趴伏在生命里了，大环境一到它就窜出来了。这就好比有些人一直好好的，突然某一年就得了癌症，还是晚期。

六气，就是天地自然，只能顺应，我们个人是抗不了的，凡是大家要共同承担的都叫作"劫"。比如雾霾，我们每一个人都要为这雾霾担责任。中医有一个原则，叫"以外揣内"，即从外部可以揣测内部。现在的人心也都不清爽，现实的乱从来都是人心的乱。集体的业、民族的业，都要集体担、民族担，谁也逃不掉。

六气——风寒暑湿燥雨，是造成疾病的第一个原因，那么风寒暑湿燥雨侵袭人体后，人一般会生什么病呢？在《黄帝内经·素问·至真要大论》中，有病机十九条，就是告诉我们遭受风邪、寒邪、湿邪、火邪等后，会怎么样。

咱们先讲一条：诸风掉眩，皆属于肝。掉，指来回摆动，眩，指头晕目眩。诸风掉眩，皆属于肝，指风邪会引起肢体震颤、头晕目眩之证，风邪内应于肝。

这里面有两个问题，如果人体内不虚，外面的风邪对人体就不起大作用。但如果人体内部风邪过盛，就会得肌肉瞤动症，比如那些得面肌痉挛的病人，通常都是特别暴躁的人，而且这种人夫妻关系一般非常紧张。我就见过这样一对夫妇，彼此总想征服对方，征服不了就对抗，久之，男的得了面肌痉挛，女人得了面肌僵硬，颌骨合不上，这就是恨得咬牙切齿啊。看到这样的夫妻，真觉得不好的婚姻是冤家聚头，不如"一别两宽，各生欢喜"，可这样的夫妻往往较劲不已，以折磨对方为己任，不离不弃。

大家一定要记住，病都是自己作出来的，不是别人给你种进去的，只要得病了，就要先反省自己才好。肝主藏血，如果肝血虚，就会血虚生风而致手足晃动，还有一种是生一口大气，久而血瘀，头就会不自觉地颤动。这个我在临床上看到过许多，比如有一妇女，因丈夫突然被贬职而大怒，一口气憋在胸中，得了此症，从此头晃不止。另外，肝主疏泄，一旦气机失调，头目失养而致头晕目眩，血压也会升高。更严重的，肝主筋，筋脉失养而致手足抽搐。

对于这类疾病，当归四逆汤是一个不错的选择。这是厥阴肝经的一个主要药方。

伤寒名方——当归四逆汤

《伤寒论》说：手足厥寒，脉细欲绝者，当归四逆汤主之。

当归三两。桂枝三两，去皮。芍药三两。细辛三两。甘草二两，炙。通草二两。大枣二十五枚，擘。一法，十二枚。

现代基础用量：当归6克，桂枝9克，芍药9克，细辛3克，通草6克，炙甘草6克，大枣12枚，擘开。

此方由当归、桂枝、芍药、细辛、炙甘草、通草、大枣七味药组成。

右七味，以水八升，煮取三升，去滓。温服一升，日三服。

先说"手足厥寒，脉细欲绝者"，这个方子之所以叫"当归四逆汤"，就是因为病人手足四肢厥逆，也就是手脚冰凉，而且可能带得小腿都凉。《伤寒论》说："凡厥者，阴阳气不相顺接，便为厥。厥者，手足逆冷者是也。"即阴阳气机相逆了，阴盛阳衰，阳气就无法通达四肢，四肢就冰冷。

现在四肢冰凉的人很多，四逆汤也治四肢冰凉，但它和当归四逆汤的区别是什么呢？四逆汤是少阴证主方，病在少阴以阳虚为主；当归四逆汤是厥阴主方，病在厥阴就是阴阳俱虚了。一般说来，同样是手脚冰凉，能服用四逆汤的人身体还比较壮，所以用的药也比较少，就附子、干姜、甘草三味药。而用当归四逆汤时已然有血不足的问题了，如果老人家手脚冰凉，全身筋脉又紧，还偶尔会抽筋，就是血不荣筋，就可以吃当归四逆汤。

当归四逆汤对应的脉象，是脉细欲绝。脉细，是血虚；脉微，是阳虚。如果脉微欲绝，就要用通脉四逆汤，用附子、干姜、甘草。而血虚，就要用当归和芍药补血。当归，归肝经，有补血之功。芍药敛阴平肝，肝不克脾，脾血就得以运化。而且相比赤芍，白芍有镇静、抗惊厥之用，可以防肝风内动，治抽搐晃动之症。光补血还不成，还得破寒邪，所以用桂枝、细辛、通草散寒通阳。其中，桂枝、甘草通心阳，调和营卫；细辛、通草通窜力强，可以驱寒、止痛。

这个方子可以治疗很多疾病，如血虚头痛、巅顶痛、手指冰凉且变白或变青、冻疮、妇女乳腺疾患、妇女子宫寒、男子疝气、肝血不足造成的心区疼痛等。

外感六气当中，首重伤寒，所以仲景先师，以伤寒为首，提出六经大纲，病气依次传递，始太阳而终厥阴，论伤寒、伤暑、伤湿、伤燥、伤火、伤风等。

伤于寒，用什么破寒邪？那要看寒邪伤在哪个层面。

首先，寒为阴邪，最伤阳气。寒伤于体表，毛窍腠理就会闭塞，人就怕风、怕冷，这时就要用桂枝、麻黄类的方剂来疏通、发散风寒。寒邪入里，则伤血、伤筋、伤骨，人就会出现痛症。

寒一入里就要细辨了，如果是在心肾，就是在少阴，就是以阳虚为主，凡阳虚者，都要在祛寒的同时扶阳，所以用附子、干姜、葱白等；如果伤血、伤筋，就是伤肝，肝精不足，风邪就盛，风邪收敛不住，人就肌肉瞤动、头晕目眩，这时就只能用乌梅丸或当归四逆汤等，一边填精、一边来收敛。这时驱寒散寒就不能用附子干姜了，因为厥阴肝经主藏血，多用附子干姜等燥药则会伤血，那这时用什么呢？用桂枝、细辛、通草，取其辛散濡润之性，桂枝通心阳，心阳、心血足了，四肢末梢就温暖了，细辛散肾寒，可以解全身的疼痛。如果肝寒太过，则肝木克脾土，胃寒而上逆，人就恶心、吐涎沫，所谓涎沫不是乱糟糟的呕吐物，而是像鸡蛋清似的黏水，这时还会出现严重的头痛，这种胃寒就要用吴茱萸、生姜等了。

● 寒邪与湿邪

病机十九条之第二条说："诸寒收引，皆属于肾。"指寒邪有收引之性，会引发形体拘急、关节屈伸不利之症，寒邪内应于肾。一般外在寒邪，先伤太阳膀胱经，也就是人体后背。膀胱与肾相表里，久之则伤肾。中医认为十病九寒，万病不离寒气。

曾有一人，每日坐在空调口下，久之，后背及脖颈僵硬，严重时则后背掣痛，脖子不能转动，疼痛让人几欲发狂，到医院也只是开止痛药，并无良法。我说过，如果坐在空调口下，或每日正对着空调口吹，不得病才怪，严重的会得肌肉无力症。

这个病人怎么治呢？首先要在风池、风府、命关等穴位下手，针刺或梅花针点刺放瘀血。严重的，得先服用麻黄汤或麻黄附子细辛汤，以纾解体表之寒邪。膀胱与肾相表里，伤了后背膀胱经，人会形体拘挛，寒邪一旦入肾，则伤元阴元阳，命门火衰，不仅影响性功能，还会筋骨失养，因为肾主骨，最后就会关节屈伸不利。

还有什么属于寒呢？病机十九条之第十八条："诸病水液，澄澈清冷，皆属于寒。"凡人体内排出的水液，如涕泪、唾液、呕吐物、小便、稀溏便等，呈现清稀透明、淡白冷凉之象，都与寒邪有关。慢性病可以先用附子理中丸慢慢调适。

《黄帝内经》说："今夫热病者，皆伤于寒也。"——只要是病，不管是阴盛阳盛，大多是伤于寒。"皆伤于寒"，就是因为有寒邪进入身体了。随后寒化热而出现的热病，也是寒邪进入身体后逼出的热。这种热，现在谓之发炎，只要发炎，就要消耗精，无论缓慢消耗还是快速消耗，反正都是消耗，所以就叫作"损"。由此可知，寒、热对身体都有害。生命最美好的就是三焦的少阳状态，小火温熏着，既不寒闭，也不蒸腾。

还有什么损害着生命呢？病机十九条之第四条："诸湿肿满，皆属于脾。"说的是湿邪会引发水湿停滞、浮肿胀满之证，这些病都与脾相应。我说过，中医减肥不减脂肪，而是祛湿，祛湿重在健脾。人体上焦如雾，中焦如沤，下焦如渎，整个人体就是水液的不同状态，全指望着三焦少阳之气的温熏和脾的运化。一旦阳虚，脾阳不振，人体就会水湿停留，导致各种湿病的发生——舌头上有齿痕，是脾湿；早上起床，上眼皮浮肿，是脾湿；下眼袋大，是三焦水湿；睡觉流口水，是脾湿。水湿四溢，则肌肤浮肿；脾阳不足，则痰饮凝聚腹部而致中焦胀满。

水邪最伤阳气。水湿在人体内的代谢，是有路径的。《内经·经脉别论》说："饮入于胃，游溢精气，上输于脾；脾气散精，上归于肺；通调水道，下输膀胱。"就是说：水入于胃，借胃之腐熟而化，其精气上疏于脾，脾土生肺金，脾为胃行其津液，而将精华归于肺。肺有一个功能，专门通调水道，也就是调节三焦水道的功能。而下行的水，一定归于肾，又经过肾的气化，清者上疏于肺，浊者下输膀胱。由此可以看出，人体水的气化代谢由胃、脾、肺、肾、三焦等来升降沉浮。如果这些脏器气化失调，比如肺不气化，就会咳嗽喘促。

此次疫情的病体解剖发现，肺部有大量黏液，就是肺失去了气化功能的表现。其实肺不能气化的根，又在于脾。土不能克水，就是脾虚，脾虚则不能生肺气，而脾虚，就会水湿泛滥，肌肉浮肿。脾土不克肾水，肾虚就会造成水湿上犯。上犯至脾，就是全身浮肿；上犯至肺，就是喘和惊恐。

所以，祛湿重在兴阳，清阳之气在四肢，人即使胖，也动作敏捷灵活，若四肢浮肿如泥，则身体重浊，容易酸懒嗜睡。

祛水邪、湿邪的代表方是苓桂术甘汤（茯苓桂枝白术甘草汤）。

伤寒名方——苓桂术甘汤

《伤寒论》认为水气上冲、气上冲胸（好似有一口气上冲咽喉，有的人还会感觉咽喉如鲠，有窒息感，从而心突突乱跳，心慌胸闷等）、起则头眩、鼻塞、没有嗅觉、味觉等症，可以用苓桂术甘汤。

伤寒若吐、若下后，心下逆满，气上冲胸，起则头眩，脉沉紧，发汗则动经，身为振振摇者，茯苓桂枝白术甘草汤主之。

茯苓四两，桂枝三两，白术、炙甘草各二两。

现代基础用量：茯苓 12 克、桂枝 9 克、白术 6 克、炙甘草 6 克。

苓桂术甘汤，就四味药，茯苓、桂枝、白术、炙甘草。有人会说："这四味药多普通啊！"相比较今人动不动就 60～70 味药，这方子恰恰大道至简，受益之人无数。天下的事吧，有时候上再多的士兵也没有用，一个诸葛亮弹着琴就能退千军万马，所以做事别老指望人多、药多，关键得找有用之才，要不说人才重要呢！

茯苓，渗肺心湿，什么叫渗？就是一点一点渗透。用词多准确，快了不行、慢了不行，快了慢了都对肺心有伤害。什么东西咯噔一下没了，都有点儿让人接受不了。一定是渗、透，一点一点渗，渗没了才好。茯苓这味药特别好，如果你老咳白痰，它可以把上焦的湿气渗没了，痰也就没了，但它不会很快，只要带一个"渗"字，就不主张快。

桂枝，通心阳，其作用有点儿类似西药里的小剂量阿司匹林。现在电视里公开说，西方社会只有一种养生药，即年过 50 岁以后，每日要补充小剂量的阿司匹林，说这样可以避免心脏疾患。等我讲完了这段，你就明白为什么服用小剂量的阿司匹林可以预防心脏疾患了。阿司匹林是干吗的？发热服用阿司匹林，可以出汗降温。什么让身体出汗呢？心，心液为汗。只要汗能出来，就是心脏在起作用，所以阿司匹林可以激活心的功能，排汗以纾解高热。因此阿司匹林的功能和桂枝有点儿像，但阿司匹林是化学制剂，桂枝是天然植物，我们为什么不用桂枝而用阿司匹林呢？《伤寒论》里第一个方子就是"桂枝汤"，就是治疗高热的方子，可是现在很多医生不敢用"桂枝汤"，不知是怕你大汗亡阳，还是因为这个药方太便宜，反正没人给你开。

桂枝的功效在于"发汗解肌,温通经脉,助阳化气"。什么叫"解肌"?我们人老了,肌肉会怎么样?气血稀薄,肌肉就纠结成团,而且紧、皱。你要想知道你肌肉的情况,就让家人给你捏脊,如果骨肉不分离,就属于老化。小孩呢?小孩后背的肉一捏,就可以提拉起来,这叫骨肉分离,是一种非常好的状态。其实,骨肉之间的筋膜就属于三焦,如果骨肉粘连了,就是三焦不通。小孩天天捏脊的话,身体就强壮。如何解决骨肉粘连呢?桂枝调和营卫,就可以解肌,也就是桂枝通心阳,可以帮助心把血脉打到末梢,同时能够让整个肌肉群放松下来。人高热时,浑身发紧,桂枝温通经脉,助阳化气,发汗解肌,人很快就会舒服起来。尤其到了一定年龄,加上压力大,我们整个肩背都是紧的,怎么办?要么按摩,要么喝下含有桂枝的方剂。

白术这味药,看它的形状你就会明白很多,它外圈是一层皮,里面全是细腻的窟窿眼,特别像人的骨髓,所以白术强腰脊的功效排第一名。如果人老是懒,腰挺不起来,可以用白术泡脚。而且白术专门鼓荡肚脐与命门之间,祛中焦湿是一绝。苓桂术甘汤也可以治疗水湿造成的心脏病,治心脏疾患干吗要强腰肾呢?因为心肾同属于少阴,都是生命最重要的动力源,心,就像永动机,肾,就像油箱,心肾必须同治,才能心肾相交,心肾相交,就是生命最正常的状态。

治各类型心脏病几乎都要用到甘草,而且一定是炙甘草,因为它有强心的作用。很多人开方子用甘草是认为它能解毒,而没有意识到它强心的作用。比如《伤寒论》里讲到一个很严重的心脏疾患时,用了一个方子,叫作"炙甘草汤",其中甘草用到半斤的量。可以说,炙甘草对解决心脏问题特别重要。

在这个方子里,茯苓、白术这两味药都在解决水的问题,桂枝在解决风的问题,炙甘草解决心的问题。也就是说,茯苓,利全身水湿,可以补脾,可以养心安神。白术,祛中焦湿。桂枝,通心阳,消阴翳,下气以降冲逆。炙甘草,可以扶助桂枝以助心阳,同时保脾胃之气。每味药可以干自己的事,又可以组成组合拳解决根本问题。医理明澈,用药如用兵,有千军万马之声势,为《伤寒论》之名方。

现在人都重视药,不讲究方子,咱们一起学《黄帝内经》,要学会研究方子,而不是只懂药。只懂药,就像你以为了解了某人,当某人和别人相遇时会发生什么变化,你并不知晓。所以,人和人聚在一起,就像药和药聚在一起一样,会发生什么化学变化,才是最重要的。

● 情志对治法

人得病的第二个病因是阴阳喜怒。你看《黄帝内经》说得多清楚，阴阳、喜怒排在第二位，因为天地之六气我们每个人都是逃不过去的，这是劫。但阴阳、喜怒是我们自己造成的，是自己的业，必须自己消。

下面说一下情志致病。

我说过，凡大病必与情志有关，长期情志不遂、欲而不得，就会积累成大病。所以真正的养生是养人生格局、养情怀。总有人问我，干吗要讲《诗经》？其实《诗经》听久了，人心会有大沉静，会明白热爱和欢乐才是护养生命的正能量。讲《诗经》，是给你讲养生命的祛病大道，可人非要哭着喊着去求肝肾代谢不掉的药！

人得病的内因就是情志，就是情绪，就是阴阳喜怒——阴阳指变化；喜怒，指情绪。修行为什么呢？修行就是在修一颗稳定的心，五脏之中，心为君，如果把它修好了，就守住了喜、怒、忧、思、恐的中庸，所以说，修行就是在治病。

若想守住喜、怒、忧、思、恐的中庸，首先要活明白。比如，你跟你老公打架有意义吗？你说你是为正义而战，还是为自己的私心而战？两人和好之后，到底是正义胜了，还是私心得到了满足？所以一切都没意义，不值得！只会让生命重耗，真正从中得到成长的又有几人呢？一切争执，都会让我们恶言相向，把我们从人变成魔鬼，把我们从一个好好的人变成病人，除了伤害我们自己，我们没有丝毫进步。所以，活明白，就是尽量去找对方的好处，然后尽量夸赞对方的好，感恩对方的付出，让善引发善，让温柔带来温柔。

结婚，是公民义务，生孩子，也是公民义务，本来都是公事，你非得当私事那么歇斯底里、情绪化地把对方、把孩子当成私有财产，要么严加看管，要么严加保护，最后谁都不领你的情，还把自己的五脏六腑气得千疮百孔，太不值得！所以好好爱自己太重要了，自己活出个样子，丈夫和孩子才能尊重你，爱护你。家庭的幸福，从来跟金钱关系不大，但一定跟你的笑容、你的宽容关系很大。

关于情绪造病，《黄帝内经》说：怒伤肝，喜伤心，思伤脾，忧伤肺，恐伤肾。情志的重点在于无过。过，则伤身。要想情绪不过度，除了活明白，还有一个办法，就是要有"钝感力"，就是别那么敏感，迟钝一点儿、反应慢点儿，自己不见得有能力去解决问题，那就让时间去解决问题。就是别折腾，有时候越折腾越乱。

其实，人，皆因人性而病，但，人只想解决病，对人性的贪嗔痴依旧听之任之，从来不知，人的脑子可以贪很多，但肉身贪不了那么多，肉身贪多了，人就会得大病。因此，对任何疾病的觉知，都应该是自我觉知的起点。

其实，人之"贪嗔痴慢疑"这些本性，无非都是五脏的反应，其中"贪"是肾的本性；"嗔"是肝的本性；"痴"是心的本性；"慢"是肺的本性；"疑"是脾的本性。既然是本性，贪嗔痴慢疑，本无可厚非。无贪嗔痴慢疑，人也无法质疑生活，也无法反省。比如若不贪经典，我们也无法获取真知；若不对邪恶嗔怒，显金刚相，也无法驱逐恶念；若无一点儿痴念，也修不得此身；若无内心的孤傲，就会随波逐流；若无质疑之力，也无法探索真理。但过贪，或贪了不好的东西，就会污染、伤害本性；过痴，就会入世太深，就走不出心灵的困境。其实，"贪"这件事，最要求心智的觉知，也就是先戒贪心。比如总有人给你发短信说你中大奖了，或被什么红包砸中了，此时一定莫伸手，直接删除就是了。先知止，就断了念，绝不沾无缘无故和不劳而获的事物，如此便养成习性，就不会有"疑惑"和"灾祸"了。

可以这样说，本性是根，情绪是枝杈。本性隐而不显，情绪则时时流露。因此，对治情绪，要比对治本性简单多了。其对治法，就是采取相克法：悲胜怒，恐胜喜，怒胜思，喜胜忧，思胜恐。这可以说是最经济、最没有副作用的治疗方法之一。

所谓恐胜喜，就是水克火。即恐惧可以把涣散的心气收回来。大家都知道范进中举的故事吧？范进考了一辈子，终于有一年中举了，大喜过望，心气一下子就涣散了，然后就疯了。怎么办呢？找一个他最怕的人上去给他一个大嘴巴，他一惊恐，就把气定住了，这就是情志生克法。现在人可以通过看恐怖悬疑电影来收摄涣散浮躁的心。

所谓喜胜忧，也就是火克金。忧，指什么呢？现在生活中很多人都觉得心里有一种郁闷之气，有暗暗的愤怒和暗暗的忧伤。喜呢？喜就是让心情放松、愉悦。现在社会压力大，你会发现，晚上聚餐的大多男人一桌、女人一桌，干吗呢？说白了，无非都是在治病，男人喝喝酒、发牢骚、吹吹牛；女人抒抒情、开开心，就是喜胜忧。另外，看喜剧片也成。

所谓怒胜思，就是愤怒可以治疗忧郁。古代名医华佗曾经用怒胜思的方法治过病人。此人思虑太重，血瘀在胸。华佗索取重金后，不给任何药物，跑路了。病人一怒，气血上壅，把瘀滞的血全部吐了出来，病也就好了。其实中医治病的方法很多，不是非得开药，如果是情志上的病，就可以用情志的方法来对治。

思胜恐，就是脾土克肾水。古代名医张从正就用此法治过一个病人。这个女病人得病的起因是：一天半夜突然有一帮强盗来她家抢东西，她受了惊吓，从此以后不能听任何响声，老是害怕，也不能睡觉。张从正怎么给她治这病的呢？很好办，让她待在屋子里，然后他就用木棍敲窗户。第一次她很害怕，然后过了一会儿，张从正让她看是木棍敲的，然后再反复地敲，敲过十几次她慢慢地习惯了，恐惧的心就放下了，就可以睡着了。也就是人若把问题想清楚了，就不会恐惧了。

● 精神恍惚有良方

有人说："人生在世，谁不生气愤怒啊？"可这里面有一个原则：想大事，想宇宙的事，不仅累不着人，还能慢慢开胸怀；若天天纠结于小事，不仅能把人气死，还得把人累死。也就是说：单纯的人累脑子不累心，纠结的人累心没脑子。

有人会说："世上哪有大事啊？全是鸡毛蒜皮的小事。"所以我真心感恩家人把鸡毛蒜皮的小事都担了，让我没事又高山又流水般地活着。其实能这么活着就是心大，而且自己觉得自己也担不起那些小事，比如孩子的奥数作业，我看都看不明白，怎么管？所以看到辅导孩子学习的母亲气急了去跳河这种新闻，我是既惊悚又同情，管不了孩子，还把自己逼疯了，孩子心理也有阴影啊！反正我当年是直截了当跟儿子了："妈笨，真管不了你学习哦！"看到我惭愧的样子，小儿反而来安慰我："妈，没事，我自己行的。"顿时，我觉得两个人都自由了。有人会说："那些七大姑八大姨生病你也不管吗？"管，但绝不恋战，好好吃药的一定能好，不好好吃药的绝不再管。于是，人生也清净了许多。其实，人生不如决绝、不如拒绝、不如少管闲事的好，自己若连自己都管不住，受别人欺负也是活该。

活了这么大年纪，我最明白的一点，就是只跟自己喜欢、令自己高兴的人在一起，无须忍，无须怨，经脉自然通畅欢快。如果和谁待在一起不舒服，一定马上离开，人生苦短，没时间耽搁。有人说："家人不是说离开就离开的。"是的，家人就是自己的命，首先人不能跟自己的命较劲，另外要明白，身形虽然难以离开，但精神上的距离是可以有的。亲人之间之所以会出很大的问题，就是没有距离感，没有界限。

情志对治法，不是所有医生都能做到的，也就是说非大医不可为也。其实关于情志病，古代还有音乐对治法，但音乐疗法对医生的要求更高。比如《欧阳永叔集》中曾记载，欧阳修患有忧郁症，食欲大减，吃什么药都不管用，直到某一天听闻宫声音乐。宫声对应的是人体五脏之脾，一下子宣开了他瘀堵之脾胃，"久则乐之愉然，不知疾之在体"，故而他指出"用药不如用乐矣"，也就是用药不如用音乐。这是古人用音乐调节情志，而且将其运用在临床医学中的做法。

在明代《幼科发挥》还记载了用乐舞调治儿童精神困倦症的案例：一儿病后喜睡，二目不能开，终日神昏，哈欠连天，乃神倦也，令其家中平日相与嬉戏者，取其小鼓小钹之物，在房中床前，唱舞以娱之。未半日，眼睛就睁开了，身体也复原了。可见音乐舞蹈作用于神明，尤其对治神明昏聩证，是治病要法。

音乐者，所以动荡血脉，通流精神而正心也。音乐之所以能治病，在于它可以开五脏窍，所以能治五脏的病。当身体和音乐同频时，就身心通泰、血脉畅通，这时的喜悦就是法喜。虽然擅长这种疗法的医生不多，但如果能明白音乐可以作用于神明，我们倒不妨在家里选择自己喜欢的音乐独唱或独舞，这是最能绽放自我的方式。汉族在这方面就不如少数民族，天天吃完饭若能吹拉弹唱一会儿，手之舞之，足之蹈之，啥毛病都没啦！

情志一旦有内伤，就会出一些症状，最常见的就是着急上火，实证就是头上长包，虚证就是口腔溃疡。情志病，刚开始时，不愿意说话，胸闷气短，身体自觉沉重，喜欢躺着，也不思饮食，成天唉声叹气。这样的人还没有发展成躁郁症，但已经开始影响生活。如果用药的话，甘麦大枣汤是个不错的选择。

伤寒名方——甘麦大枣汤（甘草小麦大枣汤）

《金匮要略》中说："妇人藏躁，喜悲伤欲哭，象如神灵所作，数欠伸，甘麦大枣汤主之。"就是女人若是症见精神恍惚，常悲伤欲哭，呵欠连天，心中烦乱，睡眠不安，甚则言行失常，舌淡红，苔少，脉细微数，都可以服用甘麦大枣汤。有趣的是，现在男人也会出现这些问题，服用此药后也见效。

甘草小麦大枣汤方：甘草三两、小麦一斤、大枣十枚。

现代基础用量：甘草9克，小麦15克，大枣10枚。

上三味，以水六升，煮取三升，温分三服。亦补脾气。

心阴不足，心失所养，则精神恍惚，睡眠不安，心中烦乱。方中小麦味苦，心病宜食苦，且有消烦利溲止汗之功，可以养心阴，益心气，安心神，除烦热。肝气失和，疏泄失常，则悲伤欲哭，不能自主，或言行妄为。方中甘草强心气，和中缓急。大枣甘平质润，益气和中，润燥缓急。之所以说补脾气，是因为火为土之母，心得所养，则火能生土。

此方临床常用于治疗癔病、更年期综合征、神经衰弱、小儿夜啼等属心阴不足、肝气失和者，眼睛赤痛，发作时白睛淡红，疼痛不重，或有头痛、心烦意乱者。此方能够养心安神、补脾和中。

伤寒名方——甘草泻心汤

在《金匮要略》中还提到一种狐惑病，其实也是一种情志病。但同时在口腔、眼、肛门或外阴出现溃烂，并见精神恍惚不安等，与西医之白塞氏综合征（眼、口、生殖器三联综合征）类似。

《金匮要略》说："狐惑之为病，状如伤寒，默默欲眠，目不得闭，卧起不安，蚀于喉为惑，蚀于阴为狐，不欲饮食，恶闻食臭，其面目乍赤、乍黑、乍白。蚀于上部则声喝（一作嗄），甘草泻心汤主之。"

这个病的表现是，默默不乐，只想睡觉但眼睛又闭不上，或卧起不安、神情时恍，这是五脏久受湿热，伤其阴精，卫不内入，故神不内宁。病邪在喉部为"惑"，在阴部为"狐"。蚀于喉为惑，说的是热淫于上，如惑乱之气感而生虫；蚀于阴为狐，说的是热淫于下，柔害而幽隐，好比狐性之阴。不思饮食，不闻香臭，这是胃气大伤。脸色一会儿红，一会儿黑，一会儿白，这是五脏不足，交替衰旺。同时嗓子还哑，咽门为肝胆之候，由是其声嘶败。

在临床上还可见心绪不舒、多疑善妒、严重的口腔溃疡、口臭泛恶、舌红苔黄腻、便干、溲短腥臭等症，多有七情损伤史。这样的人可以用甘草泻心汤。

甘草泻心汤方：甘草四两，黄芩、人参、干姜各三两，黄连一两，大枣十二枚，半夏半斤。

上七味，水一斗，煮取六升，去滓，再煎，温服一升，日三服。

现代常规用量是：炙甘草 12 克、黄芩 9 克、半夏 12 克、大枣 12 枚（擘）、黄连 3 克、干姜 9 克、人参 9 克。关于剂量问题，我们前面已讲，每个医生会根据病人的情况，给出自己的剂量。

方中用大量甘草生化气血、缓急安中；用半夏、干姜宣畅中焦气机，祛湿和胃；以人参、大枣补中健胃、除痞满；用黄芩、黄连清上热。

附：封髓丹

情志内伤如果进一步发展，阳气过衰，即不能制阴，阴邪上冲，便有牙疼、腮肿、耳肿、喉痛之症。一般的医生不识阴阳，一律认为是阴虚火旺，一味消炎消肿，而不知道收敛浮阳，这样就出现了治疗上的错误。

这种病的治疗方法，重在调和水火，也就是调和心与肾。这时的牙疼、腮肿、耳肿、喉痛等，皆属于五脏精气外越，元阳将脱，治疗可用白通汤，也可以用封髓丹。封髓丹不是伤寒方，它最早见于元代许国祯编纂的《御药院方》一书"补虚损门"中。原文："封髓丹：降心火，益肾水。黄柏三两，缩砂仁一两半，甘草。上药捣罗为细末，水煮面糊稀和丸如桐子大，每服五十丸，用苁蓉半两，切作片子，酒一大盏，浸一宿，次日煎三四沸，滤去滓，送下，空心食前服。"

现代基础用量：黄柏 10 克，炙甘草 10 克，砂仁 6 克（后下）。

你看古人制药讲究得像个艺术家，方中砂仁辛温，合甘草辛甘化阳以纳气；黄柏苦寒，合甘草苦甘化阴以伏火。阴阳合化，水火交济，会于中宫，则人身之根蒂永固，故曰封髓。

封髓丹主要对付虚阳外越，但其中黄柏有灭实火之嫌，幸好有砂仁、甘草护着。这个方子一般用于男子遗精初始症，但如果遗精日久，就是阴阳俱虚了，就要用八味丸。肾虚，如果酸痛则偏阴虚，如果肾阳虚，则男子为阳痿早泄，女子漏下。阴阳俱虚，可以用八味丸，这是直接的补法，但补不补得进去，难说。用理中，则是土克水强肾法，是从气机入手，让身体强壮。

清代大医郑钦安曾亲身经历用封髓丹治一切虚火上冲、咳、喘等症，屡获出人意料之效，经仔细揣摩，始悉此方立方之意重在调和水火，故以至平至常之药，而有至神至妙之用。

● 智者察同，愚者察异

"喜怒不节"就是告诉我们要养情怀，"寒暑过度"就是告诉我们别犯傻。什么叫犯傻？比如南方的树到了北方，冬天不知道冷，还一个劲儿地开花、长叶子，不到一年就会死掉，这就叫犯傻。冬天一到，树木就赶紧掉叶子，不求保枝杈，只知保树根，这就叫聪明。

女孩子冬天露着大腿，肯定四肢厥逆冰冷、子宫寒，子宫一寒，经脉就寒凝，就容易输卵管堵塞，就容易生肌瘤、生囊肿。所以女孩无论春夏秋冬都最好穿袜子，因为"寒从脚下起"，现在的女孩哪懂这些，下雨天就那么淋着，来月经也那么淋着。女子来月经时，淋雨一次若落下病，就会永远在肉身当中留下记忆。来月经时，如果生了气、发了烧、着了凉，下一次来月经时很可能还会发热、着凉，各种不舒服。为什么？因为生命有记忆。

如果女孩说自己每个月都会发一次烧，一般是低烧，你要是大夫你就要问："跟经期有关吗？"女孩可能没注意到，一查果真如此。这个病就好治了，来月经时属于热，此时生气、着凉都属于寒，无论是热包寒相还是寒包热相，都可以靠"小柴胡汤"来纾解。但如果女子还有减肥的问题，就不是"小柴胡汤"能解决得了，太虚的人还用不了"小柴胡汤"。

如何修炼我们的人生智慧，《黄帝内经》给出了一个大道至简法，叫"智者察同，愚者察异"。

"智者察同"中的"同"，指元气，凡是有智慧的人看的都是元气，身体的弱，都是元气的弱。"愚者察异"中的"异"，就是五脏、六腑、气血、三焦这些名号，愚者总是从异处找原因，一会儿认为心病了，一会儿认为肾虚了，其实，无论是耳聋还是眼花，都是元气弱了。既然都是元气弱了，这病倒好治了，根本不必治耳朵和眼睛，直接培补元气就是了。

有人问："元气咋补啊？"先别散元气就是了。精神内守，则阴盛而气强，阳秘阴固。什么会消耗元气呢？不睡觉，耗元气；房事多，耗元气；多焦虑郁闷，耗元气……先改毛病，同时可以通过吃药来调适阴阳，去焦虑，多睡眠，填精神，如此这般，眼就明了，耳就清了。

看中医的人，最喜欢向医生求补药，好像中医就是专门开十全大补丸的。其实，《黄帝内经》《伤寒论》多讲通利，经脉畅通了，吃什么都消化吸收快，都是补，若经脉不通、元气太弱，好东西对人体也是负担。中医里有种说法：没有一味药可以入奇经八脉。也就是说，奇经八脉是一个相对封闭的系统，也是元气所藏之地，由此可知，没有什么药可以补元气，而调适好阴阳可以睡得香甜、吃得香甜，就可以少耗散元气。

"智者察同"，是一切都从元气入手。比如2020庚子年，是岁金太过，燥气流行，肝木受邪。就是金克木，百姓就容易患两胁下少腹痛、目赤痛眦疡、耳无所闻。金气肃杀太过的话，则体重烦冤，胸痛引背，两胁满且痛引少腹，甚则喘咳逆气，肩背痛，会突然出现一些暴病，咳逆甚而血溢。等到大火流行的6月、7月，邪气恐怕会再次攻击人类虚弱的肺部。明白了这些道理，我们就好在元气上做文章了。就是这一年不好过，保肺保肝是主旨，保肺的前提是保脾胃，能吃能睡少生气，脾胃就好，肺就强壮。少郁闷、少吃药就保肝，而肾水生肝木，肺金生肾水，肝肺都与肾水密切相连，而元气又藏于肾，所以这一年的思路就是培元固本，别一个劲儿地在肝肺上做文章。

而"愚者察异"，就是见一个症状起一个病名，病名虽多，但对治法很少，腰椎间盘突出怎么弄？切。子宫肌瘤怎么弄？切。永远切、切、切，人生便没了尽头。

"是以圣人为无为之事，此圣人之治身也。"圣人的养生原则就是处"无为之事"，就是用身子别用脑子。我们跟圣人的区别，就在于天天过度用脑子。用脑子，就是想当然，就是一个"妄"字。妄，就是成天到晚胡思乱想。比如有人看了你一眼，你就想：他是不是看上我了？我们俩结婚后会美满吗？生的孩子长什么样？孩子将来会娶什么样的姑娘呢？……就这样，一个妄念接着一个妄念，一分钟的时间内想完了一万年的事。所谓虚妄，就是什么都不存在，却浪费了你无数的精气神。圣人就是没有妄念，没有妄念就是处无为之事，不浪费一丝一毫的精气神，让生命按照它的本来面目去运化生长。

经常有人拿着药问："您这到底是治我的耳朵还是治我的肝？"我说我就是给你强壮身体。身体强壮了，阳气运化有力了，人就能多吸收阴精，阳气足了就能祛湿，湿气没了，经脉就欢畅，经脉欢畅了，人就耳聪目明。

有人吃着吃着药，又说："哎呀，不行了，我这儿也肿了那儿也肿了，怎么办啊？"湿邪都从太阴走。太阴，一个是足太阴脾，一个是手太阴肺。所以要么走大便，腹泻；要么从皮走，肿胀。唯有生命知道气血要走哪条道，所以要想除病，必须静静地等待生命的呼应。有的人吃完就肿，有的人吃完就拉，拉着拉着脸上的黄斑都没了，因为下面干净了，脸上也就干净了。而那身上脸上肿的，就得忍受下，总得让湿浊有个出口，等阳气足了，把湿邪都赶出去了，自然就消肿了。

所以说，关于本性，我们要训练和保持"思无邪"，也就是正念正法。关于情绪，我们要深知喜乐对我们的人生意义。这两年，我对一个词的体会特别深，叫"法喜"。什么叫法喜？其实就是得道的喜悦。三年前，我开始讲《黄帝内经》和《诗经》，天天沉浸其中，我相信现在每天听《黄帝内经》和《诗经》的人跟我一样，情绪特别稳定和欢快。如果说我们原先是"心随境转",也就是说外面微小的变化都可能改变我们的情绪,今天有人说爱我了我就高兴,明天有人说我不好了我就生气,哪怕别人一个眼神都会让我们不安。如此这般,生活就有无限烦扰,不仅我们的心是不定的,更可怕的是,我们无法掌控命运,谁都可以左右我们。

这世上,大家在正规教育里都学习过兵法,却不知兵法之上还有心法,你要想出人意表,全在心法,不在兵法。兵法有规矩原则,你进我退,你退我进,虚实动静,忙碌无比。心法呢?如如不动,似有似无……总之,有为,终可思议;无为,永远不可思议。学《黄帝内经》,明五行生克制化,就是心法之要。有为,人就累;无为,人就恬淡。有为、无为,不是干与不干,而是知道什么可干,什么不可干。知无为,则能以恬淡为乐。

过去的大户人家天天寻热闹,今儿过个生日,明儿弄个诗会。现在的大户人家怎么清静怎么来,比如旅游,真正有钱人是哪儿没人去哪儿,没钱人是哪儿人多去哪儿。其实热闹过后全是苍凉,终日恬淡心反而满满的,不知热闹,也不知苍凉。孤独寂寞也快乐着,真是一种能力。做人最耐不得"孤独""寂寞"这两个词,而做神仙,要最享受这两个词。

● 小儿"变蒸"

《黄帝内经》三大病因的最后一条是饮食居处。

《黄帝内经》为什么很少用药,就是强调养成好的生活习惯,人就少生病。好的生活习惯就四个字——饮食居处。你吃的东西、你睡的屋、你的生活习惯、早睡还是晚睡等,吉凶全在其中。

饮食居处,"饮"排在第一,所以喝水、喝茶、喝酒等都要喝个明白。有人说要多喝水,我说过,只有经过自己气化了的东西才是自己的,作为两个从外部直接进入身体的东西,是食物好化还是水好化?一定是食物好化,因为在腐熟食物的过程当中,已经对其中的水进行了气化,比如蒸米饭,最后只见饭,未见水。而直接去气化水,则难度有些大,要耗散大量阳气才能做到。如果喝了很多水而不能气化,对身体,尤其对肾,就是严重的负担。现在人想大量喝水而起到排毒的作用，那前提一定得是阳气足，否则不仅不能排毒，还会造成尿潴留。无论吃与喝都要先明白，食物经过气化才能变成生命的，水经过气化才能变成"津液"。

实际上，真正滋养人的不是水，而是经过气化的津液。比如，人发热了，要想治愈发热，就得通过出汗的方式，把体表宣开。但汗为心液，只要出汗，人体内部的津液就受伤了。所以《伤寒论》里的"桂枝汤"的配伍就提前把这事做周到了，里面的大枣就是在直接补津液，而生姜既开表，又加强气化。所以古人做事，既周到，又有理有法。

没有比孩子发热更让父母抓狂的了。西医也认为发热是人体进化获得的一种对抗病原微生物感染入侵的有益的保护性机制，对感染性发热而言，发热本身是机体免疫系统清除感染源的表现之一。除高热以及患者严重不适、强烈要求外，通常可不急于使用解热药等药物，而对于高热患者必须进行降温处理。

先说小儿发热。关于2岁以内的小儿发热，中医有个理论叫小儿变蒸，又称"变蒸"，俗称"生长热"，这是古代医家用来解释婴幼儿生长发育规律的一种学说。这个学说首见于西晋王叔和的《脉经·平小儿杂病证第九》，曰："小儿是其日数应变蒸之时，身热脉乱，汗不出，不欲食，食辄吐见者，脉乱无苦也。"是说小儿变蒸时会出现发热脉乱、不出汗、不想吃东西或呕吐的现象。明代医家张景岳认为：小儿每经一变一蒸，情态即异。轻则发热微汗，重则壮热，脉乱而数，或汗或吐或烦或啼或渴。轻者五天可痊愈，重则七天可痊愈。其表现与伤寒相似。

其治法，轻者微微发表即可，就是让孩子出点儿汗，如果你不敢用药也没有关系，先刮刮大椎、揉揉肺腧，再按摩一下后背和风池，等孩子出汗了，睡一觉也许就好了。实热者，微微让其下利即可，也就是揉揉孩子的肚子，只要大便正常，很快就能退热。总之，不可深治。但也有孩子没有这些问题，如果婴儿不热、不惊，没有什么症状，这属于暗变，是胎气壮实的缘故。

但最大的变化是经历了"变蒸"后，孩子的认知与情感发育有了明显的变化。变者，指变其情智，发其聪明，主要是指精神发育；蒸者，蒸其血脉，长其百骸，主要指形体发育。2岁以内的小儿，由于生长发育旺盛，其血脉、筋骨、脏腑、气血、神志等各个方面都在不断地变异，蒸蒸日上，每隔一定的时间就有一定的变化，并且还会表现出一些症状，如发热、烦吵、出汗等。如果小儿精神状态良好，就非病态，是小儿精神、形体阶段性生长发育的一种生理现象，这时如果乱用药，反而可能造成五脏受伤。变者生五脏，蒸者养六腑，变者上气，蒸者体热，小儿需得变一变、蒸一蒸，方能长一长。老人家也说，烧一回聪明一下。临床上可据其症状，辨证治疗，也有医家不主张治疗。但如果是受凉或积食等造成的发热，还是要看一下医生的。

关于发热，成年人，尤其是父母，基本医学常识普遍有待提高。有很多父母去儿科急诊排队，只是因为孩子感冒、发热等常见小病。这些病大多没有必要去医院，孩子生病期间抵抗力下降，去医院反而容易产生交叉感染，可能本来只是普通感冒发热，去了趟医院反而被传染了其他病。普通感冒发热最好自己在家护理待其自愈，高热的时候给些退烧药就行了。感冒若是病毒性的，无药可医，自愈周期7～14天，吃药只能缓解症状，但缓解症状的代价是药物产生副作用，并且堵住了病毒的排泄渠道，痊愈更慢或更复杂。所以如果更多父母能在孩子到来前多学习一些育儿知识，也能减轻儿科急诊的压力，自己内心也不会那么焦虑。

咱们说一下中医是怎么看待发热的。在《伤寒论》中有太阳发热、阳明发热、少阳发热、少阴发热等，这就是中医和西医关于发热的不同理解。如果辨证准确，中医治疗发热不仅快，而且安全、无副作用。但其中，中西医在发热问题上有个认识上的大不同，西医认为发热跟炎症相关，而中医没有消炎的概念，至少《伤寒论》中没有这个概念，现代中医已经西化，所以也爱消炎。

这里插一句：以后谈及中医，最好分两种，一种叫经方中医，一种叫现代中医，大家之所以认为现在也找不到好中医，是因为现代中医已经西化，没有几人按古法去治病了，动不动就是几十种药物的堆积，只是卖药而已。前几日看到一个治风寒感冒的方子，吓了一跳，那里边几乎把中药里的参全用上了，人参、白参、吉林参、丹参、南沙参、北沙参、玄参、苦参、太子参、孩儿参、党参……这简直是既谋财又害命，要是这样下去，中医真是完了。

● 如何对治发热

有一个病人，从2019年6月1号开始发热，刚开始只是咳嗽，治了快一年，已经不能喘气了，每天只能靠喷雾，已经发展成了哮喘。我对其最大的不理解是，他用西医治了半年发热，最后变成哮喘，越治越重，他还继续找西医，干吗不撒手呢？他说这期间撒过手，曾经吃了三个月的中药，而且都是补药，一点儿也没见好。

其实，这也是大家的困惑。我们先看这个病人的问题及西医治疗思路：咳嗽属于发炎，引发高热，退烧消炎，损伤肝肾，咳嗽变成哮喘，最后用激素，终身服药。

中医的治疗思路又是什么呢？

中医的思路：咳嗽，初始原因一般在肺，此时辨证是肺热还是肺寒，一般而言，白痰属于寒痰，白痰转为黄痰时，属于寒化热。下对药方，咳嗽止。若咳嗽已引发高热，说明少阴心肾已启动，此时要辨证——此高热属于太阳发热还是阳明发热，还是少阴发热、少阳发热等。辨证准确后，用药，高热止。若至哮喘再看中医，也无妨，辨证准确后上药，同时必须撤激素。

就这一点，很多中医都不敢，可见艺不高、胆不大，理不明、药不通，还美其名曰：若中医都管用，还要西医干什么，中西医一起上才好。好吧，跟这种人不争执，有识有胆有才的人会说："把西药撤了吧，别掺和到一起，治好了，不占人家的便宜；治坏了，别让人家背锅。"

我让大家学《黄帝内经》《伤寒论》，就是想让大家学会这种思路，遇事别慌，起步时最好就走对，有时候乱治不如不治，推推后背泡泡脚，好好休息两天，也许就好了。

有人会说："心梗也不治？"这就是"杠精"了。任何病都不是一天形成的，都前有征，后有兆。如果你老闹胆囊炎，就得防心梗，因为心与胆相通。如果你总是胸闷气短，后背又总疼，得防心梗。如果手臂有放射状疼痛，小腿肚子疼痛，也得注意心脏。如果总心悸、心慌，或好似胃疼，也得小心。还有一种，手指发青、发白、冰冷，也是心血不足的表现。圣人都是见微知著，而百姓都是见微不知著。凡事，从微中入手，自然能防患于未然。

再说一下人为什么怕发热，因为高热会造成心肾衰竭。如果太阳被憋，人体就"发热"以自救，心和肾就要从里面帮忙使劲，把寒邪向外赶，赶的过程产生的能量就会形成高热。但只要一出汗，体表就宣开了，烧就退了。所以，人能高热，说明心肾还有劲儿，没劲儿的话，就是低烧。高热的可怕在于：高热老不退的话，少阴心肾就有衰竭的那一天，少阴心肾衰竭了，身体就崩盘了。所以对治高热，一是不必急着退烧，一味退热甚至强行上激素，就是在摧毁心肾这两个动力系统；二是退烧一定要六经辨证，辨证准确后，一般三剂就能治愈。

退高热上西药不当也会出危险，为什么呢？所有西药，像阿司匹林、美林等都会有个时间界定，就是一定要严格地按照时间服药，比如它规定24小时内不得超过4次。可家长一看孩子高热又起来了就着急，不到规定时间就又给孩子吃退烧药了，这样孩子就有可能有危险。因为阿司匹林是来激活少阴心的，心有劲儿人就会出汗，总这么激活着，孩子的心脏就会受损。这就是为什么发热吃药可能死人，不吃药也可能死人。因为吃药、不吃药你都在用心肾。发热这件事，就是少阴和太阳互相对抗的结果。

《伤寒论》里论述发热，也分几种：寒中太阳，则多恶寒发热，可用桂枝汤、麻黄汤等；寒伤阳明，则多蒸蒸发热或潮热，可用葛根汤等；寒中少阳，就会有表证和里证，表现为"往来寒热"，就是一会儿冷一会儿热，可用小柴胡汤等；到了太阴、少阴层面，人就没劲儿了，基本以低热为主。可用麻黄附子细辛汤、四逆汤、白通汤等。上述诸发热证，虽性质各不相同，并且不论高热低热，均有一定规律性，都可按六经辨证施治。学自救，就是学这个，就是把道理弄清楚以后自己救自己，谁也别信，更别信钱。

在《伤寒论》中，若想彻底治愈三阴经证，最好能从三阴经证转入太阳经证，转到太阳经证时，就难免会再一次高热，这时的高热有点儿像电脑的格式化，去掉旧的杂质，换一个干净的新盘，这就意味着这个病要彻底走掉了。可由于大多数人不懂中医医理，中医大夫要不事先说明的话，很多人吃着中药发起烧来，就认为自己感冒了，急急忙忙又跑进医院吃退烧药，特别是孩子一高热，父母就着急忙慌上退烧药，就把病打回了原形，这就是病反反复复没法治的原因，也是很多幼儿园小朋友月月都会闹一次病的原因。

所有发热，一定是因为身体里面有劲儿，这股劲儿想要把寒邪从身体里面往外赶。所以所谓治疗，应该帮助少阴心和肾把寒邪向外赶。但向外赶的同时，我们也要有些原则，比如我们要先清理向外赶的通道，如果皮毛憋住了，人就会出现干烧、全然无汗、浑身骨节酸痛，这时就要先宣开皮毛，就可能会用到麻黄汤，也就是用麻黄来"揭盖子"。而如果此人高热但还微微有汗，只是营卫气血不协调的问题，我们就在营卫气血上下功夫，用桂枝汤就好了。

●《伤寒论》第一方：桂枝汤

中医看待发热，认为外邪先伤皮毛，这是一个规律。寒邪先伤皮毛，热敷即可，或者泡一个热水澡，也管用。里邪若伤了心肾，也会影响太阳皮毛，比如荨麻疹等症，在西医看来属于免疫力低下症，而免疫力低下其实就是少阴心肾的问题。这时该怎么办？《伤寒论》说："救里，宜四逆汤；救表，宜桂枝汤。"就是如果少阴心肾问题大，就先用四逆、通脉汤等；如果表证严重，就可以用太阳经的药方桂枝汤。

太阳中风，阳浮而阴弱。阳浮者，热自发，阴弱者，汗自出，啬啬恶寒，淅淅恶风，翕翕发热，鼻鸣干呕者，桂枝汤主之。

桂枝三两，去皮。芍药三两。甘草二两，炙。生姜三两，切。大枣十二枚，擘。

现代基础用量：桂枝9克，芍药9克，炙甘草6克，生姜9克，大枣12枚，擘开。

上五味，咬咀三味，以水七升，微火煮取三升，去滓，适寒温，服一升。

我们看一下桂枝汤：桂枝、白芍、炙甘草、生姜、大枣。其中要到中药房去买的药就三味：桂枝、白芍、炙甘草。另外生姜、大枣家里自备。

桂枝汤是群方之首，有人说它能治400多种病，这个我相信，问题是有人给你开吗？没人给你开。记得我有一次到杭州出差，有一个女子患了严重的荨麻疹，西医强烈要求她吃激素，吃激素可不可以呢？可以，但属于重调元气法，皮肤疾病本来就属于免疫力低下的毛病，越调元气越虚，病就会反复发作，再伤了阴血，就折了寿。她因为听过我的课，也吃过我的药，所以坚持没吃。

她当时的症状是浑身痒，略出点儿汗就怕风，胳膊上轻轻一划就出血印，并且脉象浮且缓，于是我就给她开了两服桂枝汤。她说去药房拿药时被骂了一顿，说只有庸医才开这么少的药，都不值得算账收钱。可她服过药后病就好了。所以说，第一，这药不赚钱；第二，多少大夫自己试着喝过？喝过的人就知道，中药原来可以这么好喝，酸甜口味的。

别忘了，中国制造方剂最早的人叫伊尹，他可是商汤的大厨师。桂枝汤在《伊尹汤液》里叫小阳旦汤，是治疗太阳病初起的一个方子。所谓"阳旦"，就是太阳刚刚升起的样子，而到了张仲景，因为慈悲，方剂的名称就改为桂枝汤，以便医生好记。

此方由五味药组成的：桂枝、白芍、甘草、生姜、大枣。一般是用于感冒发热刚刚开始时的一个药方。当我们身患感冒，出现发热、头痛、脖子僵硬、怕冷、身上微汗等症状时，我们就要喝这服汤药。这个方子非常有效，若用对了，感冒可一剂而愈。

一般感冒发热，我们现在都认为有炎症，但此方中无一味消炎药，却也可以治愈发热等症，所以研究桂枝汤，可以知道中西医治病的思维差异。

在这个药方里，桂枝就是君药。桂枝一般取桂树枝的梢头。中药的药性是非常有意思的，它也因循着取象比类的原则。当你太阳病初起时，就是刚刚发热的时候，你的病都在表层。树梢，是阳气生发最旺的地方，用桂枝做君药就是取它生发的功效。再比如，大家都喜欢食用鹿茸来进补，这也是相同的道理。因为鹿只在春天才长角，所以它的角是生发之机最为旺盛的地方。感冒初起，病在表，用桂枝做君药，就是取它生发的功效去驱散你身体受到的寒，这是解表的药。

为什么桂枝要去皮？

在《伤寒论》里，张仲景还特意在"桂枝"旁边注了两个小字"去皮"。为什么桂枝要去皮呢？大家知道中药的皮都有一个特性——主收敛。我们既然要取桂枝的生发之效，就要把它收敛的特性去掉，让它全方位地生发。现在我们去买桂枝，很少有人给你去皮，所以要想药效更好，可以用小刀把桂枝的皮去掉。

其实，桂枝除了可以解表散寒，还有三个重要的作用：通心阳，解肌，调和营卫。心阳不足，血脉不荣皮肤末梢，也会出现瘙痒、疙瘩等；但心阳、心血若要达到末梢，也得通过桂枝来起到解肌、调和营卫的作用。所以，桂枝也是皮肤要药。

桂枝的功效在于"发汗解肌，温通经脉，助阳化气"。关于"解肌"前面已经讲过了，就是桂枝通心阳，可以帮助心把血脉打到末梢，同时能够让整个肌肉群放松下来。人高热时，浑身发紧，桂枝温通经脉、助阳化气、发汗解肌，人很快就会舒服起来。在《伤寒论》里，桂枝汤的变方非常多，这就要看人们对医理和药方的应用了。

第二味药是白芍。如果说在桂枝汤中，桂枝是君药，那么白芍就是臣药。桂枝解表，白芍固里。白芍是根茎，中药里凡是根茎类的东西都主里、主根本。感冒发热病在表，但我们一定要先固住自己的根本，不能一味解表而使内部虚脱。再者，百姓言："没有内火，不感外寒。"就是说感冒有时与我们内心的焦虑有很大关联，心里一急，气就往里走，人的体表就虚了，再一着邪风，人就感冒了。所以白芍在这里还有平肝火的效验，肝气平则火热自散。而且芍药还有一个作用就是镇痛，很多疼痛，包括感冒造成的肌肉酸痛谁来解决？芍药。也就是说，芍药在桂枝汤里起三个作用：固摄内部，平抑肝火，解决肌肉酸痛。

凡药，西医都讲究成分，中医都讲究性味。性味就是看"气"之所在，树枝梢头，生发气最旺；树枝根茎，固摄力最强。花儿，最终要绽放；果儿，最终要坠落。所以，用其气性才是神农们的奇思妙想。有的道医思维就极有趣，你不是停经吗？他会用一味药，月月红，其实就是月季花，这就是一个很强的心理暗示，有没有用不知道，但他们的思维像小孩一样单纯。又像艺术家，在一片灰暗当中抹一点儿红，整个画面就亮起来了。

桂枝汤里第三味药是炙甘草，炙甘草在此方中为佐药，其用有二：一、益气和中。合桂枝以解肌，合芍药以益阴。二、调和诸药。合桂枝以通心阳，合芍药以平肝益脾胃，合生姜以散邪，合大枣以生液。如果没有固住脾胃，表寒也容易入里。

甘草，味甘、气平、性温。仲景有70多方用之，可见他对此药的喜爱。所谓"甘"，就是不酸、不苦、不辛、不咸，而兼四方之德！非甘草，谁配得此名！而甘草更有"国老"之称，所谓国老，即一切正能量之妙推和妙用——寒病用热药，甘草可以制姜、附之热；热病用寒药，甘草可以制石膏、知母之寒；下病不宜速攻，甘草可以制大黄之猛；上病不宜遽宣，甘草可以制栀子之速……四方上下，全凭国老不动声色之斡旋；三焦之毒，全倚仗国老轻描淡写，灭之于无形。且能调和诸药，真是功莫大焉！

桂枝汤的第四味药是生姜。生姜平日放在家里都会发芽，可见其生发之性，尤其能祛风邪。如果只是伤风、鼻塞，并没有发热，甚至都不必用桂枝。只用生姜9克捣碎，加薄荷6克，开水冲服，即可以解散风邪，人也就没事了。在"新冠肺炎"疫情初起时，我就建议大家每天早晨含一片生姜，用以防病。因为在古代，人们就把生姜当作辟邪和躲避瘟疫的要药，认为生姜有通神明之用，早晨起来如果嘴巴里面不清爽，也可以切一片生姜含在嘴里。南方山林里瘴气重，嘴里含一片生姜也能解瘴气。还有人跟我说，他有胆结石，每天早上起来含三片生姜，最后胆结石没了。从原理上讲是可行的，因为生姜有生发之机，可以解胆之瘀堵。大家可以试一下，反正它又不伤害你，顶多就是不太舒服。

生姜主散表寒，有发汗之效验，所以生姜在桂枝汤中是个使者，助桂枝以解表散寒。而且生姜有濡润之性，就能使桂枝的生发不那么燥烈。有人还问："要不要把生姜的皮切掉？"不必。生姜该什么样就什么样，生姜没事自己还长芽儿呢，那点儿皮包不住它。

桂枝汤中，还有大枣十二枚。因为桂枝汤会发汗解表，所以大枣在此方中重在补液。能最快补足体液的药材，就是大枣。这就是为什么治疗发热的中药方子里总有生姜、大枣的影子。十二枚，则主十二经脉。为什么张仲景在此处特意让大家把大枣掰开呢？大枣分皮、肉、核——皮主包敛，肉主濡润，核主破坚，也就是破体内的凝聚，掰开实际上是要用其肉的濡润之性。所以，药方里只要有大枣，就是要整个儿放里边，只是要掰一下，让肉和核的气都有出处。而有人会把枣核扔出去，那就多此一举了，寒就主凝聚，全指望着枣核这点儿气破这个凝聚呢！

关于大枣，我在《曲黎敏精讲〈黄帝内经〉》系列里讲过，平时用大枣泡水，最好把大枣烧煳一些。最好去农村找个大柴锅，拿烧火的铁棍子夹着这个枣放在火里烧一会儿，然后泡水喝，对脾胃超有好处，还不滞。有人说："放我们家煤气上烧行吗？"不行，得不了柴火的木火之气。同理，如果常年有脾胃病，可以每天早晨起来用柴火把馒头片烧煳了吃，每天早晨一片，一年以后你的胃病就会好很多。尤其是用碱大的馒头烧煳了，治胃酸上逆堪称一绝，只可惜现在蒸馒头不放碱了。有人问："油炸行不行？"不行，会使脾胃更坏。

原先人们只是拿桂枝汤当感冒发热的方子用，现在只要营卫不调，只要卫气虚，只要恶风，只要有皮肤症状，都有可能用到这个方子。有人说："这个药里面没有一味是毒药，我可不可以常吃？"当然不可以。药，不关乎有毒、无毒，只关乎是否对证。听说有一个学中医的学生，自己不试药，也不会把脉，却拿桂枝汤给他妈吃，他妈一下就憋住了，全身都胀。学生吓坏了，就直接把他母亲送去医院了。我原先在学校时，常对学生说："学习不可以不精进，糊弄别人可以，父母家人你总不可以糊弄吧？"可见，不明医理、脉法，再好的方子也可能治死人。医道关乎性命，不可不慎。

关于大枣补益"液"的问题再多说几句。液不足，对肾不好，对脑髓不好，对骨头不好……能最快补足体液的就是大枣，所以治疗发热的中药方子里总有大枣的影子，比如桂枝汤、葛根汤等。因为高热必伤津液，所以用大枣补津液。大枣的用法在《伤寒论》中最讲究，补十二经脉，用十二枚；补阳，取阳数之和，用二十五枚；补阴，取阴数之和，用三十枚。可见张仲景是用术数的高手。

《伤寒论》里还有个厉害的方子叫十枣汤，之所以要用十枚大枣，也是在峻泄水邪后要及时地大补津液。液，实际上就是营养液，是太阳小肠气化后的东西，身体里重要的不只是气、血，还有液。西医治疗腹水，就是抽腹水，不知这样也将人体之液抽走了，正气缺失后，腹水会愈加凶猛，最后必然不救，所以就是抽腹水也得慢慢抽。中医用十枣汤治疗腹水，逐邪水的同时用大枣补正气之液。这也是中西医理论上的差异。

所以凡辟谷者，每日七到十二枚大枣吃着，还算对得起这个身体。再有补气之法，应该就没有什么危险了。若将大枣用炭火烧过，既去了大枣生湿的作用，又行苦降而利脾胃，才是大枣在日常生活中的最佳用法。

为什么我不太敢在公开场合讲《伤寒论》呢？就是怕百姓见着好的不撒手，

吃药上了瘾。其实生命有很多能量源可以让身体自愈，比如经络按摩、刮痧、艾灸，比如习练易筋经、八段锦等。但你若说了什么东西好，中国人就会一波一波地跟进，仿佛在吃的问题上有瘾性，比如原先的红茶菌、绿豆汤、固元膏，这就是糊涂，就是一条道走到黑了。现在大家认认真真听经典，就会越活越明白，以后见到任何一个方子，都要先用中医思维去思索下，其中到底是什么原理。比如红豆薏米红枣粥，你可以想一下，赤小豆有祛湿之效，同时可强心肾。薏米，虽说也祛湿，但难消化，孩子就不适宜吃，因为小孩脾胃弱。红枣健脾第一，但吃多了也会滞住脾胃。而现在人焦虑、情绪不稳定，因此胃寒者居多，将红枣用炭火烤过，就可以又健脾又祛胃寒。实在不行，煮粥时可以再加点儿姜末姜丝……但即便这样，也不必天天吃，天天吃就是过度，就是不懂什么叫"淡"，什么叫"薄"，什么叫"养"。

日常生活，平淡、单纯最好，乱糟糟的就是"五味令人口爽"。爽，在古代，不是"爽快"的意思，而是"错"的意思。就是吃乱了，嘴巴不知道真味了。

● 伤寒名方：麻黄汤

有些老百姓说："我不想懂原理，就想知道得病后该吃什么药就行了。"

这怎么行呢？别说中药，西药也不能随便吃，乱服药的结果就是肝损伤，因为任何东西都要通过肝来代谢。损伤了肝，就会直接影响心脏，最后自己怎么死的都不知道。所以一定要先懂生病的原理，懂治病的原理，才能活得明白。

比如乔布斯，西医认为他是胰岛细胞瘤，属于良性肿瘤，可是切除部分胰腺后肝功能受到影响，后于2009年换肝，通常认为他是因换肝后排异反应和肝功衰竭而去世的。那么中医的分析呢？胰腺功能属于脾，脾主肌肉，乔布斯最后脱肉之象也是脾病之象。从原理上讲，脾如果弱，肝就不能太强大，因为肝木克脾土，本来弱弱的脾配弱弱的肝还算好，一旦换了强大的肝，虚弱的脾顿时就会崩盘。所以结论是，其人死于误治，不换肝可能不会死。也就是说，如果不懂生命之理，再有钱也不一定能救命。总之，人可以死于疾病，但不能死于对生命的无知。

但时刻保持清醒也是一件很不容易的事。病人作为弱势群体，糊涂就成了正常的事。因为偏听偏信是人的本性，一晚上把双黄连口服液和双黄莲蓉月饼抢光的事儿以后还会发生。我的原则特简单，教育就是撒种子，能启发几个是几个，能开多少花，能结多少果，那是天意。咱们慢慢来，能读懂多少是多少，读不懂的就多读几遍。

前面我讲了太阳发热用桂枝汤，"太阳之为病，脉浮，头项强痛而恶寒"。但如果表实无汗就不可以用桂枝汤。那用什么呢？用麻黄汤。

《伤寒论》说："太阳病，头痛发热，身疼腰痛，骨节疼痛，恶风无汗而喘者，麻黄汤主之。"即出现头痛、发热、身疼、腰痛、骨节疼痛、恶风、无汗、喘这八个症状时，这叫"麻黄八证"，其中又可以分为：诸痛、寒热、无汗三组症状。再加上脉象浮紧，就可以用麻黄汤。也就是说，风邪伤卫气，轻浅，发汗力小，解肌通阳即可，用桂枝汤；寒邪则伤营血，凝滞、收引，则主痛。桂枝汤只是针对"头项强痛"，而麻黄汤是针对"头痛、身疼、腰痛、骨节疼痛"，而且此时完全闭塞了毛窍腠理，无汗了。肺主皮毛，肺全然被憋，就是喘。这时的喘有点儿自救的意思。一定要记住，肺寒是无汗而喘，肺热是有汗而喘。当麻黄八证出现时，只有麻黄汤可担此重任。

那么，担此重任的麻黄汤有几味药呢？四味。而伪中医一般会每个症状用几味药，假如一个症状用两味药，八个症状就是十六味了。这样不仅治不好病，还会乱了气脉。怎么判断中医之真伪呢？比如桂枝汤、麻黄汤，如果没人讲解，人们一下子是看不清楚它们与疾病的关联的。而伪中医的方子，一看就清楚，有六味药是治腰痛的，有七味药是治失眠的。

我们看一下麻黄汤方：麻黄三两，去节。桂枝二两，去皮。甘草一两，炙。杏仁七十个，去皮尖。

现代基础用量：麻黄9克，桂枝6克，杏仁6克，炙甘草3克。这个量基本都是按李时珍的一两等于3克定的。

中药讲究君臣佐使，麻黄汤正好四味药，对应君臣佐使。其中，麻黄发汗解表为君药。要想一并解决恶寒、发热、无汗、头痛、身痛等症状，光有麻黄之威还不行，还要有桂枝作良臣，在里面调和营卫、使暗劲儿，才能助麻黄发汗解表，虽用了大力，但又不彰显其能的，才为良臣。杏仁为佐，就是辅佐，寒邪束肺，所以人会喘，而杏仁平喘，正好佐助麻黄。甘草为使。使药一般一是引经药，引方中诸药直达病灶的药物；二是调和药，即起到调和诸药的作用，使其合力祛邪。说白了，"使"就是派出去的使者，递什么样的话、传达什么意图，都是使者的事儿。最终药力要解决哪儿的问题，也是使者的事，比如方子要治疗胃病，就要找一个入胃经的引经药，把队伍带过去。治了半天胃，还没把门敲开，那就尴尬了。

而甘草在麻黄汤中起什么作用呢？和中护正。《伤寒论》治病的首要原则是不能伤了正气。甘草入脾胃，土生金，脾胃强了，肺自然强。甘草还是强心剂，太阳被憋，还须少阴心肾使劲儿，有了甘草，麻黄驱邪就势如破竹；有了甘草，桂枝调和营卫便有内守；有了甘草，甘则缓之，更助杏仁平喘。最关键的是，此君麻黄气势太过，恐伤本命，所以甘草还负责治国安邦。最后，还要把自己的功德降到最低，不争其中一丝一毫的名与利……你看，中国文化至高无上之境界，最谦卑无为之高德，借由甘草在中药方剂中表现得淋漓尽致。从医入道，是大捷径！药尚且如此有道行，况做人乎？

所以说，麻黄汤，药虽少，但力量大。这个方子发汗力强，所以不必像桂枝汤那样又盖被子又啜热粥的。

大家可能注意到了，桂枝汤治感冒发热，可桂枝汤里没有麻黄，而麻黄汤里必须有桂枝，这又是为什么呢？这是因为太阳受寒，光用麻黄揭盖子没用，还得有桂枝在里面通心阳、调和营卫，才能揭开盖子。而如果反复揭盖子，人也会虚掉。所以，在麻黄汤里，麻黄为君，桂枝为臣，杏仁为佐，可以平肺寒导致的虚喘，甘草为使，以土生金法来强壮肺。所以你看，《伤寒论》里哪个方子没有理法呢？处处在排兵布阵，怎么能说它不科学呢？

今人一见发热，就上金银花、连翘、鱼腥草等可以消炎的药，而桂枝汤、麻黄汤里都没有这些药，这是为什么呢？上金银花、连翘、板蓝根等药物，不过是根据西医灭火、消炎的思路，如果已经习惯了这种思路，就无法理解为什么桂枝汤、麻黄汤等方中没有清热祛火的药，却能退热的原理了。若论消炎，还是西医快，但有些发热就是上了消炎药也退不下去，这也是有人天天在医院打吊瓶却退不了热的原因，一般这时就会要求中医会诊了。

桂枝汤、麻黄汤、小柴胡汤等的退热原理是什么呢？张仲景认为，身体发热，就是因为经脉被堵住、被憋住而产生了热，因寒邪凝聚而发热，发热后怎么办呢？《伤寒论》没有灭热、消除热和清热的概念，而是强调疏通、纾解。热是因为不通，把堵着的地方疏通了，人就不热了。桂枝汤、麻黄汤、麻黄细辛附子汤等都是疏通法的方药，但要明白疏通哪里才行。比如，同样是治疗发热，桂枝汤是"脉浮缓"，不通在营卫之间，也就是肌肤腠理之间；麻黄汤是"脉紧"，不通在体表，人就会出现干烧，全然无汗，浑身骨节酸痛，这时就要先宣开皮毛；麻黄细辛附子汤是"脉沉"，病已在少阴层面，到了身体最里层，这时就要小心了，就要用附子固摄里面了，这也是低热要比高热可怕的原因。

可按照西医检测，麻黄、桂枝、柴胡等都没有消炎作用，为什么它们可以把烧给退了？其根本就在于，它不是消火细菌、病毒，而是给细菌、病毒找到出路——要么你走，要么咱和平相处，彼此都别折腾，给自己活路的同时也要给邪气活路。真要打，从来都是两败俱伤，一片狼藉。而且，一打，细菌、病毒就会变异；追着打，最终可能是把人累死。

● 小儿发热的处理方法

咱们还得说一下，哪种情况下不能服用桂枝汤。

《伤寒论》说："桂枝本为解肌，若其人脉浮紧，发热汗不出者，不可与之也。"

因为脉浮紧，发热汗不出者，是麻黄汤证，桂枝汤发汗力小，此时如果误用桂枝汤，就会出现汗出不来而烦躁的大青龙汤证。所以张仲景在此处叮咛，"常须识此，勿令误也"。医生一定要牢记这一点，千万不要犯错误。

若酒客病，不可与桂枝汤，得之则呕，以酒客不喜甘故也。

酒客，就是嗜酒的人，嗜酒的人往往中焦下焦湿重，而甘味药可以助湿生热，所以他们若误服了桂枝汤就会呕吐。另外，酒客如果出现发热、怕风、干呕等，极可能是脾胃湿热或寒湿，不是桂枝汤证，不宜用生姜、大枣等甜药。

凡服桂枝汤吐者，其后必吐脓血也。

这句是说，体内有痈脓者不可以用桂枝汤，用后可能会吐脓血。也就是说，凡是有里热、里寒、内湿的，都要慎用桂枝汤。

出现了误治后，该怎么办呢？一般说来，服桂枝汤最好是发小汗，如果大汗淋漓就容易伤阴，就会出现心烦口渴的症状，这时要用白虎加人参汤；而服用麻黄汤发大汗后多见亡阳，漏汗不止，就要用桂枝加附子汤来补救。

张仲景提出一个原则："观其脉症，知犯何逆，随证治之。"这句话真的太重要了，就是出了问题后，要先好好观察，观察病人的脉象和证候，知道问题出在哪里后，再按照证象及时处理。但这一点对普通学习者来说是最难的。所以，为了保险起见，病人还是要在医生的指导下正确用药才好。

关于小儿发热，我还得多说几句，因为大人容易惊慌，一惊慌就不知该如何办了。所以，我在这里做个总结。

一、要冷静观察。小孩不会装病，一烧就精神萎靡、嗜睡，一醒就该玩玩、该吃吃。所以家长要先判断孩子是着凉了、积食了，还是着凉和积食兼有。

二、先不要急着上药。孩子一般一上来就是高热，38.5 摄氏度以上才算高热，这时可以先用刮痧、推拿来退热，比如轻轻刮大椎。大椎穴退热第一，能刮出痧来，基本就退热了。如果是着凉，可以刮刮肺腧，或用小儿按摩法，捋捋肺经、大肠经。如果是积食，就要刮刮脾腧、胃腧，或按揉一下小肚肚，但手法都不宜重。给孩子洗温热的澡也可以退热，但需要在浴室将孩子包裹好了出来，否则孩子毛窍开着容易二度受寒。总之，这时不乱上药，而且要饮食清淡，这样就不会转成其他病，这时千万不可逼迫孩子多吃。

三、如果非要吃药，外感风寒可以用生姜 10 克、葱白三茎煮半小时，倒出一碗白白的汤汁，晾至温热，兑点儿小朋友的中段尿服下，然后进被窝捂汗即可。如汗不出，可以啜热稀粥一小碗。如汗出淋漓，可以啜冷稀粥一碗收汗。如果内伤积食，就要把上述生姜换成干姜（干姜要到药店去买，不是你家晒干的生姜），其他一切如上法。之所以这样，是因为生姜主表，干姜主里。生姜散外寒，干姜祛内瘀。

四、如果小孩的发热是扁桃体发炎所致，要学会观察病灶。若咽喉红肿、发热，可以耳尖放血，或手指少商、商阳放血。如果创口有白脓样，就属于虚证，就不适宜放血疗法了，吃中药会好些，比如小剂量的通脉四逆汤等。

总而言之，孩子比大人方方面面都要清纯、干净，而且很少得情志病，所以用药和治疗也宜清爽干净，不宜下猛药和使用重的手法。

关于得病、治病，我们得先明白两件事。第一，人只有生病了，才知有肉身。比如平常不知有呼吸，一旦胸闷气短了，才知呼吸顺畅的重要；一旦这痛那痒了，一旦心慌心跳了，才知有心、有肝。所以生病是觉知的起点。第二，一旦不舒服要先上床休息，不可急着上药，否则容易拉灭人体警报系统，可能会埋下祸根。

● 治病不可强攻

《黄帝内经》说："病之始起也，可刺而已；其盛，可待衰而已。""可刺而已"的"已"，是"病愈"之意。这句话是说，病之初起，气血未伤，这时用针刺法就可以治愈。若气血已伤，针刺法就不适宜了。"其盛，可待衰而已。"当病情加重时，也不能强攻，要等到邪气衰退时再去治愈。

这句话很有中医精神，西医是取对抗法，中医是取和解法。邪气强大时，正气要知养，要先培补正气以待时机，对抗则容易两败俱伤。

举我自己的一个例子。有一段时间我特别累，一直在出差，从上海到长沙再到重庆。到重庆时，正逢阴雨，身体终于扛不住了，开始发热。当身体没劲儿时，脉象沉数，自然不是高热，而是低热，低热就是免疫力虚弱的象。这时怎么办？我说了，要先培补正气，而不是急于退烧。因为住酒店，没办法煮药，我就让助理去药店买了两盒药回来，一盒附子理中丸，一盒小柴胡冲剂。

在中成药这一点上，中国就不如日本，日本几乎把《伤寒论》的方子都做成了颗粒，大、小青龙汤等俱全，在中国就没有。这时先吃哪个呢？一定是先吃附子理中丸，《伤寒论》说："霍乱，头痛发热，身疼痛……寒多不用水者，理中丸主之。"我这一路奔波，一会儿上海、一会儿长沙、一会儿重庆，各大菜系也吃得气机混乱，兼头痛发热，身疼痛，正对理中丸证。吃后赶紧睡觉，让热往上顶，就是要把低热顶成高热。果然，到夜里11点左右，胆经当令，人体的阳气开始生发，而我的体温也终于接近39摄氏度了。这时我才放下心来，开始吃小柴胡冲剂，又躺下接着睡，这时就出了汗，第二天早晨就一切正常了。大家细细体会这个故事，也许就明白"待其正气盛、待其病气衰而攻之"的道理了。

《黄帝内经》接着说："故因其轻而扬之，因其重而减之，因其衰而彰之。"就是说，病轻的时候，要用宣泄法；病重的时候，要用攻泻法。所谓攻泻，要看病在什么位置。病在表，最好使之出汗，比如用桂枝汤、麻黄汤等；病在上，最好使之吐，比如用瓜蒂散；病在下，最好使之泄。

伤寒名方——瓜蒂散

病如桂枝证，头不痛，项不强，寸脉微浮，胸中痞硬，气上冲喉咽，不得息者，此为胸有寒也，当吐之，宜瓜蒂散。

瓜蒂一分，熬黄。赤小豆一分。

有一种人，头不痛、项不强，就是寸脉微浮，气上冲咽喉，极不舒服，这是胸有寒邪。胸部，阳位，就像天空一样，怎么能有寒邪呢？所以，胸部有寒邪，不管是痰还是别的什么，一定是实邪，一定要吐出去，否则人会憋死。

病人手足厥冷，脉乍紧者，邪结在胸中，心下满而烦，饥不能食者，病在胸中，当须吐之，宜瓜蒂散。

右二味，各别捣筛，为散已，合治之，取一钱匕，以香豉一合，用热汤七合，煮作稀糜，去滓，取汁和散，温顿服之。不吐者，少少加，得快吐乃止。诸亡血虚家，不可与瓜蒂散。

药只有两味：瓜蒂、赤小豆。"右二味，各等分，分别捣筛，合纳臼中，用时取一小勺（也就是 3 克）。另外用香豉一合，用热汤七合，煮作稀糜，去滓取汁。温顿服之。不吐者，少少加，得快吐乃止。诸亡血虚家，不可与瓜蒂散。"也就是把这两味药捣成末后和香豆豉一起煮成稀糊糊，就吃个三分。别看就这么点儿，这药可厉害了，能吐得稀里哗啦，还浑身是汗。所以气血虚的、年老的、有脑病的、有心脏病的人都别用，《伤寒论》中还特地说："诸亡血虚家，不可与瓜蒂散。"

服这药时，还有四件事得注意，一是出汗了别受风。二是得闭眼，要不然会头晕。三是用个大带子把肚子勒紧，好往上吐。我们现在好多人都不系皮带了，这样腰就是散的，力气就使不出来。举重大力士都得用大带子扎住腰，这样才好使劲儿。四是如果呕吐不止，还得在旁边准备点儿煮好的大蒜汤，喝了就止住了。为什么这药这么能催吐？因为瓜蒂特苦，赤小豆微酸，酸苦涌泄。

等病情将愈的时候，则要巩固之，防其复发。这也是中医治病的要点，所谓治愈，就是不能复发，更不能按下葫芦起了瓢。病，都走老根儿，就是人只要得病，都从旧病老根儿起。每个人都有自身的虚弱处，复发就难治，尤其是脑血栓、脑卒中等。所以中医治病讲究"追穷寇"，所谓追穷寇，不是狂追猛打，而是要知其养。具体怎么养呢？

大病将愈之时，最怕三件事：一、房事。因为行房动用全身脏器和气血，大病初愈，气血虚亏，这时重耗，救都没的救。二、不可峻补。杀敌一万，自损八千，病虽已去，人体还是虚弱的，这时要等待消化吸收能力缓慢恢复，补益太过则使身体更累。所以古代大病过后特别强调静养，饮食也要淡味稀薄，不可厚味。这时过食营养品，对身体不仅无益，反而有害；三、不可急于锻炼。现在很多人一生病，就开始急于锻炼，大病初愈就更急着锻炼，这是非常不可取的。病，就是五脏六腑皆虚，而锻炼也耗气血，更何况很少有人知道锻炼的要点。经常有人逼迫自己绕着病床也得走一万步，这哪里是锻炼，简直是催命。

● 用五味养身体

什么时候开始锻炼身体？体重增加了一些后才好。

《黄帝内经》里说："强食生肉，大杖重履而步。"是说病好了以后，要"强食生肉"，不是吃生肉的意思，而是要强迫自己好好吃饭，要让自己胖一点儿，长点儿肉。凡是放化疗的病人，或做过大手术的病人，西医都求你回去吃点儿肉。尤其人老了，不吃肉真强壮不起来，血肉之品，大补精血。人老了，食物吃不多了，所以得精致些才好。

"大杖重履而步"是什么意思？长出点儿肉来了，就得让气血动起来。"步"，就是大步走，"大杖重履而步"，就是挂着一个大拐杖一步一个脚印地走，让气血慢慢生发。《黄帝内经》很少谈到跑，因为《黄帝内经》认为，年轻人身体好的时候就爱跑，但是真正锻炼身体的是"步"，就是大步走。"重履"是说你要有劲地走，脚踩实地地走。不要小瞧这点，八段锦里面不是有"背后七颠百病消"吗？脚跟实、脚跟有力，走起路来才能震动到脊背，才对身体有益！

然后，就是如何养的问题。《黄帝内经》关于养的总原则是："形不足者，温之以气；精不足者，补之以味。"其实这一句就是在讲气、味对人体的益处。大病过后，形体尚且羸弱的，应设法温补其气，就是指阳气能够让你的身体、五脏六腑饱满起来。如果你的肉松松垮垮，就是阳气不足，尤其是脾阳不足。

《黄帝内经》第三篇《生气通天论》通篇在讲阳气的问题。九窍、五脏、十二节皆通乎天气——人体九窍、五脏、十二节，都与天之阳气相通连。什么伤阳气？（1）阳气者，烦劳则张，就是劳心劳力就伤阳。（2）阳气者，大怒则形气绝，就是生气郁闷就伤阳。（3）寒邪伤阳，寒邪伤了卫气，体表就虚了，这时候人就虚阳外越，所以神明不定。《伤寒论》为什么叫《伤寒论》？是因为我们的身体实际上最怕寒邪凝聚，寒邪最伤阳。（4）湿邪伤阳，湿气盛的话会出现"首如裹"——头上犹如戴着一顶紧紧的湿帽子。经常会有病人说"大夫，我头蒙蒙的，像戴着一顶湿帽子一样"，这俨然就是《黄帝内经》里的原话。

还有人会说："大夫，我每天早上口苦得厉害，嗓子眼儿也干，不想吃饭，而且还成天晕乎乎的。"这不正是《伤寒论》里的原话？"口苦、咽干、目眩，默默不欲饮食，小柴胡汤主之。"见到这种病人，脉都不用把，小柴胡汤先喝三天，这个症状一下就没了。

同时，湿邪还伤筋。比如很多人早晨手指打不开，叫晨僵，属于"血不荣筋"，原因有三：一、心血不足，到不了末梢；二、肝血又不荣筋；三、湿气重，所以手爪不灵活。手指小关节疼痛也是肺的问题，肺气又跟怨气有关，比如有些妇女手指小关节疼痛，其实跟她们在月子里劳作受寒有关，但更大的原因是女子怨气大，觉得自己在月子里劳作辛苦，自怜自艾。而大筋出问题，比如后背佝偻等，则属于膀胱经阳气大衰的病症。

阳气虚，不能化精，气瘀、精瘀，人就会得病。阳气主管气化。我们人类为什么会变老？就是我们的阳气越来越少，我们只要生气就伤阳，只要受寒就伤阳。阳气消伐，阴就不长；阴精消伐，阳也不生。

有人会问："怎么补阳气？"

好好睡觉，好好吃饭，不生气，知道躲避虚邪贼风，没事儿再抻抻筋，不损就是补。

精血不足的，应补以其有形的味。虽说五谷为养，五果为助，五畜为益，五菜为充，但最补益精血的就是五畜了。中医将五畜称为"血肉有情之品"，认为五畜能增补五谷主食营养的不足。《黄帝内经》中所说的五畜是指牛、犬、羊、猪和鸡。其中，牛甘入脾，犬酸入肝，猪咸入肾，羊苦入心，鸡辛入肺。年老的人气血已经衰弱，应吃些肉食，对补血、补阳气大有好处。但大病初愈者不宜大补，应该先从喝点儿肉汤或肉糜粥开始。

伤寒名方——当归生姜羊肉汤

我们拿一味汤来举例说明食物的配伍与调和之道。懂些养生之道的人都知道，当归生姜羊肉汤是张仲景《金匮要略》里的一个方子，其中，生姜宣散寒邪，又可以帮助人体阳气的生发。用羊肉，即所谓"精不足者，补之以味"，同时，羊肉又是补阳的食物，味苦补心；当归补血，入肝经。此方不仅补益，而且治病。

《金匮要略》中说："寒疝腹中痛，及胁痛里急者，当归生姜羊肉汤主之。"首先，此方对治寒证。腹中痛，痛则不通，痛就是寒凝。胁痛为肝经不通，里急也是指腹痛造成的便意。

具体方子是：当归三两，生姜五两，羊肉一斤。

用李时珍的算法是：当归 9 克，生姜 15 克，羊肉 1 斤。

按汉代一两 =15 克的算法是：当归 45 克，生姜 75 克，羊肉 1 斤。

具体煎煮法：上三味，以水八升，煮取三升，温服七合，日三服。若寒多者，加生姜成一斤；痛多而呕者，加橘皮二两、白术一两。

当归养血而行血滞，生姜散寒而行气滞，又主以羊肉味厚气温，补气而生血，气得以温，则血自散而痛止矣。此方攻补兼施，因此能够治寒疝虚损。有人或疑羊肉太补，而不知羊肉可以止痛，尤其利于产后虚弱腹痛的病人。本方证是以血虚内寒为主要病机的病症。症见腹中绵绵作痛，喜温喜按，或有胁痛里急、面白无华、唇舌淡白、脉虚缓或沉细等。该汤在冬至前后喝，既可以调气补血，又可以补阳。

● 中药讲究性味论

很多人认为中药无非补药，治不了病，这是对中医最大的误解。

中药的作用有三：通经脉、调气血、发挥脏腑功能。对病者而言，医生和药都不过是帮忙而已，病如灾，医、药只是赈灾，救急不救贫，不自强，终不以为继。救贫不是给钱，而是提供出路，比如提供工作。身体的"贫"指精亏血少，唯有吃饭睡觉生血，适度运动化精，如此才是自救。

学药不学医，不知药之妙。西药讲成分，中药讲性味。中药之四气五味神妙莫测，西药讲成分论，中药讲气味论，其中"气"从天来，从节气来；"味"从地来，从五行来。所以四气五味都与节气有关，节味药含时空信息，而微弱信息可以引发突变。西药讲提取，中药讲配伍，所以中药、西药有大不同，不明就里的中西医结合，会把人引入歧途，直毁中医命门。

没有大多数人的平庸，就没有生活。食物的气性就是平庸，所以才能天天吃。因此，请不要老问如何食疗，吃饭就是吃饭，吃饱了、吃美了就成。不平庸的、浓的、烈的都是药，只能偶尔食之，只能有病时吃。因此，不明药性的话，就别拿黄芪、枸杞、虫草什么的当饭吃。

单讲中药是没有用的，中药的要点在于配伍，在于君臣佐使，有主打病邪的，有帮忙的，有引经的……就好比一个团队做事，离了谁都不行，所以中医不说开药，而说开方子。方，乃正也，就是给生命开出正确的方向。

中医如何补气血呢？

很多人贫血，总是先求药，西医治贫血总让你补铁，但往往收效甚微。而不知胃才是生气、生血之所，脾胃最容易消化吸收的就是饭，而不是铁、钙这些。要想气足、血足，一定要从吃饭入手。一说补气，有人就张罗着喝黄芪水，不仅没补了气，可能还把自己的气血喝乱了。其实，药管不管用，全在配伍，气为血之帅，气总得带着精血走，光补气没补血，人会头晕眼花。中医要想补气血，其中还有方药剂量的讲究。

古代是传方不传火，就是方子我可以传给你，但不传火候，火候是什么？就是剂量，传方不传火，就是不告诉你剂量。其实，不传剂量也没什么大错，剂量一般要把脉后依照病人的强弱而定。但张仲景的《伤寒论》是传了剂量的，所以他真是慈悲的圣人。

比如我们都知道，当归入肝经补血，黄芪入肺经、脾经、心经，补气，这只是通识。其实，恰恰黄芪补血独效。因为气无形，血有形，有形的血不能速生，必得无形之气以生之。所以黄芪用于当归之中，自能助当归而生血。若要补血，黄芪剂量要比当归量大一倍才行，也就是补血要先补气，加大气的力量，补血的东西虽然少，只要气一上去，血就能够动起来。而若想补气，必须兼用补血之药，当多用当归、人参以提气，血足而气自旺。这就是中医配伍的妙用。

总之，补气就得靠血足，补血就得靠气足，天地人身之火候，就是度。中医是最高级的辩证法，绝不能一条路走到黑，纯粹把《黄帝内经》看成医学就是没活明白，就是对《黄帝内经》最大的误解。

中药，专门讲气和味，也就是气味论；西药，讲的是成分论。所以中药和西药是两个完全不同的系统。关于中药，经常有人说这药有毒、那药有毒，其实中药讲究生克制化、配伍，就是利用中药药性的生克制化，使药方煎煮后达到妙境。

什么叫气味论？气，得之于天；味，得之于地，任何一味中药都有天气和地味。天气，就是二十四节气；地味，就是金木水火土五行。也可以说，中药强调道地药材。所谓道地药材，就是看这味药得什么天气和地气。古语说："离其本土，则质同而效异；乖于采摘，乃物是而实非。"也就是说，中药很重视生长的土地和采摘的时间。比如附子，冬至种，必须夏至时节收获，那么它必得夏至之热气，其产于川蜀，所以地气又得西南川蜀厚重之火气。现在日本人又认为附子最好9月、10月收获，无非是再得暑气。同一味药，收获错了时节，种错了地方，都已然不是那味药了。

经常有人来找我说："曲老师，咱们包几座山，人工种植药材吧。"我统统回绝了。有人说："发财的事儿你不干吗？"不是我不想发财，而是君子爱财，取之有道，不可在性命攸关的问题上有丝毫含糊。

药材一定要得某一个地方的天气，要得某一个地方的地气，乱来不得。不懂药性、药味乱种，就是破坏土地、浪费资源，而且药也无效。破坏土地又浪费资源，种出来的药也无效，这是多大的恶啊！哪怕是因为无知而担此恶，也是多少代人都担不起。但这不能阻挡很多人疯狂投机的心。因此，我担心未来中药会在这方面出问题。

咱不说中药，单说大白菜，也得是霜降过后的才好吃，没有经过霜降的大白菜是不甜的，这就叫节气。东北的大米之所以香，也是因为它种植期长，得的节气多，黑土地厚。

所谓气味论，就是说所有中药都要讲节气和地域，比如人参必须是东北参，必须是生长在至寒之地的至阳之物。南方若种人参，不但没有任何滋补效果，还可能被人参吃尽了土地里的营养。我们老讲心肾相交，人参长于至寒之地，而且地气厚，也只有这个至寒之地出来的东西才能大补心液，兼补五脏。为什么东北山参、高丽参好？西洋参为什么只可以平常吃？因为不同的参，得到的气不一样，西洋参的气就比较平和，不是那种在极端地域产生的东西，而东北老山参的气就厚重燥烈，吃完了能蹿上房！现在市面上的红参，就是九蒸九晒过的人参。

有人说："红参太贵了，我用党参替代好不？"其实，你不用懂药，你把两样东西摆一起就能明白很多，一个又柴又细，一个又润又亮；一个只入心肺，一个五脏皆补，能一样吗？为什么"独参汤"能救命？就是因为它的生命力非同一般！所以，真正的好中药一定要讲这个，比如台湾的当归就不可以吃，只有产于甘肃岷县的当归最好，因为它为低温长日照作物，在高寒凉爽气候中，而且还得种植在海拔1500～3000米。所以，你看，不仅一方水土养一方人，而且一方水土养一方药，乱来不得。

中医认为，秉受天水而生长的药，入气分；秉受地火而生长的药，入血分。入气分的取其气；入血分的取其味。入气分的药走人体的清窍；入血分的药走人体的浊窍。比如大蒜，属于气厚的东西，入气分、走清窍，所以多吃大蒜，在上走眼睛，易害目；在下走前阴，小便有味。而辣椒，属于味厚的东西，入血分、走浊窍，所以多吃辣椒，在上走口腔，易口舌糜烂；在下走后阴，大便会痛快，但过度则辣痛。大蒜和辣椒都过于厚重，所以都不入药。人们只需要根据自己的日常生活习惯食用即可。

而中药开方的依据，也是因循上古伊尹调和食物的原理。伊尹根据五味入五脏的原理，将食物以配伍，以寒热温凉调性，一改上古用单味药治病的方法，开始了以《伊尹汤液》为依准的复方（也就是配伍组方）治病的方法。

但如果药物配伍不当，比如现在很多中医以西医思路开药，胃酸，就上一堆抑制胃酸的药；腰疼，就上一堆补肾的药；咳嗽，就上一堆镇咳的药……药开了一大堆，但全无章法，不知从气机上入手，这样没准儿真毁了脾胃、伤了真阳元气，而元气虚弱、脾胃功能极差的人，是很难消化药物的。

如此说来，如果找不到好医生，真不如用按摩和灸法好，至少这样不会伤及五脏。百姓自救的上上法，就是按摩，身体有点儿不舒服，按按揉揉就好了。颈部受寒了，用热毛巾裹着脖子，再用电吹风吹吹，也比被毛毛楞楞的人掰来掰去要好。还可以自己艾灸，比如艾灸中脘穴，可治疗中焦一切病，比如腹胀、气喘、噫嗝、食不下、食不化、胃疼、脸色差（因为胃经主要走脸部）、肚子疼、髌骨软化症（胃经走膝盖），甚至是癫痫等症。

第五章

中医看病：
望闻问切

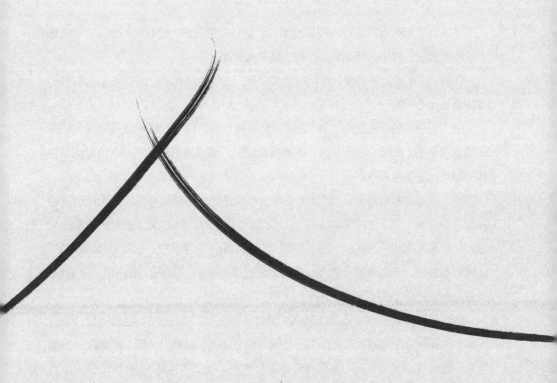

● 望而知之谓之神

中医到底怎么看病？首先得望闻问切，这是中医四诊。没有这四个功夫，就做不了中医大夫，其中有两个功夫了得，就算是神医了。

四诊：望而知之谓之神，闻而知之谓之圣，问而知之谓之工，切而知之谓之巧。具体是指什么呢？

咱们先说"望而知之谓之神"。望五色以知其病，属于四诊中最高境界，如果踏踏实实学了《灵枢·经脉》篇，大家可以学到一些望诊的基本常识，但若达到望神的境地，还需要天分。

望，不是死盯着脸看，"望"这个字，本义是登在高处远观月亮，所以望就是远远地看一眼，就一切尽收眼底了。比如脸色要是有㿠白之象，无疑有心脏的问题。甚至这人人性怎么样、会得什么病、是否歹毒，一望就望出来了。满脸横肉的，你就要躲着他，不是他脸上肉横，而是他的心是横的。一句话，望色易，望神难。望色，依准的是经脉的阴阳、五行；望神，依准的是气。

所谓望诊，就是望五色以知其病。望诊不是瞎望，首先要依准经脉循行而望。比如，鼻翼两旁左右迎香连及山根，还有耳前、上关、环唇、发际、额颅等处出现异象，就是胃经的病，因为这些部位都循行胃经。比如"颜黑"，即额颅发黑，且循行部位有黑斑，是胃病；如果"口歪唇胗"，也就是一笑嘴就歪或嘴唇肿胀，就是胃经显现出的抑郁症等。而如果眼袋肿胀、颌肿、颧红或有蝴蝶斑，是小肠经、

090

三焦经的病。

脸色有三种。（1）"面如漆柴"，就是脸色像干枯漆黑的木柴，这是肾足少阴之脉病色——经脉，是肾经；阴阳，为少阴；肾，在色为黑。（2）"面微有尘，体无膏泽"，就是脸好像洗不干净一样，身体皮毛干枯，毫无润泽之象，这是胆足少阳之脉病色。（3）"面尘脱色"，指面色苍白，为血虚不能上荣之象，是贫血，这是肝足厥阴之脉病色。

《黄帝内经》中，望诊甚至可以细化到望眉毛和胖瘦。比如《灵枢·阴阳二十五人第六十四》说："美眉者，足太阳之脉，气血多；恶眉者（眉毛散乱的）血气少；其肥而泽者，血气有余；肥而不泽者，气有余，血不足（胖而不润泽的，就是气有余而血不足的）；瘦而无泽者，气血俱不足。"

现在中医院校都不大讲脉诊了，都喜欢讲舌诊。舌诊主要诊察舌质和舌苔的形态、色泽、润燥等，以此判断疾病的性质、病势的浅深、气血的盛衰、津液的盈亏及脏腑的虚实等。舌象，可以按五行分，舌尖为心肺，两边为肝胆，中间为脾胃，舌根为肾。如果中间有一个舌裂，就属于脾胃大伤。如果舌裂一直到舌尖部，就是心肺气也伤了。两边有齿痕就是脾湿不化。舌根部苔腻，为肾寒。舌头两边有青紫带瘀斑，是情感重创造成的肝瘀。

从应象上看，从脸部五色可以知脏腑，从眼睛可以知脏腑，从舌头可以知脏腑。但更细化、更隐秘的，就是脉象。脸是给所有人看的，舌头是给医生看的，脉象是给神人看的。现如今，脸有整容、化妆的，快看不懂了。舌头，有乱吃东西染上各种颜色的，还有刺青的，医生也快看不明白了。但什么都变了，却变不了脉，脉才是内在气血的真实表现。如果把脉学学好了，你出没出过车祸、受没受过伤，一把就能摸出来。肝上有没有血管瘤、肺上有没有钙化点、子宫有没有肌瘤，一把就能摸出来。所以，真正有本事的医生，可以不看脸、不看舌，脉象就是最真实的人生。

● 闻而知之谓之圣

"闻而知之谓之圣。"什么叫圣人？古文的"聖"字有耳朵，圣人首先会听，圣人不是会说而是会听，就是听话听声、锣鼓听音，你说什么我一听就明白，你撒没撒谎，我一听就清楚。但中医的闻诊还不是听真话假话，而是闻其声而言其情。

五脏对应五声：五声为肝呼、心笑、脾歌、肺哭、肾呻。五脏有病，五声外显。比如，肝被憋了，则人发呼声以自救；嬉笑不休，则提防心神将散；人疼痛，就会调肾精，发呻吟声以镇痛等。

因为声音从五脏来，所以中医可以闻五声而知五脏的病变。

从这儿开始，就开始讲病理了。肝声为呼，在变动为握。何为"变动"？变动就是不正常，变动就是变化，就是病变。凡是讲到变动，都是指病变，肝病的病变表现就是一个字——"握"。要么握力没了，要么握得太紧，都是病。握力正常，就是开合正常。

最近经常有病人说，早上起来手指打不开，得活动一会儿手指才能动，就是肝病。手脚抽筋，也是肝病。所有抽筋都是肝病，属于肝血虚。这个"握"也不单指手的握力，也指肝病病变时有噘口之象，比如小儿多动症的噘嘴、眨眼，也是肝精不足的象。所以平时练手指的灵活性，很重要。八段锦里有一个动作叫"攒拳怒目增气力"。此动作可强腰脊，因为人之气力从腰脊出。攒拳，强肝；怒目，眼睛瞪大，肝神才能发出来。还有易筋经里的"倒拽九牛尾"这个动作也讲究攒拳，都是通过攒拳来锻炼肝的功能。

心，在声为笑，在变动为忧。心脏病的病变就是忧，忧就是憋闷。心的本性是散，得病就是因为憋闷。抑郁，也属于被憋，憋到极致就是发疯，所以发疯也是心的问题。心主神明，凡神明的问题，都属于心。治疗心脏病，可以从脾胃治、从肺治，最严重的心脏病从肾治。

脾声为歌，"歌"是脾的自救，唱歌可以宣脾，《六字诀》中脾音为"呼"，则是对脾的锻炼。脾病呼时须撮口，也得收腹，可以救治口臭、四肢生疮、食冷积不化等。在变动为"哕"，即脾病病变时有恶心呕吐之声。哕就是脾病的声音，就是打嗝或呕吐。气忤逆曰哕，往上嗝逆也是哕。脾的功能在于"升清降浊"，身体能升清，则头脑清爽；能降浊，则六腑清爽。不能升清，则口气重；不降，则腹胀。

肺声为哭，在变动为咳，即肺病在病变时会咳嗽。在中医，听肺咳，肺气实，则"膨膨而喘咳"，咳声响亮；肺气虚则"少气不足以息"，就是气短、虚咳。而胃经病就是"善伸数欠"，一个呵欠跟着一个呵欠。听鼻音，小肠手太阳之脉"循颈上颊……抵鼻"，病则有鼽衄，属肺气上壅，发音有鼻炎的嚷嚷声。而脾足太阴之脉"络胃，上膈，夹咽"，病则"腹胀、善噫"，好腹胀、打嗝等。

肾声为呻，在变动为栗，即肾的病变就是打冷战，说话声音颤抖，起鸡皮疙瘩。比如有一个病人描述她每天下午一点多必腹泻，下午一点多是太阳小肠经当令，此时腹泻是因为太阳不能发挥固摄作用。有意思的是，她腹泻前身上胳膊上一定起荨麻疹，看到这个，一般人会从肺主皮毛论，其实这是肾寒主栗，可见久泻，元气已伤。

所以闻听其声则能辨其五脏之变，这属于二等功夫。但闻诊还要通音律，很少有医生通音律的，所以这是很多人的弱项。

● 问而知之谓之工

问而知之谓之工，工分上工、中工、下工，可见从问诊判断上，就可以知道医工医术之高低。比如扁鹊救死去的虢国太子，就问了两句话，第一句："其死何如时？"就是虢太子什么时间死的。对方回答："鸡鸣至今。"第二句："收乎？"就是问盖没盖棺材盖，若盖了棺材盖，就断绝了阴阳之气，那这人就救不得了。对方说："因为还没有到一天，所以没收殓。"于是扁鹊说："这个人没死，我能救。"他凭什么判断虢国太子没死呢？就凭那句"鸡鸣至今"，就是时间与阴阳之气的关系。

鸡鸣一般有三遍，分别在丑时、寅时、卯时。丑时，人体气血肝经当令；寅时，人体气血肺经当令；卯时，人体气血大肠经当令。这些时辰正是气机转换之时，所以扁鹊在分析虢国太子死因的时候就说："我为什么说他没死？因为他只是在气机转换的时候被憋住了，无非阴不入于阳，阳不入于阴罢了，我只要把他的阳穴一开，此人就可以活过来了。"果真他开了百会、大椎及两腋后，太子就活过来了。可见，如果不懂气机，不知有多少冤魂被活埋了。

总之，问诊，不仅要精熟医理和辨证，还要有人情练达，否则也问不到点儿上。

普通医生问诊，最主要的是问所欲五味，以知其病所起。比如病人说上半夜睡不好，就是生发不足；如果下半夜睡不好，就属于收敛不足。病人主诉上楼小腿痛，当属膀胱经，因为膀胱经"从腰中下挟脊，贯臀，入腘中……以下贯踹内"。而下楼大腿痛，属胃经，因为胃经"下髀关，抵伏兔，下膝膑中"。

医生问诊，就是要从病人口述中获取大量信息，然后与《黄帝内经》和《伤寒论》之理一一比对。比如病人说消谷善饥，就是特别容易饿，这是胃有虚火。而食不下，是木克土，就是胃寒不知饥饱。尿频，就是阳虚或肺气虚，收摄不住。再比如病人说不渴，就是湿大于寒；而口中燥、渴，就属于寒大于湿。病人口述之酸麻胀痛等更是一些重要指标，可以看到生命更深处的问题。

酸麻胀痛各代表什么呢？

比如"痛"，只要身体还能感知痛，就说明"精"还足。"痛"字，里面是一个甬道的"甬"，所以痛就是甬道不通，经脉被憋，经脉通了，就不痛了。

"疼"字里面是"冬"，所以疼指寒邪凝聚。其实，人对疼痛的感觉是不同的，骨强、筋弱、皮肉厚且松弛的人耐痛力强。肌肉结实而皮肤薄者，不耐痛。

疼和痛有微小的差别，疼是寒邪，喜欢人用手热敷，所以可以用热敷法；而痛一定害怕人碰，一碰就烦躁，并大呼小叫，比如妇女经前乳房胀痛，碰不得，所以调理要用轻轻的疏通法。痛是精足，而经脉不通。疼一般指寒邪。

麻，是气过来了血过不来。强壮者可以偶尔用梅花针放血法，病在深处还需用药。如果气也过不来了，血也过不来了，就是"木"，久之凝成血栓，脑血栓病人前期"木"的症状明显。其实木是最可怕的，是按在身上没有感觉。

而酸，是因精不足而无法生发，即为酸楚。什么叫酸？酸就是精血生发不起来。比如说我有本事，你也有本事，但你的能力不如我，可是你升职比我快。因为领导宁愿要个听话的，也不喜欢有本事的，所以我心里有点儿酸。我也有这个精，但是没人提拔我，气不足以调精，就会酸。酸和痛，是完全不同的概念。酸是有劲儿使不出来，有精无气；痛是经络不通。酸时就按揉按揉，按揉就相当于抚慰和劝说："别较劲啦，这是命。"渐渐地，气就平了。气若不平，慢慢就形成瘀堵，就是痛。久痛加内心怨毒，就恶化或成癌。辛味为散，酸为收敛，"辛酸"一词就是一种欲生发而不得、被困住的感觉。

胀，是阳气不足，水湿无法代谢，运化无力，湿气泛滥。水湿初起，在上眼皮；发展途中，则咳嗽，咳嗽是想把湿邪宣出；等到出现面色苍黄、阴股间寒冷、脚踝肿、腹大时，水湿已成气候，则难治矣。湿邪滞留于肠外，则是息肉；在子宫，则为囊肿、肌瘤。

痒，是人体最细微的感觉，只有心能感知。"诸痛疮痒，皆属于心。"当气血不能到肌肤表层，则痒。一抓一挠，气血一过来就不痒了。

病人求诊的时候也要明白一些问诊技巧。比如，问诊里面有一条就是问二便，即问大小便，尤其是大便，因为大便是整个中焦和下焦系统的问题。大便成形还是不成形？不成形，就是阳明大肠燥火出问题了。大便是一天一次，还是一天两次？是前面硬、后面软，还是全稀？稀是糨糊状的还是碎糟糟的？糨糊状，就有可能有热，碎糟糟不消化的则是胃寒。撒尿时有没有泡沫，痛不痛？这些问题都要说清楚。

现在新浪微博上有好多人来求诊，不是我不愿意回答，是没办法回答。他们只说谁得了什么病，比如浅表性胃炎该怎么办。我怎么回答？每个人浅表性胃炎的症状都不一样。如果你要问问题，最好自己先记录下大便情况怎么样，吃饭情况怎么样，睡眠情况怎么样，什么地方疼痛，怎么个疼法，一般几点痛等。你光说睡不着不行，必须说是入睡难，还是整宿不睡，是几点到几点睡不着等，否则我无法回答，最好是面诊把脉。

● 切而知之谓之巧

切脉，是四诊的最后一项，也是很关键的一项，因为它涉及最后的确诊，即对前三项的终极把握，以及开方剂量的大小。只可惜，现代中医教育在这方面有很大的缺失，所以治疗水平也直线下降了。

古语说：切而知之谓之巧。巧，既有巧妙意，又有机窍意，从此入手，甚至可以跳过前三项，直接知道气血的秘密。即哑巴、瞎子如果医理明确、手下机敏、脉法高强，也许对气血的感知力比普通人还强，不必非得望、闻、问。

巧在哪里呢？脉象有三部九候，过去是把人迎脉（在颈部）、寸口脉（在手腕）、趺阳脉（在脚面）三部，三个部位各有九部，那就至少看到人体的27个层面了，看得非常全面了。后来扁鹊"独取寸口"，只把手腕寸、关、尺三部，再加上浮中沉为九候，也可以判断其病在何脏腑。

一定要记住，医理通透了，脉象才通透。《素问》中涉及脉象脉法的有《阴阳别论篇第七》《脉要精微论篇第十七》《平人气象论篇第十八》《玉机真藏论篇第十九》《三部九候论篇第二十》《通评虚实论篇第二十八》等。有兴趣的读者，可以到我的元泰堂国学讲堂里去学习。

为什么从脉象可以知道人的内部病象呢？关于脉之形成，《难经》一难中说："人一呼脉行三寸，一吸脉行三寸，呼吸定息，脉行六寸。人一日一夜，凡一万三千五百息，脉行五十度，周于身。"

也就是说，人，一呼一吸，为一息，脉走六寸。还记得先前我说的人出生时，脐带当剪六寸的说法吧，其原理也来源于此。人，一日一夜，统共一万三千五百息，脉行五十度，白天二十五度，夜晚二十五度，周于全身。这句是在说，人的这个脉，是持续不断的，是一呼一吸慢慢积累来的，中间运行的过程中，有一点儿差池，有一点儿混乱，后面就是恶性循环，就是病态。这就好比道路上一旦有车追尾，后面的车辆就都慢下来了，而追尾的地方，就好比气脉相争的地方。

左右两手脉象分别指什么呢？高骨定关脉，左手寸口为心、肝、肾，因为心与小肠相表里，肝与胆相表里，肾与膀胱相表里，所以左手寸口不仅可以推知心肝肾，也可以推知小肠、胆、膀胱。右手寸口指肺、脾、命，命指命门。肺与大肠相表里，脾与胃相表里，由此也知大肠及胃等，因为脉有定位，就可以判断病态在哪里。

为什么扁鹊独取寸口呢？因为肺主一身之气，肺朝百脉，气上来和气下去都要走肺。所以，肺脉寸口就是一个枢纽，是气脉开会的地方。把脉的原理就是从脉象上辨别正邪，比如尺脉沉取细弦，什么意思呢？有肾寒，寒属于约束，脉就细、直、硬；但是阳气尚可的话，想要把不通处通开，就会使劲上顶，为弦，病脉的弦脉代表阴阳相激，阴阳合和是没病，阴阳相激就是病。肺感觉到气脉的较劲，就会通过脉象告诉我们生命里面的问题。其实，把脉的奇妙在于，好比我们坐在屋子里听到警车的声音，我们就知道哪里有坏人了，我们不必非得看见警车，也不必非得看见坏人，但一切都在发生，我们只需在脉象上细细揣摩，从蛛丝马迹上找到坏人。有坏人的地方一定有事、有动静，一定有正邪相争，而我们去帮助正气就是了。

所以说，看到表现就知道内在——"未睹其疾，悉知其源？"没看见它的表现，怎么知道它的源头呢？人体没有邪气时，脉就是平的，就是沉缓有力的。而人体气血有问题时，脉就会出现异象，就是病脉。但，在医院里把的脉不太算数，因为已经上了西药或激素，脉象已经不真实了。过去讲究把医生请到病人家里看病把脉，确实是最能把到真实的脉的。

● 脉，是生命的真相

什么是好脉呢？《玉机真藏论篇第十九》说："脉弱以滑，是有胃气。"此句甚妙。不会把脉的人，一见脉象柔柔弱弱的，便疑惑其人将死，一见脉腾腾有劲，便认为此人无病。此言差矣！上了激素的脉一定是特别有力的，因为调了元气了。要死的人，脉象也会腾腾的，但一按里面就是空的，此乃虚阳外越。而平人脉象（也就是正常的脉象）恰恰是柔柔弱弱，轻轻一搭上去似有似无，才是胃气充满。哪有阳气全散掉的？所以浮取一定不太明显才是。这么说吧，三部九候脉，无病的脉象一定有三个特点：有胃气、有神、有根。而不好的脉，比如要死的人的脉象，《黄帝内经》叫"真藏脉"，就是无胃气的、无神也无根的脉，也叫"七怪脉"。这个咱们先不讲，只讲有病象的脉。

若哪部脉尖锐突出，就说明那里正在邪正相争，而作战之地就是有病的地方。也就是哪部脉闹腾哪儿有病，没劲的那个脉没病。正常的脉，一定占一个词：柔和，最好是宽大柔和。人体虚不怕，虚就好好养着，不是病。在这世上，一定要先知道什么是好才行，然后能够抓住这个好、守住这个好，就是福德深厚。

好的脉象一定是有胃气的脉象，因为中医认为：胃气一败，全身皆败，再怎么着也要把胃保护好。这就是中医和西医一个很大的区别。消炎药伤胃，所以要慎用；寒凉的中药伤胃，也要慎用。为什么说张仲景的经方好？因为他的方子基本都是温性的，服用后不仅不影响食欲，还能强壮身体。而艾灸中脘穴也是保护脾胃的一个妙法，先固摄好脾胃，再言其他，是中医治疗学里的首要原则。

现在很多人有胃溃疡，溃疡一定是血虚，精血不足的地方就溃烂。而胃是生气、生血之所，生气、生血的地方血都虚了，可见胃气衰败得厉害。同时，胃主血所生病，白血病等都与脾胃相关。

其实，只要有胃溃疡的人，一定有一个特点：常年不愉快和郁闷。就说夫妻冷战这件事，我的原则是，只要你不想离婚就别闹，只要你想离婚你就往死里闹。冷战了半天，最后两个人还和好了，争执因何而来的也弄不清了，等于这场气白生了。气，从无处来，到无处去，事儿没了，只留下一场气和一场病。男人因为这场气，得了胃溃疡或浅表性胃炎。女人因为这场气，得了乳腺癌，真是不值。

为什么看病一定要把脉？因为不见到人，望、闻、问三者再强也会出差错。有时候差一点儿就不行。就那一点儿，决定着品质，决定着你对生命的认知。

比如同样是浮脉，若浮中有紧象，就属于伤寒；若浮中有虚象，就是伤暑；浮数，就是伤风；浮迟，就是伤湿。一毫之错，方向即错，如此就是草菅人命，就是对人对己不负责任，更是对经典不负责任。

现在的人有一个误区，就是有病后只求药不求医。不知真正治病的不是药，而是开出方子的那个人。如果开方子的人能够辨证准确后下药，就会有奇效，如此人们才会对中医生起信念。

诊脉，就是要决定火候，火候就是量。中医有一句话叫"传方不传火"，就是方子可以给你，但是用量不能给你，因为用量因人而异，因脉象而异。《伤寒论》里的方子，量一变，甚至方子的名称都变了，比如四逆汤与通脉四逆汤，同样都是三味药：附子、干姜、甘草，如果干姜量大，就是通脉汤，如果甘草量大，就是四逆汤。所以，量就指火候。但医圣张仲景更慈悲，他在《伤寒论》中给了量，给了服药方法，给了辨证方法，给了治错后纠正的方法，所以他是圣人。他那时也没有行医执照，但他有"长沙太守"名号的保护，更何况他是第一个坐堂医生，坐的不是医堂，而是太守的大堂，一边给百姓看病，一边讲解药性医理，才有了这本《伤寒论》。

关于脉学的书籍，大家可以去看扁鹊的《难经》、晋代医家王叔和的《脉经》、李时珍的《濒湖脉学》等。

黑中医的人一般把脉学当作玄学。西医诊断有各种仪器，已经精密到核磁了，而中医还靠三根手指吃饭就显得太可笑了。其实，西医能走到今天，靠的是科技的进步，而中医千百年来好像全无进步，仿佛还有退步，真是让粉中医的人有点儿不知所措。但此次疫情也告知我们，西医也有无能为力的时候，如果将来某一日全世界大停电，各种诊断仪器也会万籁俱寂，到那时，人们还得到传统里面寻找解药。所以我说中国有中医，也有西医，就是福报。

那么中医能走到今天，到底靠什么呢？靠的是古老的智慧。打个比方，如果一个房间里出现了病毒，西医要把这个病毒做各种分子式以及细胞的分析，然后找到杀死病毒的方法。而中医首先要搞清楚这个病毒是喜欢明亮温暖，还是喜欢阴暗潮湿，人首先要避开病毒喜欢的地方。下一步是要改变病毒喜欢的地方，没有了它喜欢的生存环境，病毒也许就销声匿迹了。学习中医思维的好处就是知道凡事都有阴有阳，有生就有灭，有起就有落。有常并不是世界的真相，无常，才是世界的真相。任何事物，都不可能长期困住人类。

从《黄帝内经》到《伤寒论》，会让我们成熟很多，也明白很多，凡事不必人云亦云。望闻问切、奇经八脉、藏象学说、五运六气等，也是完整的医学体系。中医谈天说地、以道论法，命悬之于天，而成之以地，人之生命与天地宇宙浑然一体，现代科学可以把生命分析到粉尘，但所有粉尘碎片再聚合也永远达不到那混沌的如一。西医打开人体，知道了人体的秘密了不起；中医不打开人体，也能知道人体的秘密，更了不起。中医肯定不属于现代科技，但它的智慧、宇宙观、生命观，绝对值得探寻和敬仰。

●《黄帝内经》《伤寒论》就是中医的标准化

关于把脉，有两个问题，一是现如今，很多人都是亚健康状态，所以想把出一个正常的脉，很难。不知何为好，自然不知何为坏。有人会说："小孩应该是好脉吧？"但是小孩毕竟是儿童脉，小孩的脉偏数，而且因为身体处于无漏境，跟有漏的大人必然不同。天安门前负责升旗的战士们，身体好、单纯，应该是好脉吧，但谁知他们心中有没有焦苦？所以也不好说。我们生活枯燥，脉象也呆板；生活痛苦，脉象也滞涩；生活混乱，脉象也混乱。所以脉象也是我们的人生，会把脉者一定能把出我们人生的心酸。

所以，把脉真的令人着迷，什么东西把玩到极致，都有不能为外人道的出神入化，你若讲给别人听，别人会说你是巫婆或疯子。所以，顶级的快乐还真没有办法分享，只能独乐乐。所以，越高级越孤独是一定的。

把脉的第二个问题是每个医生对脉象的理解不同，把出来的脉也不一样，这也是会被西医诟病的中医没有标准化和可重复性的问题。比如你头疼，看了 10 个中医大夫，也看了 10 个西医大夫。10 个西医大夫给你开的药几乎有 9 个都是止痛片，这就是说西医所谓的可重复性是存在的。剩下的那一个大夫可能看到了你抑郁的层面，他要么对你进行抚慰，要么开了纾解抑郁的药。

而 10 个中医大夫开的药就有趣了，如果这 10 个医生都会把脉，你可能会得到 10 个不同的方子，比如有人认为你是因为湿气重而头疼，有人认为你是因为血虚而头疼，有人认为你是因为伤风而头疼……其中肯定只有一个方子是最对症的，所以你会称这个中医为"神医"。

中医真的没有标准化的东西吗？有。我说过：《黄帝内经》就是医理的标准化，《伤寒论》就是医术的标准化和可重复性，《难经》就是脉法的标准化，《神农本草》就是药性归经的标准化。所以，它们是四大经典！中医现在之所以被很多人不信任、不尊重，其实跟中医自己的不精进是有关的。一个正派、严肃、朴实、精进的人，是不会不被人尊重的。

我们曾经做过实验，一群人一起学《黄帝内经》，一起学脉法，一起学《伤寒论》，然后一起看一个病人，每个人都严格地画出此人的脉象，然后私下里出方子，最后集体亮出自己的结论。因为学习思路一样，最后至少8个方子是相近的！其中的不同就是高手和低手的差别，但最起码阴阳分得非常清楚，即三阴证绝不会看成三阳证。

这说明中医可以有标准化和可重复性。但我们还是要讨论那两个不同的方子，因为真理往往在少数人当中，我们一定要探讨他们看到了什么。大多数人掌握的也许只是常识，而常识和真理完全是两回事。更何况，我们的头脑习惯于认为常识是对的，这就是我执，就是需要我们警惕的地方，人之所以认为常识是对的，是因为人们靠常识活着，会更安全。人，有时会为了贪图安全而放弃真理。

这种学习经历是令人振奋的，记得当年学习的时候，我们称我们的小讲堂为"讲习所"，有人"讲"，同时大家要"习"，要反复地练习、训练。大家在线上学习中医的时候，最好以地域为界成立学习小组，每次见面先互相把把脉，这样进步会很快。

在中医里怎样判断哪一个医生更高明呢？比如说这个病人有尿蛋白了，两个大夫开药，一个大夫开的是强壮脾胃的药，另外一个大夫开的全是补肾的药，要想判断高下，需要一个水平更高的人来评判。就像在中国打太极拳一样，只有高手能评判，底下的人只是看热闹。这个病，从脾胃入手的是高手，因为胃为肾之关，肾为胃之关，也就是唯有土能够克水。尿蛋白属于肾关门不利，所以要靠脾胃关其门。而开肾的补药的是低手，因为后者只是西医思路，哪儿有病就治哪儿，补益太多，反而流失得越多。当然，最后疗效也一定是前者取胜。

再比如李时珍在《濒湖脉学》里讲了散脉。其体状诗是："散似杨花散漫飞，去来无定至难齐，产为生兆胎为堕，久病逢之不必医。"即散脉要么是产妇将生产的脉，要么是孕妇要流产的脉，而久病的人若是散脉，就是元气将绝的脉。如果孕妇散脉出现在尺脉上，意味着这个女人要流产了，作为医生，该不该告诉病人呢？西医一般一见B超就会直接告诉病人：无胎心、胚芽没发育，做了吧。可这样孕妇的内心会顿感悲伤和荒凉。我就见过一位妇女因为这样的经历再也不进那家医院，因为她认为这家医院太冰冷。中医把到这样的脉，该怎么说？一般会说："回去好好静养吧，保持安静，不要生气，不要劳作。"病人说："您还是给我开点儿药吧。""不用，孕妇别乱服药。"而且一定会告知对方，胎儿在头三个月，如果受精卵状态不好或胚胎发育不好，会选择自动走掉。《说文解字》里就说怀孕前三个月叫"胚"，三个月后才叫"胎"，所以怀孕头三个月至关重要，如果强保，可能后期会出问题。这点说清楚了，胎停育流产后，孕妇就不会太伤心。你不能现在就告诉她："你现在脉散了，你要流产了。"这样可能会吓到她，同时你为了自保也不能开药，明明胎要走了你还给人开药，那你是让病胎走还是要留住病胎？病人若糊涂一点儿，早晚都会怨你。人不能跟天争，老天要这孩子走，你非得把这个孩子留住，早晚会出问题。

再说了，古代也是怀孕三个月后才可以报喜脉，就是怕胚胎不稳。曾有一个女星，刚在我这里调理了一个月就怀孕了，然后告知天下。因为没告知我，我虽然知其根基不牢，也不便多言。果然不久就流产了，然后又急匆匆赶来，我对她说："以后能不能稳重些，彻底调好了再怀孕，胎儿稳定了，再昭告天下。"

为什么要花这么多篇幅讲脉象呢？因为《伤寒论》讲究脉证合一，不懂脉就不好辨别阴阳，不会脉法就开不了药。关于脉法的问题，有兴趣的可以买本《曲黎敏精讲〈黄帝内经〉四》看看。

● 眼睛的病

望诊最重要的是望神，望神最重要的是看眼神，因为一身精神，具乎两目。一身骨相，具乎面部。看人的精气神，最重要的就是看眼神，五脏六腑之气皆与眼通，心性、欲望、愁苦，皆从眼露。

中医看眼睛也有章法，比如黑瞳为肾，主先天，瞳孔里面还有一个孔，属于心神。人死的时候瞳孔放大，就属于心和肾全散了。黄眼仁，属脾胃，主后天。白眼为肺，白眼仁发青，属于肝肺不调。目内眦为大肠，所以眼屎等是阳明大肠的问题；目外眦为小肠，所以外眼角发炎属于太阳小肠经的问题。眼睛发直、不灵活、斗鸡眼等，是心脾的病。

《灵枢·大惑论》说："五脏六腑之精气，皆上注于目而为之精。精之窠为眼。"意思就是：五脏六腑所藏的精气和经气，都会向上汇聚灌注于眼睛的相应部位并产生精明视物的作用。人体的精华就聚集于眼睛。

骨之精为瞳子，筋之精为黑眼，血之精为络，其窠气之精为白眼，肌肉之精为约束，裹撷筋、骨、血、气之精而与脉并为系，上属于脑，后出于项中。

其中，肾的精华供给瞳仁，肝之精华供给黑眼球，肝精不足，则是白内障、青光眼。血之精为络。血之精，即心之精也。心精主要表现在内外眦的血络，心精不足，则血丝多、赤脉攀睛（眼白上有红血丝）。心之生机不足，会造成角膜营养不良，故生血丝。肺之精华主要表现在眼白，肺之精不足，则眼白发红，眼白发青。脾精主要表现在使眼珠转动之肌肉，脾之精不足，眼珠转动不灵。这就是五脏精气与眼睛的关系。

如此五种精气交织在一起，与脉络合并，形成目系。向上联系是脑部，向后可与项部中间相联系，也就是五脏之精会于脑，出于脖颈，从上而下，从前而后，如此贯注于眼睛，眼睛辨五色信息入脑而刺激脊髓。这就是眼睛与脑部、颈椎和脊髓的关系。明白了这个道理，就知道做眼睛手术一定要慎重。

举一个眼底黄斑的例子。首先，黄斑不是斑，而是视网膜上的一个重要区域，叫黄斑区，位于眼后极部，主要与精细视觉及色觉等视功能有关。一旦黄斑区出现病变，常常出现视力下降、眼前黑影或视物变形等症状。关于这一点，《黄帝内经》中有一段话解释脑部与眼睛病变的问题，说："故邪中于项，因逢其身之虚，其入深，则随眼系以入于脑。入于脑则脑转，脑转则引目系急，目系急则目眩以转矣。邪其精，其精所中，不相比也则精散，精散则视歧，视歧见两物。"是说，如果邪气侵入项部（所以保护脖颈是保护眼睛的第一步），就会趁着人体虚弱而向深部发展，沿着眼睛系统入侵脑部。邪入于脑，即发生头晕脑转，脑转则引发眼睛拘急，眼睛拘急则出现两目眩晕的症状（所以眼睛的问题常常连带头晕）。如果邪气损伤眼部的精气，使精气离散，就会出现视歧，也就是看一件东西好像分成几瓣一样。

西医则认为黄斑病变确切的病因尚不明，可能与遗传、血管硬化、氧化损伤、慢性光损伤、炎症、代谢、营养等有关。但基本属于一种老年人的常见病，也就是年龄越大，发生黄斑病变的危险性越大；女性湿性黄斑病变略多于男性；高血压、糖尿病、高胆固醇血症、心血管疾病、肥胖病等人群易并发黄斑病变；另外，经常暴露于蓝光和日光中的人容易患此病。

据说现在有一种练功法，就是每天直视太阳，这不是没病找病吗？总之，此病会使视力突然下降，甚至导致中心视力丧失，出现视物变形，纸上字句弯曲，视觉中央出现黑影或模糊区域。西医一般采取激光等手术治疗，中医可以用中药方来治疗。

大概 10 年前，有一个来自大庆的中年男性病人患了眼底黄斑症，去俄罗斯治疗此病，断定其 3 个月内就要失明。于是他急急忙忙又投奔北京同仁医院准备手术，可那个做手术的医生正好要出国半年，而这种手术好像不是一次就能做完，中间还要做一次，所以医生劝他半年后再开始手术。于是这个病人就不知该怎么办了。他的朋友正好认识我，便带他来看中医。

他起初是万般不肯的，但又实在没有办法了，只好来看。在此之前我也没见过这样的病人，但学习《黄帝内经》和《伤寒论》的好处就是，一切循其脉证，不必顾及西医病名，正行无问就是了。通过脉证，辨其病在厥阴，厥阴又正好对应肝经，肝又主目，又属于久寒者，于是开了 20 服当归四逆加吴茱萸生姜汤。

没想到，他吃过药后眼睛大好，又跑去让俄罗斯大夫看了一下，俄罗斯大夫极为惊讶，认为他的眼睛不必做手术了。于是病人大喜，又来京复诊求药，此时他的脉象已变，于是我去掉吴茱萸、生姜、白酒，他又服用 20 余帖中药后，痊愈了。

伤寒名方——当归四逆加吴茱萸生姜汤

《伤寒论》原文：

若其人内有久寒者，宜当归四逆加吴茱萸生姜汤主之。

当归三两。芍药三两。甘草二两，炙。通草二两。桂枝三两，去皮。细辛三两。生姜半斤，切。吴茱萸二升，大枣二十五枚，擘。

上九味，以水六升，清酒六升和，煮取五升，去滓。温分五服。一方，水酒各四升。

现代医生的用量是：当归 12 克、桂枝 9 克、芍药 9 克、细辛 1.5 克、炙甘草 5 克、通草 3 克、大枣 8 枚（擘）、吴茱萸 6 克、生姜 3 片。医生把脉后，会有自己的剂量、用法。

此方一般用于素体血虚、内有久寒，又复外受寒邪，手足厥逆、舌淡苔白、脉细欲绝，或兼见头顶痛，干呕、吐涎者。凡属血虚寒凝者，比如四肢关节疼痛，或身疼腰痛、痛经等，也可使用本方。

手足厥寒，脉微欲绝者，属于阳虚，宜四逆辈。脉细欲绝者，属于血虚，血虚不能温于四末，故，四肢厥逆冰冷。此时要先益其血、温其经。所以此方用当归、芍药之润以滋之；甘草、大枣之甘以养之；桂枝、细辛之温以行之；而尤借通草之入经通脉，而止其厥，这就是我们先前讲的"当归四逆汤"。若其人内有久寒，就要加上吴茱萸、生姜以辛散之，还要借清酒之力引经，并濡润经脉，以散其久寒，这时就得用"当归四逆加吴茱萸生姜汤"。

有人会问："是不是所有得这个病的都可以吃这个方子？"不见得。再说，此方是治久寒，也没说是治"眼底黄斑病变"的。一定牢记：中医不是一个方子对一个病，而是要对"证"。病在厥阴，才可以吃这个方子，如果病在少阴，就要吃少阴的方子。所以才强调脉法。

这个病例告诉大家，第一，有病，不必一开始就急着动手术，给中医二十几天，耽误不了病情，届时再动也不迟，万一好转了呢。第二，《内经·至真要大论》中说："知标与本，用之不殆，明知逆顺，正行无问。此之谓也。不知是者，不足以言诊，足以乱经。"也就是说，只要从阴阳辨证，用五行论治，行为方正，就不要疑惑，坚持正确的思路去治就可以了。如果不知阴阳五行，不知表里虚实，就不足以言诊治，而且还可能乱经。

对一个中医师而言，我觉得"正行无问"是一个很高的素养，首先它要源于对中医医理的自信，其次源于对经方的纯熟和精准的判断。一个真正的中医师是不应该被西医名称迷惑的，坚持《黄帝内经》医理和坚持《伤寒论》的六经辨证，才是最重要的。

● 眼病，要细细辨证

中医界有位绝顶聪明的女老师曾传给我两句话，一句是：真学中医，临床上一定要抛弃西医病名，只按《伤寒论》六经辨证去治，才是真中医！另一句是：忘掉你是女人这件事，你就自由了！太感谢这位老师了！第一句照亮了我的学医之路，第二句点醒了我的自由之路。

从某种意义上讲，现在治病很难，因为人们只知西医病名，对其内涵却知之甚少。比如眼底黄斑，人们只知道它会导致眼睛视力丧失，出现视物变形，却不知道其中的原理。西医治眼睛的病就是在眼睛上治，而中医就不会这么直接，它会把跟眼睛相关的一切因素称之为"目系"，也就是眼睛系统。比如，它会讲明眼睛与肝的关系（肝主目）、眼睛与脑部的关系、眼睛与脊髓的关系，甚至眼睛与胃的关系。因为胃经也入脑，是随眼系入于脑。所以大家会发现，头晕呕吐的时候，有人会伴随眼眶子疼和眼睛疼，特恶心的时候，有时候人会闭眼，或眼睛往外凸，其实这就是胃经随眼系入于脑的缘故。这时候最好的办法就是催吐，现在很多人老觉得吐了会伤身体，但有的人一吐吐出团状的痰，这是好事。吐完之后用温水漱口，最关键的是要上床睡觉，才能把阴血、阳气养起来。

所以一个真正的中医师，此时不能把注意力放在眼睛上，而是要放在生命的相关性上。比如当归四逆加吴茱萸生姜汤里，没有一味药作用于眼睛，其中，当归补肝血，白芍平肝，桂枝、甘草通心阳，调和营卫，细辛、通草通窍力强，可以驱寒、止痛。除了当归、白芍等入肝经外，细辛入脑，吴茱萸生姜主破胃寒，清酒只是引经药。从药上看，没有一味药在治疗眼睛，但这个方子解决了肝的问题、胃的问题、脑部的问题，当这些问题都得到解决后，眼睛黄斑区的问题也许就解决了。这，就是中医解决问题最奇妙的地方。

但有人会说："手术不是更快吗？"其实黄斑病变在很大程度上就是一个老年病，手术可以解决病灶，但无法解决因为衰老而造成的阴虚阳虚，到最后可能还是失明。先前的那个病人之所以好得快，关键还是不太老，精血补足后，再破了寒邪，人就很快恢复了。若是特别老的病人，药下去后，恐怕先救的不是眼睛，而是别的更重要的生理功能。对于特别老的病人，活下来才是第一重要的，他的精气神一定用于先活下来，而不是看见什么、听见什么，这也是老年病多耳聋、目瞑的原因。

至于治疗快慢的问题，我再重申一遍，中医若辨证准确的话，一点儿不比西医慢，比如张仲景一般都是一服药解决感冒高热的问题。还有，年轻的病人好治，年老的病人，求治愈一定是漫漫长路，因为气血全都在走下坡路。再说快慢这事，还得打个比方，对付坏人，一枪打死最快；但要把坏人教育成好人，这事儿，不仅快不了，还可能把两个人都耗在里头，除非你力量大，可以让对方立地成佛，要不说佛也是大药王呢！都说习性造病，让人改个毛病都不容易，面对一场大病，总得一点点驱病，还得一点点培补元气，才是最稳妥的办法。慢，没祸害你，还能最终治愈你，慢就慢吧，知足吧。

虽说五脏精气都汇聚于眼睛，但肝经"在窍为目"，所有眼睛上的问题，还是先考虑肝的问题。一出生眼睛视力就不好的，一定跟父精母血有些关系。父母肝有问题，应在小孩子身上，就是眼睛的问题。

我们的脑力外散就是通过眼睛，原先电脑已经够毁人的了，现在手机更毁人。所以现在人要想自律，第一步就是要放下手机。只要是眼睛不舒服，首先是用眼过度，比如疫情过后很多人的眼睛会出现毛病，比如眼睛干、眼睛涩等，究其根底还是肝病。人流眼泪是肝气已动，眼睛迎风流泪则属于肺气不降。

怎么养眼呢？一、常闭眼。二、养肝。另外，我在直播里讲了保护眼睛的三个方法，大家可以去听听。再者，五脏六腑之精气皆聚于目，所以没事要多练习眼神。《易筋经》里的"摘星换斗"是个练眼神的动作，左右各做3的倍数即可。还有一个"九鬼拔马刀"的动作，此动作也可以练眼神。八段锦里的"五劳七伤往后瞧""攥拳怒目增气力"也练眼神，可见练眼神是传统功法里的要点。

中国有一句话是"花不花四十八"，其实就是阳气衰竭于上的表现，阳气衰弱，人眼的调节反应就迟钝，看得清近处物体，因为睫状体紧张不能马上放松，就看不清远处；看清远处，又看不清近处。肝气衰败，眼睛就花，再继续发展，就会出现眼酸、眼胀痛、眼皮抽搐、眼干涩、畏光流泪、头痛、头晕、恶心、烦躁等一系列视疲劳症状。

这些老病要不要治疗呢？其实，老病不需要治，只需养。治疗就是提前抽调元气，而老人元气已不多，更何况现在很多治疗属于过度治疗。养，就是少用和多加护理。人老了，需要帮助和陪伴，这个要比治疗重要得多。

眼睛的病态还有很多，比如有的人，一眼大一眼小，属于脾病。某一边的眼皮突然耷拉下来，属于肌无力，也是脾病，因为脾主肌肉。可以用艾条艾灸患处。还有人有总眨眼的毛病，特别是小孩，一般被认为是多动症。其实在中医眼里，这还是肝脾的问题，风木克脾土，人就会不自觉地眨眼。这种孩子通常被惊吓过，小孩本来脾胃就弱，再被呵斥、惊吓，就会有这个毛病。从脾胃治疗，吃点儿中药就好了，一旦按西医多动症治疗，这孩子就永无宁日了。

关于小孩的病，我的原则是，如果小孩得了病，最好先在家里刮刮痧，灸灸大椎、中脘，别急着往医院送，让孩子好好吃饭，好好玩，别压抑他，吃饭时别老呵斥孩子，过些日子就好了，因为他毕竟在成长期，很多问题会自我修复。可是，家长若没有学习过《黄帝内经》等经典，就培养不出这种悠然的心态，凡事一急，反倒把事情往坏了带了。

关于眨眼、挤眼，还有一种情形，就是在撒谎，是调肝血上来，帮他处理窘境。关于这个，大家要会看，撒谎的时候，最单纯的人的反应是眼睛上翻，其次是下意识地摸鼻子，最不外显的动作是轻微地扭屁股，这些都是什么原理，大家可以去听《黄帝内经》。

大家还发现，人死时眼睛会流泪，关于这个问题，有人说是因为怕死，科学解释是人死后脑细胞死亡导致脑水肿，颅内压力增高，导致眼静脉回流障碍，眼压增高，眼内液体渗出，但量较眼泪少，多见于眼角处。而《素问·解精微论第八十一》的解释是："精神去目，涕泣出也。"也就是精与神离开后，眼泪会流出来。我们先前讲过人死的标志是肝经绝，肝主目，所以，人死，不仅撒手而去，而且会流眼泪，这就是肝经绝的表现。

《黄帝内经》说：目者，五脏六腑之精也，营卫魂魄之所常营也，神气之所生也。故神劳则魂魄散，志意乱。是说人的眼睛，既是脏腑的精气所形成，也是营、卫、气、血、精、神、魂、魄通行和寓藏的地方。其精明视物的功能，是以神气为基础的。所以人精神过度疲劳的时候，就会出现魂魄失守、意志散乱、眼睛迷离而无神气的现象。这个就是有些少年几天几夜在网吧里打游戏会猝死的原因。

● 一场奇怪的头晕症

2020 年春天，头晕、手臂酸痛、手指发麻的病人突然激增，有些人可能与疫情期间长时间以不正确的姿势看电视、看手机有关。手臂酸痛、手指发麻的人，可以先按摩手臂和手指，这里需要注意的是：手臂上部酸痛和小指麻木，可能跟心脏有关。有些潜在的心脏病人会有手臂酸痛无力的象。比如心梗发作之前，肩背就可能有反应，并且疼痛可辐射至一侧或双侧手臂、肩膀、手腕、手指和上背。

不正确的姿势还会使颈椎曲度发生病变，造成头晕、胸闷气短，甚至恶心呕吐等。

《灵枢·大惑论》里记述了一个黄帝头晕的故事，很有意思，咱们看一下。

黄帝问于岐伯曰：余尝上于清冷之台，中阶而顾，匍匐而前，则惑。余私异之，窃内怪之，独瞑独视，安心定气，久而不解，独瞑独眩，披发长跪，俯而视之，后久之不已也。卒然自止，何气使然？

这段是说，黄帝有一天登东苑之高台，上到中阶时，一回头，突然犯了眩晕症。

黄帝对此感到很诧异，于是，开始自救。黄帝是怎么自救的呢？先自己闭目宁神、安心定气，也就是静坐加气功，如此练了会儿功，但依旧没有解决问题，仍然感到头晕目眩。接着他又披散开头发，赤脚长跪在台阶上，力求形体舒缓，使精神轻松，但当他向下俯视时，眩晕仍长久不止，毫无作用。于是他问岐伯：是什么气突然上冲，导致的这个问题？

莫非，黄帝那一瞬间有高血压？

岐伯解释说：目者，心使也。心者，神之舍也。故神精乱而不转，卒然见非常处，精神魂魄，散不相得，故曰惑也。是说眼睛的视觉功能，主要受心的支配，这是因为"心主藏神"的缘故。精亏则神散，真阴与真阳互根的关系紊乱而不能交通运转，人就会目光呆滞，仿佛看到不寻常的异象。精亏则神乱，魂飞必魄散，如此心神不安，精失神迷，就是迷惑眩晕症。

关于头晕目眩，《灵枢·海论》说："髓海不足，则脑转耳鸣，胫酸眩冒，目无所见，懈怠安卧。"脑为髓之海，脑髓不足，人会周身酸痛，头晕目眩，倦怠懒言。

《灵枢·五邪》说："邪在肾，则……肩背颈项痛，时眩。邪在心，则病心痛，喜悲，时眩仆。"即，邪气在肾，人会眩晕；邪气在心，人也会晕倒。

甚至《灵枢·厥病》也说："烦心头痛，时呕时悗，眩已汗出，久则目眩，悲以喜恐，短气不乐，不出三年死也。"头晕、呕吐、出汗、闷闷不乐、胸闷气短等，这个非常像心梗前兆。

伤寒名方——小柴胡汤

疫情期间，一名员工的母亲突犯头晕恶心，一动就眩晕呕吐，吃不下饭，我说那就吃两服小柴胡吧。一服药后立马好转，头不晕了，说话也有劲儿了，吃饭也有食欲了。

有人会问："你不是说最好把过脉才能开药吗？这个怎么不把脉？"还真是，《伤寒论》中只有小柴胡汤可以不必把脉，虽说小柴胡汤脉有沉紧之象，但不会把脉也没关系，因为《伤寒论》说："伤寒中风，有柴胡证，但见一症便是，不必悉具。"就是口苦、咽干、目眩、默默不欲饮食，只要见其中一两个症状，就可以开这个方子。小柴胡汤怎么这么灵呢？

我们先看下头晕一般会发生在六经的哪个层面。最容易出现头晕的是在少阳和厥阴层面。这两个都属于枢纽，所以，转枢无力或肝血虚，都可以导致头晕目眩。

小柴胡汤，可是《伤寒论》里的名方。这个方子适应性很广，太阳经可用，阳明经可用，但最主要的，它是少阳经的主方。我们看一下《伤寒论》原文：

少阳之为病，口苦，咽干，目眩也。

胁下硬满，干呕不能食，往来寒热，尚未吐下，脉沉紧者，与小柴胡汤。

伤寒五六日中风，往来寒热，胸胁苦满，嘿嘿不欲饮食，心烦喜呕，或胸中烦而不呕，或渴，或腹中痛，或胁下痞硬，或心下悸、小便不利，或不渴，身有微热，或欬者，小柴胡汤主之。

我们前面说少阳与厥阴为表里，少阳本气为火，标为阳，标本同气。少阳为初生之阳，向上向外，最忌讳邪气瘀阻其气机，最喜得厥阴风木之气鼓动。少阳病的口苦、咽干、心烦等证，都从自己火气来。而其胸胁苦满，嘿嘿不欲饮食等症则是气机被瘀滞后的表现，而头目眩晕，则是中见厥阴风木的表现。

咱们看下小柴胡汤如何解决这些问题的吧。小柴胡汤的配方：

柴胡半斤，黄芩、人参、甘草（炙）、生姜各三两。大枣十二枚，擘。半夏半升，洗。

现代基础用量：柴胡30克，黄芩、人参、半夏、炙甘草、生姜（切）各9克，大枣4枚（擘）。

小柴胡汤临床常用于治疗感冒、流行性感冒、疟疾、慢性肝炎、肝硬化、急慢性胆囊炎、胆结石、急性胰腺炎、胸膜炎、中耳炎等属胆胃不和者。但大家一定要记住，这些都是西医病名，真正用药一定要望闻问切，循医理、懂药性、辨脉象，如此才能准确下药。

我们从少阳与厥阴表里上看一下这方子。其中，少阳病的口苦、咽干、心烦等证，用君药柴胡解决。药书说：柴胡，味苦，气平，微寒。气、味俱轻，升而不降。入手足少阳、厥阴之四经，也就是入手少阳三焦经、足少阳胆经、手厥阴心包经和足厥阴肝经。可见柴胡出入表里之间，主往来寒热，半表半里，正好是协调少阳与厥阴的关系，所以祛肝胆之邪，去心下痞闷，解痰结，除烦热，非柴胡不可。所以小柴胡汤在《伤寒论》里地位突出，除桂枝汤、麻黄汤、四逆汤等，就是小柴胡汤了，小柴胡汤被称为伤寒门中必需之药。柴胡苦平升散，黄芩降泄，二者配伍，气机有升有降，为和解少阳的基本结构。而头目眩晕，则是厥阴风木的表现。精不足，虚火扰头就头目眩晕，用人参甘草大枣则补五脏虚。其胸胁苦满，嘿嘿不欲饮食，是气机被瘀，小柴胡汤则用生姜半夏，助柴胡和解气机。

● 颈椎病、富贵包、脱发

这一节我们讲讲颈椎病、富贵包、脱发、头皮屑这些事。

颈椎病的原因一是阳虚。因为颈椎走督脉，督脉主人一身之气，阳气不足，则颈椎失养。二是长期的姿势不当和过劳。比如长时间低头会使颈部肌肉紧张而劳损，现在人总低头看手机就是一个问题，久而久之，脖子就变成乌龟脖，颈部会鼓起一个大包，又叫富贵包。三是受寒，颈椎居于阳位，最怕寒邪，所以要注意保暖，冬天一定要戴围巾。

怎么治疗呢？如果阳虚，就必须吃药，以四逆辈为主。

我年轻时就有严重的颈椎病，守着中医院校，找过各路高手，又是扎针又是按摩的，统统没用。后来有人建议去医院做牵引，我到医院一看，就明白了使用牵引法治疗颈椎病，效果一定不好。因为牵引时，患者害怕颈部会被拉断，就会不自觉地与牵引力相抗，反而会使肌肉更加紧张。于是就索性自学医理，有人说："你守着中医院校，干吗还自学？"因为听不懂。以我的学习能力和思辨力尚且听不懂，我就知道很多学生也是懵懂的。刚好我古文底子好又刻苦，自学起来自然如"秀才学医，笼中抓鸡"。最关键的，我胆子大，敢于试针、试药，先治自己的颈椎病。"证在少阴，四肢拘急不解，脉微欲绝者，通脉四逆汤主之。"如此这般吃过一段药后，颈椎病竟然20年没再犯过。

几年前的某一天出差到某地，当地有个粉丝非邀请我做一次颈部保养，那三小时弄得我很难受，又不好意思说什么。回到家的第二天，早晨一睁眼，坏了，我发现自己不能睁眼了，一睁眼就天旋地转。我勉强走到卫生间，就吐了。于是赶紧让家人买了两服小柴胡回来，当下煮了一碗，喝后好了一些。关键是第二天还要出差，不免心中焦急，因为这个状态是无法讲课的。晚上细细地一把脉，又暗中叫苦，原来竟然是白通汤的脉象，幸好这个在家里是常备药，于是第二天就带着电药壶上了飞机，到酒店第一件事就是煮药和休息。第二天一早上课时，竟没人发现头一天我还站立不稳呢。

这件事的教训有三：一、轻易别让人动你的脖子，脖子其实是人体最脆弱的部分。幸好当时没有颈椎错位。二、身边要有沉静、办事果断的年轻人，因为自己一旦病了，头昏脑涨手哆嗦的，把脉都不准，也就是所谓"医不自治"。所以我特别注重培养年轻医生。相反，对所谓老中医不太关注，除了范中林、刘渡舟、李可这些宅心仁厚又医理精湛的。三、遇事要沉稳，要略通医道，否则一旦进了医院，此事就不知要延宕多少时日了。花钱不说，关键是遭罪。

得了颈椎病，要是没有阳虚的问题，应先用手法放松颈部肌肉，然后针刺大椎以上椎间隙穴位，这个，就看你能不能遇到好大夫了。扎针这事儿，我除了自己熟知的弟子，外人一概不用，因为怕扎坏了。

颈部有富贵包怎么办？所谓富贵包，也就是在第七颈椎和第一胸椎处凸出的硬包块。从某种程度上说，富贵包是颈椎病的预警，电玩一族这个毛病很多。这个也得先按摩放松，先要放松肩井穴。肩井穴是身体第一大强身穴，是胆经的要穴，位于大椎穴与肩峰端连线的中点处，就是你的右手往左肩一搭，掌心所在部位就是肩井穴。定好位之后，抓按即可。

肩井穴松开后，可以艾灸大椎穴和肩井穴。等富贵包开始松软后，就刮痧，从风池穴开始，刮向大椎，然后再刮向肩井，直至肩膀头。这个可能会很痛，但一定要坚持一段时间。富贵包的危害在于有可能阻碍精血上输于脑，会造成血虚头痛，以及形成血栓，到老时，就有可能会变成老年痴呆症（阿尔茨海默症）。

再说说脱发。脱发主要以脾肾两虚为主。一般常见于中年人，但现在年轻人也不少。这个首先跟纵欲有关，而反过来讲，秃顶的人一般性欲过强。也就是说，节制房事，既可以治疗脱发，又可以积蓄精力、锻炼毅力，还可以省钱，真可谓三全其美。可是有人说："我房事并不过度，为何也脱发得厉害？"那是因为人的精气神分明耗和暗耗，房事属于明耗，累了也就歇着了。不怕色，就怕色心不已，天天想男女之事就属于暗耗，而彻夜打游戏、熬夜等也属于暗耗，气血不怕明耗就怕暗耗。

防暗耗的方法是什么呢？（1）修行，先讲究断念。（2）推崇婚姻，让身体和生活先安定，精神便安宁。八字一合，烦恼便打了五折。今人爱恋苦，暗恋更苦，没合八字，婚姻亦苦。

总之，无处不是暗耗，自然气血衰败，头发飘零。青少年脱发主要是手淫造成的肾精亏损，女子脱发是郁闷造成的子宫瘀血，戒除恶习后可服用白通汤或通脉汤月余，可以制止脱发。而头部有瘀血也会造成脱发，可服用通窍活血汤。

脱发的第二个原因是焦虑。现在人人焦虑，孩子为学业焦虑，自然毛发受损，要么出皮肤症状，要么头发稀疏焦黄。大人为事业焦虑，老人为孩子焦虑。焦虑的深处就是抑郁。所以治病要先解其焦虑，用药还是四逆辈或理中。我有个学员，踏踏实实吃了两个月中药后，不仅头发厚了，连先前脱落的眉毛都长出来了。

再比如斑秃，属于重症焦虑。一般是三阴经证，焦虑问题解决后，可以服用小柴胡汤收工。因为斑秃大都发生在胆经所循行的部位。

至于头屑过多，现代人都认为是由真菌引起的，便在洗发液中加入抗生素。抗生素属于激素类，激素可以调动真精元气上输至头皮以达到滋润的目的。但几天不使用就会重生头屑，这就是使用激素治标不治本的证据。而中医认为头皮屑是"阴盛阳虚"导致虚火上炎造成的。虚火属于邪火，邪正是不兼容的，有虚火的地方精血必然偏少，头皮不得滋润，就生头屑，皮肤病其实也是同样的原理。治疗还是要从阴盛阳虚入手。

第六章

脾胃问题：阳明病

● 自由，就是上下皆通

先前我们讲了问诊问大便的问题，所以这一节我们讲讲大便难的问题，因为这个问题带给大家的困扰太多了。甚至大便难也可以导致人烦躁、口干、发狂等各种精神症状。

先讲个闲篇。大便难的问题，其实可以上升到一个精神的高度，比如古人是如何看待"自由"这个词的。

大家知道"自由"这两个字什么意思吗？自，即鼻子，所以自由首先就是要呼吸畅快，呼吸要没有感觉。什么叫不自由？就是你快憋死了。

而"由"这个字是什么意思呢？由这个字，《说文解字》里没有，但《说文解字》里有"届"这个字，届字从尸由，因为《说文解字》说"届，行不便也"。尸，就代表身体。由字，有人说是入土之意，表示身体入土，行路不便。其实，如果人体半截入土了，就无法行走了。所以"由"字的本义根本不是入土的意思，而是像人憋了泡屎在裤裆处，走路费劲的样子。

所以什么叫身体的自由？就是肺与大肠相表里，就是上面呼吸畅快，下面拉得痛快，上下皆无窒碍，整个人体里面又干净又充满新鲜的能量，就是自由。所以大便难这件事也是让我们不自由的。自由是指一种没有滞阻、上下联通、与自然自在交换的本然状态。所以以后看到任何词汇，都别瞎猜，而是要弄清楚每个字的本义才好。别以为自由就是没人管了，其实，自由最主要的是自我欢畅的感觉，跟旁人

114

无关。有没有人管，那是你自找的，但你的呼吸是别人管不了的，拉屎也是别人替不了的，只有肺和大肠都舒畅了，才有真正的身心自由。

再说"届"这个字，上面是个尸，代表身体，下半部非由字，是由字，入土之意。这个字的意思是说身体入土，行路不便。又作生命结束，时间到临的意思。汉字都是有缘由的，所以说学点儿《说文解字》没有错，知道了每个字的本义，对我们理解古文非常有帮助。

大便难首先是阳明病。足阳明胃和手阳明大肠是阳明病的位置和处所。太阳，护布全身，言其大；阳明，多气多血，言其强。胃没劲儿，就消化不了食物；大肠没劲儿，就代谢不掉垃圾。病邪到了阳明，虽是里证，但阳明抗邪的能力也是强大的。

一般说来，阳明病有两种，一种是原发的，比如胃里有宿食等。另一种是继发的，继发的阳明病则是上面所言：太阳表邪不解，由于发汗、吐下等伤了胃里的津液，津液干燥，而转为阳明病。阳明为燥热，燥热内结，就会出现不大便、大便难等阳明里实证，也就是肠实而胃满，又叫腹部痞满。

腹部痞满、大便下不来，还分三种程度和来路。

问曰：病有太阳阳明，有正阳阳明，有少阳阳明，何谓也？答曰：太阳阳明者，脾约是也；正阳阳明者，胃家实是也；少阳阳明者，发汗、利小便已，胃中燥、烦、实，大便难是也。

先说"太阳阳明者，脾约是也"。是说有太阳表证——头痛、发热、恶寒的同时，大便秘结了。脾与胃相表里，胃的燥气太盛，约束了脾阴的运化。肠胃的燥热逼迫脾阴下渗，导致小便反多，大便呈羊屎球状，又小又硬，几天不下，渐渐地就成了习惯性便秘。

再说"正阳阳明者，胃家实是也"。这是指阳明本经、本腑病，跟太阳、少阳无关，病理变化是"胃家实"。实，是对虚而言的，饮食水谷入于胃，胃就实了。水谷腐熟，精华上升，腐物下移，则肠实而胃空。人的消化吸收就是虚实交替，六腑（六腑指胃、大小肠、三焦、膀胱、胆）传化物而不藏，六腑以通为顺，当六腑不通不顺时，就成阳明实证，就有大便排泄不出、腹部痞满疼痛，另外还有潮热汗出、烦躁谵语等症。这些都是胃家实，胃家实的便秘比脾约便秘厉害，大便已成燥屎，是大承气汤的主证。

再说"少阳阳明者，发汗、利小便已，胃中燥、烦、实，大便难是也"。是说少阳病误用发汗、利小便的方子后伤了津液，从而出现胃燥、大便困难的阳明病。

《伤寒论》说："何缘得阳明病？答曰：太阳病，若发汗，若下，若利小便，此亡津液，胃中干燥，因转属阳明。不更衣，内实，大便难者，此名阳明也。"

这段是说，太阳表邪不解，由于发汗、吐下等伤了胃里的津液，津液干燥，而转为阳明病，而出现不更衣（不上厕所）、内实、大便难者等阳明病。

先说津液。《黄帝内经》说，小肠主液所生病，大肠主津所生病，所以一味地发汗、吐下，津液必伤。此时病就从表证入了里证，太阳病就成了阳明病。所以，治病一定要小心，桂枝汤、麻黄汤等都要在医生的指导下使用。不要轻易去发汗，发汗不是亡阳就是亡阴，亡阳就成了少阴证，伤了津液就转成阳明证，就成了里实证，就会大便难。

● 大便难，用大小承气汤

"不更衣、内实、大便难者，此名阳明也。"不更衣是什么意思？就是不上厕所。古人宽袍大袖，而且贵族都穿裙装，同时古代卫生条件特别差，所以便有"更衣如厕"制，就是上厕所必须换衣服。历史上就有两个更衣侍女得到皇帝宠幸的，一个是汉武帝宠幸了卫子夫。原本汉武帝的姐姐培养了许多美女让汉武帝挑选，可没有想到汉武帝上了趟厕所，跟卫子夫好上了。卫子夫舞跳得好，人又纤瘦，于是，汉武帝姐姐在送卫子夫进宫时，抚摸着卫子夫的后背说："强饭。"就是强迫自己多吃点儿。还说："即富贵，无相忘。"就是你若富贵了，别忘了是我给你的机会！

另一个著名的"更衣"就是日本小说《源氏物语》里主人公的母亲，他母亲就叫"更衣"。古代人其实常因为职位而得姓，如果你是干更衣的，你就姓更衣，如果你是医生可能就叫医缓，如果你的职位让你可以乘坐公家马车，你就可能姓公乘。《源氏物语》主人公的母亲因为是个更衣，地位卑微，所以主人公一生都只是个风流的王爷，而不能登大统。

《伤寒论》怕我们不懂更衣，所以又说不更衣是内实，大便难。那么用什么药呢？

凡是大便难就这几个方子，一个是先前讲的甘草干姜汤，专治上下窍不通，而且相对安全。比如有个老太太肚子硬，几天不大便，还成天说神神鬼鬼的话，服甘草干姜汤几天后，大便拉了好多，肚子一下就软了，而且也不说胡话了。这个方子虽然就两味药，但治疗精神躁狂症和老人顽固性便秘有奇效。

《伤寒论》中治疗阳明的大便秘结还会用到大小承气汤。先说承气是什么意思，承者顺也，把燥屎污物之气排出，使胃肠腑气得以通畅，就是承气之意。

伤寒名方——大承气汤

《伤寒论》说：手足濈然汗出者（指一阵接一阵地微汗），此大便已鞭也，大承气汤主之。

大黄四两，酒洗。厚朴半斤，炙。枳实五枚，炙。芒消三合。

现代基础用量：大黄 12 克、厚朴 24 克、炙枳实 12 克、芒硝 9 克。

具体煎煮法是：上四味，以水一斗，先煮厚朴、枳实二物。其中，厚朴消满，枳实消痞，痞，就是上下气不通。取五升，去滓，然后下大黄，更煮取二升，去滓，最后下芒硝，更上微火一两沸。就是用厚朴枳实先通达胃肠之气后，再帮助大黄、芒硝起到泻下大便的作用。一旦大便得下，剩下的药就不要再吃了。

为什么一定要用芒硝呢？肠中燥结，屎块又硬又小，芒硝能软坚散结，可以增加肠道的水分，所以，芒硝专门为燥屎而设。再者，大黄芒硝是血分药，厚朴枳实是气分药，专门解胃家实的"实"，有推陈致新之良效。

大承气汤四味药：厚朴、枳实、大黄、芒硝。厚朴能够宽肠、消腹满，所以，用大承气汤必须要有腹诊，患者的肚子要很硬，像两个瓦片合扣在一起，而且一按就疼，十来天不大便，舌苔黄燥，而且脉象沉实，兼有潮热汗出，就可以用大承气汤，用后即拉。如果腹部已柔软，就不可再用，如果腹部还硬还疼，就可以再用一次。但大承气汤属于峻下之法，易损人正气，不可过用。

伤寒名方——小承气汤

如果说大承气汤证是燥屎已成，证在大肠，那么小承气汤是病变在小肠，大便已硬，但还未成燥屎。

《伤寒论》说：若腹大满不通者，可与小承气汤，微和胃气，勿令至大泄下。就是腹胀满实证，大便不通或大便硬时，可以用小承气汤。

小承气汤的组方是：大黄四两。厚朴二两，炙，去皮。枳实三枚，炙。

现代基础用量：大黄 12 克、厚朴 6 克、炙枳实 9 克。

方子很简单，就三味药，跟大承气汤相较，没有芒硝，因为此时还没有燥屎。其中，大黄，其性甚速，走而不守，善荡涤积滞，调中化食，通利水谷，推陈致新，导瘀血，滚痰涎，破症结，散坚聚，止疼痛，败痈疽热毒，消肿胀，用之如神。但用之必须辨证非常清楚，而后下药甚效，否则，杀人于眉睫也。因为其性如将军，甚猛，为实证可以用之，虚证就要小心。厚朴可以平胃中之燥气，而且其性淳朴，不伤正气。枳实有破坚之功效，且有濡润之性，但要注意的是，元气足，可重用枳实，否则不能用。

张仲景接着说服用方法：上三味，以水四升，煮取一升二合，去滓，分温二服，初服汤当更衣（第一次喝汤药时就会上厕所），不尔者（不上厕所的话），尽饮之，若更衣者（如果上了厕所的话），勿服之。因为再用就可能伤正气了。所以用药一定要小心，以上这两个方子都有点儿猛，虚证绝不能用。

这里面有两点需要注意：一是大承气汤煮法有先后，芒硝若先煮，就没有力量了。而小承气汤是三味一起煮。二是古代煎药就煮一次，所以量大，但基本是分三碗服。小承气汤是煮好分两碗。

我们现在可以把量减下来，比如《伤寒论》中开到 60 克的，那我们现在开 20克就可以了，相当于我们开的是他一碗的量而已。若更衣者，勿服之。他先让你喝一碗，刚喝完就应该去拉；如果不拉，就全喝掉，如果拉了，就坚决停服，一定别再服了。现在老头老太太都贪心，过去讲究病去即止，而现在的病人总怕浪费，花了钱就得全喝完，结果一拉就收不住了，人就虚了。

具体如何使用大小承气汤，《伤寒论》还反复说：阳明病，潮热，大便微鞕者，可与大承气汤，不鞕者，不可与之。若不大便六七日，恐有燥屎，欲知之法，少与小承气汤，汤入腹中，转失气者，此有燥屎也，乃可攻之。

这段是张仲景告诉我们用大小承气汤一定要慎重。有阳明病潮热，大便微硬者，可以下大承气汤，大便不硬就不能用。用大承气汤基本要有四个表征：一、汗出；二、潮热；三、腹满硬；四、不恶寒。若六七日不大便，恐怕里面就有燥屎了，曾有一病人特别瘦，说每每能摸到他自己的屎，果然肠子那儿有一个一个硬屎球，这就叫燥屎五六枚。要进一步诊断有没有燥屎，可以先上一服小承气汤，试探一下，如果刚一喝下去这人就放屁了（失气就是放屁），那就判断有燥屎，乃可攻之，这个时候就可以大胆地用大承气汤了。

《伤寒论》接着说：若不转失气者，此但初头硬，后必溏，不可攻之，攻之必胀满不能食也。欲饮水者，与水则哕。

这段是说，如果吃了小承气汤，没有失气，也就是没有放屁，说明没有燥屎，但也六七天不大解，大解时粪便前面硬，后面软，此时全无阳明实证。无阳明胃燥，甚至是胃寒，所以一定不要服用承气汤！这种病人现在特别多，千万要小心，一旦服用了承气汤，必伤脾胃之阳。脾胃之阳一伤，不仅更加腹胀，而且不能吃东西，甚至喝水都嗝逆，这是因为中焦有寒邪。

像这种"初头硬，后必溏"的病人，大便开始那段硬，不是燥热而是阳虚，而后面便溏是胃与大肠有寒。这种情况理中汤类的方子有奇效，先会排湿气，浊水浊气浊物排尽时，大便就恢复到香蕉状了。但有的人浊水浊气浊物的排出会走太阴脾，或皮肤肌肉，这时就会出现浑身肿胀，病人接受不了的话，这病就没办法治疗了。

邪气总得有出处，要么走肠道，要么走肌肤腠理，每个人的身体反应都不同。所以，不事先接受医理教育的话，就无法坚持治疗。这也是无法在网上给病人开方子的原因，因为开方子不难，难的是吃药后的反应每个人都不一样，而《伤寒论》最大的难处也是在于病情的后续调理，尤其是发病后的应急处理。

现在人都是耗散太过，真能吃到大小承气汤的人并不多，所以服用承气汤最好找到医生诊脉开方。反而现在甘草干姜汤和理中汤的适应证很多，这两个药方药效好，且安全。

阳明病，胁下硬满，不大便而呕，舌上白胎者，可与小柴胡汤。

张仲景认为小柴胡汤也能通大便。胁下硬满和呕，属于少阳病，不大便属于阳明，白苔，虽说还没有化成阳明之热，但胃中腐气都涌上来了。而小柴胡汤可以通达三焦气与水气。上焦通达了，津液得以下行；中焦通达了，胃气也就和了，人也就不呕了；下焦通达了，六腑就利了，大便也就下来了。

伤寒名方——麻子仁丸

再说个通便的方子吧。

跌阳脉浮而涩，浮则胃气强，涩则小便数，浮涩相抟，大便则鞕，其脾为约，麻子仁丸主之。

麻子仁二升。芍药半斤。枳实半斤，炙。大黄一斤，去皮。厚朴一尺，炙，去皮。杏仁一升，去皮尖。

上六味，蜜和丸如梧桐子大。饮服十丸，日三服，渐加，以知为度。

老人家便秘，通常可以用麻子仁丸，现在外边有"麻仁润肠丸"。跌阳脉就是脚背上的胃脉，是主后天之本的脉。古代把脉是把三部脉，颈部人迎脉主上，手腕寸口脉主中间，足上趺阳脉主下边，所以古代把脉和现代真的不太一样，但是现在也没人讲这个。古代把脉看病都是正对着病人，寸口脉一定是少阳式，我们现在把脉都是手腕朝上，所以很不一样。再者，古代都是大夫去病人家里看病，去家里有一个好处，就是病人没经过路途的奔波，他的脉一定是最真实的，而我们现在奔波到医院、诊室里，气不平，脉也不会太准。

脚上的胃脉，趺阳脉，浮而涩。浮，就是阳盛、胃气盛；涩，就是阴虚，这里尤指脾阴虚，脾约就是脾阴虚则不能行津液，小便次数越多就越伤脾阴，脉就越涩。浮涩相搏，大便则硬，渐渐地，就形成习惯性便秘。

病根在于胃强脾弱，由于胃强脾弱，有的人不仅大便干燥，还会嘴唇起皮、干裂，因为唇四白属于脾，这时就要用麻子仁丸。丸药都是缓释剂，不像汤药那样有涤荡的效果。这个麻仁丸，就是小承气汤的组方加上麻仁、芍药、杏仁。其中，小承气汤解决胃强的问题，芍药养肝阴、脾阴，麻仁、杏仁有油分，可以润肠、润肺、降气。也就是小承气汤治疗胃气有余，芍药、麻仁、杏仁治疗脾约。这个方子不仅可以治疗大便燥结，还可以治疗痔疮带血、烦躁等症，疗效很好。

如果年轻人偶尔大便干燥，其实都不用麻仁润肠丸，一天三大把松子仁就很管用。

说来说去，人体就是一个腔子，通畅了，人就不病；不通畅，人就大病。

● 腹泻的问题

腹泻怎么办？

腹泻在《伤寒论》里叫"下利"。关于下利，也有不同。痞利，用甘草泻心汤；热利下重者，白头翁汤主之；寒利，用理中汤。

有人会说："前面讲拉不下来，你说用理中汤管用，这会儿拉稀腹泻，理中汤还管用？"

是的，好的中药方子都有双向调节的作用。理中丸对老人五更泻尤其管用。下焦滑脱下利，用赤石脂禹余粮；小便不利，水走大肠，当利小便，用五苓散。

伤寒名方——甘草泻心汤

先说痞利。《伤寒论》说：伤寒中风，医反下之（这句是说，伤寒中风，本该发汗，但医生治错了，反而用了下利的药，如此便伤了脾胃之气），其人下利，日数十行，谷不化，腹中雷鸣，心下痞硬而满，干呕心烦不得安（治错后，病人开始拉稀，一天十几次，如此脾气下陷，自然水谷不化，脾胃失调，就会心下痞硬而满，出现干呕、心烦），医见心下痞，谓病不尽，复下之，其痞益甚（而这时医生还没觉出自己的错误，看到病人心下痞，以为用药不够，继续用泻下的药物，病人心下痞的问题就更严重了），此非结热，但以胃中虚，客气上逆，故使鞕也。甘草泻心汤主之（张仲景的解释是：这个病症不是阳明胃家实，而是胃里虚弱，消化不良，食物上逆，造成的心下发硬，这时的补救方法是用甘草泻心汤）。

甘草四两，炙。黄芩三两。干姜三两。半夏半升，洗。大枣十二枚，擘。黄连一两。（后人认为其方漏掉了人参。）

现代基础用量：炙甘草12克，黄芩9克，干姜9克，半夏6克，大枣4枚（擘），黄连3克。

上六味，以水一斗，煮取六升，去滓，再煎取三升。温服一升，日三服。古代是一次煮成三碗，一天服三次。照现代剂量，煮两煎，早晚各一碗即可。

甘草泻心汤，重用炙甘草，补中益气；黄连祛心火，黄芩清肺热，二者解决"心烦不得安"的问题。干姜驱寒，半夏降逆，解决"客气上逆"的问题。其实客气上逆这个问题，很值得关注，比如口腔黏膜溃烂、前阴黏膜溃烂、肛门黏膜溃烂等，出现不好的味道时，就容易癌变，这时可以用甘草泻心汤。最后，用大枣补充下利造成的津液不足。

伤寒名方——赤石脂禹余粮汤

再说下焦滑脱下利，就是拉得收不住了，肛门全无约束之力了，属于滑泄，这时就要用赤石脂、禹余粮这些收涩、固涩的药。

伤寒服汤药，下利不止，心下痞鞕。服泻心汤已，复以他药下之，利不止，医以理中与之，利益甚。理中者，理中焦，此利在下焦，赤石脂禹余粮汤主之。复不止者，当利其小便。

这一段要细细读之。伤寒下错了药，下利不止，伤了脾胃之气，出现"心下痞硬"，这时可以吃泻心汤。如果又开错了药，下利不止的话，医生又用"理中汤"来救，可是腹泻还止不住，这是因为"理中汤"作用在中焦，而这个下利是在下焦，出现肠子滑脱，所以要用赤石脂禹余粮汤。再者，中医还有个"利小便以实大便"的说法，也可以用"五苓散"。

赤石脂禹余粮汤怎么吃呢？《伤寒论》里是把这两味药煮着吃。赤石脂一斤，禹余粮一斤，打碎。右二味，以水六升，煮取二升，去滓。分温三服。这个方子用量很大，否则收不住。后来也有医生把这两味药研成面，让病人拌在饭里面吃，疗效也很好。

伤寒名方——白头翁汤

热利，一般指痢疾。有两个特点，一是大便黏，有脓血便，二是有下重感，而且口渴，舌苔黄腻，小便也黄。属于肝不疏泄，一般用白头翁汤。

热利下重者，白头翁汤主之。

白头翁二两，黄柏三两，黄连三两，秦皮三两。

上四味，以水七升，煮取二升，去滓，温服一升，不愈，更服一升。

药味有四：白头翁、黄柏、黄连、秦皮。其中白头翁是治疗热性痢疾的专药，黄柏燥湿、清热，黄连厚肠胃，秦皮清肝胆热。

现在很多人拉稀都属于寒利，可以用通脉四逆汤、四逆汤、白通汤和理中汤等。比如《伤寒论》说：下利清谷，里寒外热，汗出而厥者，通脉四逆汤主之。下利，腹胀满，身体疼痛者，先温其里，乃攻其表。温里宜四逆汤。少阴病，下利，白通汤主之。

长夏，指伏天的时候。伏天暑湿重，人最容易得腹泻等里寒证。天热，人喜饮食寒凉，这样就把脾阳伤到了。把脾阳伤了以后，水谷不化，有的人是腹胀，有人是直接拉稀。

记住，夏天吃寒凉这件事是现在很多疾病的根源，总而言之一句话，夏天不能吃冰。据说宋徽宗常年吃冰导致寒中腹泻，好多医生都治不了，最后是附子理中汤救了命。理中，就是理中焦，把中焦理好了，上焦、下焦都好弄。上焦的咳嗽、下焦的腹泻，都能治。我出国旅游什么药都不带，只带一盒附子理中丸，可以不吃，但不能不带。

这个方子在《伤寒论》里的霍乱篇，只要你脾胃不舒服，只要你水土不服，只要霍乱起来了，吃它，都管用。当然最好是附子理中汤，汤，荡也，有涤荡之效；

丸是缓释剂，疗效不及汤。

如果长年虚弱，又月经不调，又成天到晚没劲儿，又不敢喝汤药，那你就用理中丸。但是有人一看说明书，说："上面也没写能治月经不调啊！"它上面还没写"特别瘦的人能吃胖，特别胖的能吃瘦"呢！中焦理顺了，人的消化吸收力就强了，同时还祛了寒湿，人自然胖了能瘦下来，而特别瘦的会稍微肥美一些。也就是说，如果懂了理中汤的原理，就知道它没写的好多病都能治呢！

比如我曾见过一个从中学起就精神错乱的女子，于今已经40多岁。一见面就要打人，脉也是坚决不让把的，怎么办？她人又黑又瘦，又成天不睡，只好按原理开药了。前面讲过，这些病无非是胃寒、肾寒，于是就开了理中汤加茯神，两个月后她就亲自来鞠躬谢罪了，伸着手让你把脉，人也胖了白了。所以说，懂原理最为重要。

●千古名方：理中汤

我们看一下理中丸的制作法和服用法。

人参、干姜、炙甘草、白术各三两。

上四味，捣筛，蜜和为丸，如鸡子黄许大。以沸汤数合（就是开水），和一丸，研碎，温服之，日三四，夜二服；腹中未热，益至三四丸。

理中丸的服用方法有趣，一是要捣碎了和开水和在一起服，吃到肚子发热为止。如果肚子不发热，可以增加至三四丸，肚子一热，脾阳就恢复了。这是丸药的制作法和服用方法。最后还说了一句*"然不及汤"*，即丸药赶不上汤药。

汤药的制作和服用方法是怎样的呢？*汤法，以四物依两数切*（四种药按照剂量做成切片），*用水八升，煮取三升，去滓，温服一升，日三服*——又是一次煮三碗，一天服完。最有趣的是*"服汤后如食顷，饮热粥一升许，微自温，勿发揭衣被"*。就是服汤药后一顿饭的工夫，喝热稀粥一碗，还要盖上被子，捂着点儿，让水谷之气来帮助恢复脾胃的阳气，祛除寒邪。《伤寒论》有两个方子说要喝热粥，一个是桂枝汤，一个是理中汤。而这两个方子，也是《伤寒论》里比较有代表的方子。

理中汤这四味药看上去平淡无奇，人参、干姜、炙甘草、白术，怎么能治那么多病呢?

首先，以红参补五脏虚。人体，从来都不会是某一脏虚，若虚，就是五脏皆虚。红参，生于至阴之地的至阳，所以既能补气，又能补阴。五脏为阴，所以它可以补五脏，同时又补肺脾之气。

其次，以白术祛湿，鼓荡肚脐与命门之气，振奋中焦、下焦。如果只鼓荡中焦，浊气还是没有去处，下焦振奋了，驱邪才有力。临床上经常可以看到，理中汤药方里虽然没有一味泻下的药，可一吃下去就放屁跑肚，且臭气熏天，这方子想必是开对路了。理中汤更妙的是，它可以双向调节——拉稀的，很快就大便成形了；便秘的，会狂泻。这跟前两味药有关，五脏足了，中下焦鼓荡了，浊湿自然就动起来了。

这时，第三味药——干姜更是厉害。干姜可是味好药，气质沉稳干练，有大将之风。味辛，走而不守，直入脾胃，亦入肝肺。能燥湿，能温中，不仅能宣散身体的瘀滞，还能宣散情绪的瘀滞，而且还降浊气。于是，浊湿便痛快下行了。难怪仲景先师特别喜欢用干姜。关键它专门斡旋中焦，能安定远方，又能安定近处，健脾还阳。所以，很多药方里都会用到它。

理中汤里最后一味药，是炙甘草，味甘、气平、性温。仲景 113 方中有 70 多个方子用之。甘草，入太阴脾经、肺经，入少阴心经、肾经，入厥阴肝经、心包。可以说，它是五脏的重宝！现代中医学用甘草，一般是认为它能解毒，其实它的作用远远不止如此。用在此方中，甘草除了配人参以补中益气，还有一个加大心力的作用。心君强，则全身强；心君弱，则全身弱。比如有人总说自己浑身没劲儿，有些人没劲儿是肺气虚，这是病。而有些人没劲儿，是心力弱，觉得人生了然无趣，活着没劲儿，就真没劲儿了。但若生活中出点儿大事，他的劲儿噌一下就能起来，所以这只是心病。

从剂量上看，理中丸的制作是四味药等分，都是三两，按李时珍的换算法，也就是统统 9 克。但实际上，理中汤里可以变化无穷。如果中焦寒邪重，干姜量可以大，如果湿邪重，白术量可以大，而且有生白术、炒白术之变化。如果五脏虚、心力弱，人参、甘草的剂量也要变化。

在《伤寒论》里，就已经有了理中汤剂量的各种加减，比如："若脐上筑者，肾气动也，去术加桂四两。"就是如果肚脐上有跳动感，属于肾水上犯。这种情况下，仲景主张一定要去掉白术。为什么去掉白术呢？因为白术本身就鼓荡此处，这时为了防止奔豚，气机上冲，所以去掉白术而加桂枝，以通心阳。心阳一壮，心肾相交就壮了，肾水就归位了。

"吐多者，去术，加生姜三两"，因为生姜止呕。"下多者，还用术"，如果下利严重的，还是要用白术，但要用炒白术。"悸者，加茯苓二两"，心悸的人，加茯苓，因为茯苓祛上焦湿，且安神。"渴欲得水者，加术"，要加大白术的剂量；"腹中痛者，加人参；寒者，加干姜"。最后一条，"腹满者，去术，加附子一枚"，是指腹部胀满的人，下焦寒重，就要用到附子，理中汤加附子就是附子理中汤。

由此可见，什么情况下该加什么药，是有理可循的，其科学推理真是严谨。一旦医生把过脉、辨过证后，换一味药，药效就截然不同了。

曾有某中医院校的博士生导师对我很好奇，正好他也有解决不了的问题，便来求诊。他是个虚劳症患者，吃了很长时间的六味地黄丸加减，但始终解决不了自己的困倦、衰疲、脱发等。于是我按他的脉象开了 20 帖纯理中汤，他有点儿不屑，认为就这么四味药怎么能治自己严重的问题呢？将信将疑吃完药后，大为惊喜。脱发少了，晨勃有了，雄风也重现了。于是便组织学生开始研究经方。这倒令我有点儿诧异了，这么好的一个方子，难道他们不会用吗？可见中医之衰败久矣！

理中汤到底能治什么病呢？反正我用它治过胃病、抑郁症、痛经、高血压。用它治高血压时，老年人见效快，中年人有血压增高的表现，至于为什么，我在高血压那节再讲。所以，如果你解决不了后续的问题，或知晓其中的原理，就不要乱服药。我还用它治过癫痫、阳痿、遗精、白血病、皮肤病、心脏病、腹胀、肺癌、肾癌等。

从原理上讲，治病本于阴阳，人之阳气要想动起来，在于温暖。寒则不动。温，则五谷得以化，谷气升而中气得养。理中，就是给中焦阳气以助力。如果脾胃阳虚，则中气不升，膻中则无宣发之用。心君无力，肺神不清，就是心脏病和肺病。中焦无力，下面六腑就无力推陈。下焦无火，就会下利清谷，上失滋味，吃饭不香。由此，五脏六腑失序，诸症并起。用人参、白术、炙草，可以固摄中焦脾胃，可使食欲大增。干姜附子通十二经脉，以助下焦而蒸腾阳气。由此，以五谷入于阴，而长气于阳，上输心肺，下摄六腑，五脏六腑皆因受气而安，这就是理中之秘旨。可见，方子是个好方子，但也要有明理的医生用，否则一生也是蹉跎。

如果原先你没有吃过任何中药，这个药一下去好多毛病都能见好。最大的好处就是大便比原先通畅很多，原先两天一次，现在一天可以两次。有口臭的人基本有便秘，下窍一通，上窍自然舒服。但如果你原先一直乱吃药，就会疗效慢一些。

但大家一定要记住，吃药最根本的在于方向对不对。现在各路说法也多，爱指手画脚的也多，关键看自己能否懂些医理，能不能坚持主见。其实，从某种意义上说，病，不重要，关键在于得病的人。人，才是造病的机器，是人在造病，并不是病在造人。所以中医是治人、不治病的一门大学问，把人治好了，病自然去。

所以中医治疗在很大程度上是"话疗"，先通过交流把病人的心结宣开才好，所以必须见面才行。都说求医问药，可现在的人只想求药，病就没办法治。治病，如果没把人整明白，病就是好了，这人还会得别的病……唉！这其中的道理，有多少人懂？

● 口臭、粉刺

现在口臭的人越来越多，中医叫作"口气重"。其最主要的原因是长期郁闷生气或爱吃冷饮，胃的功能为寒邪所困，阳明燥火亢盛。也就是说，刚开始有口气时，属于阳明燥火亢盛，是实证；等到口气重时，就是虚证了。

阳明胃本身是燥火，火力不足，则不能化水谷和腐气。如果人总是生气郁闷，则生寒；又喜欢冷饮，也生寒。这些寒邪就使胃壁中运行的气血渐渐凝固而变为垃圾，则其腐熟和下降功能就会被困住。这时，胃就会用生发燥火的形式以自救，从而疏通经脉，并驱赶凝滞的寒邪，这样就会出现心烦、口渴、咽干、喜饮冷等症状。

下面说一下粉刺。一定要把粉刺和痤疮分开，在年轻人的胃经循行的区域，比如脑门、脸颊上长的叫粉刺，也叫青春痘。而长在下巴颏上（小肠经循行的地方）的是营养过剩导致的痤疮，不是粉刺。

粉刺是阳明热气裹挟着寒邪而上行，所以粉刺外边红、里面白，是热包寒象，这是实证。治疗还是以温经散寒为主，比如服用通脉四逆汤或理中汤 20 剂左右就会管用。其中干姜量大，就是在破胃寒。

记得当年有个姑娘一周后要办婚礼，可粉刺很让她烦恼。把脉后是通脉四逆汤证，吃药后第一天往外发了发，第三天就基本干净了。到结婚那天，脸就亮堂堂的啦。这时如果辨证为热象，误用了寒凉药，就是把阳明胃火向下压。火

126

全压下去了，阳明燥火也没法带寒邪外出了，虽说暂时治得没粉刺了，但嗓子会哑，而且粉刺还会反复发作。也就是说，方向治错了，会添新病。老用寒凉药，最终会灭了胃火，年纪一大，就落下咽喉病，或胃痛。所以，大家用药一定要小心。

胃过寒的话，则难化五谷。胃气本来应该下行，一旦胃气凝滞，就是胃呆（胃变傻了，不知饿，也不知香臭）。胃气不往下走，就往上升，兼五谷腐化之气味，聚集口腔，轻者叫口气，重者叫口臭。由于胃气下降的功能被抑制，就会形成不同程度的胃气上逆现象。胃气上逆，就会将胃中的胃酸和胆汁逆向流入口腔。胃酸上逆就形成了严重的口臭，胆汁上逆就形成了口苦。

五脏各有其味，即肝味臊、心味焦、脾味香、肺味腥、肾味腐。没病的人，嘴巴里自然是淡味的，有一点儿甘，但绝不是甜。一旦觉得嘴巴里有味，就要好好体会，到底是五脏的什么味道收不住了，泛了上来。比如有肺病的人，嘴里会有腥味或铁锈味。但人体还是会自救的，如果脾胃黏滞，人就喜欢吃一些香窜的东西。因为香窜的东西，会宣开脾胃的湿滞。现在大家都苦闷，所以好多人口重，喜欢香窜的味道。

中国人太会整词了，有个词叫"醒脾"，醒，就是刚刚睁眼睛的那种感觉，醒脾，就是让滞住的脾慢慢苏醒过来，好美。其实不是只有香能醒脾，它的反面"臭"，也能醒脾，比如臭豆腐等。当有人出现牙关紧咬等昏迷症时，古代有钱人会用麝香来开窍，但此药太昂贵了，穷人用不起，咋办？搅拌粪便直冲鼻腔，也成。只要懂原理了，万物皆为我所用。

脾胃虽然总被连着说，但我们要明白，胃属于阳明，虽然属阳，但主降，就是胃气是要下降的；脾属于太阴，但主升，所以脾气是要升的。阳的东西要下行，阴的东西要上行，就是生命的复杂性，就是老子的"反者道之动"。如果胃气不降，胃中腐味上行就形成了口气，口气为什么不好？腐味应该是在下焦，它跑到中、上焦来了，就干预了上焦这一部分的干净清爽。上焦的一切都应该是清亮的，比如我们的眼睛，要亮亮的；嘴巴，要清清爽爽的；鼻子，要通畅；耳朵，要清爽……这样的身体才叫好。如果我们眼睛不亮了，头昏沉了，口中腐味滋黏，就是"阳"的地界全被"阴"占领了，人，也就病了。而且，这个病，还不是小病。

总有人在我的新浪微博里求治疗口臭方，因为没有把脉，所以不能开中药，只能开中成药，就开了一个挺轻巧的小方子。口臭的根在脾胃阴寒，附子理中丸肯定有效，理中，不就是理中焦嘛。中焦，含脾胃、肠胃，泛酸、瞋胀、腹泻，统统是中焦的问题。当然，最好是理中汤，因为汤药有涤荡之疗效，快速且有效，丸药则属于缓释剂，药效比较慢。

怎么吃呢？因为此人有口气，还泛酸，还肚子胀，这些毛病一定会导致浑身无力，理中汤加黄连正好对治这些毛病。丸药的具体做法是：用黄连3克煮水，冲服两丸理中丸。最好把理中丸捣碎，用黄连水冲服。如果能在上午八九点钟脾经当令时服用，效果更佳。

用理中汤，大家好理解，加黄连，大家就不理解了，黄连不是苦寒药吗？

黄连是寒凉药，药书上说：黄连、味苦、寒，入心及胞络，亦入肝。有引经之用。可止利、抑酸，安心、定躁。多为臣使，就是说它只是个帮忙打杂的小伙计，难以为君。黄连泻心之浮火，肉桂敛肾火，心不下交于肾，则日不能寐；肾不上交于心，则夜难安。黄连肉桂同用，就是交泰丸，心肾交泰，则眠安。但黄连不宜久用，亦不宜多用，它于百药中只是小卒，不是官，它只知战斗（泻火），但不能生气血、长精气。但它是个正义的小兵，只祛心中之邪火。而祛邪火就是补正火，安君火，它真的不是灭心火，而是降心火，所以它是心之所爱。它虽然寒，但没黄柏那么苦寒。黄连入心，黄柏入肾。

3克黄连，很小的量，却能调整升降。用一点点苦，把焦灼的心气稍微往下带一带。只要心火不再往上使劲地蒸腾，再加上中焦这里一开，气自然就沉下去了。如果泛酸口苦的现象消除了，就可以把黄连去掉，继续服用附子理中汤即可。

● 更年期服药要小心

另一个也姓黄的药——黄柏，就要慎用。很多中医喜欢给更年期妇女开"知柏地黄丸"。知，就是知母，柏，就是黄柏。知母、黄柏性寒，并且泻肾中之火，既不可重用，又不能久用，一定要慎之又慎。长期吃这味药的人，一眼就能认出来，脸上有一抹粉红，脸也粉嫩，好些妇女还以此为美呢。其实，这是大寒凉逼出的虚火，久之，救都救不得。

所谓更年期，只是女性生命当中一个微妙的过程，不是病，但会因为气血水平的重新建立而出现一些症状，比如潮热出虚汗，比如足跟痛，比如失眠加重、脾气暴躁等。

知柏地黄丸是六味地黄丸加知母和黄柏而成，也就是滋阴加上去虚火的药，用于阴虚火旺、潮热盗汗、耳聋耳鸣、虚火牙痛等症。我们要先分析阴虚火旺、潮热盗汗、耳聋耳鸣、虚火牙痛这些症状产生的原因是什么，然后再判定如此用药对不对。我们首先要知道，潮热盗汗、耳聋耳鸣、虚火牙痛这些症状最根本的问题是阳虚。而所谓更年期的绝经，如果大家很好地听了先前讲的《黄帝内经》，就知道来月经首先得冲脉足、任脉盛，而绝经，就是阳与阴，冲脉和任脉都虚了。都七七四十九了，哪还有什么火旺？再说，潮热盗汗在后背，耳聋耳鸣在上，虚火牙痛也在上，都是在阳位出了问题，再长期用知母黄柏销伐这个火，那真是要了命了。

说白了，此方，年轻人用得，但也不可久用；更年期的人，用不得。

在讲《黄帝内经》的时候，我谈过上火的问题。说是因为寒邪占据了正气的地盘，把正气逼得上行而为邪气，所以应该引火归元，而不是强行灭火，强行灭火和消炎，是西医思路，而不是中医思维。但知柏地黄丸里的这两个灭火药太凶猛了，黄连顶多去去心中的邪火，知母、黄柏直接灭的是肾火。

人体有几个火，是要细心养护的。心火为君火，肾阳为相火，此外还有胃阳明火、大肠阳明火，三焦和胆是少阳火。胃无火则不能腐熟食物，大肠无火则不能燥干便便。这几个火，都是要极度保护的。正是它们，使我们的生命温熏如一团阳气，使我们的生命生生不息。如果你天天吃泄火药、降火药，第一先伤胃，第二伤大肠，然后就伤心肾，所以吃消炎药、降火药一定要谨慎，至少 20 岁之前，40 岁之后，基本都不要沾。20 岁之前，是承受不起，会有后续副作用的问题，比如原先的四环素牙等；40 岁之后是代谢不掉，对身体也是负担。

知柏地黄丸不是《伤寒论》里的方子，是后人在六味地黄丸上加了知母和黄柏。黄连可以祛心之虚火，黄柏则专门泄肾之相火，如此久服，肾必虚。脸色粉白就是《伤寒论》里说的"面如妆"，就是"虚阳外越"。要想知道什么是正常的脸色，得看小婴儿，微黄且光润明亮，而病色就是暗黄、萎黄，粉了，更不好。

古人说：知母这味药，味苦、大寒，行天地肃杀之令，非长养万物者也。入足少阴肾经、足阳明胃经，又入手太阴肺经。最善泻胃、肾二经之火，此物只可暂用，而不可久服。而且脾胃虚寒，大便溏泄者忌服。大家想一下，现在有几人脾胃不虚寒，又有几个更年期妇女脾胃不虚寒？当年张景岳把知母黄柏加入六味丸中，也是教人暂服，以泻肾中浮游之火，非教人长服也。黄柏清肾中之火，亦能清肺中之火，知母泻肾中之热，而亦泻胃中之热，此二药兼用，肾、肺、胃一片凉意顿生啊。

关于肾，有个说法叫左肾右命门。形象地说，就是有肾阴和肾阳，肾阴指肾精，肾阳为相火。肾，坎卦，上下是水，中间是真阳。黄柏苦寒，乃至阴之物，其性寒冷，只可暂用以降火，而不可长用以退热。你想一下肾本阴寒之地，难生草木，阴寒之药，怎么能够反生精髓呢？如果万不得已而用黄柏，亦宜与肉桂、砂仁等同用，一寒一热，水火有相济之妙，才不至于被阴寒之气所逼，损胃而伤脾也。

《内经·生气通天论篇》一再申明，人生于火，生于阳气，我们所做的一切，都应该是培火、壮火，而不宜损火。换个角度来说，坎中真阳外飘，也是因为坎水不足，即肾精不足，拽不住真阳，此时最好是补肾精，而不是泻真阳。更何况，肾水一遇寒凉，即无法生髓，所以知母、黄柏兼用，直损真阳也！不这么直言相告，无以救大家乱吃药的毛病！

如果长时间服用知柏地黄丸会让身体的正气被损伤，从而让身体出现气虚的现象，因此有一些长时间服用知柏地黄丸的患者会发现自己有胸闷气短、四肢无力等气虚表现。

总而言之，中医中药其中真是玄妙太多，不懂的话，千万别乱吃药，学会医理，把药性药理弄明白了再吃。

对很多事、很多人，我们要先练就一个"知止"的能耐，就是有点儿主见和定力，别跟风跑，别话赶话，别总想着当下一点儿亏都不吃。现在有微博微信，天天各种说法满天飞，大家学《黄帝内经》后，对那满天飞的养生说法就有标准去判别了。如果他说甩手好，你就要想一下为什么。哦，经脉交接转换处都在手脚处，那岂止甩手好，甩脚应该更好。老有人问什么防霾？身体强壮了就防霾，别的都不防霾，有人说能提前吃点儿药防霾不？你要把肺怎么着，不喘气吗？所以，别瞎想，关键在于修一个化万物的力量，化为美好的，能吸收；化为糟粕的，能排除。万物靠什么化呢？靠先天元气，靠后天脾气和肝气，所以，要有强大的肝和脾，才是养生的要点。

● 口腔溃疡和幽门螺旋杆菌

胃的实证如果没有得到很好的治疗，久之，就成为虚证，再加上郁闷，阳气虚弱，则阴寒泛滥，就是溃疡。如果只是寒邪重，那就是胃疼。而溃疡，指创面塌陷，属于营养匮乏，已经有血虚的问题了。

咱们先说看得见的溃疡，比如口腔溃疡。艾滋病人通常有口腔和咽部黏膜炎症及溃烂，这是免疫力极度低下的表现。口腔溃疡，一定是五脏皆虚，而且是"阴阳俱虚"。什么象表示气虚？溃疡面塌陷，凹进去一块，通常上面还有白膜，这就是气虚。边界发红溃烂，则是阴虚。

咱们再对溃疡具体发作部位做个判断。口腔溃疡有三种。

一、嘴唇内侧的口腔溃疡，是肝经的问题。比如有些妇女经期后会出现口腔溃疡，就是肝血虚的问题。20多岁的人月经过后出现口腔溃疡，一定是血虚，不仅溃疡，还舌头疼，只要这个人喊疼，就还属于"精足"。等到溃烂时不觉得疼了，就是精也不足了。《灵枢·经脉》篇里说，肝经，"其支者，从目系下颊里，环唇内"，是说肝经的支脉从眼睛走到脸颊里面，环唇内走一圈。可不是嘴角哦，嘴角烂是脾经的问题，肝经是环嘴唇里面的一圈，所以嘴唇里面的口腔溃疡是典型的肝血不足症。这个可以用当归四逆汤，但服药后刚开始可能气攻病灶，会发作得厉害，坚持一下就好了。

二、舌头上的口腔溃疡，是心血不足的问题，因为"舌为心之苗"。舌头痛、舌头歪、舌头上有溃疡，都是心脏的问题。但整个舌头又按五行分不同区域，比如舌尖溃疡属于心血虚，两边溃疡则是肝胆的问题。而舌头下面的问题，则属于脾经，脾经是"系舌本，散舌下"，所以舌下痛、舌下溃疡是脾经的问题，但也会引发心脏疾患。所以要区分不同的问题，把脉后才能下药。

三、牙龈上的溃疡，是脾虚的问题，因为"脾主肉"。脾气通于口，嘴唇饱满就是脾气足，嘴唇红润就是脾血足。如果牙齿肿痛，口中溃烂，或口臭，李时珍有个小方子很有用，是用细辛煎成浓汁，多次漱口，热着含在嘴里，冷了吐掉。而小儿口疮，可用醋调细辛末贴敷脐上。

口腔溃疡为什么反复难愈？是因为很多人把它看作上火，而重用消炎药，或认为是缺乏某种维生素，而很少有人从肝、心、脾去看待问题。还有些人吃中药期间会出现口腔溃疡，那基本是因为原先就有这个病症，一吃药，就把这病根翻出来了。这时就是发一个病走一个病，不用担心，接着吃、接着向外赶就是了。

看不见的溃疡是西医所言幽门螺旋杆菌等，因为幽门螺旋杆菌是胃炎、胃溃疡、胃癌、胃淋巴瘤的主要致病因素，所以很多人很害怕。慢性胃炎和消化道溃疡患者的普遍症状是：食后上腹部饱胀、不适或疼痛，常伴有泛酸、烧心、腹疼、腹胀、嗳气、消化不良等症状，有些患者还可出现反复发作性剧烈腹痛、上消化道少量出血等，治疗这些恰恰是中医的长项。而西医需要采用四联疗法进行根除，其中就包括两种抗生素。如果寒邪过凝，就容易形成肿瘤。但西医治疗的同时也强调要避免生冷、辛辣刺激、油腻食物和减少胃酸分泌的食物。例如：不能喝酸奶或牛奶，低盐，少食多餐，尽量少吃水果，增加运动量，多休息等。这些都是对的。

中医是怎么看待这个病的呢？中医认为胃的上口是贲门，下口是幽门，所以幽门螺旋杆菌，属于阴寒。治疗不过是，用热，破寒；用温，化寒。就是要帮助阳明热，而不是助阴邪。寒凉药，首先伤胃。胃，寒邪实时，是口臭；气血虚时，是溃疡。久之，再兼生气郁闷，恐惧悲伤，就会生成肿瘤，这就是现在胃病特别多的原因。

伤寒名方——白虎加人参汤

胃病怎么治呢？如果是阴虚火旺，则热邪伤血，其人烦热、口渴、喜饮冷，甚至呃逆不休，咳嗽不已，反胃而食不下，轻症可以用白虎加人参汤。

《伤寒论》说：热结在里，表里俱热，时时恶风，大渴，舌上干燥而烦，欲饮水数升者，白虎加人参汤主之。

白虎汤有四大对应症状：大烦、大热、大渴、脉洪大。

热结在里，是说邪热已经结集在阳明胃了，而不是在表了，无表证，才可以用白虎加人参汤，这一点一定要牢记。因为白虎汤里的石膏、知母都是大凉药，如果邪气在表，上了大凉药，就会郁阻阳气，导致脾胃虚寒，就会犯大错。

热邪在阳明，人就会吐下或汗出而自救，这样就伤了津液，津液伤了，人就会"大渴，舌上干燥而烦"，渴成什么样呢？"欲饮水数升"。这也是饮水自救。热邪伤了津液，就要用白虎汤清热、生津液，热邪也伤了气，所以要加人参以补气，而且也生津液。气为阳，津液为阴，阳生才能阴长，所以，不用人参补气，津液是补不上来的。

此方是：知母六两，石膏一斤，碎。甘草二两，炙。人参二两，粳米六合。

现代基础用量：石膏（碎）15克，知母9克，炙甘草6克，人参6克，粳米30克。

上五味，以水一斗，煮米熟，汤成，去滓（为什么用粳米呢？粳米，晚熟而香润者曰粳，一般指十月晚稻，性凉者才可入药。其药性：主益气，止烦，止泄。生津，明目，长智。用粳米就是要中和一下知母和石膏的寒凉，而且固摄着脾胃，并且滑者通窍。这依旧是张仲景治病先护佑脾胃的一贯思路），温服一升，日三服。此方立夏后立秋前乃可服，立秋后不可服（此方最好是在大火当令时服用，借天之火而用寒凉），正月二月三月尚凛冷，亦不可与服之（进一步补充，寒时不用寒）

与之则呕利而腹痛（如果这时上了白虎加人参汤会加剧呕吐、下利和腹痛）。诸亡血虚家亦不可与，得之则腹痛。利者但可温之，当愈（很多方剂，亡血虚家都要慎用，尤其重剂，太虚的人扛不住。只可先用温补的药，再谋他剂）。

所以，大家要在张仲景的服药补充说明里好好体会医理。现在很少有医家给服药说明了。

● 胃病寒热错杂：三个泻心汤

白虎加人参汤一般用于阳明实证，但其实能用到白虎加人参汤的人现在并不多。现代人得病一般不折腾到一定阶段不看中医，所以到中医手里时，大多已经是三阴证了。比如实证时有大渴、大热、心烦，到了三阴证时，已经不烦、不渴、不热、口中和了，口中和就是嘴巴总是湿漉漉的，这时已经属于阳气虚衰的太阴证了。如果口渴，就是少阴证。

一旦脾胃病进入三阴证，出现真阳虚极，不能化生真阴，那么阴液已枯之人，定然少神气短，肌肤全无润泽。病至此，只宜大甘大温以复阳，阳回则津液自生。凡须使用回阳救逆的，都需要面诊。其实这时面诊，医家都要担风险，如果判断准确的话，服药以后，能渐渐进食，就能够阴长阳生，又得一命。

总之，医生是人不是神，治得了病，未必救得了命。所以病家也要体谅医家的苦楚，都是尽了心、用了力的，彼此退一步，海阔天空才好。

但在成为三阴经证之前，还有一次补救的机会，就是脾胃不和造成心下痞塞的三个泻心汤证：半夏泻心汤、生姜泻心汤和甘草泻心汤。所以脾胃不舒服的话还是要早治，能在三个泻心汤时治愈，就不会拖延到三阴经了。

伤寒名方——半夏泻心汤

治疗单纯的慢性胃肠炎、胃溃疡，可用半夏泻心汤，治疗效果非常好。

若心下满而鞕痛者，此为结胸也，大陷胸汤主之。但满而不痛者，此为痞，柴胡不中与之，宜半夏泻心汤。

呕而肠鸣，心下痞者，半夏泻心汤主之。（《金匮要略》）

半夏半升（洗），黄芩、干姜、人参、甘草（炙）各三两，黄连一两，大枣十二枚。

现代基础用量：半夏10克，黄芩9克，干姜9克，人参9克，黄连3克，大枣4枚，炙甘草9克。

上七味，以水一斗，煮取六升，去滓，再煮，取三升，温服一升，日三服。

半夏泻心汤对应的症状有"呕而发热"（呕是胃里有痰），"但满而不痛者，此为痞"（但，翻译成"只是"）。是说这种人只是心下堵得慌，但胃不痛。如果胃气降、脾气升，心下就舒服了。尤其是酒客，就是嗜酒的人，脾胃里痰湿，寒较重，又恶心呕吐，又关脉脉象弦滑的，可以用半夏泻心汤。

半夏泻心汤由七味药组成：半夏、黄芩、人参、干姜、炙甘草、黄连、大枣。大家看，这个方子跟小柴胡汤的差别在于：小柴胡汤是两胁胀满，所以用柴胡，而这里是心下满，所以用半夏。把生姜换成干姜，因为这是阳明里证，用辛以散之。再加上一味黄连，加强半夏苦降的力道。便组成了半夏泻心汤。

中焦脾胃有一个特点，就是胃为阳明燥火，脾为太阴湿土。单纯寒，好治；单纯热，也好治，就怕这寒热错杂的，所以方子就用黄芩、黄连降胃气，用半夏、干姜散脾寒，再用人参、大枣、甘草补中益气，如此，才能全方位地解决问题。

半夏泻心汤给出了治疗脾胃病的重要思路。很多人治疗胃病，总是追着症状走，出现什么症状加什么药，这样就会被动，就像抗生素总追着细菌变异，就总是晚那么一步。好的中医思维是有前瞻性的，把整个局面看清楚了，而不是盯着一个点，这就是心法。

以半夏泻心汤打头的三个泻心汤，其中半夏泻心汤和甘草泻心汤，同体别名，只是甘草泻心汤要重用甘草。因为甘草泻心汤的症状多了"下利，日数十行"，也就是腹泻加重，收不住了，而且"心烦不得安"，所以此时要重用甘草以强心安土。

伤寒名方——生姜泻心汤

胃中不和，心下痞鞕，干噫食臭，胁下有水气，腹中雷鸣下利者，属生姜泻心汤主。

生姜四两。甘草三两，炙。人参三两。干姜一两。黄芩三两。半夏半升，洗。黄连一两。大枣十二枚，擘。

现代基础用量：生姜12克，炙甘草9克，人参9克，干姜3克，黄芩9克，半夏10克，黄连3克，大枣4枚，擘开。

上八味，以水一斗，煮取六升，去滓，再煎取三升。温服一升，日三服。

生姜泻心汤用于脾胃不和，总嗳气打饱嗝，并且嘴巴里有味儿，脾不运化，则水湿不去，肠鸣并且下利。这个方子是在半夏泻心汤里又加了大剂量的生姜，生姜能够健胃、消食、散水。所以这个方子里干姜生姜都要用。

这三个泻心汤对现在所谓的急慢性胃炎、胃溃疡及消化道溃疡甚至肝炎等脾胃不和的疾病都有良效。

西医认为慢性浅表性胃炎不需要治疗，认为就是消化不良，大部分人一生中都会罹患，而这是可以自愈的一种疾病。他们认为：几千万年的人类进化中，人类的胃黏膜能够接受各种刺激而自愈。

这个我非常赞同，我认为：胃病乱治反而会加重。但有一点必须指出，西医没看出胃炎是一个情志病，跟人的情绪密切相关。胃炎不吃西药，我坚决同意，但要改善情绪，否则会造成大病。现在有那么多年轻人罹患胃癌，都说是累的，实际上年轻人哪有累死的，都是愁死的、熬死的。

胃病的最主要原因还不是冷饮与暴饮暴食，而是生气郁闷。生气郁闷是肝木克制脾土，首先会表现在胃部。有些人郁闷后食少、食不下；有些人则是胃呆，吃得更多，或不停地吃零食。当人类的欲望被抑制时，或当人类缺少爱时，都会用嘴巴的满足来填补胃部那深处的空虚和悲伤……

有人会问："有炎症不是要消炎吗？"这是中西医理念中最大的分歧。我再次申说一遍：传统医学对炎症的看法是——任何炎症都有产生的环境，中医要解决的是产生炎症的环境，而不是一味地杀菌。环境不改变，病菌是杀不完的。你看三个泻心汤都没有所谓的消炎药，但强调脾胃的升降，所以中医的治病原理是调理气机。

面对同一个病人，中医和西医大夫看到的是不同的情况。已故赵锡武老中医生前诊治的一个病例发人深省：一位老妇因便秘20多天住院，西医疑为肠道肿物，剖腹探查未见异常。而患者从此每日腹泻，发低烧不已。最后确诊为"肠道菌群失调"，常规需肛灌健康人新鲜粪汁，但为老妇所拒绝。后经赵老诊断为"太阳阳明合病"，投以"葛根汤加减"，三剂而愈。

这么说吧，如果把肠道菌群比作青草，那么滋生青草的肠道就好比土壤。西医大夫看到的是：草没了，因此要播种草籽，即接种健康人的肠道菌种；中医大夫看到的是土地已经沙漠化了，解决的办法是兴修水利，改良土壤。只要土地肥沃，水源充足，"天涯何处无芳草"？两种医学理论，两种诊疗手段，最终都有可能治好病，但认识问题的方法却是根本不同的！

● 散剂也有大用途

大家有一个治病误区，包括前面说的那位中医博士生导师，总以为是药在治病，实在不知，中医之高妙在于用气机治病。用药治病的思路，有点儿像西医的靶向治病，好像药特别听话似的，哪里有病，它就去哪里攻病。可一服药汤煮在一起，其中有什么化学反应尚且不知晓，喝进去后谁去了哪里，我们也不知晓。用气机治病，就是把生命当作完整的事物，五脏六腑就像一个运动不息的橐龠，该开的地方开，该阖的地方阖。一旦运转不灵或出错了，好中医就好比机巧的木匠或工程师，中药经方就好比能打开那些机窍的推动力，好比多米诺骨牌，只需一个小小的外力，就能千里江山顺承而下……

这也是中医大夫老是笑眯眯的样子的原因，因为在他心里，治病不是动枪动炮，而是像画了一幅美好的画。更关键的是自己的一个信念、一点儿灵动，给这幅画点了睛，添了彩，让生命有了新的光芒，怎能不欢喜异常呢！

所以现在的治疗学有两个问题。

一是医生用力过猛。细菌好比蚊子，用抗生素打蚊子，就是用大炮打蚊子，可能好的坏的都打死了。其实对付蚊子，用手轰，可；用手拍死，也可；开窗放出去，也可。有肝病，把肝经的药全用上，就会造成损肝。而肝最喜条达疏泄，就好比大树，底下要有水，上面要有阳光，用肾之精水和太阳之阳气，就是在给肝以生机。

二是病人容易想当然。病人总以为把药吃进去了，就直接补了身子。想得美。药想发挥作用，还得靠火和水煮一遍才能吃。药就是进了身体，也得经过元精元气的气化才能发挥作用。从来都是"杀敌一千，自损八百"，所有病邪全去掉时，最后也得落个虚证，等于打了一个大仗，回来就得歇着。所以说"三分病七分养"，最后这个"养"才是大功夫。

伤寒名方——五苓散

咱们再讲一个方子，来解释阳气在生命里的作用和在方子里的作用。

《伤寒论》说：小便不利，水走大肠，当利小便。也就是说有的人拉稀，是因为水走错道了，没有小便了。利小便的方子是五苓散。

五苓散在《伤寒论》里应用很广，病机均为水湿内盛，膀胱气化不利所致蓄水证。

比如"小便数者，大便必硬，不更衣十日，无所苦也（就是不大便也不难受）。渴欲饮水，少少与之，但以法救之。渴者，宜五苓散"。（有人小便数、大便难，而且这种人会口渴。）但以法救之。（就是一定要明白原理才能下手救治。）

霍乱，头痛发热，身疼痛，热多欲饮水者，五苓散主之。（治发热头痛、口干总想喝水的，也可以用五苓散。）

太阳病，发汗后，大汗出，胃中干，烦躁不得眠，欲得饮水者，少少与饮之，令胃气和则愈。若脉浮，小便不利，微热消渴者，五苓散主之。（治大汗后，失津液，烦躁睡不着，特别口渴的，或脉浮，小便不利，叫渴的病人，也可以用五苓散。）

中风发热，六七日不解而烦，有表里证，渴欲饮水，水入则吐者，名曰水逆，五苓散主之。（还有一种半表半里证，口渴，可喝了水又不解渴，有时还会吐水，这是水逆症。）

五苓散方：猪苓十八铢，去皮。泽泻一两六铢。白术十八铢。茯苓十八铢。桂枝半两，去皮。

现代基础用量：猪苓、茯苓、白术各9克，泽泻15克，桂枝6克。

上五味，捣为散。以白饮和，服方寸匕（每服6～10克），日三服。多饮暖水，汗出愈。

先说散剂。中药散剂指药材经粉碎、混合均匀制成的粉末状制剂。五苓散，顾名思义，就是有五味药：猪苓、白术、茯苓、泽泻、桂枝。就是把这五味药打成粉，用白米汤调和好，一次吃一条匙大小的剂量。一天服三次，服后多饮热水以助药力，如果出汗了，病就好了。

人体表中风、伤寒后，结热在里，热就伤气分，人就烦渴饮水。可是这时因为下焦蓄水，小便不利，津液无法上行，人就渴，而上面喝多了，无以气化，人就会吐涎沫而且头晕，中医称之为"水逆"。也就是表证没好，脉还是浮数，寒邪在太阳半表半里，憋住了太阳膀胱的气化作用，这时就要用五苓散。五苓散有两个作用，一个是利水，一个是发汗。在服用方法里，饮暖水就是帮助利水和发汗。

人体的水，由肾所管，同时，肾司二便，所以这个治水的方子就要从肾入手。其中，泽泻味咸入肾，长于利水，去阴汗，利小便如神，是除湿去渴之仙丹；猪苓黑色入肾，利水；白术味甘归脾，可以阻断水之逆流；茯苓色白入肺，清水之源头，源头一清，水气就顺了。泽泻、猪苓、白术、茯苓都有渗湿利水之用，但人们都对此方中有桂枝表示不解，不知桂枝之用，此处最妙，湿邪要想离开身体，全靠桂枝通阳、兴阳，以化太阳之气。气化一行，小便亦利，邪也就可从此而出，病亦可从此而解。

《素问·灵兰秘典论》谓："膀胱者，州都之官，津液藏焉，气化则能出矣。"膀胱的气化有赖于阳气的蒸腾，因此方中一定要有桂枝温阳化气以助利水，解表散邪以祛表邪。唯有加了桂枝，并多服暖水，才能使水津四布，上滋心肺，外达皮毛，漐漐汗出，解表里之寒热。此方虽轻，但功莫大焉。

在《金匮要略》里，张仲景还用五苓散治疗水邪上逆、冒蔽清阳的癫眩症。伤寒大家刘渡舟按照此理治愈过一个男青年的癫痫，方子是：泽泻18克、猪苓10克、白术10克、茯苓12克、肉桂3克、桂枝10克，九剂。其中加了肉桂3克，可以暖膀胱、助命门之火，增加桂枝兴阳的作用。对治阳虚水泛型的癫痫病，可谓妙矣。

第七章

如何辨别阴虚、阳虚

● 怎么自学中医

如何自学中医呢？有人问："是不是学好了《黄帝内经》《伤寒论》，就能学好中医了呢？"

我记得有位学校领导也找我谈过，他问："自从你在'名家论坛'上讲过《黄帝内经》后，我们也派了好多老师上电视讲课，怎么谁都不如你受众多呢？原因到底在哪里呢？"

我说："原因不过四项，但这几样都难达到。"

第一，文化底蕴要厚。第二，古文基础要好。第三，要有悟性。第四，要能吃苦。比如为了体会灸法的好，我能火灸身体 1500 壮，把肚子灸出个洞，你若能吃这个苦，也能成功。

咱们先说第一条：文化底蕴要厚。都说学诗的功夫在诗外，其实学医的功夫也在医外，比如，我不仅能讲《黄帝内经》，还能讲《诗经》《易经》《道德经》《六祖坛经》。这些才是我讲《黄帝内经》的底气。古人说黄老一家，不通老子、庄子，就不知道黄老为何是一家，而黄庄为何不是一家。再者，古人说"医易同源"，二者同源在何处，也是要清楚的。古人还说"用药如用兵"，所以兵家的《孙子兵法》也要懂。我大学学的是中文，但自己自学的是西方哲学史和现代科学史等。这些都对我日后学中医有重大帮助，这就是学医的功夫在医外。

现在恰恰是各路人马学中医，反而比纯粹医学院的学生要有优势。最起码成人要比学生通人性。也就是说，专精虽然是成功的必需，但没有杂学的底子，也成不了大家。我总说官员最适合退休后学中医，因为已经阅人无数，看透了虚伪狡诈，深知贪嗔痴害人身心，且明白君臣佐使之道，再通晓人性之理，再明白了医理药性，上手便是老中医。张仲景就是先为官、后为医，良相、良医的共同点，都是"治人"，人治好了，病也就好了。

接下来说第二条：古文基础要好。要有《说文解字》的基础。现在所谓大学教材都是今人的编排，已然不是传统的东西了。此次疫情过后，中医的热度一定会提升，中小学课本里也会有中医的东西，但老师若不懂或讲歪了，可能更毁中医。中医有四大经典，《黄帝内经》讲医理，《难经》讲脉法，《神农本草经》讲中药的性味归经，《伤寒论》讲治病原理及方子。如果哪个中医院校能够扎扎实实地讲这四部元典，才能有中医真正的复兴。1949 年后的范中林、刘渡舟、邓铁涛这些中医大家，都是守着几本经典出来的，而不是从教材里出来的。也就是说，要想成大家，一定要守经典；守教材，绝对出不了大家。能够先悟道，后悟法，自然见地超群。

可以说，现在中国古代的核心技术就剩中医了，而且这个核心技术还被古文保密了、加密了，光学现代汉语是拿不起的，还得学古文。再不好好保护，这点东西也没有了。

再说第三条：要有悟性。我前面说了，中医不是科技，中医是智慧，所以它对人的要求，可能比对科技人才的要求更高。既要求你有诗人的感悟力，又要求你有哲人的思辨力还要有禅师般直指人心的力量。

比如脉象，"春脉浮，犹鱼之游在波"，可意会而不可言传。春天你观察鱼池里的鱼，才能体悟那种沉不下去的感觉。要是没有诗人的敏感和观察事物的细腻，是体会不出来的。

脉法之所以难学，在于它是个"象"的问题，对"象"的把握稍有差池，治疗上就会犯方向性错误。所以，王叔和在《脉经·序》中说："脉理精微，其体难辨，弦紧浮芤，展转相类，在心易了，指下难明。谓浮为沉，则方治永乖；以缓为迟，则危殆立至。"此句是说，脉理精微，脉象难辨，弦脉、紧脉很相像，浮脉、芤脉也相类，心里明白了，指下却难分辨。如果把浮脉当成沉脉，那么治疗方案就彻底错了；如果把缓脉当作迟脉，那危险立刻呈现。

再者，没有哲人的思辨力，和禅师般直指人心的力量，也是治不了病的，因为人之病，都是人性病。比如女人说头疼、说背疼，有时是在诉苦，是觉得自己太辛苦了，没人心疼；还有的是因为厌倦丈夫，用这些毛病来拒绝丈夫；还有的是因为性压抑，对无性婚姻表示愤怒而头痛、背痛。看到这种病人时，如果丈夫在身边，我会劝说丈夫：拥抱一下你的夫人，也许她的头痛就缓解了，她的后背就松弛了。但有些男人以沉默拒绝了，女人便泪如雨下……所以，病多么不好治啊，这些根本问题得不到解决，吃再多药也没用。所以，通晓人性才能窥破生命的玄机，才能看到疾病的真相。

最后说第四条：要能吃苦。现在的年轻人，能吃苦的少了。若想学好中医，可以去看韩剧《大长今》和《医道》，就知道学医要吃多少苦，要经历多少磨难，才能成就一个人了。吃苦不单指勤奋，还得有牺牲自己的勇气，大长今以身试蜂毒，我们以身试附子和火灸等，不如此，也得不到真谛。

守本分这事吧，老实的孩子可能笨，但勤奋能补拙，还算好，就怕又懒又笨的。但聪明的孩子又容易不守本分，只偷招儿不干活。所以师带徒现在也不容易。

总有人说跟我学中医是入手最快的，知道为什么吗？

一、我是直接从经典入手的，少走了许多弯路。而且学习能力强，基本上可以举一反三，所以大家听得懂。

二、我没有医家那种"留一手"的品性，讲医学经典是使命，恨不得倾其所知、所悟，早一点儿完成使命，好去完成梦想当文学家！都年过半百了，好着急！

● 凡事，先从阴阳论

讲经典的好处是，人会越讲越谦卑，越讲越敬畏，因为越讲你越会发现先贤的广大与精粹。现在总有人教学生要学会合方，就是把张仲景的方子合在一起用，这恐怕是为了多卖药。如果能合方，张仲景自己不早合了吗，用你合？凡是篡改张仲景原方的人都自以为聪明，其实原方还没看懂呢！

所以我带学生有一个原则，跟我学五年，守原方不许动，就是为了让你知道经方的力量。跟五年，就是让你反复体会经方的妙用，比如一个理中汤为什么既能治疗皮肤病，又能治疗抑郁症，又能治疗肺癌等。一个病人，你从头看到尾，就会震惊，就会知道经典的力量，五年以后你爱上哪去上哪去，你爱怎么改方子就怎么改，反正这五年我要给你打好底，让你对经方起信念。

但学生最后为了多开药多挣钱，还是去合大方子了。这时我才明白，我忘了告诉他们，做一个好医生的根本，在于先做一个老实人。他们都太聪明了，已经做不了老实人。

医学一途，不难于用药，而难于识症。亦不难于识症，而难于识阴阳。《黄帝内经》，重在讲阴阳；《伤寒论》，重在用阴阳。所以，我们要想学懂《黄帝内经》《伤寒论》，还是要牢牢把握阴阳这个主旨。

《黄帝内经》说："阴阳者，血气之男女也。"阴阳，是血气的男女。这里面，用三个象，互相解释。阴阳，是一个象；血气，是一个象；男女，是一个象。其中的对应关系是：阴对应血、对应女；阳对应气、对应男。其中，阴阳概念是空灵的，我们可以说不懂；血气概念也是空灵的，我们还可以说自己不懂、不理解；但说到男女时，概念一下子清晰起来，一切都落了地，落到自己身上，你不能说自己不懂了。理解了女人的沉静、内守，你就明白了什么是阴、什么是血。理解了男人的阳刚、卫外，你就理解了什么是阳、什么是气。

"治病必求于本。"本是什么？本，就是阴阳。看病、治病，一定先在阴阳上求，先判别是阴病还是阳病。有了这个根本，判断者的心就乱不了，病情变化也出不了阴阳，神明乱了也出不了阴阳。掌握了这个根本，任凭六十四卦千变万化，"其要一也"，一，就是阴阳。《灵枢》说："知其要者，一言而终，不知其要，流散无穷。"我们之所以思维散乱，就是因为没抓住这个要点，这个根本。

但这里有个难点，就是病人和医生的交流会出点儿问题。西医会无穷尽地给疾病取名字，会直接说出个病名给病人，病人虽懵懂，但害怕，也不敢追问。问中医："大夫，你就告诉我，我哪儿病了？"中医又不是建立在解剖的基础上，中医的五脏也不是解剖的五脏。说你肝气瘀滞吧，你就说我马上去医院化验肝。难为死人了。总不能看个病人，就把《黄帝内经》讲一遍吧？所以，大家现在要好好学，将来跟医生交流都好交流。

其实病人有点儿傻，没事就到医生那说："大夫，我感冒了。"大夫得知道你是哪种感冒吗？西医有流程，于是一堆化验单子就出来了，靠机器来证明你到底哪儿有病，没工夫摸你、看你。化完验，就等于给你分层了，分好层后，就是常规开药。接触病人这么多年，我发现病人最需要的是人文关怀。中医，最起码还把你的手拿过来摸摸，不管会不会，还号一下你的脉，还让你伸下舌头，还让你说会儿话。这，就是中医的温暖。

中国文化绝对不会让你不懂，它会以应象的方式，也就是打比方的方式，让我们理解一切。《黄帝内经》如此，《易经》也如此。《易经》说乾坤，你说我不懂什么是乾坤，好，圣人就带你去看天看地，说：乾就像天，坤就像地。你说我是个盲人，看不见天地。好，圣人并不气馁，接着告诉你，天就是父，地就是母。你说我是孙悟空，从石头里蹦出来的，不懂什么是爹妈。好，他依旧不会放弃我们这种熊孩子，他会带我们去看牛和马，说：乾就是马，坤就是牛。你看马不停地往前跑，就像父亲一样操劳不停，这种精神就是"自强不息"；你再看牛，总是低着头，忍辱负重，这就是阴，就是坤，就像母亲永远吃苦耐劳，这种精神就是"厚德载物"……如此这般，一定要让你懂，懂了以后，你就知道当牛做马，指父母；望子成龙，指长子"震"；望女成凤，指长女"巽"。

所以，取象比类，就是圣人让我们理解万事万物的重要方法。女子为阴，男子为阳，男子在外面宣散奔波，女子天天在屋子里收敛收藏。女子的肚子连孩子都收得住，这是大收；男子最宝贵的小小的精子也得到处送，这就是大散。什么叫自强不息？自强不息就是你能继续生产你送出去的东西，没人给你另外供给，你必须自己备着东西。这就是大能量、大本事。厚德载物，就是你好的坏的都能收着，而且还能把一切化为精华……

《黄帝内经》又说："左右者，阴阳之道路也。"左边为升，为阳之道；右边为降，为阴之道。比如左胁疼痛，会往上攻；而右胁胀痛，会下行。阴阳，只有落到实处才有用。落到实处，就是落到具体病症上。比如，阳气生发不力，就会出现左胁痛。肝气升发不起来的时候，轻症是头晕、头疼，如果肝胆被憋，再加上气血胶着，就容易长带状疱疹。右边不降，就属于肺气不降，肺气不降，人就多梦，而且，头部会有胀胀的感觉。总之，身体只要出现左右不平衡，比如有人总说自己身体半边麻，就是阴阳的道路出问题了。要是有人说自己上下感觉不一样，照样是阴阳的问题。阴阳辨错了，治疗的方向就会错。

再说阴阳在生活中的使用，比如：阳为气，阴为味。什么叫阳为气，阴为味？任何一个事物，老天给的是"气"，大地给的是"味"。这个气，要的是时间；这个味，要的是空间。没有时空，任何生命都是窘迫的、短暂的。而我们要想活得好，就得不断地开拓和丰富我们的时间和空间，然后才是多气性、有味道的人生。

北方的大米就是得一年四季之气，冬天种、夏天收。但我们只食其味，不知其气。现代大棚里出来的食物成熟太快了，就少气少味的，老吃那种东西，人就会没劲儿。我们20世纪60年代出生的人，虽然穷，但吃的都是真东西，西红柿有西红柿的味道，黄瓜有黄瓜的清香，吃两根黄瓜一个西红柿就够我们小孩疯一天。气，虽不可见，但那时的东西就是气足、味足，对生命就有滋养。

气就是天，从四季里，得了寒热温凉四气。味呢？除了味道，还有方位。所以说"天出四气，地出五味"。"味"在《黄帝内经》里是五味，"味"就是"五行"。西方有西方的味，辛；北方有北方的味，咸；东方有东方的味，酸；南方有南方的味，苦；中央有中央的味，甘。所以，中药有一套系统，专门讲究"四气五味"，就是在讲药的阴阳。

比如麻黄、桂枝、附子属于温热，黄柏属于寒凉，这是气。麻黄，味甘、辛；桂枝，也是味甘、辛；而附子，其味辛，无甘味；黄柏，味苦、微辛，这是味。任何药，一定先看四气五味，看它得了什么气、得了什么味。如果不是"道地药材"，必在气、味上有问题，那么作用于人体脏腑也会不同。

● 何为阴虚阳虚

什么叫阴虚，什么叫阳虚？

阳虚，就是阴邪盛。阳虚的临床表现是：面色唇口青白（青白为寒邪），成天没有精神，总想闭眼睛待着、葛优躺，音声低，呼吸不绵长，少气，懒言（这些均属阳气大衰）。还有饮食无味，舌面清滑等（这些是阳气不足以化）。还有满口津液、不思水饮，喜热汤，二便自利，脉浮空，自汗，肢冷，手脚冰凉，无性欲。腹痛囊缩……这些都是阳虚的真面目，用药即当扶阳抑阴。扶阳二字，包括扶上中下之阳，比如中医方子就会用桂枝、人参、黄芪，扶上之阳；用干姜、豆蔻、砂仁，扶中之阳；用天雄、附子、硫黄，扶下之阳。

而所谓阴虚，指阳邪盛。火盛则伤血，一般会有这些症状：面目唇口红色，唇口干燥，精神亢奋，不知疲倦，成宿不睡，声高响亮，口臭气粗，二便不利，性欲亢奋，长期低热，口渴，喜冷饮，舌苔干黄黑黄，全无津液，芒刺满口，烦躁，谵语，潮热，盗汗，干咳无痰，饮水不休，六脉长大有力等。这些都是阴虚的真面目，用药即当益阴以破阳邪。

但我们要小心虚火上炎的真阳虚证，如我们先前讲过的上火。其实，凡情志，先夺心气，心阳一弱，诸症蜂起，牙痛、腮肿、耳肿、喉痛，皆虚火之症。因此把上火一律分辨成阴虚火旺，就容易出错，一味地开灭火药、消炎药，就治错了方向，这个人的身体就会越来越差。

虚火上冲之病最常见的，是现今医学所称的慢性咽炎、喉炎、口腔炎等，虽经清热解毒、滋阴降火等法治疗，如服用六神丸、喉炎丸等，而病终不愈。而扶阳抑阴，如用甘草干姜汤、附子理中汤等方剂施治，每获良效。

上火有两种，一是下焦精不足，收不住，火就冒上来了。对老人而言，就是血压升高。比如，2020年春分那两天，老婆婆的血压一下飙到200多，一向吃降压药的她，也压不下去了，于是就有点儿慌了。有人说："你家老婆婆守着你这个医生，也要吃西药啊？"中西医之争哪里是什么社会之争，在家庭里的争执才更强烈呢！老公公原本是某西医院的院长，夫家自然是西医的拥趸。婆婆83岁了，你非逼着她停掉那一大把西药，她是断然不肯的，为此再生了气、伤了和气就更不值当了。顺着老人家来就是尽孝。所以我们学了《黄帝内经》《伤寒论》后，也别总在家叨叨，天底下亲人是最不好管的。怕就怕，夫妻之间有中西医理念的冲突，孩子就遭罪了。

一次，老太太血压高到200多，而心跳却只有40多下，她也害怕了，头重脚轻的，后脑勺还发闷。我说："干吗不吃点儿中药呢？"婆婆说："中医治不了血压高的。"我说："您就试一下呗，反正这会儿西药也降不下去，疫情当中去医院也不方便。"

一把脉，寸关都雀啄脉了（雀啄脉，古代所谓七怪脉之一，见七怪脉，预后都不好），但尺脉尚有根，于是我给她开了两服当归四逆汤。吃第一服后，她的血压降到100～156，脉象也趋于正常了，只是寸关还有弦紧之象，还是肝阳上亢血不足的问题。吃完第二服，她的血压变成85～136，心跳也恢复到70下了。她又高兴又紧张，高兴的是跟年轻人指标一样了，紧张的是，这药不能再吃了，再吃血压就该低了。

这就是普通人治病的问题，他们一看指标正常了，就不会再坚持服药。自己的婆婆尚不能强求，况他人乎？但我还是坚持每天煮药给她，她便一边吃药一边每天做三次血压记录，看着每天都正常，暗自高兴，并告诉我早晨起来手指晨僵也没有了。我说："这个方子就是通末梢的啊，再说您没发现头都不太摇了吗？"然后我接着劝她："那您就把降压药停了呗？"婆婆说："那可不敢，万一脑卒中了，给你们添麻烦。"她又说："你把这神方发我微信里，以后不舒服时我好吃。"我逗她："守着真人把方子写下来，您揣在怀里都管用。"不管怎么样，她老人家能让人把脉并接受服用中药，就是个进步。

一般老太太吃药时，我不想浪费，也跟着吃第三煎，老太太说："你也没血压高，干吗抢我的药呢？"这就是普通人的思维，认为这药就是治高血压的。我说："您不舒服了，我也着急上火啊，再说我天天备课也熬心血，所以这药对我也有好处。"也就是说，这个方子对婆婆有调节血压的作用，对我就有补心血的作用，这也说明，此方不过是在通经脉，每个人吃，都只是在解决各自的问题，而不是专门治某一种病。

大家一定好奇，为什么这么快就解决了问题？没听说当归四逆汤能治血压高啊？其实，岁数大的人肯定阴阳俱虚，而当归四逆汤是个解决阴阳俱虚的良方。老太太的问题就是阴精不足，收不住虚火，只要把阴精填足了，就能把虚火拽回来了。当归四逆汤中，当归补血，芍药敛阴平肝，还有镇静、抗惊厥之用。这时，光补血还不成，还得破寒邪，所以用桂枝、细辛、通草散寒、通阳、止痛。因此晨僵这些毛病也没了。

前面讲了，下焦精不足，收不住，火就冒上来了；另一种上火是下焦有寒邪，把火逼出去了。这两个原因才是上火的真相，如果只盯着上面的火，就解决不了问题。如果一味地开灭火药，就会加重身体里的寒邪，身体只会越来越糟糕，而且反复发作。

这些年，我大概心态也老了，遇事不爱争执，也不固执了。信我，您就听话好好吃药；不信，我也不争辩。人各有命，各自都活痛快了就好，千万别拧巴。

● 失 眠 有 良 方

从人体上讲，上中下三部，其实就是一团火：心火为君火，君火弱，就不能统摄上身之关窍精血，就会流清涕、口沫、目泪、漏睛（睡觉眼睛漏缝）、鼻齿出血等。肾火为相火，相火弱，就不能统摄下身之关窍精血，就会出现遗尿、滑精、女子带下、二便不禁等症。中宫脾胃为阳明燥火，阳明燥火如果不得君火、相火之往来熏蒸，则不能腐熟谷水，就出现完谷不化、痰湿、心下痞满等症。中医，有是病，必有是法。《伤寒论》大道至简，对阴虚、阳虚，也都分层治之。

气不足、火不足，便是寒，寒盛者阳必衰。如何对付阳虚呢？仲景之四逆汤、通脉汤，是温经救阳法；理中汤、甘草干姜汤，是温中扶阳法；麻黄附子细辛汤、真武汤，是温肾助阳法。

有没有真正的阴虚火旺？有。对治真正的阴虚火旺，仲景有灭火救阴法。当出现大渴、欲饮水数升、舌上干燥，并且心情烦躁，就是阳明里热、气阴两伤，这时人都烦了，就得急用人参以救之，就得用我们先前讲的白虎加人参汤，白虎汤清热，人参益气生津液。

如果心火不降，心烦，而且越到晚上心越烦，躺不下，容易失眠那就是肾阴心阴不足，敛不住虚火。这时就会用到黄连阿胶鸡子黄汤，这就是润燥扶阴法。

关于失眠的原因，我后面会有详解，这里先谈下失眠的治疗。

肺气不降导致的失眠用白通汤，神魂不收的失眠用黄连阿胶鸡子黄汤，血虚失眠用当归四逆汤，虚阳外越造成的失眠用四逆汤、通脉汤等，焦虑、心肾不交用交泰汤、理中汤等，对付失眠，很多伤寒方都有良效。西医对付失眠，只有安眠药，但中医永远不可能说只有一个方子。但一定要先弄清楚自己是哪种失眠，才能对症下药。

现在一讲方子，大家就问："这个方子我可不可以吃啊？"甚至在讲中成药的时候，人们总问这几个药可不可以一起吃。我都快气哭了，明明我说了什么药对什么证，您为什么要一起吃呢？咱要是能改掉生活习性，再加上正确的锻炼，不吃药不好吗？吃药，一定要在医生的指导下才能发挥最大的效验，因为只有辨证准确后下药，才会有奇效。如果总是估摸着乱吃，一旦没有效果，你就不信中医了。这样我就白费了心，您又生了怨，咱们都丢了初心，就不美了。

我常说：正确的理念和信念比药物要有效得多。之所以给大家讲《伤寒论》，一是感念仲景的慈悲，二是感念百姓的疾苦，想尽可能地帮助大家自救。所以大家还是要沉下心来，先好好看书，非要试药的话，也先试一剂黄连阿胶鸡子黄汤这种方子，一是安全、对身体无害，二是制作过程有趣，三是好喝且有效。

伤寒名方——黄连阿胶汤

黄连阿胶鸡子黄汤对治哪种失眠呢？对治那种白天容易困，而晚上又睡不着的。这是因为阳不入于阴，夜里安静，气过来了，人就多思，不躺下还不想事，一躺下便浮想联翩，有的没的全来了。哪怕睡下了，也是多梦。这是阴血不足，收摄力就不够，阳不入于阴，这时不仅失眠，还有点儿虚烦，甚至心慌。这时，就可以吃几服黄连阿胶鸡子黄汤。

《伤寒论》说：少阴病，得之二三日以上，心中烦，不得卧，黄连阿胶汤主之。这方子是专治虚烦失眠的。心火不降，则心烦，而且越到晚上心越烦，越躺越睡不着。

此方子的配方是：黄连四两，黄芩二两，芍药二两，鸡子黄二枚，阿胶三两。

现代基础用量：黄连12克，黄芩6克，芍药6克，鸡子黄2枚，阿胶9克。

右五味，以水六升，先煮三物，取二升，去滓，内胶烊尽，小冷，内鸡子黄，搅令相得，温服七合，日三服。

首先，先煮黄连、黄芩、白芍这三味药，然后把阿胶打得碎碎的，用煮好的药汤冲阿胶，充分搅拌。然后，再打两个生鸡蛋，把蛋黄专挑出来，放到药汤里，继续搅拌，服下。这个煮药法大家一定要记住。至于药量，因人而异。这药苦香苦香的，比咖啡好喝。

这个方子，是用黄连祛心中邪火，收敛少阴心的虚烦，您吃了就不烦了。黄芩清肺，升而主降，也降虚火；白芍平肝。这个方子最绝的，是用阿胶和鸡子黄这两个血肉有情之品，补心肾之阴。用阿胶收敛心火外越，兼补心血之虚。这方子最妙的，是用鸡子黄。我们都吃过煮鸡蛋吧，看过鸡蛋黄里有个小孔吧，就是这个小孔可以补空灵之窍。古人说，心有七窍，因空灵而称之为心灵，这个空灵一旦虚损，最难补救，天地之间唯有鸡子黄中间之空窍与之相应！因此，不得不赞叹张仲景的奇思妙想，今人都试自大，张仲景的原意还没弄懂，就在他的方子上乱动手脚，真是愚昧又可恨！

睡眠，需要心的内敛，肺的肃降，肝魂也要内收，再加上心窍宁静，这四项都做到了，一定睡得昏天黑地。据病人反映，服药后秒睡的，一个是白通汤，一个是黄连阿胶鸡子黄汤，推都推不醒，可见心肾相交之力道。

● 女孩夹腿症和男孩多动症

虚和实的关系，永远是正气虚，邪气实。以痛经为例，小腹特别疼的，叫邪气实，疼痛都是实证。而疼痛不敏感的，只坠坠地酸痛，并且腰也酸的，就是正气虚。

如果阳气虚，阴血也虚，就是阴阳俱虚。

对付邪气实，重点不是杀伐，而是要培补正气。杀伐会让邪气更抵抗，正气培养起来，就可以祛除邪气。

治病有两个方法，一个是先扶正，一个是先祛邪。先祛邪要有个前提，就是人还比较壮实，禁得起折腾。哪个方法更巧呢？扶正更巧。就像管孩子，有的孩子成瘾性地玩游戏你是管不了的。你若打他，他就会反抗。我们先前说过一个父亲用电棍击打一个手淫孩子的手，结果这孩子越来越虚弱，越来越孤独寂寞，越孤独寂寞，他就越沉溺在自我的情欲里，他就越不可救药。关于管教孩子性癖这方面，大人千万不要太小题大做了，最好轻描淡写消灭于无形。小男孩小时候有手淫的动作，大人不可大呼小叫，孩子对所有大惊小怪都会铭记在心的。这时候，你可以用别的东西把他的注意力引开，用别的东西把他的手占住就好。

还有很多小姑娘有夹腿症，一夹腿就目光凝滞、脸涨红、大汗淋漓。显然此事非常消耗孩子的精气神，家长极为困扰。其实，很多婴儿也有此问题，可见此事跟性本能有关。按理说，受精卵都是由父母之"淫念"而来，所以我们人人有"淫根"，因此谁也别笑话谁。现代医学总说这是瘙痒等所致，就是不正视现实。婴儿期出现这问题不严重，家长多陪伴即可。而七岁到十几岁的孩子出现这问题就要小心了，因为他们能从中得到享受了，久之会成瘾。再加上青春期孩子已是有漏之身，孩子的身体就越来越有问题，会出现注意力不集中、精神涣散，女孩会月经不调，男孩会精亏血少等。

家长具体该怎么做呢？

首先，家长要陪伴孩子玩耍，可现在的家长宁愿玩手机，也不愿跟孩子一起玩，比如一起跳绳、一起手工等。现在的家长平时对孩子疏于照顾，孩子一病又瞎着急，到医院就跟大夫说："你赶快把他的咳嗽止住！把他的发热给退下来！"这时若上猛药，就把病邪全憋里面了。按下葫芦起来瓢，越乱吃药，孩子的五脏六腑越乱，孩子只会越来越虚，就把孩子糟蹋成药罐子了。奉劝这些妈妈，先把药都停了，你不焦灼了，孩子也才有身心真正的放松。

古人认为为人父母要先有一颗悠然的心，你悠然了，孩子才能快乐成长。只可惜，我们现在太追求让孩子成才，而不知道如何让孩子成人。

我常常梦想：如果每个母亲都略通医药，孩子可以少遭多少罪啊。而不是孩子一不舒服，家长就往医院送。其实看病花钱还是小事，吃错了、吃坏了才可怕。

然后，让孩子穿宽大些的衣服，以免刺激生殖器。有时候家长也挺矛盾，看到孩子出现不良行为时，不知该说还是不该说。我认为五岁前可以淡然处之，分散其精力即可。但当孩子已知对错时，最好第一次发现时，就用严厉的眼神或语言制止。因为孩子一旦沉溺就麻烦了。

最后，最重要的是让孩子找到新的生活目标、新的乐趣。比如我小时候最大的乐趣就是识字了，尽管无比傻玩傻淘，但只要有本小人书，就立马安静专注了。再说，过去的家长也没工夫管孩子，但孩子有朝夕相处的小伙伴，经常一起上树抓鸟，下水摸鱼，就可以自我成长。但现在的孩子连个小伙伴也没有，这就会在情感及运动能力方面给孩子造成极大的缺失。

想让孩子脱瘾，既不能靠打，也不能靠电击，只能靠具体的正能量，靠扶正的方法，就是拿出时间来陪他。而驱邪的方法如果只是杀伐和打斗，就会更累。坏的东西也有生命力，病毒、细菌也是生命，生命是杀不死的，只能靠劫难来结束。

有些更单纯的孩子没有夹腿症等，但有所谓的多动症。其实少儿淘气多动不算病，因为少年阳盛，精力旺盛，才喜欢动，到老了，阳不足，人才懒。但如果出现注意力不集中和注意时间短暂、活动过度和冲动的情况，且常伴有学习困难、品行障碍和适应不良时，现在就诊断为多动症。

现代医学对这个病的认知是混乱的。

第一，认为是遗传，要真是遗传就别难为孩子了，要怪就怪自己有病。

第二，认为是心理障碍，关于这一点，需要提醒家长的是，如果过早地用西药心理干预，总抑制着神经，有可能造成孩子终身的身体障碍。因为小孩子对选择吃不吃药这事儿没有发言权，这个权利在父母手上，所以父母更要慎重。

第三，认为与妊娠和分娩相关的危险因素如母亲吸烟和饮酒、患儿早产、产后出现缺血缺氧性脑病以及甲状腺功能障碍有关。或者与儿童期疾病包括病毒感染、脑膜炎、脑炎、头部损伤、癫痫、毒素和药物有关，这是生产损伤和药物损伤。这一点我倒非常认可，家长需要多注意。

第四，认为与饮食相关的致敏反应、过多服用含食物添加剂的饮料或食物、儿童缺铁、血铅水平升高、血锌水平降低等有关。这一点提醒家长在少儿食品选择上要简单、干净、营养丰富，比如多食粗粮。

第五，认为与家庭和社会因素有关。父母关系不和，家庭破裂，教养方式不当，父母性格不良，母亲患抑郁症，父亲有冲动行为、成瘾行为、童年与父母分离、受虐待，学校的教育方法不当等不良因素，均可能成为发病诱因或症状持续存在的原因。这一点其实非常重要，孩子的很多问题都与原生家庭有关。小孩子对父母关系是非常敏感的，他害怕任何形式的分离。人生最大的纠结可能是孩子与父母的纠结，夫妻还是可以离婚的，但孩子与父母，血浓于水，不是说分开就能分开的。即便分开，人生也就此会有隐痛。

● 秽语症：孩子教育是个大问题

现在，越缺爱的母亲越死盯着孩子，母亲越焦灼，就越认为孩子有病。比如有的母亲把儿子不喜欢的菜写了满满一张纸给我看，满世界带着孩子去扎针，生生把一个好孩子弄成一个病孩子。母亲成天抱怨申斥，孩子想满足母亲却又不知道该怎么办，于是惊恐、多梦、气喘，因寂寞而贪吃，导致肥胖。而母亲的一切暴躁，兼之后背疼痛、咽喉痛等又是因为长期得不到丈夫的体贴……所以，在爱的幌子下，家庭里面有多少令人心痛的现实啊。

关于孩子的健康问题，家长要学会一些手法，不能有点儿风吹草动就上药。

第一，要知道孩子先天脾胃弱，所以吃东西不能硬灌，要培养孩子按时吃饭的习惯，不宜多吃零食。孩子脾胃有问题了，要捏脊、揉肚子。

第二，孩子受惊吓了，要爱抚其头顶和后背。

第三，不可逼迫小孩学习。其实，孩子都很聪明，只是精力用错了地方，现在的小孩都是没玩够，因为很早就被父母拘着念书了。而有些孩子天生不爱学习，家长越逼迫，孩子就会越厌学。比如现在有一批小孩 12 岁左右就坚决不去学校了，家长都急疯了。一是这种小孩有原生家庭的问题，比如父母离异等；二是有些家长从来不在自己孩子身上找原因，孩子只要厌学，就给孩子转学，越转学，孩子就越自卑。我就见过一个孩子，现在都 20 岁了，还在各个高中里转来转去，一直毕不了业。

第四，一定坚持带孩子做户外活动，并且，要跟孩子一起运动。

母亲常挂在嘴边的一句话是："我都是为你好！"可她也许并不知道孩子要的"好"是什么！她所谓的好，可能是世俗偏见，可能是媚俗，可能是从她的人生之痛中总结出的鄙陋的经验。所以，当我们做父母后，我们要警惕衰老带给我们的无能，我们要学习倾听与参与，别让我们的孩子被我们逼疯。

我母亲曾经说过一句令人开悟的话，她说："孩子的事情你不用太着急，其实每个孩子都是带着自己的口粮来的。"如果天下父母都能参悟这句话，恐怕就不是"可怜天下父母心"了。父母只是在孩子的生长阶段，给予恰当的帮助就可以了，至于最终他自己要做什么，是由他自己先天的根性决定的。

如果小孩有网瘾，父母就要拿出一年或半年的时间，带着孩子去骑车旅行或攀岩、滑雪等。有人说："孩子的学习咋办？"你若不让他休学半年，未来可能连学业都无法完成。只要家长肯拿出时间来，孩子走着走着，身体就结实了，就知道世上有比网络更美、更好的东西，他慢慢就脱瘾了。

现在还有小儿抽动秽语综合征，其特征是不自主的、突发的、快速重复的肌肉抽动，在抽动的同时常伴有暴发性的、不自主的发声和秽语。抽动症状先从面、颈部开始，逐渐向下蔓延。抽动的部位和形式多种多样，比如眨眼、斜视、噘嘴、摇头、耸肩、缩颈、伸臂、甩臂、挺胸、弯腰、旋转躯体等。发声性抽动则表现为喉鸣音、吼叫声，可逐渐转变为刻板式咒骂、陈述污秽词语等。患儿在紧张、焦虑、疲劳、睡眠不足时症状可加重，精神放松时减轻，睡眠后可消失。就冲这一点，也可以知道这个毛病是紧张焦虑造成的，除了自身身体的问题，环境因素一定非常重要，他骂人一定挑人，谁疼他、惯他、他骂谁。比如有的孩子见着自己的妈就说污言秽语，跟他爸就不敢，可见他知道该欺负谁，所以原生家庭很重要。

总之，从小惯坏的孩子，长大最不省心。其实，活明白的人，一定要知道成就自己、照顾好自己最重要。其次是建设好夫妻关系很重要，因为只有他（她）能够陪你到老，所以才叫"老伴"。孩子，5岁之前最可爱，其纯真质朴犹如神一般的存在，再长大，就是魔兽了，自己管不了的话，就赶紧送武术学校或军校，让别人去管。

这种有抽动秽语症的孩子，一般性格内向、孤僻，不敢正面接触异性性对象，只能通过淫秽语言暗中发泄性欲，用语言对自己实际性活动能力的缺陷进行补偿，以求得心理平衡。

总之，这是个阴邪的病症，属于阳虚，而且有精不足的问题。精不足，不是饮食缺乏营养，而是胃寒不足以化精，肾寒不足以藏精。胃寒的表现是黑眼圈，肾寒的表现是手足冷、不安分、注意力不集中、多动。

治疗方法：

进行呼吸训练，教他有节奏、地缓慢地做腹式深呼吸，从而减少抽动症状。

青春期前的小孩子从脾胃治。症见脾胃虚弱、食少便溏、气短咳嗽、肢倦乏力等，可以用参苓白术散，补脾胃、益肺气。

胃寒、肾寒过重的就要用理中汤或通脉四逆汤、白通汤等，但最好把脉后确定。因为"肝主筋""膀胱主筋所生病"，所以抽动症等都有肝血虚和阳虚的问题。通脉四逆汤等有兴阳、驱寒之效验。

一定要有体育锻炼，比如每天去操场跑两三圈，否则阳气起不来。

不能上抗抑郁药，因为抗抑郁药只是抑制和调节了神经，并没有解决阳虚和胃寒、肾寒的问题，而且吃上就不让撤药，因为一撤药就会反弹，而且比先前更厉害。

有人会问："小孩子也会阳虚吗？"当然，现今社会阴气戾气很多，小孩子的生存状态并不好。

人，为什么会阳虚呢？《阴阳应象大论》说："阴味走下窍，阳气出上窍。"浊阴都是从下窍走，比如屎尿。"阳气出上窍。"这句话能让人开窍，看懂了这句话，我们就会明白为什么人这一辈子阳气伤得那么厉害。正常人一天排大便三次就算多的了，排小便也是有数的。但一天当中，除非我们睡觉了，上窍分分钟在耗散着我们。哪怕我们闭着眼睛，还是在想事，只要在想事就耗散阳气。看手机、看微信，耗眼窍；说话，耗口窍；听别人说话，耗耳窍；紧张、焦虑就会呼吸急促，耗鼻窍；脑子总想事，耗脑窍……总之，这些都是在耗散阳气，而且阳气比阴气耗散得要多很多！

● 为什么孩子会跳楼

最令人痛心的就是孩子不时跳楼的新闻了。每逢高考季，成绩单快要下来了，很多孩子都会面临这种考验，所以我在此谈一下这个问题。

2020年上半年，我们一直处于隔离当中，孩子们一直都在上网课。这件事不仅对大人是一种折磨，对孩子更是一种折磨。家，毕竟不是学校，孩子的气场不能总和大人的气场混在一起。大人戾气重、易懒惰，没有孩子的朝气蓬勃，所以孩子还是应该和同龄人待在一起。和大人处久了，因为彼此思维方式不一样，再加上现在的家长多少都有点儿躁郁，用这种情绪强迫孩子时，孩子会更加逆反。五六月份刚打算开学，学校突然又停课了，而7月份的高考、中考又开始了，长期的松弛散漫与大考的相遇，对每个人都是考验。然后又是洪水、地震，又是车祸……这一桩桩事件，大人尚且承受有限，更别提孩子了。于是这期间总有孩子跳楼的新闻，真的令人心痛。

到底问题出在哪里？一句话：全民焦虑。中国人对考试的过度重视，会加重孩子的焦虑。高考的时候，看到家长又是穿旗袍又是手拄甘蔗的样子，真是平白增加了孩子的压力，这个年龄段的孩子正是要里儿又要面儿的时候，父母这样做，只会让孩子更紧张。记得当年我高考时，坚决不让父母接送，并且放下狠话："如果你们这样，我就交白卷！"如果此时家长不正常、老师不正常，孩子就会不正常。

为什么不正常的家长或老师没有跳楼，孩子们却选择了跳楼呢？因为家长和教师作为成人，在日常生活中已经可以熟练地运用自我防御机制了。比如，他们可以把引起焦虑的观念和冲动压到潜意识中去，或者用阿Q精神来安慰自我。也就是说，家长可以"好死不如赖活着"，他们把一切负面的东西都慢慢沉淀在身体里发酵，靠得病的方式来消化这些不良情绪。等疾病暴发时，他们虽然愤怒或乞怜，但因为气血衰少，他们已经没有了敢死的心，更多的是怕死的心。

而孩子跟大人最大的不同是，他们没有"来日方长"的概念，他们分分钟活在当下。幼儿时得不到想要的东西，他们会大哭，他们的小脑瓜里没有"明天"的概念。青少年更是由旺盛的气血支配着身体，而不是由深思熟虑支配身体。他们血气方刚，没有人生负担，父母虽然会让他们有所顾忌，但当父母成为他们痛苦的根源时，他们也会置父母于不顾。为什么说自古英雄出少年？就是他们敢于以死抗暴。

我们大人总觉得小孩子会怕死，那是因为我们怕死，而小孩子还不懂什么是死，所以他们不怕死。对孩子来说，当下即一切；对家长来说，熬着是一切，留得青山在，不怕没柴烧。孩子没这个概念，一旦看不到明天，就会决绝于今天。其实，那些选择跳楼的大人，也是感觉不到未来了。

怎么才能让孩子有"未来"这个概念，并让他们为了坚守未来而珍惜生命呢？过去老师会教育孩子要有志向，但这些年更多孩子想当明星或网红，如果有哪个孩子当众说自己想当科学家，恐怕是要被嘲笑的。其实青春期的孩子尤其要有志向，没有目标的生活就是没有船桨、没有风帆的小舟，随波漂荡。有志向这个事，可不等于简单追求成绩好，能考上985、211，而是想当文学家、科学家这些志向。一个爱好文学的孩子，会把一切痛苦、屈辱都当作人生磨难；一个爱好科学的孩子，会把坚忍不拔当作一种品质，这些品质会让他们坚定而单纯，因为在他们心中有未来。小孩子心中一旦有了未来，就意味着心智的成熟。

一个美好的志向是"成人"的基础，可惜我们现在太强调"成功"和"成材"，忽略了孩子首先要"成人"。一旦现代教育把考试成功当作志向，就会有大问题，因为考试成功是压力，不是志向。所谓志向，是要为之奋斗终生的，学习和考试，对于志向，只是辅助，而不是目的。

每当有厌学的孩子被父母强拉着来看病的时候，我就知道孩子没有病，是父母不正常。但还是要解决掉孩子厌学这个问题，所以要先跟孩子交流。

我会问孩子："你是不是想要自由？想去街上和那些'自由'的孩子们混？"孩子说是。"那你知道怎样才能自由吗？假如你想跟小混混们混，你的父母就不放心，就会对你强加管教，你会更不自由，最后就有可能你死我活。你是想叫妈妈乱棍打死，还是杀了妈妈？"孩子说不要。"好，那你要自由的唯一方式，就是考上大学后远走高飞，而且你这样高飞后，你的父母才心里踏实，才不会管你，你才能有真正的自由。所以，当学习出现障碍时，你一定要想清楚，不能让这点儿学习的艰苦成为阻挡你奔向自由的障碍，你，既不是为父母学习，也不是为老师学习，你只是在为自己的自由学习。"

这，就是给孩子一个好的心理暗示，告诉他自由与未来都要通过自己的努力来完成，当他为美好的自由而学习和努力时，就跟父母和学校都无关了。

然后再跟孩子的父母，尤其是母亲谈。

你意识到自己的焦虑了吗？你知道父母的焦虑是孩子焦虑的第一根源吗？你知道你的过度凝视会让孩子窒息吗？你知道你从没有关心过孩子的心灵而只是关注孩子的成绩吗？你知道如何做一个好的父母吗？你知道你对孩子的态度就像一个暴君吗？你知道你要跟孩子一起成长而不是严加管教吗？你知道社会险恶，自己都无力应对，你怎么能要求孩子完美应对呢？你知道你和你的女儿颠倒了吗，你女儿更像隐忍的母亲，而你其实更像任性的女儿，你真的了解你的孩子吗？你知道你的女儿想当街头混混，让自己强大起来，以便不再像你在婚姻中那么失败吗？你知道女儿用逃学来吸引你们的关注，试图以此来让你们的婚姻不破裂吗？……如此诸多问题，父母又了解多少呢？当父母把这些问题都想清楚时，也许，一种新的家庭模式就产生了。

我真的欣赏一个孩子在高考后对父母说的话："高考结束了，我的青春结束了，你们大大方方地离婚吧。"

这孩子，不再怕牺牲自己了，他成熟了。他比你们坚强，他希望你们也坚强。

之所以谈这个话题，我还是希望父母能做孩子们的心灵后盾，不要让他们在外面无处归依的时候，也得不到父母的支持，那样，他们就真的无路可走了。

第八章

懂方子，还得懂经脉

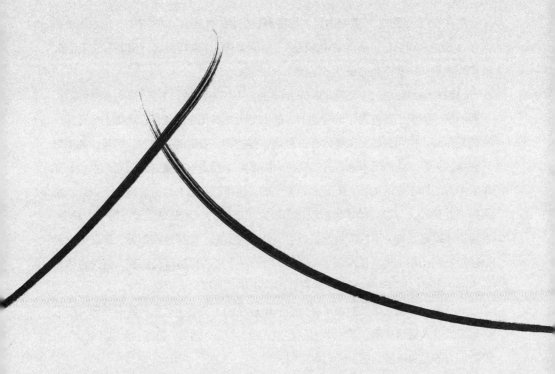

● 懂药，不如懂方子

中医有四大经典，《黄帝内经》讲医理，《神农本草经》讲中药，《伤寒论》讲方子，《难经》讲脉法。民间学中医的人，爱琢磨药，以为药治病，所以开的药就多，而不知道真正治病的是方子，不是药。

《神农本草经》一共收药 365 味，分上、中、下三品，上药养命，中药养性，下药治病。所谓上药是为了做神仙的，基本是阴寒类和金属类药。比如上品药第一味药是丹砂，也叫朱砂，主身体五脏百病，养精神，安魂魄，益气，明目，杀精魅邪恶鬼。久服，通神明不老。这药现在一般是练功到走火入魔时才服用一点点，如果家中有精神不安的患者，或老噩梦连连的，也可以在眉心向上、号称天眼处点那么一点儿朱砂，可以安神定志。现在一般家用辟邪的，用艾草熏屋就够了。其实，人睡觉闭眼是收神，不是睡眼而是睡心，就是睡天眼。如果睡眠不好，可以用小手指轻轻抵在山根（也就是两眼中间的鼻梁处），手搭在那里可以催眠。白天想休息一下时，也可以用手托住脸，小指轻轻搭在山根，会得到大休息。

上品药，一般无寒邪的人可以久服。可现在的人只要生过气，就有寒邪。所以这类药就没人适合久服。草木类上品药如人参、甘草、地黄、黄连、大枣等还可以，矿物质类的尤其不能久服，因为太过调元气。

"中药一百二十种为臣，主养性以应人，无毒有毒，斟酌其宜。"所谓中品药，需判别药性来使用，如百合、当归、龙眼、麻黄、白芷、黄芩等。

下品药"一百二十五种为佐使，主治病以应地，多毒，不可久服。"如大黄、乌头、甘遂、巴豆等。

凡用药，用的都是偏性，而下品药偏性最大。食物为什么可以天天吃？因为它是平性的。药为什么不可以天天吃？因为它都有偏性。所以关于用药有一个要点，就是"病去即止"。病好了，再贵重的药，也不能吃了。现在人成天用黄芪、枸杞泡水喝，就是不明药性。有人认为黄芪补气补阳，不知吃黄芪会助长上焦虚火，本来现在大家基本都是虚火上炎，再吃黄芪，就助了阳邪，那么就与滋阴药物能助阴邪的性质是一样的——因为，都是助邪。

我们打开任何一包西药，它里面全是成分，甚至化妆品也全是成分，什么醇、什么甲、什么酸，你根本不知道这些是什么东西，对你的身体有什么影响。中药从来不讲成分，而讲性味。也就是西医永远是成分论，中医永远是气味论和性味论。所谓气味论，气指天气，指二十四节气；味指地味，就是金木水火土五行；所谓性味论，就是讲四气五味。四气是温凉寒热，就是春夏秋冬；五味就是酸辛甘苦咸。任何药，一定先看四气五味，看它得了什么气，看它得了什么味。如果不是"道地药材"，必在气、味上有问题。

《伤寒论》虽然给了药量，但具体怎么用药量，还得看药性、看人性。咱们还是得用实例说话。前几天网上出了一条消息，说女人生完孩子第一件事就是要喝一碗参汤，号称可以补充能量。古代确实有独参汤，但一定要清楚的是，第一，人参不能是老山参，要用九蒸九晒的红参。一根人参通过九蒸九晒，去掉它身上的戾气、火性，激发出它更深厚的营养价值，这，就叫中药炮制。第二，要懂得"量"的问题，红参虽滋补五脏，但量太大，则有回奶的功效。也就是，红参量小出奶，红参量大回奶。

关于人参，其阴阳属性至今都有争论，其实很好判断。人参，属于至寒之地长出的至阳。阳，则属于气的层面，气薄、气厚，如果用计量来界定的话，那么小剂量当属气薄，大剂量当属气厚。按"气薄则发泄，厚则发热"来说，产妇刚生育完，少用红参比多用好，少用，不仅能补益身体，而且有通乳之效，属于"发泄"。如果产妇回奶，可以计量稍大，发挥其收敛、固摄的作用，一下子，奶水就止住了。

关于参，中药里，有人参、红参、党参、太子参等，现在还有西洋参，气味最薄的、最平和的当属西洋参。薄，就宣散，薄，就通气，西洋参泡水喝是没问题的。

红参、人参这些，都不太适合天天泡水喝，因为偏性大，要慎重。过去救命时，才会用到参附汤或者独参汤，可见其药性的厉害。所以古人赞叹独参汤说：补气之圣药，活人之灵苗也。

老百姓有时会把取象思维用过头了，比如说人参好，是因为它长个人样子，于是得出结论：长得像人的就一定补人。那我画一个小人把它烧了、喝了，补不补？所以，凡事还是不能走极端，要好好琢磨经典，不能道听途说。懂了任何事物都有阴阳，都有气味的薄厚，我们才会用好一个事物。

中药尤其讲究配伍，光盯着药不行，要知道药与药之间有配伍的问题。方子起作用在于"通闭解结，反之于平"。通闭，就是把不通的通开；解结，就是把里面结住的东西宣开；平就是正常。

人之病愈，就四个字：阴平阳秘。用现代话说就是阴阳平衡。但阴阳平衡，可不是指阴阳一样多。就像一个门，不可以四四方方，而是要有黄金分割的匹配。如果高是阳的话，宽就是阴，方形的门一定是最难看的，一定是高度比宽度长，才好看，才舒适。舒适、顺眼，就是好风水，若每天一进门就不舒适，就影响心情，心情不好，就诸事不顺，就是坏风水。也就是说，所谓阴和阳的合适、和谐，不是说一定要对等，而是一定要匹配、让人舒服，才好。

而身体的阴平阳秘，就是寒邪已去，阴气阴精够用，而阳能够固摄。如果说一个健康人的阴平阳秘是5分，那一个大病初愈者的阴平阳秘也许才1分。但这也不必怕，"潜龙勿用"，慢慢把1分养成2分、3分就是了。只要人体的阴阳处在相对的平衡状态，就没有病。

● 带状疱疹

我每讲完一个方子，都有人急着问："我能不能吃这个药啊？"我劝大家别急着用药，先把原理听懂了，就知道《伤寒论》里的方子不对应病，而是对应证，再说你说的都是西医病名，还不如说症状来得清楚。你的病若在三阴经证，服用三阴经证的方子，至少方向不会错，所以还是要先明阴阳。

因为药物就是给阴阳纠偏的，所以古人也怕过度用药对身体产生坏的影响，所以还有一句话，叫"有病不治，常得中医"。这话是说：如果找不到好医生，有病要是不乱治，常常能够符合医理。"中"是符合的意思。有病不治为什么还符合医理？因为人体有自愈自保功能。只要治错了，气机一乱就结新结，你不乱治就不结新的疙瘩。否则就是旧愁未去，又添新愁。

对老百姓而言，平时多学点儿不用药的治病方法是有好处的，小毛病初起时，最好用手法解决。用手法最好明白经脉。我常说，经络图人手一册的时候，就是中医的光大。经络图要想明白，就得读《灵枢·经脉》篇。比如手臂酸痛、麻木，走心经，走肺经，《黄帝内经》称之臂厥，属于心、肺的病。

学好中医，就是学好两个字"阴阳"，肌肉酸是阴阳的什么情形？酸，是阴精还有，阳气也有，但阳气生发不起来。麻，又是阴阳的什么情形？是阴精不足，阳气尚可，也就是气过得来，血过不来。木是阴阳的什么情形？是阴阳之气已不能交接。痛是阴阳的什么情形？经脉不通之处，阴阳气机相顶。所以，如果痛，说明身体还有劲儿，没劲儿了，就不痛了。所以原先没感觉的地方，吃着吃着中药突然又疼起来了，这是好事，可你偏要说医生给你治坏了，这世上就没理讲了。那得疼多久？不知道，因为这个得由你自己的元气决定。元气可，就好得快；元气虚，就好得慢。坚持就是了，还是那句话："不下地狱，怎么上天堂？"

再比如带状疱疹，是春夏之间很常见的一种病，过去叫缠腰龙，一般人一得这个病就去看皮肤科，可这哪里是皮肤病啊？从原理上讲，带状疱疹多发于腰部，也有发在头部的，但其特点都是呈圈状，要么一圈在腰，要么一圈在胸，要么一圈在头。凡圈状的病，都跟带脉有关，带脉，借肝经而行，同时跟阳明胃经、督脉也有关，所以此症比较凶险。据说只要这条"龙"接上，人就完了。这个病很疼，疼，说明精还足。等精不足了，就会死人的。

为了防止这条龙接上，挑带状疱疹的技巧就是往两边挑，以肚脐为界，往两边挑，不可以往中间挑。西医对此病，一般是先消炎止痛，长时间解决不了的话，就变成神经痛。中医对此证，非常有效。揭盖子、通营卫、补内虚、驱虚火即可。麻黄汤、桂枝汤、小柴胡汤、麻黄附子细辛汤等，诸方都可用，你非得问该吃哪个方子，就不好说了，因为只有见到本人，知道他这个病的来龙去脉，才好说吃哪个方子。从脉象上看，麻黄汤、桂枝汤都得有浮脉的象，小柴胡汤、麻黄附子细辛汤都得有脉沉的象，所以你要知道脉象也可以。

治疗这个病，一要及时，二要辨证准确。如果是肝胆经瘀阻，就从疏通肝胆经入手，可以用《伤寒论》里的小柴胡汤等。如果是气机的问题，比如上下交通不利，实火、虚火憋在中焦，同时兼有发热、恶寒、上热下寒等，可以用麻黄附子细辛汤，或用通脉汤调理气机，辨证准确的话，三到五服药即愈。

这些办法都是通过调理肝经、胃经等，以救带脉及任督。如果一味消炎，可能会把病邪憋在体内，反复难愈。年轻力壮者还好，年老者，则危险矣。而且，病愈后，人应该有点儿虚，有人吃完药后会嗜睡，这就是身体在发出指令让你休息，这时要好好睡，睡觉大补元气，阴足了，阳也就足了。然后，便会满血复活。

有人问："小柴胡汤，买外面那个冲剂行不行？"不太好，汤药有涤荡之效果，所以最好找中医把脉开汤药，这样效果最有保障。其中药量很重要，这样的病，像水痘和麻疹，有时需要先往外表一表，出透后，直接就干瘪了，也就痊愈了。

关于喝药，我的主张是第一煎晚上喝，因为晚上喝完正好睡觉。药里面的五味，在一夜的经脉循行中悄然轮回，不仅药味可以补充形体，气也可以补充形体，这时最主要的气都不是药气，而是休息。所以晚上喝完睡觉，药效会极佳。

有人说："外面煮中药都是第一煎和第二煎混合，还说是阴阳和合。那我问你，第一煎是阳还是阴？"其实现在人已经极不讲究了，都是让药店代煎了，没有那种拎回药包，挑灯煮药的认真劲儿。我不是说了吗，屋子里有药香也是一种雅致。第一煎，头天晚上喝，第二煎，第二天早上喝。睡了一夜，人精神足了，药性虽淡了点儿，可早上阳气足，可以补足药性。第三煎最淡，不足以治病，但可以养胃，其实也可以喝。第一煎、第二煎力道大，凡治病的，都不会让人太舒服。第三煎可以柔柔地养人。但这里一定有个重要的前提，就是药方一定要开对。没开对，一煎都别吃！有的老人舍不得，说那也得吃完开错的，再吃对的，不能浪费钱！这是何等的糊涂啊！

如果吃对了中药，吃到什么份上才算吃好了？先是各种发作，有走下窍的，会泄泻。有走腠理的，会出现全身肿胀等。比如有些人吃了理中丸后，出现发胖，其实那不是发胖，而是湿邪出不去的肿胀，这时就该用当归四逆汤通一通末梢；还有的老人满口溃疡，一吃理中丸就好，但血压却忽高忽低了，人就害怕，其实这也是通经脉的一个过程，可是百姓不懂。所以，在没有全部学明白前，还是要慎用中药。

所谓吃对了中药，就是饮食情形会变好，能闻到香臭了，这是脾胃功能恢复的表现；然后睡眠会变好，直到出现嗜睡。很多人得吃一段时间，才会出现这种嗜睡，但年轻人会很快。一旦到嗜睡阶段，能大睡三天三夜，起来后就脱胎换骨，但很少有人能坚持走到这一步，基本不难受就不治了。有一位坚持到这一步的人说过一句话："治到今天，我才知道什么叫健康！什么叫开心地活着！"

我在国外曾看过一对可爱的年轻夫妇，但女子有点儿抑郁了，脾气急躁，失眠。她刚吃了几天白通汤，就连续睡了三天，她丈夫赶紧电话咨询我怎么办，我说你知足吧，你等于不花钱又新得了个老婆！他说您真说对了，老婆现在变得好温柔、好喜悦，从来没有见过她这样。所以，真正的好方子，就是花很少的钱，让一个人重新来过。

● 五十肩

大家觉得《伤寒论》太好了，大道至简，可千万要小心的是：《伤寒论》入门看似简易，但越学就越遽然而惊，因为病的传变至微至妙，非肉眼能识，一出现新症状，人就麻爪、惊心。比如，你给病人开了方子，第一天病人说舒服，你得意，第二天病人说病去了大半，你更得意，第三天病人突然说不行了，感觉自己要死了，你便大惊而无措……若会把脉，还能从脉上看真假，若不会脉，只学了一招两式，就吓傻了。所以，这也是我苦口婆心劝诫大家莫多管闲事，只求乐道和自救的原因。能从症状辨出是否坏病，才是我们要细致学的。

但我们还是要自学《黄帝内经》和《伤寒论》，因为最终我们自己的人生问题要学会自己解决。人世间有几件事是谁也替不了我们的，吃饭替不了，上厕所替不了，得病替不了，这些替不了的，都得自己整好。别老麻烦国家，别总想着去花那个医保，别有那个贪心。有人说我都交了那么多年的医保了，我一次钱没花我多冤，那你得场大病就高兴了？千万别这么想，这辈子能不去医院简直是阿弥陀佛。还有些老太太每年都要去医院拿好些药，要不就觉得自己吃亏了，这些就是贪心。转念想一想，你一辈子没花这个钱，这个钱就会被用来救助他人，多好啊。自己没遭罪，还积了阴德。什么叫阴德？就是你在不经意中就把善心善念善行布施了出去，给了谁你也不知、不晓，没有要别人回报的心，也没有倨傲之意，成天乐呵呵的，就是福报深厚的人。

既然用药容易出危险，所以，我还是建议普通人多学些不用药的治病方法。

比如后背痛的问题。大家不要小瞧背痛，现在背痛是全人类难以解决的问题，西医真的解决不了这个问题，因为他不知道背痛的原因是什么。

中医说"背为胸之府"，即五脏里面所有病都会在背上显现。什么叫府？府就是空。五脏在胸，满满的，是实。治病不能作用于实，这就是中国文化的妙处，中国文化从来都讲究虚实。要想解决实，必须从空入手。有空的地方才有可能有作为，实的地方有作为的可能性极小。

背为胸之府，是说后背就是胸空的那一面，要想治胸里面的脏病，都要从后背治。反过来讲，后背上反映出的一切问题，都是五脏的问题。比如后背掣痛，可能是心脏的问题，后背冷痛，好像背个包袱，也是心脏被憋的问题。西方通常认为背痛只是肌肉的问题，他会让你泡澡。但如果是心脏问题，泡澡可能会更危险，因为汗为心液。

西医思维和中医思维在背痛问题上的差异，就是西医认为疼痛是肌肉的问题，而中医认为背痛是心肝脾肺肾的问题，后背沉、肩膀痛是心肺压力大。肩膀有扛起或放下的功用，最能表达内心的冲突。现在的人要承担的情绪太多，所以肩背部疼痛僵硬是世界性的问题。紧张会让你肩膀高耸，内疚又会让你含胸，压力让你喘不上气来……其实，这影响的不仅是肩背，更重要的是心肺功能。颈椎病，心、肺、胆道疾病都可以引发肩部牵涉痛，这些病长期不愈，则使肩部肌肉持续性痉挛、缺血而形成炎性病灶，转变为真正的肩关节周围炎。

肩关节周围炎又称五十肩，就是很多人会在 50 岁左右突然出现肩膀疼痛、胳膊抬不起来的问题，西医认为是肌肉粘连所致。以肩部为中心逐渐产生疼痛，夜间为甚。本病的好发年龄在 50 岁左右，女性发病率略高于男性。如得不到有效的治疗，肩关节可有广泛压痛，并向颈部及肘部放射，还可出现不同程度的三角肌的萎缩。

50 岁，对大多数人而言，是个尴尬的岁数，此时阳气大衰，身体最累，心情最苦。孩子是逆反期，自己是更年期，自己的工作事业也到了瓶颈期，而自己的父母又是病老期，所以 50 岁应该是人生压力最大的时期，心肺肝胆不胜其压力，就生各种病。

另外，五十肩跟受寒有关。中医称脖子到肩膀这段区域为"太阳界面"，太阳之上，寒气制之。虽说此处阳气足，但也最容易受寒。比如长年驾车者，左臂靠近车窗，风寒湿重，患者肩怕冷，不少患者终年用棉垫包肩，即使在暑天，肩部也不敢吹风。此病夜间加重，也是阳虚的问题，阳虚则肌肉粘连。

五十肩的具体治疗方法有四种：吃药、针刺、按摩、运动。吃药比如吃通脉四逆汤等，可以通经脉，解心结，去抑郁。针刺，比如针刺鱼际、外关，打开心肺，肩可以外展。针刺阴陵泉下、三里下，可以上病下治等。按摩，最好找别人按，自己按，一疼就下不了手了。运动，可以练打开太阳伞和爬墙功。打开"太阳伞"，就是两臂自然下垂，向前转动9次，这就是在"开膏肓"。两肩部再向后转动9次，这就是在"合膏肓"。这个动作可以把膏肓活动开，充分松开肩背部，长期练习，能有效解决肩背痛的问题；而反复的前后拉伸又能使胸腔得到扩张，能有效防治心、肺疾病。爬墙功就是站在墙边，两臂慢慢贴墙上举，慢慢起来然后再慢慢蹲下。这个动作实际上是五脏六腑的一个挤压按摩动作，非常好。刚开始时如果两脚不能靠墙站，可以有些距离，总之，一定要防摔倒。实在不行，就练习猫伸懒腰和弓背的动作，也对两臂和腰酸背痛有缓解。

唯有传统功法可以解决腰酸背痛。有人说："跑步可以吗？"跑步绝对解决不了腰酸背痛的问题，反而还会造成膝盖受伤等新问题。中国的传统功法易筋经、五禽戏、八段锦等，才是解决腰背酸痛的根本方法。

手臂的内侧是三阴经，外侧是三阳经。拿易筋经里的"韦驮献杵第二式"举例，当两臂左右两边伸平时，阴经和阳经都没有发挥作用。当两掌慢慢竖起、外撑，力在掌根时，经脉的意义就显现出来了。别小看了掌根外撑这个动作，这么一撑，胳膊上的阳经就锁死了，里面的三阴经的劲儿就使出来了。能这么撑一会儿，后背就开始酸痛并出汗了。然后手臂上举，接着两手变拳下撑，这时三阳经就全打开了，而阴经又锁住了。

看，仅仅一个手腕的活动，手腕变拳向下就开了阳经，手指向上、掌根外撑就开了阴经。这就是中国功夫的妙境。

人绝对不会无缘无故产生疼痛，只要产生疼痛了，首先要知道疼痛部位与内心压力的关系。比如手腕疼痛，意味着掌控能力变弱，如果你圆融、机灵、游刃有余、有决断力，你就是个"有手腕"的人、有力量感的人。脚腕不能动了，意味着生命的方向性出问题了，因为脚腕负责方向。而人体最大、最重要的支撑就是腰和盆骨，因为，腰意味着支撑，是人体上下之枢纽。下面是根，要稳；上面是枝杈，要舒展。所有腿疼，根都在腰。

如果腰痛不能俯仰，腰都哈不下去了，就是肝经的病。治此病可按揉太冲穴，太冲穴在脚背上，第一、二趾跖骨连接的部位。每天晚上按摩太冲穴，可以舒缓腰痛。

针对各种腰痛病，中医有一个很重要的治疗方法，叫"腰背委中求"。委中穴位于大腿的腘窝横纹的中点处，属于膀胱经，膀胱主筋所生病。把委中的筋给松开，或针刺委中穴，就可以医治腰痛。

假如人突遇风寒，着凉后感觉不舒服，猛打喷嚏，这叫"寒闭"，就是被风寒给闭住了。想治这个病，很简单，人趴在床上，针刺委中穴，人会因剧痛而大喊一声，全身上下会出一层细汗，感冒立马就会得到缓解，可以一服药都不吃。因为针刺委中穴，可以立刻驱除寒气。

● 按摩刮痧艾灸要懂经脉

人到半百时，各种病就都找上来了，其实，人的半百而衰，就是阳气、阴精的过耗造成的。

《黄帝内经》说：*年四十而阴气自半也，起居衰矣；年五十，体重，耳目不聪明矣；年六十，阴痿，气大衰，九窍不利，下虚上实，涕泣俱出矣。*

"*年四十而阴气自半也，起居衰矣*"。就是人大多数在 40 岁左右开始进入衰老通道，这时最明显的特征有二：

一是"阴气自半也"，阴血不足，人体生气、生血的能力开始变差了。胃是生气、生血之所，此时重点是保护脾胃，而保护脾胃的第一要则是不生气，而且尽量少沾西药，因为化不了了。

二是起居开始不正常了，也就是睡时睡不踏实，起来又头脑不清楚，如此便会快速衰老。所以养生当从 40 岁开始。虽然过胖对身体是伤害，因为湿重不仅耗散阴精，更耗散阳气，但这时如果快速减肥，对身体更是伤害。肥者还禁得起要销铄，毕竟有油脂，禁得起消耗。本来就不胖的人，还要销铄自己，就会得病。

"*年五十，体重，耳目不聪明矣。*"到了 50 岁，阳气虚、阴气盛，人体就沉重。再加上经脉不通畅，更觉其身体不轻便。耳鸣耳聋、眼睛干涩等也随之而生。这是精气虚而不能合并于上，肾不能藏精，故耳不聪；肝不能生发，故眼不明。

"*年六十，阴痿，气大衰，九窍不利，下虚上实，涕泣俱出矣。*"到了 60 岁左右，人体脏腑精气极度衰弱了，其表现就是阴萎和气衰。阴就是五脏，五脏的虚实，要通过五窍来体现。比如肝之窍为眼，脾之窍为口，肾之窍为二阴，肺之窍为鼻等。

五脏气大衰，窍的功能就大衰。你闻香臭的能力、品尝味道的能力、撒尿的能力等全都变弱，即九窍不能再发挥正常的功能。这时人还会下虚上实，为什么下虚？因为"清阳实四支"，阳气不足，腿脚就沉重，腿脚沉重就是因为气虚。上实，指真阳不足，则固摄力极弱，而使得水液或涕泣外出。什么叫"浊"？鼻涕就是浊。这时五脏化不掉这些重浊了，你看60多岁的老人总是眼泪汪汪的，或眼睛干巴巴的都是眼屎，这就是"涕泣俱出矣"。

有人会说："50岁才开始养生，成吗？"不成，有点儿晚了。因为这个时间段属于自顾不暇时期，那时父母已衰老，一般人的财富增长，到这时也是瓶颈期了，一般人基本要靠先前赚的钱养后半生了。所以40多开始关爱自己还有余力，能在年轻力壮时，把以后要得的病消掉才是最重要的。人就是活个气血，年老气血衰退了，消病都不容易了。

年轻时属于实者，可用药物或针刺疏泄，随着人年龄的变化、气血的衰退，虚者，必须温补。在中医里，唯有按摩、灸法是补法。

按摩、砭石刮痧、艾灸的基本理论，都在于经脉。也就是说，《灵枢·经脉》篇是基础。《灵枢·经脉》篇详述了十二经脉在全身的分布和循行情况，以及十五络脉的名称、循行路径及其虚实病候的表现。全篇内容，着重说明经脉具有决生死、处百病、调虚实的重要作用，是所有习医者必读之经典。

《灵枢·经脉》有一个经脉循行的路线，就是先从肺经说起，然后是大肠经、胃经、脾经、心经、小肠经、膀胱经、肾经、心包经、三焦经、胆经、肝经。而且如环无端，中间是没有断线的。这个顺序不需要背，只要弄明白了其中的相互关系，一下就记住了，比如，肺与大肠相表里，肺经连缀大肠经，大肠经又属于阳明，所以，大肠经连缀的是阳明胃经。胃经又与脾经相表里，所以胃经又连缀脾经。"脾足太阴之脉，起于大指之端，……连舌本，散舌下；其支者，复从胃别上膈，注心中。"即脾经截止于"心中"，与脾经相连的心经就从此处起，叫作"起于心中"。大家记住，挂在墙上的经脉图，是画不出这个连线的，因为它只是浮支，只是体表路线图，而真正、关键的大经脉都在里支，在我们的身体里，是画不出来的。永远要记住，经脉是我们肉身的气血生命线，而不是一张图。

关于肺经循行，开篇有几句话：肺手太阴之脉，起于中焦，下络大肠，还循胃口，上膈属肺。

肺手太阴之脉。这句有两个要点，第一，它在手。凡手脉，都是从胸走手，凡足脉，都是从足走头。第二，它属于太阴。谁是太阴？手太阴肺，足太阴脾，太阴，是阴气最多的地方。肺气足，才能够肃降全身，肺气不足，则全身无力。

肺脉，起于中焦。明白了这句话，就明白了肺病的治法，所谓补肺，不过是从其源头补，中焦为土，就是土生金。皮肤病表面是肺病，但其根在脾胃。后面我会讲皮肤病的治疗，就是先从脾胃入手。脾土生肺金，肺金一足，必然把邪气往外赶，这时病情就会大发作，发作就发作呗，总得把病邪赶出去。都赶出去后，病不就好了？治疗湿疹就更简单了，湿疹不会比银屑病重，好得就更快。

肺起于中焦，下络大肠。这说的就是肺与大肠相表里。还循胃口，上膈属肺。是说肺经下络大肠以后，又回到胃这来了。所以，无论如何，脾胃是肺的根儿。上膈，归属于肺系。心脉，是"下膈络小肠"，而肺脉，是"上膈属肺"。这就是心肺在"膈"的气机表现，一上一下。打嗝就是膈肌运行不利，首先是气机的问题。什么影响气机？情绪。

把这些弄懂了，对大家的帮助是什么？比如现在按摩院都知道刮肺经、按摩肺经，也就是从胸前云门中府开始，一直到大指和食指。但你要是看懂了《灵枢·经脉》篇，就知道要想让肺经真正地运化起来，得先揉开脾胃，先要从中脘下手。脾胃气足了，肺经经气才能足。同时，为了宣通膈肌，也要先把后背的肺腧打开。这就是懂经典原理后才能更好地调理身体。

● 灸法三大穴

关于按摩，手法轻柔的，可以天天做，但手法过重的，一周一两次即可。外人给自己按，那叫松筋骨，而自己练易筋经、八段锦等，叫"内按摩"，效果更好。

至于刮痧，每天拿个刮痧板刮刮头、刮刮经脉、刮刮脖子两侧，能预防很多疾病。感冒发热时，在大椎和肺腧等处刮出痧来，病也就去了。外治法比吃药要好，吃错药可不好救。外治，只要不动到骨头，就没有问题。

而灸法，也同样，元气虚弱、脾胃功能极差的人是很难消化药物的，故而称"针药所不及"时，就要用灸法。只有灸法，可以避开脾胃而直接将热力作用于经脉以祛除寒邪、通调经脉，可治病，更可以增强机体免疫功能。灸法，分三种，一是平时的养生灸，二是节气灸，三是治大病的瘢痕灸。

平时的养生灸又叫悬灸，可以主要灸中脘、关元、足三里等。为了避免浪费，一次以两人灸完一根艾条为准。

中脘穴，脐上四寸，属任脉，为足阳明胃经的募穴，所谓"募"，就是聚集的意思，中脘穴就是足阳明胃经经气汇聚处，胃是人体生气、生血的地方。中脘穴又是八会穴之一（腑会中脘），属于六腑经气交会的地方，也就是六腑的病，这里都管。同时，中脘穴还是任脉、手少阳三焦、手太阳小肠、足阳明胃经之交会穴。可见此处在全身经脉的重要意义。

凡是有脾胃疾患的，比如嗝逆、胃炎、口臭、腹胀、抑郁症、髌骨软化症、癫痫病等都可以坚持灸中脘，灸之前先把中脘揉开，以周边有红晕、内里暖洋洋为好，第一次最好灸的时间长一些，出点儿汗才好。

关元穴，在脐下三寸。关元穴主管胞宫精室，为元阴元阳闭藏之气，出入丹田之门户，故称关元穴。任、督、冲一源三歧，都发源于此，是男子藏精、女子藏血之处，又是肝脾肾三阴经与任脉之交会穴，也是小肠的募穴，主吸收。

灸关元穴可以生阳，即增加消化吸收功能；可以阴长，即被吸收的营养物质多。阳为气，阴为血，因此此处补气又补血，所以古人说"主诸虚百损"。灸关元穴几乎可以治愈所有重症妇科、男科疾病。比如四肢厥冰冷、六脉微细、真阳欲脱、中风脱证、失眠、寒邪入腹、水肿腹胀、疝气、虚劳咳嗽、潮热、咯血、大小便失禁、溏泄、便秘、尿频、遗尿、遗精、阳痿、赤白带下、闭经、不孕、癃闭、便血、尿血、少腹瘀血等。

如果说肩井穴是第一大强身穴，那么足三里穴就是第一大养生穴。足三里在小腿外侧，犊鼻下3寸，是胃经的合穴。可以治疗胃病，比如胃痛、呕吐、呃逆、腹胀、腹痛、肠鸣、消化不良、泄泻、便秘、痢疾。又可以治疗咳嗽气喘（因为胃是肺的根）、心悸气短（胃生血不足，心血就不足）、失眠（胃不和则卧不安）、癫狂等症。为什么能治疗癫狂呢？先前讲过，癫狂属于胃寒或阳明实证，足三里是胃经的大穴，当然可以治疗这些疾病，对腿部水肿、膝痛、下肢痿痹、痛经（胃寒，肾必寒）、脚气等也有疗效。

《灵枢》说："著痹不去，久寒不已，卒取其三里骨为干（长期的风湿痹证，属于久寒的，要取穴足三里）。肠中不便，取三里……善呕，呕有苦，长太息，恐人将捕之，邪在胆，逆在胃，胆液泄则口苦，胃气逆则呕苦，故曰呕胆，取三里，以下胃气逆。"也就是说，阴阳若俱不足，有寒有热，皆调于足三里。

但艾灸足三里有个要点，最好先灸中脘、关元。灸三里是补法，只有先让消化吸收都正常了，才补得进去。

其实可以这样理解，灸中脘穴、足三里穴，相当于喝附子理中汤，灸关元穴，相当于喝回阳救逆的四逆汤或通脉四逆汤。所以不必总想着吃药，灸好了，就相当于吃了药，而且比吃药更安全。吃药，不就是为了通经脉、增加脏腑运化吗？这些灸法都可以做到。

灸法的主要功效是：（1）温经散寒。（2）行气通络。（3）扶阳固脱。（4）祛风湿，止疼痛。（5）驱邪。（6）疗效好、费用低、易于操作。一句话：灸疗，能透诸经而除百病。

● 什么人不适宜灸法

节气灸，就是在冬至、夏至两个节气前后灸 7 天或 9 天，夏至灸一定要加上膏肓穴，就是借天地阴阳转换之气机防病、治病，增强免疫力。夏至灸膏肓穴，是冬病夏治，其实就是寒病用热来治，对秋冬咳嗽哮喘的病人有好处。膏肓穴可以治全身的病，此穴在后背有左右两个，灸的时候一定要倒坐在椅子上，两手抱住椅子背，才能打开膏肓穴。艾灸此穴，可以治疗诸虚百损、五劳七伤、身形羸瘦，比如肺结核患者。对于梦遗、失精等，可以说无所不治。灸到从两穴处有热水一样的感觉流向两肾，才算足量。

为什么夏至灸可以治病呢？因为夏天气机全在体表，而五脏内部正是大寒时节，而艾灸可以驱寒、祛湿。而冬至灸，是兴阳，兴阳不是扰动阳，而是加强阳气的固摄作用。但"冬至灸"也不可太过，不太过才是养生，太过就是害生。冬至养生，就是小美着，小乐着，再喝点儿"当归生姜羊肉汤"从里面补着阴精，就挺好啦。

治大病的瘢痕灸，就是用上好的艾绒搓成窝窝头状如麦粒大，所以也叫麦粒灸，一个为一壮，其实古代叫"一灼"，放到穴位点上点火烧灼。比如中风后半身不遂、语言謇涩的，属于肾气虚损，可以灸关元五百壮。但一定会把关元烧个洞，很多人会害怕。有人会说：人之皮肉最嫩，五百壮，难道不会皮焦肉枯吗？回答是不会。已死之人，已无气血滋养，只要一灸，肯定焦枯。如果是活人，真气未脱，自然气血流行，荣卫环绕，而且是在气血最壮的穴位上灸，虽灸千壮，也只是化脓，不会焦枯。我曾为了体验此法，最多的一次，灸过中脘关元1500壮，恢复后只是略有痕迹而已。

其实此法盛行已久，古书记载"（宋）太宗尝病亟，帝往视之，亲为灼艾。太宗觉痛，帝亦取艾自灸"。说的是弟弟赵光义得了急症，宋太祖赵匡胤亲自给弟弟艾灸，弟弟觉得疼，赵匡胤就取艾自灸，分担弟弟的痛苦。这个方法真的能治大病，但这个方法第一需要专人指导，第二，毕竟一般人接受不了，所以暂时不宜推广，但以后此法可能会大行于世。

其实瘢痕灸不仅能治大病，还是一个保命之法。《扁鹊心书》作者的窦材说：保命之法：灼艾第一，丹药第二，附子第三。人至三十，可三年一灸脐下三百壮；五十，可二年一灸脐下三百壮；六十，可一年一灸脐下三百壮，令人长生不老。长生是不可能的，但能够延缓衰老是一定的。

有人问："一灸就感觉上火是怎么回事？比如瘢痕灸时，灸着灸着，出现喉咙疼痛、口干、头疼、目赤等症状。"这是元气发动时，收敛不足而发散有余造成的，一般这时再灸一下足三里穴，把气机向下引引即可。

还有人问："什么人不适合灸法呢？"

一是血虚的病人。张仲景《伤寒论》说："*脉浮热甚，而反灸之，此为实，实以虚治，因火而动，必咽燥吐血*。"又说："*微数之脉，慎不可灸。因火为邪，则为烦逆。追虚逐实，血散脉中，火气虽微，内攻有力，焦骨伤筋，血难复也*。"即阴血本来就虚，更追以火，就会使虚者愈虚；而热本是实证，更逐以火，使实者愈实。筋骨本借血以濡养，如果精血被火攻而外散于气脉，则难以复归源头。平时养生灸也要注意，如果小腹温热以后，继续施灸的话，就会出现伤阴过火的现象，这也是不能天天灸的原因。刚开始，可以连着灸六天，然后一周两次即可。

二是类风湿患者的患处（关节）绝对不可以施灸，因为艾灸无形的热量不能代替有形的精血，热量入了关节而不能调动精血，虽然可以祛寒，而不能祛湿。更不能为了缓解疼痛而揉捏患处，否则容易造成骨膜增生，将来极不容易复原。

艾灸后的反应应该是怎样的呢？（1）胃里、小腹、大腿内侧、脚心发热。瘢痕灸后大约5日，无疼痛感，很舒服。（2）人体有病的地方会钻着疼。这就是在攻病灶。是好事，别怕。（3）从关元、中脘往肝、胃、腰、乳房等处串疼，外生殖器发痒。这是阳气生发起来的象。（4）易微微出汗，一定不是大汗，人会不怕热，虽热而不烦躁，但会怕冷，不爱吹空调，手脚都是温的，而且冬天手脚不凉。（5）睡眠好转，饮食增加，这时可以结合锻炼。

艾灸时的注意事项是：（1）禁止房事和生气。因为艾灸可以使气机通畅，此时房事和生气都有可能更严重地郁阻经脉。（2）避免饮酒。（3）避免熬夜。（4）可以洗澡。（5）不宜空腹灸。（6）灸时，旁边放一小碗水，掸灸灰，防止着火。其实灸灰可以保存起来，比如香油拌艾灰可以治婴儿湿疹。有些艾条之所以只有黄裱纸，而无外包装纸，就是为了保存艾灰，并避免烫伤。其实烫伤也不必害怕，就相当于瘢痕灸了，有泡，就用针挑开，擦干即可。不必上什么创可贴，该洗澡洗澡，该游泳游泳，穴位气血足，一般不会感染，慢慢就好了。其实瘢痕灸时，出脓者，说明气血尚足，不出脓者，反而是气血虚，不宜灸。（7）灸时关窗，不能开空调，避免着凉。灸完开窗通气。（8）灸完口渴，一定要喝一大杯温水。

灸法的好处是：有病治病，无病强身。一般的养生灸，大家都可以做。但最好是有些微症状时灸，比如一向胃寒、手脚冰凉的，一周可以灸两次，一次半小时（有闲暇时即可，不必论早晚）。除了中脘关元，还可以灸灸大椎和膏肓，增强免疫力。说话多的人一定要灸灸气海。没用完的艾条一定要用剪子剪掉，下次好用。

● 用砭石刮经脉

古代治病方法有五种，砭石、针刺、药物、灸法和导引按蹻法。这些方法都跟地域及食物有关。《黄帝内经》第十二篇《异法方宜论》里说：东方因为多食鱼盐，火性大，人多生痈疮，所以用砭石拉开痈疮以排脓。西方水土刚强，其民华食而脂肥，病大多从五脏生，所以多用毒药，此处所说毒药，是指浓烈的药物。南方水土弱，病大多在表，所以用微针治病。而北方，天寒地冻，其民乐野处而乳食，乳食就会造成五脏寒，而脏寒生满病，指因五脏寒而出现四肢胀满的病，所以发明了对治寒证的灸法。最后是地处中央的民众，因为物产丰富，民食杂而不劳，因此多得痿厥寒热之症。也就是吃得多劳作少，容易肌肉萎软，治疗最好是导引按蹻，也就是多练八段锦、易筋经等。

灸法我们讲过了，今天讲一下砭石疗法。砭石者，从东方来。东方之域，天地之所始生也，鱼盐之地，海滨傍水。其民食鱼而嗜咸，皆安其处，美其食。鱼者使人热中，盐者胜血，故其民皆黑色疏理，其病皆为痈疡，其治宜砭石。也就是说，地处东方的人，生活还是很美好的，但饮食上因为"鱼生火"，会使人五脏热，而又多盐，味道重，易于伤血，所以百姓容易生痈疮，治疗就要用砭石。

砭石，即能治病的石头，最早出现在《黄帝内经》中。砭石中又以泗滨砭石疗效为最佳。著名训诂大儒孔颖达说："泗滨，泗水之滨。石在水旁，似石水上浮然，此石可以为磬，故谓之泗滨浮磬也。"砭石来自远古，由陨星与大地的撞击与爆炸融合而成，呈红黄之色，打磨后圆润明亮，属于自带奇特能量的东西。现代医学手段检测，泗滨砭石可以发出许多对人体有益的远红外射线和超声波脉冲，有促进微循环、调理新陈代谢之良效。

中国古代治病所使用的手段是：一砭二针三灸四药。古代刮痧用的都是砭石，现代人用牛角板，用牛角板得用刮痧油，而砭石本身就是润的，可以不用润肤油。用砭石怎么治病呢？就是在你皮肤上刮一刮、摁一摁、杵一杵，那些病位表浅的病就能治好。现在刮痧法用得挺多，但是一定要记住，刮痧是用来治疗表证的，如果病不在表，过度刮痧反而会损伤元气，这个道理现在搞刮痧的几乎没人讲过。

每日沿经络用砭石轻轻刮一遍，会感受到远古的力量。第一天，刮肺经，第二天，刮大肠经，第三天，刮胃经，第四天，刮脾经……如此这般，十二经络刮下来，好处多多。一定要熟知经脉，省得我成天苦口婆心，说起经脉来大伙还是一脸懵懂，而且，如此一天天熟悉经脉，经脉图就不是挂在墙上的了，就是在身上的了。以后哪里有不舒服了，能够立刻知道是哪里的问题，你也不必问我，一查穴位图就知道是哪儿的事了。

咱们以肺经为例，讲一下如何刮肺经。因为肺经起于中焦，所以要先揉开中脘，然后从云门、中府，也就是前胸刮起，中府穴是肺经、十二经脉循环流注的第一穴。取穴要点：用右手三个指头——食指中指无名指紧贴锁骨下缘，中指所指即中府。中府有肃降肺气、和胃利水之功效，可以调人身上中下三部之气血。一般来说，有病的部位才出痧，有人说出痧是因为身体有火，这就是胡说，只要刮出黑紫，定是有寒。然后人体正气就会来破瘀血，病也就随之而去。

肺与支气管疾患常可在中府穴出现压痛，此处可以主治咳嗽、气喘、少气不得息、肺炎、支气管炎、哮喘、肺结核、甲状腺结节等。如果胸中胀闷、烦热，鼻流浊涕，嗓子不舒服，呕吐，嗳气吞酸，不下食，腹胀，肩背痛等，刮云门中府都管用。

中府、云门两穴，虚证都可以按，而实证都怕碰，一碰就叫唤。虚证就手法重一些，实证就手法轻一些。按揉和刮痧此两穴，能够舒达内脏抑郁之气，其中，中府主内、主合，云门主外、主开；中府治肺郁之症，偏重在肺气虚，云门治气不得外宣之郁，通经行气居多，好比使阴滞之气，化成云朵而行空宣散，畅达于阳。这些地方一般不宜扎针，所以用砭石刮刮反而更好。

然后再从云门中府刮向肩髃，也就是肩膀头，这个地方特别容易受风，如果痛，就更要好好刮一刮。肺经因为"从肺系横出腋下"，所以此时可以好好刮一刮腋下，如果腋下有疙瘩，就更应该细致和耐心地刮了，别急，一天天慢慢来，如果疙瘩不去，早晚都是病。

然后再沿手臂内侧上缘一直刮向手之大指，如果你弄不清楚，可以在身上找几个肺经的穴位，把它们连成线就可以了。

肺经几个重要的穴位是：云门、中府、列缺、太渊、少商。

列缺穴具有重要意义。它是腕部的一个小裂缝，管出又管入，具有通经活络之效，可治疗上肢不遂、手腕无力、疼痛等症。它又是八脉交会穴，通于任脉，可以治疗任脉病变。它又是肺经与大肠经的联通处，是治疗伤风外感病的要穴。此穴犹如雷电之神通上彻下，所以对下部疾患，如遗尿、小便热、尿血、阴茎痛等膀胱阴部疾患，也有良效。列缺穴，最好艾灸和按摩。

太渊，其实就是我们把脉时食指所在的地方，也就是寸脉。因为是脉气大聚会的地方，博大而深，故名太渊。此穴通达十二经络，对出血等疾患及高血压等有较好的疗效。

少商，肺经最末的一个穴，在大拇指指甲根角侧上方 0.1 寸。因为是井穴，所以可以通瘀解热，对咽痛喉肿、中风、中暑、昏厥、发热、癫狂、癔病、手指麻木等症有疗效，此穴不宜针，不宜灸，可放血。

第二天就可以刮大肠经了，大肠手阳明之脉，起于大指次指之端（食指），然后到合谷，一直沿手臂外侧上缘上行，从缺盆上颈贯颊，入下齿中，交人中，左之右，右之左，上挟鼻孔迎香穴，就是到了胃经了。这，就叫如环无端。第三天，就可以好好刮刮脸啦，因为胃经循行先是在脸上。用砭石刮脸，可去皱，可增添神采。

此外，砭石还有这些好处：在热水中后，取出来熨烫穴位，效果奇佳。把砭石洗干净，放在茶水中片刻，可改变水质为碱性。

● 风湿掣痛有三方

人老了，最怕各种风寒湿痹痛。凡是引起骨关节、肌肉疼痛的疾病皆可归属为风湿病。西医认为风湿性疾病是一类侵犯多种组织多种系统和内脏器官的自身免疫性疾病。其中，类风湿性关节炎、系统性红斑狼疮、硬皮病、干燥综合征、血栓闭塞性脉管炎、雷诺病（遇冷或情绪紧张后，手指皮肤出现苍白和发绀，手指末梢有麻木、发凉和刺痛，经保暖后，皮色变潮红，有温热和胀感，继而皮色恢复正常，症状也随之消失。又称肢端血管痉挛症。其实就是中医的四肢厥逆证）、红斑性肢痛症、强直性脊柱炎等都算作自身免疫性疾病。这些疾病的血管病变在早期以痉挛为主，反复发作后则引起动脉壁炎症，进而出现血栓形成和管腔闭塞，最终导致组织坏死和溃疡。

此外，大多数风湿性疾病都有关节症状。由于大部分风湿性疾病目前还不能根治，所以西医的治疗多用激素及消炎药，试图缓解症状，改善病情，恢复功能，提高生活质量，尽可能延续患者的生命。

那么中医是怎么看待这种病情的呢？风寒湿是导致此病的三个最重要的原因。

首先是风。《黄帝内经》说：诸暴强直，皆属于风。指突然发生筋脉挛急、项背强直之证，都与风邪有关。风邪跟肝有关，肝肾阴虚，筋脉就会失去养分，筋脉就发硬。如果再有里热，就会借风而炽盛，引动肝风而致项背强直发生。

其次是寒。《黄帝内经》说：诸寒收引，皆属于肾。指寒邪有收引之性，会引发形体拘急、关节屈伸不利之症，寒邪内应于肾。元气又藏于肾，所以寒邪最伤元气。伤元气，就伤了人体自免疫系统，就会得很重的病。

再次是湿。《黄帝内经》说：诸湿肿满，皆属于脾。说的是湿邪会引发水湿停滞、浮肿胀满之证，这些病都与脾相应。湿邪会导致四肢沉重、周身感觉冷并且肌肉酸疼。最关键的是，湿邪最难去掉。水湿初起，上眼皮肿；发展途中，则咳嗽，咳嗽是想把湿邪宣出；等到出现面色苍黄、阴股间寒冷、脚踝肿、腹大时，水湿已成气候，则难治矣。湿邪滞留于肠外，则是息肉；在子宫，则为囊肿、肌瘤。

再其次是心君受损。《黄帝内经》说：诸痛痒疮，皆属于心。即痛症、疮疡症及皮肤瘙痒等，都与心相应。痛属于心，因为心主血脉，血脉不通，则痛。痒，是人类最细微的感觉之一，也属于心，痒痛难耐，会让人烦躁。

最后，关节病还属于肺，因为肺主治节。肾主骨。所以关节病变与肺肾相关。由此可见，这类疾病与心肝脾肺肾五脏最为密切。五脏为阴，这类病就是阴性的病。

《伤寒论》在太阳病证的最后部分，关于风湿痹症及周身疼痛给出了三个方子，我们看一下。

伤寒名方——桂枝附子汤

伤寒八九日，风湿相搏，身体疼烦，不能自转侧，不呕，不渴，脉浮虚而涩者，桂枝附子汤主之。

桂枝附子汤方：桂枝四两，去皮。附子三枚，炮。生姜三两。大枣十二枚，擘。甘草二两，炙。

上五味，以水六升，煮取二升，去滓，分温三服。

现代基础用量：桂枝12克，炮附子9克（原方是3枚，可国家药典只允许开到9克），生姜9克，大枣4枚擘开，炙甘草6克。

关于剂量，再说一次，按李时珍的算法，是一两三克。这个算法对自学中医的人还是安全的，用对了，也管用。而面诊后，医生会根据病人的气血给出不同的量。大凡有附子的方子，附子都要煎煮90分钟，切记切记！

这个方子是风湿痹症偏于表，此时脉浮，就是有表证；脉涩，通常指血少或伤精，或寒湿入营有血痹、败血。这个方子，桂枝通心阳、和营血。此处用炮附子，而不用生附子，是要它既能逐阴寒外出，又能引元阳之内归。而且炮附子的量在此方中甚大，用了3枚，这也是用附子的方法之一，即急症宜多用，缓症宜少用。此处的"风湿相搏，身体疼烦，不能自转侧"，指急症，"不呕，不渴"，指还没有入阳明或少阴，故用大剂炮附子，以破里面的寒邪，兴肾阳。再用大剂生姜助生发之气，以祛风邪；用大枣、炙甘草以固里。所以这是个风湿痹症的初始方。

伤寒名方——去桂枝加白术汤

第二个方子，是去桂枝加白术汤方，是风湿偏重于肌肉的方子。

若其人大便硬，一云脐下心下硬。小便自利者，去桂加白术汤主之。

去桂枝加白术汤方：附子三枚，炮，去皮，破。白术四两。生姜三两。甘草二两，炙。大枣十二枚，擘。

现代基础用量：炮附子9克，白术12克，生姜9克，炙甘草6克，大枣4枚。

这个方子，就是把桂枝去掉，加上了白术，因为这时已经出现大便硬和心下硬了，病已入里。张仲景的解释是：如果大便不硬，小便不利，当加桂。如果小便自利，就要去桂枝，用附子、白术，并走皮内，可以逐水气。他还补充说：附子三枚恐多也，虚弱家及产妇，宜减服之。从这句来看，产妇大便硬、肌肉疼痛，可以用此方。

伤寒名方——甘草附子汤

第三个方子是甘草附子汤，是治疗风湿偏重于关节者。

风湿相搏，骨节疼烦，掣痛不得屈伸，近之则痛剧（不能碰），汗出短气，小便不利，恶风不欲去衣（怕风，更怕寒），或身微肿者，甘草附子汤主之。

这是风湿相搏造成的骨节疼痛，反应很强烈，骨节屈伸都有障碍，更不能碰，疼痛造成出汗、气短，太阳膀胱也因寒束而小便不利，同时表证怕风，有的还会身体肿胀。这个毛病既有表证，又有里证，这种情形可以用甘草附子汤。

药只有四味：*甘草二两，炙。附子二枚，炮。白术二两。桂枝四两，去皮。*

以这个量煮取三大碗，一天三服。最好喝第一碗时能够浑身微微出汗，风寒湿从汗而解，病就走掉了。

现代基础用量：炙甘草6克，炮附子9克，白术6克，桂枝12克。

其中，桂枝走表、通营卫、祛风固卫、解寒痹和疼痛。炮附子固里、兴阳、驱寒。白术健脾、祛湿、利关节；炙甘草和中缓急，使猛烈之药，缓而发挥作用，因为风湿之邪留着关节，若一味地猛力驱散，风邪易去，而湿邪却不易尽除。《金匮要略》说："*汗大出者，但风气去，湿气在，是故不愈也。若治风湿者发其汗，但微微似欲出汗者，风湿俱去也。*"此句是祛风湿的要点，要牢记。

● 说说附子这味药

以上三个方子的共同点是，都用到桂枝、附子、白术，其中，桂枝祛风、炮附子祛寒、白术燥湿，等到了三阴证，欲除风湿也得用此三味药。这一节我们来讲讲附子。

附子这味药，是中药里绕不过去的一个话题，今天就好好说说它。附子是四川特产，母根叫乌头或川乌，子根叫附子。附子气厚，为阳中之阳，所以可以回阳救逆。回阳救逆，就是运用具有温热作用的药物，来治疗阴寒内盛的危症重症。附子最大的问题，就是乌头和附子都有乌头碱，乌头碱是有毒性的，所以国家药典按西医的成分论认为附子有毒，对附子的剂量有严格的限制。可传统医学正是用药性之偏来纠正人体阴阳的偏失，偏性越大的药，药性也越大，于是在附子的应用上，各家意见不同。

张仲景是使用附子的高手，《伤寒论》中用生附子的方剂有干姜附子汤、四逆汤、茯苓四逆汤、通脉四逆汤、四逆人参汤和通脉四逆加猪胆汁汤等，其用量均不超过一枚，主要作用是回阳救逆。但现在药店都不卖生附子，而用炮附子，用对了照样治病。

附子辛甘大热，走而不守，能温肾壮阳以祛寒救逆，并能通行十二经，振奋一身之阳，生用则逐阴回阳之功更捷，但现在生附子和炮附子基本都是国家管控。炮附子是用胆巴炮制过的，因为味咸，所以散肾寒更快。张仲景用炮附子的方子更多，如附子汤、真武汤、麻黄附子甘草汤、甘草附子汤、桂枝附子汤、去桂加白术汤、桂枝加附子汤、桂枝去芍药加附子汤、芍药甘草附子汤、附子泻心汤等方。这些方子用好了，都有奇效。

有人问："只吃单味附子可以吗？"当然不可以。中药最讲究配伍，有救命的独参汤和参附汤，没有独附汤。

用附子的前提一定是人身体有阴邪、寒邪，寒邪、阴邪，最能损伤人体的阳气。而附子为什么能治病？因为它能产生能量，而且是热能，能把死人从生命线拉回来，所以有点儿"核能"的意思。可一旦用错了，又会死人，这就是大能量的两面性：即能量大的，要么救你，要么害死你。最关键的是看这个掌控核能的人，也就是开方子的医生。而病人也要明白的是：开对了方子，大黄、附子能救人无数；开错了方子，人参、地黄、虫草也能害死人。但可悲的是，人参、地黄害死你，你还感恩戴德，认为死前大补了一回。而若附子、大黄救了你的命，你还觉得别人给你下了猛药。

前面说了，寒邪、阴邪，最能损伤人体的阳气。大寒侵袭人时，往往能够长驱直入，直中人体三阴经。一旦伤太阴，人就会出现吐、逆等症状，这时附子理中汤、通脉汤有奇效；伤到厥阴，就会导致挛痹、寒疝，此时当归四逆汤有奇效；一旦伤到少阴，严重的可能会出现失音、耳聋、目盲，这时麻黄附子细辛汤、白通汤有奇效。这些药方中，除了当归四逆汤中没有附子，其余都用到了附子。

2004 年以后，中国一反先前的寒凉派，出现了扶阳派，扶阳派喜欢重用附子，因为它是阳中之阳，真的可以治大病。古代的《扁鹊心书》说："自古保命之法，灼艾第一，丹药第二，附子第三。"中国的药典如果以西医的成分论为标准，那很多中药都不可用了。中医中药讲究君臣佐使，讲究性味论，讲究四气五味，从来跟成分萃取不沾一点儿边。

现在学中药的主要学的是化学，只要一听附子内含乌头碱，有毒，就再也没人敢用附子了，于是，治病就成问题了。关于乌头碱的问题，我曾咨询过一位化学科学家，老先生说：附子，有个很重要的煎煮问题，在 80 摄氏度的时候，乌头碱会达到峰值，100 摄氏度以后，毒性便开始衰减，然后，其提升肾阳的功能才能显示出来。所以，附子久煮，是必需的。四川范中林老中医也是用附子的高手，他治疗尿毒症时，附子的用量极大，都是先煎附子 48 小时，然后再下其他药，疗效非常好。

但炮附子若在 10 ～ 30 克，先煎煮 90 分钟为好。

过去的老中医都不玩虚的，做工都极扎实，亲自煮药，亲自尝药，范老先生一直隐居蜀中，活到 94 岁。李可老先生也特别棒，可惜累死了。

过去，郎中也走骗门，最好骗的就是富人，因为富人虚荣心重，太便宜、太容易得到的东西，他不稀罕，他稀罕的都是《红楼梦》里那种："蟋蟀一对，须原配。"非得开全世界都找不着的药，才显得自己有本事，其实这就是玩虚的，骗钱而已。也就是这些人毁了真正的中医。现在是那些不会把脉、只会卖药的医生在毁害中医。真正的方子都是大道至简，张仲景《伤寒论》里的方子大多由三到七味药组成，现在动不动就开 40 味药给你的人就不是开方子，里面居然还有藏红花、虫草之类的，不讲君臣佐使，一堆昂贵的乱七八糟的药材，索性别吃，因为他们只是卖药拿提成而已，不肝肾损伤，才怪呢！切记！切记！这世上，好医生靠诊费，庸医靠卖药。

有时候我想，中国传统文化就像瑞士手表，是一秒一秒雕琢出来的。传统文化是慢文化，是少火文化；现代文化是快闪文化，是壮火文化，二者没有办法结合，气不同，味也不同。中医药没有办法精简，药要年年种，少一气、少一季都不成；换地方种植也不成；切片不讲究、炮制少程序，药也不是那个药；方子煮不到一定时候也不成。总之，中医的成熟美丽，是靠时间熬出来的，只有这样它才珍贵，才能真正服务于人。

要想学会自救，首先要明白：时间才是化解万物的良药，有钱也不见得能拿到好方子。

第九章

二十多种疾病的中西医分析（上）

● 骨质增生

网上有篇文章说美国医生对中国的医院感到非常震撼，人山人海。他们感到很惊奇，难道中国人的体质特别差？最后发现不是中国病人多，而是医生治疗了许多不需要治疗的疾病。他们认为 80% 的病人不需要进医院。

美国医生认为哪些病不需要进医院呢？他举例有 20 种病不需治疗。咱们可以用中医医理逐个分析一下。

美国医生认为第一个不需要治疗的病，是骨质增生。这是骨科最常见的疾病，是人体的退行性疾病，常见人体骨关节处，是人体的一种保护性反应增生，一般不需要手术，不需要各种特别的理疗，是自行适应性疾病，特别疼痛的时候可以吃一点儿止痛药。也就是说，骨质增生不是病，人老了后是能自行适应的。

那中医是怎么看待此病的呢？中医认为肾主骨，凡骨病，都是肾精不足、肾阳虚亏的病。而这两项，都不是手术能解决的，因为手术只是切割了所谓的增生，却没有补肾精和肾阳。西医认为不需要理疗，只需吃止痛药，但止痛药只是一种抑制神经的做法，并没有治病。而中医认为肾精不足，可以用药添精补髓；肾阳不足，则骨关节寒凝，所以药物（比如前面所讲的甘草附子汤等）、热敷、艾灸、药浴等，一定管用。西方的老人，骨关节病非常多，而中国人如果从中年开始注意保养的话，会好很多。

现在好多人每天逼自己走一万步、两万步。这太可怕了，这是要把人体走残的节奏。人的身体之所以会出各种各样的问题，有一个很大的原因，就是直立。直立虽然打开了人的眼界，却使得心脑疾患成为人类之专属。兼之人老气血衰败，过分行走对膝盖、脚踝等都会造成伤害，以至于会出现所谓"退行性骨关节病变"这些西医名词。关于锻炼，古人讲究的是如何调适气血经络，比如站桩还强调膝盖微虚，平时坐着都要用手护着膝眼，这都是对膝盖的保护，唯恐过分直立伤着自己。所以，我对锻炼最推崇的还是传统的四部功法，打打易筋经、八段锦就好，别把锻炼弄成玩命。

既然人的问题是源于直立，那人就应该先把自己放倒，先休息。你天天站着，就会给脚、脚踝造成巨大的压力，细细的脚踝要支撑我们这么重的身体，压力是很大的。

说白了，人体结构是有点儿问题的，把沉重的大脑放到最上头，就会造成对颈椎、脊柱的压迫，所以人要不得腰病、不得颈椎病，第一件事就是要平躺，最好不要枕头。而人老了，肺气虚了，才没事总枕高枕头。什么叫年轻？如果能平躺着睡，就是年轻。如果我们试着像小婴儿那样仰着睡，肯定会觉得腰受不了，其实这时候的疼，就是对一天劳累的修复。

比如古代有一种奇特的跷法，就是重新在身体上找支点，并通过这些支点建立身体气血的新的平衡，就像搭了一座桥一样。明白了这一点后，我们就会知道，练功的时候师父可能会帮我们摆姿势，就是跷法，姿势站得不对，气血就错乱。而有时站对了，人却开始不舒服、很难受，或者出汗、想吐，骨头、肌肉都开始疼痛，这其实是正确的站姿在治我们的病。有时候，舒服有可能是我们对生命的妥协，而调理时产生的不舒服，有可能是在修复身体。

骨质增生症大多发生在颈椎、腰椎、手指、膝关节和足跟处。颈椎骨质增生可能在颈椎部位没有明显症状，而上肢症状会很明显，比如上臂、下臂连带手指肌肉痛、胀、麻感。这个大多跟阳虚和受寒有关，桂枝附子汤、通脉四逆汤等有良效。而腰椎骨质增生，则跟剧烈运动（比如专业运动员）、过劳造成的腰椎劳损及退变有关，而久坐、久站，长时间维持同一个姿势的工作族群也有可能颈椎、腰椎发生问题，比如 IT 从业者、电脑族、老师、会计、司机、打字员、手工艺品制作者等。但腰椎痛、足跟痛等一定有肝肾阴虚的问题，本来足跟痛应该发生在更年期后，因为足跟走肾经，但现在年轻人有此症的也多了，可见熬夜劳作、过度淫靡的生活使得年轻人开始早衰。用药可以用理中汤、肾着汤等。

具体在生活中应该怎么调理呢？

一、要节制剧烈锻炼，可以保健按摩，但不能拼命运动，因为过度运动会加快增生部位的损伤。

二、要适量减重。大肚子一定损伤腰椎，你看孕妇肚子大时，就得老用手扶着腰。体重过重是诱发脊柱和关节骨质增生的重要原因之一。

三、保持良好的站姿：双膝关节微屈，自然收缩腹肌，后背要挺直。

四、保持良好的坐姿：避免跷二郎腿。连续坐姿超过 1 小时者，应起立活动一下腰部，可以做一下八段锦。

五、建议睡硬、半硬床。

六、腰部不可受寒、受伤。

七、一周喝一次大骨头汤。

不到万不得已，不要采取手术治疗，因为骨质增生症常会再生。骨质增生属于无菌性炎症，所以一般的西医消炎药不起作用。

骨质增生属中医痹症范畴，所以可以用灸法，颈椎病可以灸大椎、肩髃、曲池等。腰椎病可以艾灸肾腧、八髎等。足跟痛，可以用白术、艾叶泡脚。但这些病的根本还是要从阳虚用药。只要骨质增生没有钙化，辨证准确，用药正确，是可以治好的，并且复发率极低。

● 腰痛，如何辨证用方

腰痛的原因，有以下四种：有阳虚的，有阴虚的，有受寒的，有湿气重的。

先说阳虚腰痛，有人是因为用心过度，亏损心阳；有人是因为饮食伤中，损伤脾阳；有人是因为房劳过度，亏损肾阳。中医把脉理论中，有左肾右命门之说，即左手尺脉看肾功能、看肾阴，也就是看肾精足不足，肾精不足，则需要填精补髓；右手尺脉看命门、看肾阳。一般命门火衰的病人，会出现表情淡漠、精神困倦、四肢清冷、五更泻、男子阳痿早泄、女子宫寒不孕、舌质淡、脉沉迟等虚寒现象。这时最好先灸关元以祛阴寒，然后用附子汤之类大补元阳。

伤寒名方——附子汤

《伤寒论》：少阴病，身体痛，手足寒，骨节痛，脉沉者，附子汤主之。

附子汤方：附子二枚，炮，去皮，破八片。茯苓三两。人参二两。白术四两。芍药三两。

现代基础用量：炮附子9克，茯苓9克，人参6克，白术12克，芍药9克。

此方用炮附子补元阳、消寒邪。人参补五脏虚。阳虚则阴邪盛，阴邪盛则水湿泛滥，所以用茯苓白术祛湿健脾。白芍固里，且止痛。这个方子对应的症状为：（1）背部怕寒，手足冰冷。（2）全身骨节疼。（3）脉沉。

再说阴虚腰痛，这种人小便赤而咽干、多暴躁、阳物易挺、潮热口干、喜清凉，属于邪火盛而伤血。治法宜养阴，阴长阳消，肾火归元，可以用封髓丹、金匮肾气丸等。现在很多医生一见腰痛，就上熟地、杜仲、枸杞、巴戟天、首乌、苁蓉、补骨脂、菟丝子、龟胶等，说是滋阴补水，实不知这样做，会使阴愈盛而阳愈微，即阴水大盛后阳气就更化不动了；湿愈增而寒愈闭，也就是湿邪越盛，寒气就更难走了，如此，腰痛便永无宁日了。

其中，封髓丹主要对付虚阳外越，但其中黄柏有灭实火之嫌，幸好有砂仁甘草护着，这个方子一般用于男子遗精初始症。但如果遗精日久，就是阴阳俱虚了，就要用八味丸或理中丸。关于肾虚，酸痛偏阴虚，如果是肾阳虚，男子为阳痿早泄，女子漏下。阴阳俱虚，可以用八味丸，这是直接的补法，但能不能补进去，难说。用理中汤，则是土克水强肾法，是从气机入手，让身体强壮。

再说受寒而腰痛，这属于外感寒邪，从太阳而直入少阴（太阳与少阴为表里）。这样的人会发低烧、畏寒，或兼身痛、咽干不渴、总想睡，又睡不实。这样的病人两手尺脉必浮紧有根，浮脉是体表有邪，紧脉是里有寒。兼发热、头痛、身痛者多。治法宜温经散寒，可以用麻黄附子细辛汤等，这个先前讲过了，此不赘述。

最后是因湿滞而腰痛，这种人一向比较劳苦，所处的环境又似湿地深坑，中气大伤，特别容易感受外来之寒邪。太阴脾肺与肾都相连，肺为肾之上源，脾肾又互为关卡，脾肺湿邪一重，就损伤肾，导致肾运行不利，所以会腰痛。湿邪腰痛的症状有四肢沉重，常常怕冷，逢阴雨天病情加重，腰部沉重，好似"腹重如带五千钱"。治疗上可以用肾着汤等温经除湿，湿去腰痛自然就好了。

伤寒名方——肾着汤

肾着汤，源自《金匮要略》，《伤寒论》和《金匮要略》原本是一本书，原书名叫《伤寒杂病论》，后来王叔和整理为《伤寒论》和《金匮要略》两本书，《金匮要略》其实就是杂病论。

其中谈到肾着汤曰："肾着之病，其人身体重，腰中冷，如坐水中，形如水状，反不渴，小便自利，饮食如故，病属下焦，身劳汗出，衣里冷湿，久久得之，腰以下冷痛，腹重如带五千钱，甘草干姜茯苓白术汤主之。"

大家看，这段写得多详细，肾着病有什么症状呢？身体重。所有身体的重，都是因为湿而重，这湿是怎么来的呢？身劳汗出，过去是劳作出汗，现在好比从健身房出来，没换衣服的话，就衣里冷湿，久而久之寒湿就侵入皮肤腠理。病位在哪里呢？在腰，腰中冷，冷得好像坐在冰水里；腰以下冷痛，腹重如带五千钱，这是在形容腰部坠胀的感觉；不渴。渴与不渴，是伤寒中很重要的辨证之一，口干，是少阴病；不渴，又叫"口中和"，是太阴病。能服用肾着汤的人，不仅湿重，而且肾中之阴气盛，而肾中之阳不足。

腰为肾之府，先天之元气寄存于此。元气足，则肾脏温和，无腰痛之疾。元气一亏，肾脏之阴邪即盛。阴主静，静则寒湿丛生，元气气滞不行，所以会有腰痛。那么，元气是怎么衰败的呢？这么说吧，十居其八的人，是因年轻时房劳过度而损伤元气的。这样的病人两手尺脉必浮空，面色一定黑暗枯槁。

治疗水湿之症，《伤寒论》里有两个名方，一是苓桂术甘汤，一是肾着汤。肾着汤重用干姜，苓桂术甘汤不用干姜而用桂枝，一个重在里湿，一个重在肌肤腠理，性质各有不同。苓桂术甘汤，我们讲过了，现在讲一讲肾着汤。

肾着汤，就四味药：甘草二两，白术二两，干姜四两，茯苓四两。

现代基础用量：甘草 6 克，白术 6 克，干姜 12 克，茯苓 12 克。

上四味，以水五升，煮取三升，分温三服，腰中即温。

此方专门祛除腰间湿邪，可温中除湿。方中干姜辛热，温里散寒，用干姜之辛温以暖脾土，土气暖而湿立消。白术燥脾去湿，又专利腰脐之气。茯苓甘淡渗湿，又能化气行水，导水湿之气从膀胱出。甘草补气和中，调和诸药，为佐使。同时，茯苓甘草又可以缓和疼痛，增加土克水之功。方中全非治腰之品，专在湿上用功。所以初学者切不可见腰治腰，一定要学会辨证：同样是腰痛，因湿而病，用肾着汤；因外感风寒而病，用麻黄附子细辛汤；因经络受风湿邪气，可能会用到附子汤，一定要察病之因，方能用好良方。

经常有人在网上求方子，我不是不愿开方，如果对方写得明确，比如舌象、二便、睡眠、症状、发病时间、情志等，都写得很全，其实，就是不把脉也能知大概，方子开出来也会很有效，但不见得是最有效的，因为只有见到本人，才能发现他最核心的秘密，以及导致疾病的真正原因，并通过把脉找到最对证的方子，这样，病人服药后才能最快地产生效验，也会对中医起信念。

梁漱溟曾说：药物如果有灵，是因其恰好用得合适，把生命力开出来。如用之不当，不惟不能开出生命力，反要妨碍生命的。用药不是好就是坏，不好不坏者甚少，不好不坏不算药，仅等于喝水而已。

我说：没有不好不坏，只有对错。

● 强直性脊柱炎病因及治法

目前至少有四种病，西医认为没办法治疗。第一是干燥症（因为不知道原因，也没办法做手术，也不知该治疗哪里，所以没法治）。第二是强直性脊柱炎，这是以脊柱为主要病变部位的慢性病，累及骶髂关节，引起脊柱强直和纤维化，造成不同程度的眼、肺、肌肉、骨骼病变，属于自身免疫性疾病。刚开始会上激素，但副作用大，因为本来就是骨病，肾精元气藏于骨，再过用激素来调元气的话，就会股骨头坏死。而手术效果也不好。第三个西医认为不好治的，是耳聋耳鸣。因为越吃抗生素越损伤耳朵，所以一般西医治疗一个半月后，如果无效，就宣布不治了。第四个西医认为不好治的，是卵巢囊肿，因为肌瘤可以切除，但囊肿就比较麻烦了。以上这四类毛病就只好找中医了，找不到好中医，就只好自学自救了。

咱们先分析强直性脊柱炎。

《黄帝内经》说："开合不得，寒气从之，乃生大偻。"

开合不得，是指皮肤腠理汗孔开合失常，寒气趁机侵入身体，不得外散，就慢慢形成大偻症。大偻症，就是腰背弯下去以后直不上来，而强直是脊柱的板结化，其实也是大偻的一种。凡大偻症，都属于督脉病。很多男的到一定岁数时会得此症。年轻人若得，就叫强直性脊柱炎，老人得，就叫大偻症。

督脉，主一身之阳气，颈椎僵硬、后背僵硬、后背疼痛、腰部僵硬、腰椎间盘突出等，统统跟阳气大伤有关。

得这个病的，男孩居多，十七八岁发病率最高，跟先天不足和手淫过度有关。强直性脊柱炎一般起病比较隐匿，有些病人在早期可能表现出轻度的全身症状，如乏力、消瘦、长期或间断性低热、厌食、轻度贫血等，这些其实都是手淫过度后的身体表现。后来便表现为骶骼关节炎，然后上行发展至颈椎，表现为反复发作的腰痛、腰骶部僵硬感，间歇性或两侧交替出现腰痛和两侧臀部疼痛。腰骶部在中医被称为"高骨"，《素问·生气通天论》说："因而强力，肾气乃伤，高骨乃坏。"

强力，一般翻译成"强力入房"。在古代，认为行房都是在玩命，更何况强力入房。强力入房和醉以入房，还有一个不好的地方，就是缺乏对女性的尊重。感情是要培养的，而不能亵渎。我在讲解《诗经》时说过：婚姻里的情色为"正淫"，夫妻生活的美好是婚姻生活里非常重要的一项，甚至是最基本的一项。这个好了，一切都好，这个不好，诸事烦恼。除非你天生不喜好这个。虽说这是关在门里的事儿，可很多糟糕的情绪和疾病都与此有关，太过，伤身；没有，也伤身，还暗耗肾精。凡是女人一大早就冷鼻子冷脸的，都有可能与此有关。因为美好的夫妻生活会让女人百脉皆畅、容光焕发，并由此生出感恩心。所以，男性要学会温柔地体贴女性，最终的结果，不单是对女人好，对自己也好。

古代把夫妻生活比喻成"琴瑟和鸣"，无非是说夫妻生活像音乐一样，是来愉悦人生的。如果不知止，则惑乱心智，进而耗精损精，以至于死。所以，夫妻生活只宜求"好"，不可求"过"。

男子纵欲过度，即伤肾气。肾主骨，所以这里特地说"高骨乃坏"，高骨，当指腰、盆骨，其实腕、肘、膝、踝这些地方都应该属于高骨，因为这些地方全是经脉拐弯、气足血也足的地方，把这些地方伤了，就是伤了很重要的地方。为什么男人喜欢掰腕子？掰腕子其实是掰底下性功能，这些地方是人力量、力气的枢转之机。倘若精气亏损而不能枢转，腰部的气血就容易凝滞，天长日久，就会使腰脊逐渐强直。由于经脉不通，就会产生痛感。

总之，要想不得这一系列的病，首先，要阳气足。阳气怎样才能足呢？首先，先别损伤阳气。什么损伤阳气呢？寒凉损阳，外寒为风湿，内寒为寒凉药物和精神郁闷；生气憋阳，所以还要少生气。

其次，要血足——久视伤血，天天捧着手机电脑不放，就伤血。而且肝主筋，肝病，血不濡筋。总之，养骨的秘密在于养血，养血的秘密在于养肝，养肝的秘密在于睡眠、吃饭和愉悦。所以养生不过就是睡觉吃饭罢了。

中医治疗这个病，一是正确用药，并用药来泡脊柱。二是正确用灸法。三是坚持打易筋经，这是最锻炼脊柱的方法。坚持每天打，很有良效。

（1）用药。若初患此病，脊椎尚未强直变形，只服用通脉四逆汤或附子汤即可。这时用药重在祛寒兴阳通脉，而非活血化瘀通络。这两者有什么区别呢？前者用大辛大甘比如附子干姜以守中扶阳，腰椎运动功能全凭真阳扶持，中宫脾胃阳气恢复后，经脉之气就一点点足了，待精血堪用时，筋脉就会恢复正常。

对于强直性脊柱炎、重症肌无力等初期或中期的病症，用药一般会用到大剂甘草干姜汤、甘草附子汤、肾着汤、附子汤、白通汤、附子理中汤之类，最后以几剂大剂的金匮肾气丸恢复肾功能。服药期间，腰间骨节和肌肉会非常酸痛或疼痛，并从骶髂向腿部发展，这是好事，一定记住，酸痛重的感觉由腰部传向腿或脚就是好转的表现，而腿部疾病传向腰部就是恶化的表现。

而活血化瘀通络者用药喜欢用蚂蚁、蜈蚣、蝎子等，从而导致患者的元气因为破瘀而更加受损，逐渐使得强直性脊柱炎日趋加重。这也是一切重症要慎用活血化瘀药的原因。

（2）灸法。重灸关元穴、中脘穴（此处特指疤痕灸），重灸可以祛寒，但祛湿邪还不行，精不足则不能化湿行水，此时还得服用附子汤等以化湿邪，待湿邪化尽，才能服用金匮肾气汤等。

还可以在夏至日选择天灸后背。夏至的正午时分，找一露天阳台，地上铺好艾绒，裸体趴下，另外找人帮忙用1厘米厚、4厘米宽的蒜泥，从大椎穴铺至长强穴，再把艾绒铺遍全身，晒到全身微微出汗最好，此法甚祛寒，大爽，专治骨关节疼痛、产后风等。但万万不可再受风寒，所以起身前一定要擦拭干净，并且多喝温水。

（3）打易筋经。脊柱是人体的支柱，又称为脊梁，起着支持体重、运动、保护脊髓及其神经根的作用。易筋经功法的主要运动形式是以腰为轴的脊柱旋转和屈伸运动，如"九鬼拔马刀式"中的脊柱左右旋转屈伸动作，"掉尾式"中脊柱前屈并在反伸的状态下做侧屈、侧伸动作。另外，我们可以跟小猫学习猫扑和弓背的动作，以及先前讲的蹲墙法等，这些都是很好的修复脊柱的方法。

为什么《易筋经》是传统功法里的经典？因为它启动经脉最快、最显著。在起式里，大指轻轻一动，整个肺经都有感觉。两臂外展时，中指往上一带，气机也随之而动。中国文化讲究四两拨千斤，不喜欢用蛮劲儿，全看手腕、手指怎么动。手指、手腕就像锁一样，只要手腕上弯，就是锁阳经、开阴经；只要手腕下弯，就是锁阴经、开阳经。脚腕也有同样的作用。所以，每天光转手腕、脚腕就是对全身经脉的锻炼。练功属于主动按摩经络脏腑，而按摩属于被动锻炼，所以一定是练功更有效。具体可以看我的《从头到脚说健康2》。

● 青春痘、痤疮

美国医生认为第二个不需要治疗的病，是慢性浅表性胃炎。关于口臭、胃溃疡等前面咱们都讲过了。这里讲一下胃病的轻症——青春痘和痤疮。其实，青春痘大多在脸上胃经循行处，比如脑门、脸颊和鼻子周围，属于胃经病。而痤疮多长在下巴上，属于小肠吸收不好的浊物堆积，跟营养过剩或小肠太阳经气瘀堵有关。也就是说，年轻人的青春痘源于胃寒和郁闷，中年人的痤疮源于营养过剩和焦虑。青春痘的根在胃寒，痤疮的根在小肠寒。

胃属于阳明，也是充满火力的地方，主要用于腐熟食物，如果再加上郁闷生气、冷饮过度这些寒邪，它自然是化不动的，只得靠自身的热力裹挟着寒邪外出。因为热气是向上飘的，自然沿胃经上至于面部。胃经，起于鼻翼两旁的迎香穴，然后上行至脑门（循头角至额颅），另一支则和任脉在一起，在脸颊上，这些部位就是青春痘集中的地方。有些火力壮的人，会把寒邪一直带到头上或后背上，这也是有些人头皮和后背有青春痘的原因。

有人说："不是肺主皮毛吗？"是，此病也跟肺相关，因为焦虑最伤肺，焦虑是比冷饮等更伤害身体的东西。前面讲过肺经起于中焦，脾胃又是肺的根，所以肺胃也是相连的，胃寒一定肺寒，所以在皮肤上会有所表现。而且胃主血，脾主肌肉，脾胃有病则血肉得不到濡养，所以在唇口、人中处都有所反应。

关于青春痘，有个问题问一下大家：假如两个小孩的生活状态是一样的，比如都喝冷饮，都有学习压力和焦虑，那，是长青春痘的小孩身体好，还是不长青春痘的小孩身体好？答案是：一定是长青春痘的小孩身体好，脸特别嫩的小孩实际上是肺气虚。为什么？因为长青春痘的小孩还有力量把寒邪向外带。所以孩子有青春痘，家长不必着急，正好丑的时候，也不必恋爱，可以把精力都放在学习上，等他没劲儿了，就不长了。当然了，节制他的冷饮是必需的，但不让他思考人生并因此而郁闷，是家长做不到的，索性让他的青春在忧郁的沉思中好好飞翔一下。

而不长青春痘的小孩通常脸比较白和细嫩，而且声音很清亮，比如现在的"小鲜肉"，其实这是肺气虚的表现。肺就像一口大钟，里面越空，声音越好听，而里面越实，声音就越低沉而闷。而歌唱家是另外一回事，因为他们有技巧，会换气练气，如果用真嗓子唱歌，谁也撑不久。而真正有天赋的歌唱家都得有点儿肥美，因为心肺气源于中焦脾胃，脾胃气源于下焦丹田，不壮，气上不来。

但脾胃有寒，还是要破掉的，否则寒邪凝聚，即是大病，要么是躁郁症，要么是肿瘤。男人女人都会因为压力而情志不舒，因为不得志而郁闷忧伤，而这些，首先会表现在脾胃上，再由脾胃影响四方。明白了这个道理，便也知，调理脾胃，是疗愈身体的一个捷径，因为它会带动四方。

我说过：胃，是人的第二张脸。人是会表演的动物，人已经进化到能控制表情了，但是还没法控制肉体，我们通常不把情绪带到脸上，但胃会绞成一团，堵死了。痛苦在胃里的表现就是胃疼，忍辱就是溃疡，继续发展下去就是肿瘤和胃癌。生气郁闷这些寒邪，会使经脉挛缩、凝聚，此时便是冰与火的纠缠。年轻人胃火有力，所以能带着寒邪上行，长青春痘。等胃火不足了，寒邪就胜利了，继续凝聚，就是胃病及肿瘤等。现在的年轻人焦虑，食冷饮、外卖过度，熬夜过度，于是胃癌越来越低龄化。

关于青春痘的治疗，基本有两种做法，大多数人认为青春痘是热邪，就会用寒凉药；而我们认为是寒邪，所以会用温热的药物。我跟大家讲，这两种方法，都可以治好青春痘，但预后很不一样。用寒凉药，就是认为长痘就是火，用寒凉药，就可以扑灭这个火。寒凉药就是把阳明胃火向下压，阳明胃火没劲儿了，就无法向上带寒邪，于是青春痘就起不来了，但里面就更寒了。寒到最后，火就没劲儿了，就升不上这个火了，大的青春痘没了，反而变成了粗糙的小粟米粒粒。这时胃会不舒服，吃寒凉药久了，嗓子还会哑，而且等年轻人身体好了，胃火一壮，又开始攻邪，青春痘就又发作了，而且嗓子也开始肿痛，如此这般，就永无宁日。

但用热药宣散寒邪，是治愈法。比如用通脉四逆汤或附子理中汤破胃寒，那些粟米小粒粒会马上消失。如果胃寒重，会快速发出一些痘痘。接着吃药，很快就都消失了，关键的是脸部会亮堂起来，那些鼻翼两旁的粗糙皮肤会收紧细腻起来。而最关键的是胃舒服了，也不喜冷饮、辛辣等食物了，睡眠再一变好，运势就好起来了。所以好多年轻人总跟我说："老师的药就是'转运汤'啊。"

其实，这一点很重要，因为涉及治疗理念的问题，虽说两种方法都可以让症状消失，但治疗不等于治愈。一定要明白是赶走了病邪还是向内压下了病邪。中医讲祛病邪法有汗法、下法、吐法，和解法等，无非都是祛邪外出，所以，开方子就是给你的生命开方向。方向错了，不仅去不了病，还可能铸成大错。经常有人质疑，中草药会不会造成肝损伤？我回答说：开药的是人，人的思路若错了，就会开错药。中草药没有罪，有罪的是那开药的人。开对了药，可以纾解肝郁，充分发挥肝代谢毒性的作用，并且强肝、壮肝。

痤疮，虽属于小肠寒，但其位置也不过是中下焦寒，四逆辈的药物也非常好用。只是没有青春痘消得快，要想把黑色的印记全消了，时间要久一些。常用砭石板刮刮此处，就不会长痤疮。

● 嗝逆，须小心

在脾胃证里，还有个嗝逆、胸闷的毛病，有的人甚至会出现窒息感。咱们先说下膈的问题。膈，指人或哺乳动物体腔中分隔胸腹两腔的膜状肌肉，也就是只有人和哺乳动物有这个东西。膈，位于胸腔和腹腔之间，也叫横膈膜，是五脏与六腑之间的间隔，是阴阳交通的中坚力量。

膈为主要的呼吸肌。膈肌收缩时，胸腔容积扩大，引起吸气；膈肌舒张时，胸腔容积减小，引起呼气。所以，膈肌直接影响呼吸，练功者，吸气时意守命门、两肾，则气息绵长；呼气时意守心肺，则心肾相交。如果膈肌不利，人则胸闷气短。如果膈肌不下，中下焦的东西就会往上涌，人就会呕吐泛酸。如果膈肌无力，人就只呕不吐。所以，张仲景说：病在膈上一定会吐，病在膈下一定会拉稀。膈肌与腹肌同时收缩，则能增加腹压，可协助排便、呕吐及分娩等活动。这也是"肺与大肠相表里"的一个理论根据。膈肌直接作用于胸骨部、肋部和腰部。三者的挤压和混乱会造成人精神的不稳定，就是有窒息感。

跟膈肌密切相关的经脉有：肺经（上膈属肺）、大肠经（下膈属大肠）、胃经（下膈属胃络脾）、脾经（上膈属肺）、心经（下膈络小肠）、小肠经（下膈抵胃）、肾经（从肾上贯肝膈）、心包经（下膈，历络三焦）、三焦经（下膈循属三焦）、胆经（贯膈）、肝经（上贯膈，布胁肋）。如此看来，十二经脉只有膀胱经没有言膈，其余都与膈肌相关，可见任何一个脏器的病变都会引发膈肌对人体的影响。胸闷，就是喜欢长出气，好叹息，膈肌不畅、膈肌无力的话，人也没有力气。

首先要知道，打嗝、放屁是好事。人体这个腔子，上窍通，靠打嗝；下窍通，靠放屁。但总打嗝，在中医就属于呃逆，就是病，人会很不舒服，如果是一过性的打嗝不止，可以用砭石板或手指按压睛明穴（眼内侧）和鱼腰穴（眉毛正中凹陷处），一分钟就可止住打嗝。

但长期膈肌痉挛、呃逆不止、胸闷、心慌就要用药了。

张仲景在治疗膈肌病症时会用到陷胸汤、栀子豉汤等，"若膈上有寒饮，干呕者，不可吐也，当温之"，这时会用到四逆汤。

今天讲一个非常有中医思维特性的方子：旋覆代赭汤。

伤寒名方——旋覆代赭汤

*伤寒发汗，若吐，若下，解后，心下痞硬，噫气不除者，旋覆代赭汤主之。*这一条是讲发汗或吐下后，伤了脾胃之气，发生痰饮，本来就是木克土，这时脾胃弱，肝之木气就更加克制脾胃，从而出现心下痞硬和嗳气连连。这时就要用旋覆代赭汤。

旋覆代赭汤方：旋覆花三两。人参二两。生姜五两。代赭一两。甘草三两，炙。半夏半升，洗。大枣十二枚。

本来人打嗝属于自救，打嗝嗳气是想救心下痞硬，但力量不够，救不了。这时用旋覆花就有趣了，花儿，其气都是上行的，而旋覆花有降气的作用，也就是：诸花皆升此花沉，行水下气益容颜。古籍中介绍它，花名旋覆者，花圆而覆下。可以清肺金之热。又味咸以软坚，辛温能散结气，升而能降，入肝、胃、肾、肺、大肠。治寒痰咳喘、降逆止呕。因为它能疏肝、利肺，肝肺之气一利，痞结之气就能散开，嗳气等就好了。因为此花有绒毛，易刺激咽喉作痒而致呛咳呕吐，因此须包煎。

代赭石是矿物类药，旋覆花一定要配代赭石，才能有旋转逆气之功。因为旋覆花虽能止逆，而不能定逆。用旋覆花以转其逆，再用代赭石以镇定肝气，则所转之气，不至再变为逆。肝气多惊，惊则气浮，唯有用代赭石之重，才能镇住这种虚逆之气。但不宜多用，多用则直走下焦，可是此病病在中焦，如果多用了，走到下焦，就没有意义了。正因为这个原因，此药孕妇忌服，因为有可能造成流产。

这个方子还用到半夏和生姜，生姜的量还挺大。这是在治疗胃气不降，并有痰饮，有痰饮，必用半夏生姜以散结化痰。补中益气则用人参、甘草和大枣。现在这个方子一般也用于嗝逆、反胃以及食管肿瘤等。但治嗝逆反胃的不止这一个方子，比如四逆汤等也很好用，所以重要的还是具体辨证。

这个方子的煮法也有意思，"右七味，以水一斗，煮取六升，去滓，再煎取三升。温服一升，日三服"。它要求去药渣后，由六升再浓缩至三升，然后分三碗，一天喝三次。大小柴胡汤也在煮法上强调去渣再煎，这大概是和解汤剂的要点，唯有去渣再煎，才可以使药性更平稳吧。所以你看，中药的煮法都这么讲究，现在一律药房煎煮，哪有这等效果！现在的人，有时间得病，没时间煮药！其实，我们怎么对待生命，生命就怎么对待我们。

平时最锻炼膈肌的动作，就是八段锦中的"两手托天理三焦"，两只手在上，膈肌向下，增大膈肌的运动，重点在通畅三焦。

其实，三焦也可以这样分：女子胸罩下缘以上为上焦，胸罩下缘处就是膈肌，所以胸罩下缘过紧也对膈肌不利。从胸罩下缘到肚脐属于中焦，肚脐以下为下焦。记住，这只是打比方，勉强言之，真正的三焦内涵比这个要复杂很多。而后背疼痛、肩膀沉重，在很大程度上都跟肺心的压力有关。有一个故事让我感慨，季羡林记述自己挨批斗时，每天胳膊扭在后面，难受得不得了，一般人禁不起折腾就自杀了，季老不同，他索性回家后接着练展翅的姿势，这样第二天再揪起胳膊时就不那么疼了。所以，心态好才是长寿的秘籍。

总有人问："做动作时怎么调呼吸啊？"中国功夫的高级之处就是"以形领气"，一边教你练功一边教你呼吸的都不是高手。所谓以形领气，就是让形体动作带着气走，而非像静功那样专注于气，后者没师父带是容易出差错的。就是你把这个动作做到位，气自然就对了。比如身体往上提的时候，气也是上行的，手到哪儿，气就应该在哪儿，这是通过把动作做到位来指引人体的呼吸。所以我们练功时不必刻意地去想该呼还是该吸了，这样既能避免岔气的问题，又能有效地通过锻炼身体，达到锻炼气血、调整身心、改善呼吸系统功能的目的。

两臂上举并屏息，除了按摩内脏，也锻炼了人体的膈肌。经常锻炼膈肌，可延缓衰老。人体衰老的一个明显的表现，就是越来越容易气喘。比如，稍微走几步或稍微上几层楼梯就累得气喘吁吁的，这其实就是身体老化的表现。动不动就气喘吁吁，说明膈肌无力了，不能气沉丹田了。要想让气沉到丹田，膈肌的力量必须要大，全身的气机必须要足，这都需要健康而有活力的身体。双臂上举时会有一个夹脊的动作，对活动背后的膏肓穴很有好处，可舒缓背部的疲劳感。

"双手托天理三焦"这个动作，通过双手上托，缓缓用力，可有效抻拉手臂、肩背，使三焦通畅、气血调和；同时，双臂反复地上举、下落，还可锻炼肘关节、肩关节和颈部，能有效防治肩背病、颈椎病。

● 甲状腺疾患

美国医生认为第三个不需要治疗的病，是甲状腺结节。他说随着 B 超技术的进步和检查的普及，许多低于 1cm×1cm 的甲状腺结节都可以被发现。在美国甲状腺结节不需要治疗，更不需要手术，甚至包括甲状腺癌，因为它属于一种懒惰的癌症，转移进展很慢。可是一旦被诊断，人们还是惊慌失措。甲状腺疾病现在在国内可是发展迅猛，我见过最小的甲亢病人是 12 岁，暴躁、厌学，西医肯定要上激素的。

我在《生命沉思录 2：人体解读》里面专门写了腺体一章，其实，中医所谓百会到会阴这个通道恰好与西医所言的腺体系统相和，西医所说的松果体－脑下垂体－甲状腺－胸腺－胰腺－肾上腺－生殖腺（卵巢、睾丸）这七大腺体对应的是藏传佛教的中脉七轮，也对应中医的冲脉，也就是中脉，道医的小周天。这部分既是人体的精神能量中心，又属于先天免疫系统。这部分的病，中西医都很难办，西医有激素，就是靠调取元气来平衡指标。中医也认为疾病如果体现在任脉、督脉、冲脉时，比较棘手。因为没有药物可以进入先天系统，还是得用后天治疗先天，这就加大了治疗难度。

咱们先看一下病因。甲状腺和副甲状腺位于颈部，是维持新陈代谢和呼吸频率的重要器官。所以在现实生活中保持平稳的呼吸至关重要。再者，颈部上面是头部，代表理性，下面是身体，代表本能，长期理性与本能、现实与理想的冲突，就会在颈部、咽喉造成纠结和病变。有这类病的人，一般智商高，情商低，活得太纠结。人的一生，就是要找寻这二者的平衡。平衡不了的人，激素水平就会发生变化，心率与情绪就会异常，人也会更加愤怒、暴躁、沮丧……总之，这是人自我较劲儿或与他人较劲儿的结果。这样一来就会咽喉肿痛发炎，只要此处一发炎肿痛，很多人就马上上消炎药，久而久之，这里就憋住了，反复发炎反复憋，就会变异成重症。

《黄帝内经》认为入喉咙的阴经有肝经、肾经、脾经和心经，它们的病变都会造成喉咙疼痛，而甲亢造成的眼睛外凸明显就是肝经的问题。而循喉咙的阳经有三焦经、小肠经、胃经和督脉，它们的病变会造成喉咙的闭锁或肿胀。阳经从头下行至喉咙，主气，主温熏；阴经从下上行到喉咙，主血，主凝聚。二者在咽喉交接，如不能和平共处，流利交通，此处就肿、就痹、就痛。

其实，甲状腺疾病何尝不是一种情志病？有这种病的人通常脾气都很暴躁、冲动、有创造力，而现实又是那么不如人愿。所以归根结底，甲状腺的窘迫源于我们内心的压力和对外界的焦虑，当我们无法说服自己，也无法说服他人时，甲状腺的分泌就会失衡，从而使自我的沟通能力、自我与外界的沟通能力都出现问题。所以，甲亢的人情绪暴烈，甲减的人情绪沉迷低落。

甲状腺不正常的临床表现是心悸、心动过速、失眠、情绪易激动、焦虑等。心血虚、肝血虚，人就心悸，心肾不交人就失眠。无非都是肝、肾、心经的问题，辨证准确的话，用药很快就能解决，找不到好医生的话，在肩背部刮痧也有良效。

人之所以害怕这个病，是因为一旦被西医定性，很多人就生活在惊恐中，而且被要求终身服药。长期服西药，一定会影响月经和生育，因为腺体疾病上连大脑，下连生殖系统。所以，美国医生不手术不治疗的做法真的非常人性。

但，中医在这方面太有用了。甲状腺疾患初起，一般跟以往炎症没能彻底治愈有关。比如有的人，风寒感冒始终没有治愈，吃西药大发汗后，导致人体正气不足，颈部肌肉越来越紧张，腠理开泄，从而一吹风就感冒，由此，长年处于感冒状态。这时，如果甲状腺肿胀，可以用砭石板从颌下沿颈部一直刮到肩部，很疼，但坚持刮一段时间，脖子粗等症状会消失。但最去根的就是《伤寒论》里的很多方子，比如有一女子甲减，把脉后吃通脉四逆汤二十服后痊愈，已结婚生子；还有一位漂亮的女士甲亢，把脉后服用白通汤也痊愈了。最奇葩的是，都说白通汤难喝，可这位女士一来就点名要喝白通汤，说就这药喝得百体皆畅。还有一个大帅哥甲亢，眼睛外凸、脖子粗，服用小柴胡汤和通脉汤，也痊愈了，而且没有复发。可见伤寒方的强大！

但这里有两个问题需要说一下。一是大家必须望闻问切都学好后，才能准确用药。中医是个性化服务，同样的西医病名，在中医眼里，会因为人的不同、证的不同而用药不同，这就叫同病异治，所以不能在网上求医，必须让医生见到本人后把脉治疗。二是从服用中药开始，必须停西药，而很多人不敢停。

有人问："能中西医结合着治疗吗？"我说："不能。二者思路不同、理念不同、治病方法不同。"什么时候可以结合呢？西医解决不了时，可以把病人送给中医，这叫"死马当活马医"；如果病已成，至七怪脉时，也就是元气将尽、有要死的脉时，中医也可以把病人送给西医。本来也可以不送医院，其实到病已形成至绝路时，就成了三天死还是十天死的问题，本来可以三天安静地死掉，但家人总觉得还得救一下，于是还是送ICU插满管子残喘一些时日，这也是没有办法的事，总得让人尽一下心意吧。也就是说，在生死关头，人心都是乱的，要死的人做不了自己的主，只得任周边的人安排，总得救一下，各尽其力而已。

这是一个相互依存而又多样化的世界，好比吃饭，既可以用刀叉，也可以用筷子，大家都按顺手的来，别难为别人，也别难为自己。医学是为生命护航的，谁都不能说掌握了绝对真理，一切但做长远看，活着，不就是求个没病没灾和舒坦吗？能舒坦就成，别较劲儿。

也就是说，任何偏见都不应取代人类对生命的热爱与执着，任何绝对的观念都不利于人类的发展与生存。西医、中医都有救不得人的时候，面对生命，我们都有无能为力的时候。一切都是梦幻泡影，对生命来来去去的尊重，也是一种觉悟。

●"六字诀"锻炼五脏六腑

那我们平时怎么预防甲状腺疾患呢？作为呼吸要道，甲状腺疾患和呼吸不平稳有关。呼吸，是我们每时每刻跟世界发生关联的事情，比如情绪一紧张，我们的呼吸就会加速，就会造成我们自身气血的不平衡。所以，传统医学和道学都强调放缓呼吸的重要性——让呼吸，像潮汐，缓缓而来，又缓缓而退。心智会由此渐渐平静。

关于呼吸系统的训练，可以习练"六字诀"，六字诀，是专门靠发声、呼吸吐纳来锻炼五脏六腑的具体功法，也是患甲状腺疾患的人平时可以用来调理自己的方法。我始终强调习医者必须学易筋经和六字诀——习练易筋经，可以明经络；学六字诀，可以明脏腑。比如六字诀里肝的声音是"嘘"，而中医里讲肝的声音是"呼"，这二者有什么不同吗？可以这样说，人体发"呼"声属于自救和对肝郁的释放，而有意识地、不出声地发"嘘"声时，属于对肝的锻炼，因为这时腹部会收缩，兼之身体的左右旋转，肝气就得到了补益和锻炼。

口臭的锻炼方是用"六字诀"里的呼字诀，因为脾声为"呼"，中医里脾声为"歌"，唱歌是脾的自救，唱歌可以宣脾，而"呼"是对脾的锻炼，脾病呼时须撮口，也得收腹，可以救治口臭、四肢生疮、食冷积不化等。浊阴之气本应下行，如果浊阴之气反而向上的话，就会出现腹胀、食不下、口臭等毛病。现在很多人有饭后腹胀的毛病，原因都在于"寒气生浊"，是浊气不下行造成的。所以病根还是在阳虚不能化阴浊，不仅瞋胀，而且口臭。阴寒招阴寒，口鼻不清爽，身体也就不清爽了。

在这里，索性把"六字诀"全部放上来让大家看一下：嘘木，为肝诀；呵火，为心诀；呼土，为脾诀；呬金，为肺诀；吹水，为肾诀；嘻，为三焦诀。陶弘景说："纳气有一，吐气有六，用心为之，无所不养，愈病长生要术。"即练习六字诀，不仅可以愈病，还可以长生。大家不必总求药，练功比用药要好。

六字诀的锻炼口诀是：春嘘明目木扶肝，就是春天多嘘，专治目赤不明等眼疾；肝若嘘时目睁睛，发嘘声时眼睛要睁大，专治胆气不清眼目之疾。这个对现代人眼睛干涩、疼痛等，是个大疗愈法。

夏至呵心火自闲，夏天多发"呵"声以救心，专治口热舌干、气不通；心呵顶上连叉手，就是一边发呵声，一边两臂头上交叉手指，可以去面红和口舌之疮。有口疮的人，可以多做这个动作。

秋呬定收金肺润，秋天多发"呬"声以救肺，专治寒热不和；肺病呬声手双擎，就是发呬声时手臂要上撑，专治流涕、鼻热生疮等。鼻炎病人可以多做。

肾吹唯要坎中安，发"吹"音以救肾，专治腰膝冷，阳道衰。肾吹抱起膝头平，动作要领是抱膝，专治目昏耳聋。

三焦嘻却除烦热，三焦之声是"嘻嘻"，可以驱除心中烦热。

四季常呼脾化餐，四季都要多发"呼"声，可以化餐食，消肚胀。

大家要真把这些领会了，在生活中能去掉多少疾患！在锻炼上，我们通常缺少耐心和坚持，现在大家不是有群了吗？可以春天时，只练习"嘘"和睁大眼睛。每日三次即可，每次练习三次。夏季时练习"呵"音，秋季"呬"音，冬日抱膝练习"吹"音。彼此监督，每日打卡，可能就坚持下来了。

关于练六字诀呼吸法，我跟国家体育总局有一个看法不同，就是我主张不发声。不发声，气在里面鼓荡，会比发声更有力。

锻炼可防病治病，但有个要点，就是贵在坚持。"久行之，百病不作。"凡练功，都讲究百日筑基。生命是有节律的，三七二十一，21天会出现一个变化，而且是质变，所以我们要有耐心。能百日筑基后，就成为习性了，不必有意为之了，因为这些东西已经化在我们的行住坐卧之中，无处不在了。

任何疾病，懂《黄帝内经》后，可以推经络、用针灸，可以用音声，可以用灸法，可以用祝由……懂《伤寒论》后，可以用方剂。懂《诗经》后，这些就都不必用了，与其求药，不如读诗，天天读，天天听，慢慢心就平静了。《灵兰秘典论》说："心为君主之官，主明则下安，即心安，则十二脏腑都安，以此养生则寿，殁世不殆。"

刚开始练功时，常会有些不舒服的感觉，比如练"两手托天理三焦"掌根上撑时，有的人会出现背部抽搐、抽筋等情况，其实这正是身体病灶所在的地方，这就像打扫房屋必先惹起尘埃一样，但如果能坚持每天打扫，就渐渐地窗明几亮了。所以坚持练下去，这种不舒服的感觉就会消失。

修身和修心是密不可分的。身体健壮的年轻人，气血足，不在乎身体，所以年轻人的修行要点，是从修心性入手；而老年人，气血已虚，则要先修命后修性，先把坏房子修好，再搞装修才好。这就是古代修心和修身的次第问题。首先是身心不二，其次要分出先后，量力而行。

有一件事大家可能不知道，其实很多社区都有四部功法学习班，如果没有，可以自行组团，让社区派专人来指导，大家可以去咨询一下。

其实，不管哪种体育健身功法，都是先动脚后动手。这到底是为什么呢？道理很简单：我们的身体就像一棵大树，足为根，而手则是枝杈。我们要先动脚，以便让气血流到枝杈上来。

● 痔疮的病因

美国医生认为第四个不需要治疗的病，是痔疮。俗话说"十人九痔"，意思是这个病很普遍，没有引起出血的严重痔疮一般不需要治疗。

其实西医就算治疗痔疮，也是动小手术割去痔疮。但据说尴尬和痛苦非同一般。

关于痔疮的形成，我在讲《生气通天论》的时候讲过，原文是"因而饱食，筋脉横解，肠澼为痔。"原因有二，一是饱食伤脾，二是肝气下陷伤筋。肠澼，就是大便脓血病症，可见于痢疾、溃疡性结肠炎、痔漏等肠道疾病。

为什么风邪伤肝和饱食会造成这些疾病？

咱们先说饱食。吃得太多，脾就运化不了，所以饱食就伤脾，而脾湿之性，就是下行，就会湿邪瘀堵下焦。

肛门括约肌在中医属肝筋的功能，气虚、血虚和压迫会造成痔疮或脱肛。长期坐着不动会导致肛门括约肌出问题。女子怀孕时对直肠的压迫也是一个问题，但如果肝血足，筋柔的话，就不会出问题。本来肝主筋，肝气足，则人体筋脉固摄力强。那它是因为什么松弛的呢？首先，是风邪伤了肝。肝气本是阳气，是上升的，而这时，脾土泛滥，肝木不仅克制不住脾土，反而遭脾土反侮，肝木就只好下行，它走错了方向，就叫邪气，就叫"肝邪下泄"。

肝邪下泄，就影响肠，大肠的五行属性是阳明燥金之气。本来大肠阳明燥金之气也是主收敛的，此时被肝邪侵犯，就失去了收敛之性。收不住了，兼之筋脉松弛之象，就开始出现腹泻和便血、溃疡性结肠炎、痔漏等肠道疾病。

也就是说，痔疮、便血等病跟肝主筋、脾湿下陷、肠胃阳明火衰几个功能有关。治病，要看此三者哪个为首要原因。如果是脾胃虚弱造成的中气下陷，可以用补中益气汤，这是金元时期大医家李杲的一个方子，有提气之效验。也可以艾灸百会穴，百会穴是诸阳汇聚的地方，有提拉阳气之作用。

肠道位于人体下焦，小肠主液所生病。液就是营养液，小肠的功能在于，好的营养给心肺，浊的给大肠，液出问题了，人就吸收不了营养了，就会日渐消瘦，病也就越发难治。

大肠主津所生病。小肠虽然负责分清泌浊，但还是会连汤带水地把人体之渣滓输送给大肠，大肠极憨厚，一定会把液津回给小肠。但如果大肠的这个功能出问题了，粪便在肠道滞留会被二次吸收，由此产生的毒素会损害肝脏功能，影响内分泌，导致皮肤粗糙、长斑、长痘等。阳明燥金收敛过度，津出的液太多，人就便秘；津得不足，人就拉稀。为什么壮汉抵不住三泡稀？就是拉稀会导致营养液损失惨重，人就没力气了。人腹泻久了，就伤三焦气化，三焦之火也随着肝木陷下。若无火邪，痔疮不至于发作，等三焦火一来，积聚在肛门，形成热肿，痔疮就发作了。很多妇女怀孕后，被胎儿压迫直肠，也会生成痔疮，一般先是内痔，年纪大后，阳气虚，拽不住了，就是外痔。

另外，人的情绪也很影响肠胃。人一生气，胃就不蠕动；人一着急上火，火在上，下焦火就不足，人就拉稀。有一个人曾在网上提问："我每天下午一点多都会腹泻，并且腹泻前都会起荨麻疹。这是为什么呢？"这个病人首先是阳虚，火不足。下午一点多是太阳小肠经当令，此时腹泻就是太阳不能发挥固摄作用。有意思的是此病人腹泻前身上起疹子，一般这个毛病会从肺主皮毛论，其实是肾寒主栗，人受惊时起鸡皮疙瘩也是调动了肾精，他此时浑身起疹子，就是元气已伤。治疗无非是：（1）服附子理中丸，每日四丸，增加免疫力，止泻，暖胃。（2）可艾灸中脘、关元、天枢、八髎。

另一种痔疮发作，跟有难言之隐有关，人生总有些情绪要憋回去，要掩盖，而内部的愤怒和诉求又欲喷薄而出，燥火之郁结就是痔疮。

我曾见过一大学生女孩子患痔疮重症，始发于三年前。一般女子会因怀孕胎儿压迫直肠，孕后易患痔疮，而这个女子尚在读书且行为端庄，不应是这个原因。我断定此女三年前或更早时一定遭遇过生活上的重大变故，她垂下眼睛说："没有。"我们默默良久（有时候人要耐心等待），然后她开始哭泣，说三年前父母离婚了，但外人一律不知……事实是，她的大脑也抑制了这个信息，但她的痛苦沉底了。

这就是中医问诊的大问题所在，任何疾病反应，不过是生命被伤害的印痕或记忆，或有意无意要承受深藏的愤怒和耻辱……如果不见到本人，不了解其人的性格、遭际，单凭一个西医病名就妄下虎狼之剂，是不可能谈得上治愈的。

所以，要看好一个病，一要看医生有无直指人心人性的能力；二要看病人对生命的认知程度，如果不求医，只求药，是没有用的。有时，如果求对了医，也许不必用药，一句话就能救了你，至少你不必再沉溺于某些妄念或妄行了，而毛病也会消失于无何有之乡。

当这个姑娘把这个深藏的痛苦终于说出来时，她的病就好了大半。

另有一女子私信我说："曲老师，我最近痔疮又犯了。以前每次犯痔疮，我就各种吃药。自从看了您的《生命沉思录2：人体解读》，知道痔疮就是因为有心结，老憋着，不想让别人知道。我自己就想，确实是，最近和男朋友分手了，可是过春节家人聚会还不想让家人知道，自己心里特难受，可不痔疮就犯了嘛。然后我就尽量让自己想开。这次也没吃药，昨晚发现它竟然好了。"

● 溃疡性结肠炎和肠癌

便秘是诱发痔疮的原因之一，长期便秘必导致痔疮。而且外痔一旦形成，去掉就很麻烦，所以还是要先解决便秘的问题。先前我们讲过麻仁润肠丸，也就是《伤寒论》里的麻子仁丸，是个润肠缓下的方法，不仅可以治疗大便燥结，还可以治疗痔疮带血和大便不下造成的烦躁、口臭、头脑昏沉及口唇干燥等症。另外，市面上还有麻仁滋脾丸，由火麻仁、大黄（制）、当归、姜厚朴、郁李仁、炒苦杏仁、白芍、麸炒枳实组成。这个药与麻仁润肠丸相比，除了润肠通便，还多了消食导滞的功效。对胸腹胀满、大便不通、饮食无味、烦躁不宁有一定的功效，但一定要有舌红、少津液之象才能服用。小孩、孕妇和老人，还有身体虚寒的忌用。并且不可长期服用，长期服用会伤及脾阳，反而会形成顽固性便秘。

其实，我是真希望大家都会把脉，那样自救起来就特别准确。比如关于便秘，就有好多方子可用，而不是只用上面这些。比如甘草干姜汤、理中汤、四逆汤等，对便秘痔疮等症比麻仁润肠丸等好用，可就怕大家不明医理地乱用。所以只能尽可能地告诉大家一些生活中的锻炼方法，虽然慢，但坚持下来，必有效验。比如坚持用单腿轮流跳的方法，治痔疮效果很好。而回春术，也许更管用。

回春术就是提肛法，我们人体从脑部的百会穴到下体的会阴穴，是一个中轴线，这是我们人体内一条非常重要的无形的线。提肛法，有点儿类似于站桩，就是把会阴给提起来的动作，也叫"撮谷道"，实际上就是挤压按摩人体的脏腑。做这个动作时最好收腹、屏息，一下一下把动作做到位。如果我们每天能够坚持做100次提肛动作，就可以按摩五脏六腑，并保持五脏六腑的年轻化，所以在古代，人们把这个方法叫回春术。总之，这是最好的预防痔疮的做法。

而现在更多人在用吃酵素的方法治疗便秘，以及靠吃泻药比如番泻叶等来治疗便秘。番泻叶在古代药书里极少记载，其性味归经不明。这等靠拉稀治便秘的方法，都是值得商榷的。首先，它会造成心理依赖和焦虑，再者，水果酵素等也属于寒凉，总之，这些都不是彻底解决便秘的方法，反而有可能造成新的肠道疾患。小肠属性是太阳，大肠属性是阳明，都是火和热集中的地方，寒凉的泻药会伤害人体中气，也会令以后的排便更加困难。寒邪过度的话，便秘成为腹泻，对人体的伤害更大，久之，就生大病。

关于便秘和拉稀，《伤寒论》在阳明篇和少阴篇里多次谈到这个问题。便秘多在阳明篇，此时主方是大小承气汤。下利多在少阴篇，主方是通脉汤或白通汤。可见：（1）便秘和拉稀是看人体病态的一个要点。（2）下利比便秘对人体的损伤会更严重些。

到了少阴篇里，《伤寒论》说："下利清谷，里寒外热，汗出而厥者，通脉四逆汤主之。下利，腹胀满，身体疼痛者，先温其里，乃攻其表。温里宜四逆汤。少阴病，下利，白通汤主之。"可见，下利是少阴的一个主症。

而肠道的大病就是溃疡性结肠炎和肠癌。

血性腹泻是溃疡性结肠炎最常见的早期症状。其他症状依次有腹痛、便血、体重减轻、里急后重、呕吐等。西医认为溃疡性结肠炎的病因不明，基因可能是一个因素，心理因素在疾病恶化中具有重要地位。我非常赞同西医所言心理因素与此病的相关性。

我认为溃疡性结肠炎有以下几种病因：（1）寒性体质，加上自身免疫力低。（2）大量吃寒性的东西，比如雪糕、冰镇啤酒、生冷凉菜等。这也是得这类病以年轻人为主的原因。（3）熬夜过度，饮食无规律。（4）烦劳太过，过分透支体力。（5）常年心情不畅、爱生闷气、脾气急躁。

治疗无非是先改习性，然后祛寒邪，改变肠道环境。像这种病，就不是哪个方子能解决的问题，必须面诊把脉后确定。

中医说：心与小肠相表里，肺与大肠相表里，所以看大小肠的问题，得看心与肺。也就是说，心理因素先影响心与肺，继而影响大小肠。

心在志为喜，不喜，则痛苦沉底，影响小肠。只要是得了肠癌的人，不管得大肠癌还是小肠癌，原因一定有一条：长年不开心。但很少有医生看到这个层面。

中国人为什么得肠癌的特别多？就因为我们死要面子活受罪。古语说："伤心，可以肝肠寸断。"此言不虚。而沉底的这种不开心是哪种不开心呢？恕我直言，凡是沉底的不开心可能都跟自私、虚荣心和过分隐忍有关。如果我们坚持认为自己是对的，我们会把火气发出来，这样不会形成内在瘀滞。但如果我们是对的，可是我们因为惧怕权势或面子，就把怨气咽下去，就会对身体造成伤害。生活最大的悲剧就是：哪怕你忍了、认了，它还要伤害你，还有让你彻底绝望的时刻，所以，"忍"是心上一把刀，怒而被憋之象。

有些郁闷单纯靠药物是解决不了的。比如中药说香附解郁，但只可解易舒之郁。要是这人得了相思病，你再给她吃解郁药也不管用，一定得其心上之人，其郁方解；又说香附开胃，但只可开未伤之胃，譬如断肠之伤，必待其意外之喜，其胃才开。总而言之，不可以尽求无情之草木解有情之人的忧郁和幽闭。

有人问："中医里面说不要憋屈，不要有不良的情绪憋在心里头，而佛陀教育我们要勤修忍辱波罗蜜，两者是否矛盾？"

这真是个好问题。修行修的不过是化掉痛苦的力量，光忍辱而不化的话，没用。唯有智慧可以度化嗔怨——有智慧，则生清净心；有清净心，则无辱，无一切不良情绪。

心与小肠相表里，就是心情的所有不愉快最后都会到小肠，到了小肠经，再由小肠经表现在脸上，就是蝴蝶斑。只要看人脸上有蝴蝶斑，就知道她心情不爽。有人总问蝴蝶斑怎么治，其实治疗蝴蝶斑的前提是治疗心与小肠的郁结。曾有一女子得了严重的产后抑郁症，满脸长斑。记得当年把脉后是通脉四逆汤证，吃药以后，蝴蝶斑很快就消除了，病人心情也大好了，家人认为她是因为蝴蝶斑消除而心情大好，其实，真正的途径是：服药后，经脉畅通，寒邪消退，垃圾代谢快，产后抑郁消除而心情大好，心情大好后，蝴蝶斑消除。所以，辨别因果很重要。

● 治疗癌症的难处

癌症在医学上归类于肿瘤，在中医属于症瘕、积聚、瘰疬等病范畴。肺与大肠相表里，肺虚，则容易引起肠癌。肺属金，金能克木，肝属木，肝血亏损就会使癌细胞扩散到肝部而引起肝癌；金能生水，肾、膀胱以及生殖系统属水，肾精亏损就会使肺部的癌细胞扩散到小腹部而引起膀胱、前列腺或宫颈、卵巢等癌变。其他脏腑癌病的扩散规律可以此类推。

关于癌症的生成，有几个原因。

一、老与病为邻。过去不是没有癌症，而是那时人没来得及得癌就死了。癌症实际上源于衰老，老了，气血就衰，而治病也要靠气血，这时到底是要靠气血养着自己，还是靠气血治病，是个问题。

有人问："为什么年轻人也会得癌？"那是他们把身体作成了早衰。什么叫癌？就是细胞的无序生长。人年轻时，有活力，细胞有序；到老了，气血就无力了，细胞也无序，无序就得癌。

二、凡大病，必与情志有关，癌症也如是。一般来说，长期忧郁悲伤易患肺癌，兼咽炎者易患喉癌、鼻咽癌；长期郁闷生气男子易患肝癌，女子易患乳腺癌和子宫癌；经常忧思烦恼或在吃饭时生气，易患胃癌、食管癌、大肠癌等。还有好多孩子在吃饭时总是被大人训斥，所以会打嗝连连，脾胃虚弱；经常生气抑郁外加恐惧，易患膀胱癌、前列腺癌、卵巢癌。所以说，养格局、养性情才会少生病。

三、癌症患者一定是元气亏损的人。西医治疗癌症往往采用手术、放疗和化疗，其原理和方法不是不可行，但西医在治疗过程中忽略了一个问题，就是患者所存元气的多少。恰恰这一点，是患者能否存活的关键。所以无论放疗化疗，最后拼的都是谁命硬。所谓放化疗，有"把好细胞和癌细胞一起杀死"的说法，所以病人会脱发，脸会变黑，手指会变黑等。变黑，就是损了肝肾。其实这时杀死的不是"好细胞"，而是消耗了真阳元气。这么说吧，人体每天都会有上亿个细胞死亡，所谓元气足，就是人体能产生同样多的细胞进行补偿；而元气不足，人体的好细胞就会逐渐减少，而邪气就会强大。

中医为什么对收治癌症慎之又慎，尤其是那种病人知道自己已经患癌的？因为本身就是情志病，这种人一旦知晓自己的病症，就会心神大乱，这其中又有多少人是被吓死的呢？人，只要得病，就会紧张，听到稀奇古怪的病名就更慌乱。为什么很多人一听说自己有了肿瘤或患了癌症，没多长时间就全身心崩塌了？其实这信息直接捣毁的不是身体，而是五脏神明。先是惊，肝魂就乱了；然后是恐，肾神就乱了，人就全无定力，免疫力就快速降低；再由悲悯自己而心神大乱……这时，人基本就做不了自己的主了，身体也随之涣散。五脏神实质上是生命最重要的能量源和坐镇者，一旦它们散乱崩溃了，生命就坍塌了。神明一乱，就无从谈文化和认知了。

一般癌症到中医手里时，大都已到晚期，此时非极端手段不能救治。因为癌症属于积聚，就是气血不通造成的，所以，可以利用灸法的通窜原理进行治疗。比如对于脏腑肿瘤所处的部位，可以大致分为上、中、下三个部位，处于下焦的可以重灸关元穴，辅以中脘穴；处于中焦的可以重灸中脘穴，辅以关元穴。比如乳腺癌，肿瘤处于足阳明胃经上，灸中脘最为适宜，灸至五百多壮以后，会感觉到有"气"在乳房内跳动，这就是被激发的阳气正在"攻击"肿瘤；处于上焦的可以重灸膏肓穴，辅以中脘穴和关元穴。

对于病症较重、正气极虚的患者，一般每天施灸不应超过十五壮，而且要先服二十剂左右当归四逆汤，以缓解精血两亏的症状，而后再服大剂附子理中汤来恢复脾胃功能。用通窜来对治闭塞，是非常对机的方法。但若元气已大伤，此法也是死生各半。但大多数危重病人，是无法接受这种治疗的。

再者，救治危重病人，有《李可老中医急危重症疑难病经验专辑》一书，对危重心衰病人用破格救心汤，其中附子用量上百克，非李可老中医这种勇于担当的人，是做不成此事的。我曾见过李可老中医两次，此人是我在当代最佩服的中医，虽然他不是科班出身，但其人格和勇气是我最敬仰的。记得有一次，有人说其母病危，向我求救，我当时正要进教室上课，便匆匆推荐了李可老中医。事后知道李可老先生开的就是破格救心汤，但因附子和细辛量过大，其人要求远在广西的老中医以性命担保，签字画押，这令我大怒，认为给李可老先生添了大麻烦。可李可老先生只一句"救人要紧"，当场就把签字传真过去了，最终使其老母转危为安。此等人格，乃我辈所不能及也！现如今医患关系如此复杂，未来病人敢用的方子，也未必有医生敢开！

还有一点，癌症本来就是阴性的病。在恢复患者机体活力的过程中，肿瘤的体积会暂时有所变大，这也是不懂医理的病人不能够接受的。其实这是因为疾病的来路稍有疏通，而去路尚且不通，大量白细胞前来清除坏死的细胞，却不能一时携带而去，势必暂时增加肿瘤的体积，一旦正气的实力超过邪气的实力，去路得以疏通，则"病去如有神助"矣！

由于其他脏腑的正气同时有所恢复，病邪也就不可能继续扩散，因为病邪只能向正气虚弱的部位扩散，绝不可能向正气充足的地方扩散。但因为医生不能时时守在身边，所以病人见肿瘤变大就会害怕，这也是肿瘤癌症病人难以医治的原因。

● 不治已病治未病

关于治疗癌症，我的体会是，如果病人已经知道自己患癌，与其后半生生活在恐惧当中，不如先做了西医治疗，然后用中医来保命。比如那些放化疗后手指变黑的患者，基本服用20服左右的中药就能变回常态，也就是先排掉了瘀毒，然后再强壮其体魄。肿瘤没有了，癌指标正常了，病人才有真正的踏实。

我曾经有个病人，做了四个手术，肺癌、乳腺癌、子宫癌、淋巴癌，放化疗好几次了。第一次见我的时候，光听她的声音就觉得害怕。大虚证一定伴有声音嘶败，不是嗓子哑，哑是一种状态，声音嘶败是一种破败的声音，而且话语根本连不上，说一个字都得喘半天，吓得我浑身都起鸡皮疙瘩。

她是一位领导的太太，这种人我是真心不愿意管。之所以最后还是管了，是因为见了她吃饭的样子。那日是请她喝羊汤，她虽然吃得不多，但知道香，还让司机去买了几份。不过这位妇女真是争气，吃中药两个月后，简直像换了一个人。分析原因：一是她是运动员出身，身体有底子。二是她性格单纯，让她做啥就做啥，不会胡思乱想。比如让她停化疗她就停了，让她停西药她也停了，让她服药期间无论出现什么发病反应都得自己忍着，她也忍着。最后一去医院化验，肿瘤指标都消失了，说话也不呼哧带喘了，现在又满世界玩去了。

再有些患乳腺癌的女人为了保乳，不做手术，却接受放化疗，这也是糊涂。治病千万别倔，按说乳腺癌死不了人，如果本人已经知道自己得了乳腺癌，索性就做了手术，后期再找中医治疗就好。不做，就永远是心病。有的人就是不切，放化疗后四处找中医，找完中医又找道士，找完道士又找和尚。这就是愚痴，就是心里有贪念。

有些人说："老师，我就信你，我就信中医。"明白时你信我，糊涂时你怨我，我对人性了然于胸。所以说，如果已经开始放化疗的，索性就把手术做了吧，大不了身体好了以后再造一对乳房。有个小女孩特大方，给我看她的假乳，真是完美，完全找不到伤口，她说伤口在腋下。难怪有些女演员敢让记者检查乳房，那是欺负记者不知道伤口在腋下罢了。

我们要知道，有些癌症是可以治愈的。我有个学员，他老父亲在医院查出肺癌。他不愿老爸受化疗之痛，所以隐瞒了病情，前来求救。询问之下，知道老人家原本是乡村农民，喜做木匠活，跟随儿子进城后成天无所事事，儿子又忙，于是老人郁郁寡欢。按脉象看，肺上有钙化点，是其年轻时曾患肺结核，老了后病走老根儿而已。嘱咐其吃理中汤，无非是土生金法，消脾胃寒邪以助肺金。并求其多做木雕，表示愿意购买收藏，同时暗嘱其子多带朋友前去购买，以哄老汉开心。老汉闻之喜形于色，回家后勤奋欢畅，大大琢磨木匠活儿，自觉重新找到了人生价值，病痛全消，至今怀揣那药方，逢人便说是神药。如今已过了七八年，老人家再也没去过医院。

其实，病有来处就有去处。《黄帝内经·阴阳应象大论》说："恬憺无为，乃能行气。"即保持恬淡的心境，才能够使经脉畅通。古人那么早就发现了病人有恬淡的心境是治愈疾病的一个要素，这真的令人赞叹。由此，大家一定要清楚，中医讲的"五脏神"才是生命能量的源泉和镇物，能够保持五脏神明的安稳，病再乱，也不至于变成坏病，也终是有救的。这，也是我为什么说得了大病要换心境、要换环境的原因之一，就是要在一个相对安静的环境里保持自己最后的清醒。

关于疾病的传变，张仲景在《金匮要略》中的解释是："见肝之病，知肝传脾，当先实脾，四季脾旺不受邪，即勿补之。中工不晓相传，见肝之病，不解实脾，惟治肝也。"是说如果肝已经病了，这叫"已病"，可暂且放下，关键不能让它影响到"未病"的脏腑，因为肝木克脾土，肝病最容易造成脾病，所以要先固摄脾胃，充实脾的经气以防病邪扩散，而不是先治肝病。这就叫"不治已病治未病"。然而一般的医生不知道病邪相传的原理，不知在治疗过程中，必须首先充实脾气的道理，只是一味地治疗肝脏的疾病而不能预防病情的扩散，结果就会事与愿违。这就是中医防病、治病的重要思路。

治病，就要找相生的思路，肝病了，肝阳上亢了，血压高了，这是肾精收不住虚火了，所以病根在肾，要增加肾的收藏能力；而肝血虚，也是肾精不足导致的，所以要壮肾精以生肝木。

所谓"圣人不治已病治未病，不治已乱治未乱"，是说首先要先保先天元气，中医的整体观是认为生命是一个整体，绝不存在一个脏器的病变，所以古代传统医学并不分科，但分经。科，现在大多从病名上论，比如妇科、内科等，如此便割裂了生命的完整；中医，按六经说话，则是对生命不同层次的描述，比如太阳与少阴为表里，所以腰痛就不能只看腰，而是要看太阳膀胱经、少阴肾经；再比如，肝有病，木克土，脾就危险；肝木生心火，所以心也会出问题；再者，肝肾同源，肾，也好不到哪儿去；金克木，肺也会连带出问题。一旦乱了阵脚，全盘皆输。

所以，人，不能被"已病""已乱"吓到，而是要先固摄"未病""未乱"处，先固摄先天元气，元气足后，自然出兵解决问题。这，就是中医思维。总之，生命是活的，医生也应当是活的，不仅要开出今天的药，还要能开出明天的药，这样才能开放人的整个生命系统，让气血重新奔腾。

《黄帝内经》说："夫病已成而后药之，乱已成而后治之，譬犹渴而穿井，斗而铸锥，不亦晚乎？"元气已经大伤，治愈或不愈已经各半了，很难全好。这时再治，就好比焦渴时，马上去凿井，开战时，马上打造武器，已经什么都晚了。也就是说，得病后再找医生，已经有点儿晚了。

● 鼻炎和过敏性鼻炎

美国医生认为第五个不需要治疗的病，是鼻炎。他们认为鼻炎和环境刺激有关，是一种变态过敏性反应。根本不用大治，也很难治疗断根，许多家长心疼孩子，非要孩子长期吃药，其实不知道很难彻底治愈。这个病，和人的性格有关，需要适度的容忍。

我记得我讲过鼻炎。在《上古天真论》里，我也说鼻炎无须治疗。我是这么说的：为什么很多年轻人会得鼻炎？鼻子不通气，不能畅快呼吸、头疼，最主要的原因就是我们周围的气息是压抑的、不自由的，那时我们在父母的掌控下，他们约束着我们关于自由的想象。因为鼻子上通于脑，脑部的压力会导致鼻炎，就这么简单。什么能治病？有时候，逃跑能治病，方位能治病。人生活在世上就是要自由，就是不要被别人控制，能自由地呼吸，是人生最大的快乐！

有家长说："我没压抑过孩子啊！"那是你以为，咱就说说，哪个孩子不怕爹妈，哪个孩子不顾及爹妈感受？我们总教育小孩要听话、要孝顺，这就有问题。我小时候，爹妈都没有时间管我，可我还是觉得憋闷难受，不能为所欲为。担心父母不高兴，我不想考大学也考了；担心父母不高兴，我不想结婚也结了……父母总说：我只是爱你，没管你。可有时候，爱比管更狠。

鼻炎跟过敏性鼻炎很不同。鼻炎源于思伤脾，思虑过度瘀滞，就要有去处，就流鼻涕，老流鼻涕，古代叫"脑漏"，即鼻涕源于脑。脑可是诸阳之会，阳气不足以化瘀滞，所以如今才会出现这么多患脑瘤的人。

《黄帝内经》说："清阳出上窍。"清阳之气，全在上面五官窍运化，同样，五官窍走的气，也是清阳之气。中国有一个非常著名的说法叫天人合一，而所谓天人合一可不是虚说。首先，靠什么与天地合？靠九窍。所谓九窍，就是人体和天地之气交通的地方。具体哪九窍呢？两眼睛、两鼻孔、嘴、两耳、前阴和后阴。人和天地沟通的渠道就是这九个窍，上面七窍与天通，下面两窍与地通，只要窍通，人就得天地的护佑。

九窍，是五脏的窍。其中，肝开窍于目，肺开窍于鼻，心开窍于耳，肾开窍于二阴，脾开窍于口。

五官窍清爽、均衡，实际上也是五脏的反映。五官窍不通利，就是五脏的瘀阻，比如眼干，是肝病；嘴巴干，是脾不好；耳鸣耳聋，是心出问题；等等。

讲至此，不知大家听出点儿道道没？不乱治，是美国西医的本分；挖病因，是中国中医的强项。

咱们先说清鼻涕。古语说："清涕者，脑冷肺寒所致，宜乌头、附子、干姜之属。"可见阳虚是过敏性鼻炎的病因之一，即流清鼻涕，是肺寒。阴邪凝聚于上则闭其清道，故鼻流清涕，肺液为涕，清者，肺寒之征，是肺阳不足的表现。清涕久之，则为浊涕，浊者，是肺寒逼出了肺热。总的原因在于心肺之阳衰，不能收束津液。此时如果一味用药宣散，就会越耗正气，鼻涕也会长流不休。肺为清虚之所，着不得一毫阴气。如果心肺之阳不足，就不能制止上壅的阴气，阴气上壅，人就呼吸喘促、咳嗽痰涌，这时如果治疗方向错了，就会伤肾，发为哮喘。凡是喘都是肾的事，肾不纳气则喘。也就是说，不懂原理的话，动不动就服药一年以上，可能会出现坏症。喘症为什么很多人觉得不好治？因为已经伤到根了，伤到肾了，重调元气法都不好用了。

为什么说流脓涕说明快好了？因为人体自保功能启动了，启动了什么？启动了热，来赶这个寒。虽说寒极生热，但本质还是寒。这时可吃一些温热的药，比如甘草干姜汤，加桂枝、茯苓，帮一下这驱寒的热，鼻子可能一下子就通了，这时若上金银花、鱼腥草等寒凉剂，就会反复发作，久治不愈。

过去人得鼻炎的多，今人得过敏性鼻炎的多。鼻，上通于脑，得鼻炎的人大多性格孤傲，由于与外在世界的抗衡受到阻挠，思虑深重而宣泄少，思想意识和呼吸与外界无法协调，久而瘀滞而形成炎症。伟大的鼻咽癌患者就是弗洛伊德，他的一切想法都那么特立独行，而又不能与世俗庸常妥协，所以患此症。而过敏性鼻炎只是个现代时髦病，与焦虑和不良生活习性有关，因节气影响而发作。

过敏性鼻炎和鼻窦炎，在西医均属于免疫力低下症，身体尚可的，用激素还管用；身体差的，会反复难愈。市场医学基本把难对付的问题归为以下几种：遗传、基因、免疫力低下。所以有这些问题，就不是抗生素等能解决的了。

中医，首先要分辨外感之清涕喷嚏与真气不足之清涕喷嚏的不同。外感之清涕喷嚏，一定会有发热、头疼、身痛、畏寒、鼻塞这些症状同时发生。而真阳元气不足之清涕喷嚏，没有丝毫外感之情状。这种不是外感寒邪，而是先天真阳之气不足于上，故不能统摄在上之津液。而且这种近似寒邪伤肺之症服用感冒药，非但不愈，反而会加重。

治疗这种真阳元气不足的过敏性鼻炎或鼻窦炎，就不能走寻常治疗感冒的路数，应该先大补先天之阳，先天之阳足，则心肺之阳自足；心肺之阳足，则上焦之津液，就不致外越了。鼻窦炎久治不愈者，不仅上焦之阳不足，不能统摄津液，中下焦之阳亦显不足，可以先用附子理中汤等壮中下焦之阳，后以姜桂之剂治之而获效。

　　过敏性鼻炎初起时，可以用麻黄附子细辛汤，但一方面这个药拿不到，或剂量不够；另一方面，如果得病已经很久了，比如原先只是秋天发作，现如今已是各个季节都有发作的，就已然不是麻黄附子细辛汤证了，而要用大剂四逆汤或封髓丹了。

● 回阳救逆四逆汤

　　《伤寒论》把病分为三阳经证和三阴经证。三阳经证里，太阳病脉证占了很大的篇幅。三阴经证里，少阴又是主旨。三阳经证以邪气实为主，三阴经证以正气虚为主。比如发热，如果在三阳经证，属于邪气实，可以用桂枝汤等。但如果在三阴经证，就属于正气虚，得用麻黄附子细辛汤或四逆汤等。所以学会三阳经证和三阴经证的区别至关重要。所谓误治，就是如果是三阴经证，吃了三阳经证的药，就会出大问题。在这里，告诉大家一个要点，目前得三阳经证的，尤其在城市里，并不多，等到看中医时，已经大多是三阴经证了。所以，学好三阴经证篇非常重要，也就是学好四逆汤、理中汤等，比学好桂枝汤、麻黄汤等，有用得多。

　　具体怎么分辨呢？拿经脉来说，太阳经受邪，是头项强痛，桂枝汤、麻黄汤主之；阳明经受邪，是面赤、额痛、鼻干，葛根汤、白虎汤主之；少阳经受邪，是胸胁苦满，即两胁胀痛、口苦咽干，小柴胡汤主之；太阴经受邪，是腹满、肚子胀，理中汤、通脉汤主之；少阴经受邪，是口干、咽痛，白通汤、四逆汤主之；厥阴经受邪，是巅顶痛、呕吐涎沫，当归四逆汤、吴茱萸汤、乌梅丸主之。

　　按证来说，比如腹泻，自利而渴，属少阴，是下焦肾阳虚腹泻；自利不渴，属太阴，是中焦脾阳虚腹泻。把这些辨别清楚，可以帮我们快速识别六经阴阳。

　　按脉象说，三阳经证，多脉浮，现如今，小孩尚有脉浮之象；三阴经证，多脉沉，或微细，大人的脉，基本都这样了。

　　但在阴阳的判断中，我们更应该牢记的是：太阳与少阴相表里，一般是"实则太阳，虚则少阴"；阳明与太阴相表里，"实则阳明，虚则太阴"；少阳与厥阴相表里，"实则少阳，虚则厥阴"。正气一虚，就会由阳转阴；正气一恢复，就会由阴出阳。这就是阴阳的转换之道。

怎么学好《伤寒论》呢？学伤寒，首先要学好太阳病篇；三阴经证，首先要学好少阴病篇。我说过，现在人，得病后，先西医、道医、佛医、藏医、巫医，折腾一溜够，才会到中医手中，三阳经证已全然不见，几乎都在三阴经证。而少阴一经可以代表三阴经证，因为它外有太阴病下利腹满等症状，内有厥阴病手足厥逆等症状。而太阳又与少阴相表里，救表宜桂枝汤，救里宜四逆汤。而少阴经证的主方就是四逆辈，即以四逆汤为首的一系列方子。

少阴病的提纲是：少阴之为病，脉微细，但欲寐也。脉微细，是脉象，微，是阳虚；细，是阴虚。所以脉微细就是阴阳俱虚，且以阳虚为主。但欲寐，就是想睡还睡不着，这是少阴的表象。正常人白天精神，晚上沉睡，少阴肾主藏精，心主藏神。心肾出问题后，人的精神就出问题了，"但欲寐"翻译过来就是，白天人总是呵欠连天，没精神，晚上又睡不着。这多像老人，老人就是阴阳俱虚，才会这样，如果中年人、年轻人这样了，就是病在少阴了。

病在少阴会怎样呢？少阴，指足少阴肾和手少阴心，这两位，是生命的大咖，他们出问题了，就是心肾不交的问题，就是水火的问题，就是生死的问题。阳虚，不能控制水液，就会出现小便不利、水湿泛滥、各种肿胀；阴虚收不住虚火，就会出现心肾不交、心烦不寐。从治疗上讲，如果出现了恶寒、身倦而手足自温等阳气恢复的现象，就可以救治。如果出现身倦、手足厥冷等，就是阳气消亡的迹象。人死前，最明显的一个征象，就是两足冰冷至膝盖。

少阴病的总体治疗方案是：阳虚阴寒以扶阳消阴为主，代表方就是四逆汤；阴虚火旺的，以润燥扶阴为主，代表方是我们先前讲的黄连阿胶鸡子黄汤。

我们来看一下四逆汤。

少阴病，脉沉者，急温之，宜四逆汤。

甘草二两，炙。干姜一两半。附子一枚，生，破八片。

上三味，以水三升，煮取一升二合，去滓。分温再服。强人可大附子一枚，干姜三两。

现代基础用量：炙甘草6克，干姜4.5克，炮附子9克。

方子很简单，就三味药，附子、干姜、炙甘草，但可是救命的方子哦。四逆汤一方，乃回阳之主方也。世上的人多畏惧而不敢开，怕病人怪罪医生误用姜、附，却不知此刻不用姜、附，人命或不保矣。张仲景当年立方之本意，在于此方主寒入少阴，病见爪甲青黑，腹痛下利，大汗淋漓，身重畏寒，脉微欲绝，四肢逆冷等一团阴气的病。这时如果不以四逆回阳，一旦酿成纯阴无阳之候，可能就有不救的危险。

其实，世上一切阳虚阴盛之症，皆可服此方。可是谁会相信，就姜、附、草三味，就能起死回生呢？曾有一官员，在某顶级医院，临死前直呼腿冷如冰，西医宣告不救后，推给中医，此时就该大剂四逆汤以回阳，可是家人宁可相信一服药上万元的人参虫草麝香等昂贵之品，也不会相信这简单的三味药，所以最后肯定没的救。

经常有人看到方子就三味药、五味药，就心存疑惑，总问："不该有些补药吗？"比如有女子崩漏，你按脉象开了四逆汤，她会问："要不要加些止血药？"我说："你不是自己都吃云南白药了吗？血也没止住啊？为什么反而越漏越厉害了呢？你怎么不想想这是怎么一回事呢？"所以懂原理这事就得苦口婆心，不可能给每个来的病人都讲一遍吧？最好以后看病，只给听过课的人看，这样交流起来比较方便，一是有信念，二是疑惑少。

伤寒方简洁、干净、布局深刻，值得我们反复琢磨。

咱们看一下这三味药。古人云："热不过附子"，可知附子是一团烈火也。人之身体，全赖一团真火，真火欲绝，就会病见纯阴。仲景深通造化之微，知附子之力能补先天欲绝之火种，用之以为君。又考虑到群阴阻塞，不能直入根蒂，因此佐以干姜，作为前驱，以辛温而散荡尽阴邪，迎接阳气归于本位，使火种复兴，所以叫"回阳"。

阳气已经归来，但若无土之覆盖，火种也会熄灭，所以要用甘草之甘，以缓生其正气，就像农村烤土豆，先掘地为坑，以火烧之，再覆盖以土，焖熟。如此就是真火伏藏，性命便得以巩固，就又得重生了。况且甘草还有强心之功，可以解除此时心肾分离之格局。

有人会说："难道不能用人参救助吗？"人参，性甘微寒，主补五脏，五脏为阴，所以人参是补气补阴之品，非回阳之品，此时重在回阳，而不在补虚。

● 异病同治与同病异治

四逆汤在临床上的效验非常广泛，这么说吧，某天来了8个病人，一个痛经、一个甲亢、一个心肌炎、一个胃溃疡、一个便秘、一个久咳、一个痤疮、一个鼻炎、一把脉，全是少阴四逆汤证，于是就开了8个剂量稍有变化的四逆汤，最后效果都大好。

这叫异病同治，就是虽然病症不同，但证都在少阴阳虚，所以可以开相同的方子。跟诊的学生也觉得奇妙，这在临床上也是有趣的现象，所谓一拨，就是经常这个月一拨少阴证，下个月一拨太阴证等。而且网上总有人说我对节气病说得准，其实都是从临床上看到的，只能说《黄帝内经》的五运六气太神奇。

而且这个方子还能升血压，改善微循环，具有强心与镇静的作用，也被视为治疗休克的专方，治疗小儿腹泻、小儿多动，亦有卓效。只是要按照脉象来决定不同的剂量。张仲景也说了："强人可大附子一枚、干姜三两"，所以要斟酌病人的具体情况而下药。

异病同治，就是不同的病症，可以用相同的方子。而同病异治就是相同的病症，如果在不同经证里，就要用不同的方子。这，就是中医的复杂性和独特性。大家总问："这个方子我可以吃吗？那个方子我可以吃吗？"或者问："我是甲亢，可以吃这个方子吗？"这些，就是还没有建立起正确的中医思路，让人难以回答。

比如《华佗传》里曾记述了一个病案，说有两个病人都头痛发热，华佗说："一个人需要用泻下法，另一个人要用发汗法。"有人就问："两个人症状相同，为什么治法不同？"华佗说："他们一个是内实证，所以要用泻下法，而另一个是外实证，所以要用发汗法。"两人分别服药后，次日早晨都病愈了。

症状的症，是疾病的临床表现，是病人感到的自身异常变化，比如发热、胸闷、头痛、咳嗽等，以及医生通过四诊获得的异常征象，比如面色白、舌质红、脉弦滑等。这些，是判断疾病的原始依据。而六经辨证的证，是综合分析各种症状后，对疾病发生、发展过程中在某一阶段的病因、病位、病性、病势以及邪正力量对比等方面的病理概括。例如肝胆湿热证，病因是湿热，病位在肝胆，是属邪气有余的实证。证的四要素是：病因、病位、病性、病势，证就是这四个要素及其相互关系的总括，同一症状可以出现在不同的证候之中。

还是举例子吧，比如有六个人同为过敏性鼻炎，都有打喷嚏、流鼻涕、鼻塞等症状，但通过对病因、病位、病性、病势的分析，可能开出六个不同的方子。

比如同为过敏性鼻炎，从内伤而得者，心肺之阳不足，不能统摄津液，而清涕出。但一定要知道这是阳衰引发的阴寒，此时可能用甘草干姜汤。肾的络脉通于肺，肾阳衰而阴寒内生，不能收束津液，而清涕亦出，此时可能用通脉四逆汤。假如病人无外感症状，多困倦无神，或忿嚏不休，或畏寒，或两脚冷，可能用四逆汤或理中汤。还有的过敏性鼻炎患者兼头痛而脉微欲绝，身重而欲寐懒言，咽干而口不渴，法宜扶阳，这时可用麻黄附子细辛汤。这就是同病异治。

我曾治过一个过敏性鼻炎患者，他是一天能打200多个喷嚏的人，鼻子都要擤烂了。当时脉象和症状都属于麻黄附子细辛汤证，服药后，喷嚏立刻减至20个左右，后来又用通脉四逆汤20服巩固，之后此病就痊愈了。之所以好得快，一是他年轻；二是不曾乱治；三是他认可中医理论，没有被所谓毒性吓倒，并认真服药。但如果已经是老病号，这方子就不太灵了，就要从强壮身体根本治起。肺开窍于鼻，要想肺好，前提是脾胃好，因为脾土生肺金。可现代人从小就用牛奶、冷饮、强行喂食、暴饮暴食、药物点滴等损害了脾胃，脾土弱了，自然不生肺金，肺金不足，肺寒缠绵，不仅鼻病多患，且肺主皮毛，各种皮肤疮疡、湿疹、皮炎等也会泛滥。

人为什么会对花粉、腰果、花生、鱼……过敏呢？这些都是高能量的东西，都是对人有益的东西，但这些高能量也需要调元气来消化吸收，比如花粉是植物的性激素，它可以使元气足的人亢奋，而身体元气不足的人，一吸入花粉就过敏，这也属于人体自保机制，也叫虚不受补。

● 伤寒名方——通脉四逆汤

脾胃大虚的，可以先用理中汤打底。但喝理中汤可能比吃丸药出的反应更多，比如有的人会全身肿胀等，所以吃药一定要有医生的指导，吃药期间出了新问题，才有办法解决。比如这时出现肿胀、阴阳交通不利的，可以用当归四逆汤宣一宣人体末梢。有些老人服理中汤后会出现血压忽高忽低的现象，也是反应之一，因为老人肯定经脉瘀堵，理中有通经脉之效验，所以会上冲破瘀，这时血压就会升高，破瘀时还会头痛。

关于理中丸的服用，我在前面讲过，可以再去看看。另外，理中丸有水丸和大蜜丸两种，我一般都主张用大蜜丸。如果服药期间胃口转好，睡眠转好，就是大好事，有些人甚至过敏性鼻炎也消失了。

小孩若有此症，最好是练习游泳，身体强壮了，此病可以不治而愈。老人，最好在秋冬发作时节去南方温热地带居住，会好转。

现在咱们说一个跟四逆汤很像的方子，通脉四逆汤，这个方子和四逆汤是一模一样的三味药，只是四逆汤甘草量大，通脉汤干姜量大，其中大附子一枚，且生用，而干姜增倍。一个重在中焦，一个重在下焦，通脉四逆汤证无非是内寒比四逆汤还重。一点儿剂量的变化，方子的气势全变。所以，《伤寒论》学深入了，人会成为一个深谙心法的战略家。

我们看一下通脉四逆汤。

《伤寒论》说：少阴病，下利清谷，里寒外热，手足厥逆，脉微欲绝，身反不恶寒，其人面色赤，或腹痛，或干呕，或咽痛，或利止脉不出者，通脉四逆汤主之。

《伤寒论》：下利清谷，里寒外热，汗出而厥者，通脉四逆汤主之。

下利清谷，就是吃什么拉什么，说明阳虚并且寒到极点。阴阳格拒，就手脚冰凉。手足厥逆，证属里寒，身反不恶寒。面色赤，就是里寒过重，而虚阳外越，因阴阳格拒而产生。脉微欲绝，就是近乎沉取把不到脉。前面我说过，这种沉取无脉的未必是绝症，但阳虚很重倒是真的。这时如果发汗，就难免亡阳。此时有的人还会有腹痛、干呕、咽痛或利止脉不出的表现，这时就要用通脉四逆汤。

甘草二两，炙。附子大者一枚，生用，去皮，破八片。干姜三两，强人可四两。

现代基础用量：炙甘草6克，干姜9～12克，炮附子9克。

整体看来，通脉四逆汤，附子量比四逆汤大，干姜量四逆汤是一两半，而通脉汤是三两到四两。如此可见张仲景此方重在驱寒破阴、温通经脉。方中附子是为君药，专散肾寒，助肾阳；干姜辛温，走而不守，并能通行十二经，振奋一身之阳，与附子相配，可增强回阳之功，是为臣药；甘草甘缓，和中缓急，温养阳气，并能缓和姜附燥热之性，是为佐药。三药合用，功专效宏，可以奏回阳救逆之效。

怎么判断病愈了呢？看脉。原先已经没有脉了，服药后"其脉即出者，愈"。只要脉象从把不到到有了，就是病之将愈的象。

通脉四逆汤的变方有：面色赤者，加葱九茎。面色赤，是阴盛格阳，虚阳外飘。在这里要说一下脸变红的事，老人如果突然浑身发热、脸变红，有两种可能，一是好事，可能阳气恢复了；二是坏事，红了以后又白了黄了，可能就是回光返照。

此处是加葱白九段，即切去葱须取最上面最白的地方如拇指长短者。大家千万别小瞧大葱的药用价值。首先，这个葱，指山东大葱或东北大葱，大葱在古代称"菜伯"，即菜中之老大。又叫"和事草"。生用，其性辛散；熟用，其性甘温。其象，外实中空，所以叫"肺之菜"，专破肺部阴寒，可以发汗解肌，以通上下阳气，放到通脉四逆汤里，就能解决阴盛格阳的问题。

同时，大葱可以益目睛、利耳鸣、通二便，所以，在伤寒名方白通汤里也有葱白，治耳鸣、眼睛不明等症，有奇效。同时，葱白生姜和煮，可以愈妊娠伤寒，也就是怀孕妇女感冒发热，吃此方，最为安全。大葱通气，则能解毒，可以杀药毒、鱼肉毒，所以我们中国人炒菜最喜欢放大葱。但古人认为大葱不可与蜜、枣同食，大概是甜味能滞住大葱的通窜力吧。

有人会问："干姜既能通脉，白通汤里干姜已经那么多了，干吗还要用大葱呢？"一是二者所作用的部位有别，干姜重在破脾胃寒，葱白重在破肺寒。二是干姜通脉有余，通气不足；葱白散气有余，通脉不足，所以合而用之，气通又不伤脉，脉通又不伤气，可以两两相济。

*腹中痛者，去葱，加芍药二两。*如果腹部疼痛的，通脉四逆汤去掉大葱，加芍药以平肝止痛。

*呕者，加生姜二两。*生姜是止呕圣药。

*咽痛者，去芍药，加桔梗一两。*这个我们讲咽炎时再讲。

*利止脉不出者，去桔梗，加人参二两。*因为利止脉不出者，为亡血，要用人参补五脏虚。

最后一句，张仲景说："*病皆与方相应者，乃服之。*"这句是说，病症与方子相应的，才可以服药，也就是不能莽撞用药。

四逆辈，以桂附回阳，以干姜、甘草调中，用上下之气机治病，药品虽少，但三气同调，可以说是治病之上上法。这就给了我们一个重要的思路，学会利用药之性味与人身气机之关系，才是中医理论最重要的东西。所谓气机，就是一个顺逆的问题，顺者，是顺其气机之流行。逆者，逆其气机之欲往。但很多人不从这个角度看，只是一味盯着病名，满足于大量药物的堆积，那样，只会乱经，只会把五脏六腑弄脏弄乱。

伤寒方论述气机分明，且大道至简，我的性情也是大道至简的，所以极崇敬伤寒方。好多病人服伤寒方后，也觉得清醇而且力道大。发病快，治病亦快。关键现在医生少有人讲气机，病人也觉得一两味药，太匪夷所思，大多一听说大补就高兴，一听说发病就害怕，由此，治病，都无趣了。

四逆汤和通脉四逆汤的区别到底在哪里呢？

四逆汤和通脉四逆汤都是回阳救逆方，专门治疗那些内伤日久、元阳久虚、五脏六腑之元气已耗将尽、满身纯阴、先天一点真火种子暴浮于上的人。这种人脉象两尺洪大而空，或六脉大如绳而弦劲，或全然无脉。表象为唇舌发青、发黑，或发黄，或发白，或芒刺满口，或舌苔燥极，不思茶水，口不渴，渴则喜极滚烫热饮，甚者爪甲青黑，气喘促，或兼腹痛。此等病情，最好用大剂四逆汤回阳，缓则不救。人就活一口气，到了这个地步，一定要用桂、附大辛大热之有纯阳之性的药物来起死回生。所以我们要感恩先师张仲景，深通天地造化，立白通、四逆回阳诸方，以救百姓。

四逆汤：甘草二两，炙。干姜一两半。附子一枚，生用，去皮，破八片。

通脉四逆汤：甘草二两，炙。附子大者一枚，生用，去皮，破八片。干姜三两，强人可四两。

二者的共同点，都有炙甘草二两、生附子大者一枚，所以，变化只是在干姜，四逆汤是干姜一两半，通脉四逆汤是干姜三两，强人可四两。一个重在下焦，一个重在中焦，具体在脉象上有区别。关于附子一枚，特地注明了破八片，也就二三十克。

关于附子的用法，关键看医生对脉象的把握，不是量大就管用、量小就不管用的事。很多人学李可用大剂量，不知李可救的都是要死的人，用大剂来回阳。普通病人用大剂量，可能会出一些问题。关于这些一定要去听我的《黄帝内经》精解，里面有关于中药气薄、气厚的问题。明白了这些，才会用好剂量。而且，现在一般药房为了安全，不允许备生附子，都用炮附子。

● 流鼻血与鼻孔扇动证

说完过敏性鼻炎，咱们再说一下流鼻血的问题。

《黄帝内经》说"春，善病鼽衄"，也就是春天人容易流鼻血。《说文·鼻部》："鼽，病寒鼻窒也。"鼽，指的是鼻塞；衄，指流鼻血。是说人在春天的时候特别容易患鼻塞、流鼻血。

为什么呢？因为春气者病在头，而鼻腔直接上通于脑，所以一定要小心鼻塞、流鼻涕、流鼻血。常年鼻塞，人会头痛；老流鼻涕，人会头空痛；总流鼻血，会伤头部精髓，比如小儿白血病初期有鼻出血或齿龈出血等。但老人偶尔流鼻血却可以缓解头部血管压力。

小孩子流鼻血，要先看有没有外伤。如果家里的孩子都流鼻血，就要警惕房屋里有无环境污染。而高血压和动脉硬化是中老年人鼻出血的重要原因，血管硬化是其病理基础。血压增高，特别是在便秘、用力过猛或情绪激动时，可使鼻血管破裂，造成鼻出血。但如果有些青年一见到美女就流鼻血的话，那真是由火旺而逼出的，一定会口渴、喜冷饮、大便便秘、小便黄赤。这些可以用大小承气、导赤散等药。

《扁鹊心书》说："凡鼻衄不过一二盏者，气欲和也，不汗而愈（少量流鼻血可以自愈）。若衄至升斗者，是真气欲脱之象，此时宜针刺关元入三寸，留二十呼，血立止；再灸关元二百壮，服金液丹。不然恐成虚劳中满。"

还有一种是因为元阳久虚而流鼻血，或吐血、齿缝流血、耳出血、毛孔出血、便血等。这种人一定唇舌淡白、困倦无神。主要是因为阳虚不能统血，所以这时要用扶阳收纳法，如封髓丹、甘草干姜汤、四逆汤之类。对初学者而言，一定要掌握阴阳实据，万万不可见病治病，误人性命也。

所谓见病治病，在流鼻血的人里我见过一位，只要她流鼻血，医院就用激光烧灼法给她止血，即用激光烧灼出血点，压在出血点处片刻直至局部形成白膜。如此快上百回了，她整个人都虚掉了。最后吃理中汤30服，才把这局面彻底转变过来。

鼻子走的是清气，嘴巴走的是浊气，嘴巴可以什么都吃，鼻子能什么都吃吗？鼻子只能吃气。清处就得清，浊处就得浊。你看高雅就是高雅，低俗就是低俗，位置就长成那样，都是老天配合好的。

普通人，喘气是件最自然的事，可修炼的人专门从呼吸下手，非得让这事不自然。最关键的，吸气出气之间要屏息陶醉一会儿。左鼻孔吸气，右鼻孔出气，原理是左升右降。屏息陶醉一会儿，是为了完成气化。

有人说："修炼之人都在大山里，吸的都是有能量的天地之气，还用气化吗？"再好的气，没经过自己的气化，也变不成自己的。为什么要气沉丹田呢？一口气从吸到呼，总得靠肾主纳气那么一点儿精华，可这一丁点儿真气，修炼的人就比我们多，这就是我们普通人和修行人的差异。

还有一种鼻孔扇动证，病因有三：

第一，外感风寒闭塞而致。因为风寒之邪，闭阻了肺经外出之气机，气机郁阻，壅于肺窍，导致呼吸错乱，而出现鼻孔扇动。这种人一定发热、身体关节肌肉疼痛。治法宜宣散，如麻黄汤、定喘汤等。

第二，胃中积热而致鼻孔扇动。要么是饮食积食于中脘，要么因为过食煎炒辛辣，这种可清热，如大小承气汤等。

第三，元气将绝而致鼻孔扇动。这个就需要回阳救逆了，即便如此，也未必能救得回来。

总之，如果上焦君火弱，即心阳弱，就不能统摄上身之关窍精血，人就会流清涕、吐口沫、流眼泪、睡觉漏睛、鼻齿出血等。如果下焦相火弱，也就是肾阳弱，就不能统摄下身之关窍精血，人就会遗尿、滑精、女子带下、二便不禁等。

那是不是上焦出问题，就治君火，下焦出问题，就治相火呢？千万别这么简单地想问题，更复杂的还在后面。心火、肾阳，不过往来于中土，而且二者都火生土，胃为凡土，脾为真土，如此便是先天和后天相互依赖而生存。如果中宫脾胃不得君火、相火之往来熏蒸，就不能腐熟水谷，就会完谷不化，出现痰湿痞满诸症。如果上下二火俱不足，在上，有可能君火下移——心病移于小肠，肺病移于大肠，就出现小便黄赤、大便便血等症；在下，有可能相火蒸腾，人就会出现虚火牙疼、咳血喘促、面目浮肿、咽炎喉痹之症。这就是中医的辨证，也是上病下治、下病上治的根本所在。

所以中医治疗从来都不是简单思维。如果你只是说病名，是没办法解决问题的，如果你只说症状，比如说牙疼了怎么办？没办法帮到你。必须得说是上牙疼还是下牙疼，还得说说二便的情况等。比如有人其脉浮空，气喘促，但未见面赤、身热、汗出等，这就是阴邪上腾，而真火还没有与之俱腾也。如果见面赤、身热、汗出者，这就是阴气上腾，而真火也与之俱升腾了。病已至此，就要回阳救逆了。所以不见到本人，有时真的会误事。

同样，如果有人脉细微欲绝，二便血下如注，或腹泻厉害，这时四肢虽冷，但未觉寒，二便之间，还能收得住，这就是阳气虽然下趋，但君火尚未与之同下，人就还有救。若四肢冰冷，二便完全收不住的话，就是君火与阳气一起崩盘了，救，也是半生半死了。比如溃疡性结肠炎等，若一开始没有及时救治，到最后癌变了，就很难治疗了。

● 鼻子不要轻易动手术

据说，目前医患关系最紧张的地方就是耳鼻喉科，好几起动手杀医生的，都是做过鼻甲手术的人，这是为什么？鼻甲肥大一般由慢性单纯性鼻炎发展而来，鼻腔过宽或过窄都会破坏气流屏障的精巧平衡，造成空气不能与鼻腔黏膜充分接触，产生鼻塞的症状，所以医生会建议做鼻甲手术。

从中医的角度讲，呼吸不畅是肺和肾的病，肺司呼吸，肾主纳气。呼吸不畅，人就烦乱，久之，肺没劲儿，全身就没劲儿；肾无力，气化就无力。肾气不足，人则善恐。西医不从肺肾考量，认为呼吸不畅不过是鼻甲肥大造成的，于是就做了手术。你原先鼻子能吸进多少气，跟你的身体是相配的。你原先只能进这么点儿气，身体也就相应地气化那么点儿气。现在他把这口开大了，你进的气就多了，而你的肺和肾并没有改变，也就是气化能力没有改变，于是猛然进气过多，会让你气化来不及，而鼻腔又通脑，于是你的脑子开始出现类似醉氧的混乱。脑袋一乱，事儿就大了，他会恨使他脑袋乱的这个人，没法自控时也许就会冲动杀人。而有的人做过鼻甲手术后，会发生自保反应，会自动地收缩鼻孔。我就看到过鼻孔特别小的人，一问，果然做过鼻甲手术。其实，治疗未必等于治愈，不当的治疗甚至等于伤害。

把这事理解了，就能理解很多事。从某种意义上说，人一生挣多少钱是定数，跟你的气血有关，有些人突然来了一笔横财，担不住就得生病。所以，有时横财就是横祸。还有的人，一辈子就只能当副职，可他不知命，总想当正的，天天让风水师给他摆盘布局，结果就有可能倒霉。人的气也同样，呼吸模式相对是固定的，吸多少、呼多少都乱来不得，所谓高原反应就是你的生命无法快速适应外部环境的一种自救。

呼吸对我们每个人都很重要，一定要记住，呼吸的本性就是平稳安静，无声无息。下鼻甲可以维持两侧鼻腔阻力，调控空气流量，保持正常呼吸，调节吸入空气的温度、湿度，具有滤过和清洁的作用，能不动就别动。炎症，无非是气机阻滞，能吃药好的千万别手术，手术后中医都没办法了。

一 第十章 一

二十多种疾病的
中西医分析（中）

● 心脏早搏和间歇

美国医生认为第六个不需要治疗的病，是心脏早搏。他说心脏早搏许多人都有，特别见于年轻人。在心电图监测中，发现早搏很正常，不值得大惊小怪，更不需要各种治疗。药物、浓茶、精神因素、睡眠不好都会引起心脏早搏。

那中医认为该不该治疗呢？当然要治。其实，西医所说的年轻人早搏，当属于中医所说的心悸，也就是心突突跳，属于心肌缺血。其实这也是人体自救，心肌缺血，人体会自觉地加速运血以满足心的要求。这种心悸分两种，一种是肝血虚造成的心悸，可以用当归四逆汤；另一种心悸是水湿包住了君火，这时会用到苓桂术甘汤。所以，脉象和辨证准确很重要。

2019年11月末，人们震惊某明星在录制节目时猝死，细细考察，他是于半夜1点45分倒下，此时正是肝经当令，中医说肝为疲极之本，也就是肝最怕身体累，尤其半夜不能有过劳的体力活。据说到半夜，此节目已录制了17个小时，远远超越了人体负荷。死于丑时，也意味着此人素来肝弱，肝木生心火，肝败，则不能生心火，汗为心液，大汗必伤心血，心血枯涩，必心衰。再者，肝经当令时节正是人体阴阳转换时节，这时只有深睡才能完成人体阴阳转换。这也是失眠病人第二天早起全无精神的原因。另外，肝主藏血，此时人体要完成最深入的大扫除和代谢更新。目前提倡"夜间经济"，这是对人体最大的戕害，老天为我们安排了白天黑夜，就是让我们在夜间修复体能，而熬夜、胡闹一定是现在年轻人猝死的原因。夜晚，拼命地熬；白天，必然是一种失神的飘摇。只有年轻人相信身体有老本可以折腾，老年人再失眠也只是在床上"烙饼"，不敢大意，这也是我曾经说过的，人都在自己的优势中受伤，而劣势则是保护我们不受伤的根源。老人家都说不能逞能，大概也是这个意思。

而学习《黄帝内经》的好处是我们若懂得了这些，首先就可以自保，知道半夜肝胆经当令时属于阴阳气机转换，就要争取在晚上 11 点前睡觉。若非要说什么最养生，一定是充足的睡眠；什么最害生？就是剥夺你的睡眠。据调查，90% 的年轻人猝死与熬夜有关。

关于心脏早搏、间歇这件事，我打过一个比方，我们都给自行车打过气，一下一下地打，这叫正常，现在我们没劲儿了，肝不足、血不足，就只能压半筒气，这时就要靠加速来打满轮胎，这种加速就叫早搏。加速中突然又没劲儿了，停下来大喘气，这就叫间歇。所以早搏是间歇的轻症，如果出现规律性的间歇基本上就危险了，比如三下一间隙、五下一间歇等。

从脉搏上来讲，只要出现规律性间隙就基本能算出寿命的长短。像这种人，你要告诉他吃完药再来诊断一次。为什么？因为要把他的脉，要知道他现在是不是从规律变成了不规律，如果变成不规律就进步了。比如一会儿九下一间歇，一会儿十九下一间歇，这种不规律就是好事，慢慢吃药调理，间歇就不存在了，慢慢地，脉搏就正常了，人也就没事了。

在中医思维中，最重要的一个问题就是：中医的五脏并非血肉的五脏，比如谈到心，就有形、气、神三个层面。一、脏器的心，是血肉的心，是形，也是西医所指的心脏。二、气指经脉，还指心经与其他经脉的相关性。比如"心主血脉""心与小肠相表里""心开窍于两耳""心在志为喜"等。三、心神指"心藏神"。

西医重在心脏，西医所言冠状动脉粥样硬化什么的，都是指"形"的层面，而中医，更多的是指"气"的层面和"神"的层面。比如有些人胸闷、气短，有濒死恐惧，在西医检查中没有病，而病人确实感觉不好，这些问题恐怕就得由中医来解决了。

咱们先讲一下心气的层面吧：

第一，"心主血脉"，手脚冰凉就是心主血脉的功能弱，就是心不能把血泵到手脚末梢。手脚是你摸得到的地方，摸不到的像头顶、子宫等都属于末梢，由此可以判定手脚冰凉的人子宫也寒、记忆力也衰退。而血液黏稠，就是阳气动力不足，阳气不足，则阴血不生。

第二，"心在志为喜"，人一紧张、郁闷，就会造成心脏压力。

第三，"心与小肠相表里"，按理说，现在的人应该不缺营养，可如果人长期食用垃圾食品，比如速食食品，小肠就会营养不足，精华少，供给心脏的能量就少。

第四，肝木生心火，肝血虚，也会造成心脏疾患。

第五，心火生脾土，真心痛的病根在脾，也就是营养过剩造成湿邪，会心下急痛。好多人不明白这个道理，多年的心脏病，却一直当脾胃病治。

第六，肾水克心火，心脏的动力源于肾，肾气不足，心跳无力，血液流速缓慢，就容易产生瘀血，天长日久，瘀血就会沉积在血管壁上堵塞血管，造成冠心病或心肌梗死。西医用手术和化学手段疏通血管、刺激心脏，却不知病根在于肾阳不足。如果肾阳充足，自然就会使人体的各种功能得到恢复，心跳自然有力，瘀血自然得以破化，症状自然消失。

而神的层面，则指心藏神，即心主神明。胃血不足、肾精不足，心力就弱，心力弱，人就倦怠，没有精神。两精相搏谓之神，心阴与心阳交通无力，人就神不足。而人与人的差异就在于五脏神，所以人心神不足，思维力、精气神都会明显不足。

所以，现在修行讲究的"修心"，大家都要弄明白我们到底修的是形、气、神各层面的哪个心。而且形、气、神三个层面都可能造病，我们要治疗的又是哪个心？

● 跟心脏疾患有关的经脉

怎么预防心脏疾患呢？中医讲究经脉，我们先看一下心脏疾患跟哪些经脉相关。

《黄帝内经》说心经走手臂上部外侧，然后沿手臂下缘，俗称蝴蝶袖的地方，过肘部少海穴，抵达掌骨突出的地方，最后循小指之内出其端，所以小手指麻木与心经有关。手臂内侧下缘为手少阴心经，手臂下缘外侧为手太阳小肠经，这也是经脉意义上的心与小肠相表里。长蝴蝶袖，其实也是心气衰败、小肠经无力，外加脾虚的结果。要经常抓揉这个地方，或者两手抓住矿泉水瓶子举过头顶，轻轻敲打大椎，不仅可以锻炼手臂，而且可以防衰老。或者没事用手指掐手臂下缘，大拇指掐的就是心经，其余四指掐的是小肠经。

心经"下出腋下"。腋窝下有一个极泉穴，大家可以用右手大拇哥去弹拨左极泉穴，那里有一根筋，一拨，小手指和无名指就会发麻。极泉这个名字非常有意思，所有泉都在地下，比如脚心是涌泉。极泉，可以说是天上的泉，所以极泉至关重要。很多妇女的极泉穴特别疼，这跟长期情志不舒有关。

西医认为腋下是淋巴系统，淋巴系统是人体内重要的防御功能系统，它遍布全身各处，表浅的淋巴结肿大也可为原发或继发的恶性疾病引起，例如锁骨上窝及腋窝淋巴结肿大时，应从两个方面加以考虑：（1）有无结核的可能，据有关文献报道，近年来淋巴结核的发病率有上升趋势。（2）是否是恶性肿瘤转移所致，如乳腺恶性肿瘤可转移至锁骨及腋窝淋巴结，肺癌可转移到锁骨上、颈部和腋下淋巴结，胃癌可转移至左锁骨上淋巴结，食管癌可转移至锁骨上淋巴结。

从中医经脉上讲，走腋下的，有心经"下出腋下"，肺经"从肺系横出腋下"，心包经"下腋三寸，上抵腋"，胆经"从缺盆下腋"，可见腋下疾患与心情有密切关联，跟心肺压力大有关，跟不高兴有关，跟胆气被憋有关。

女子的乳腺问题、淋巴问题其实通通是心情的问题。一看经脉就清楚了，所以会笑的女孩子招人稀罕，女孩若天天丧气着，就招人烦。会笑的女孩通常好命，现在很多男子喜欢的美女要么神经质、要么忧郁症，你又不是菩萨，度不了别人，最后只好自己跟着疯。如果你跟一个人生活在一起总生气郁闷，还真不如分开了好，保持情绪的稳定其实就是保护淋巴系统。

若是慢性心脏病，心跳出现间歇并兼有早搏，用大剂附子理中汤加阿胶 15 克，以发挥精气敛藏的功能，会有良效。但在治疗过程中，有些患者的腋下会出现肿块，这属于脏腑疾病走到经脉了，是好事，即属于心脏病减轻的表现，继续服用大剂附子理中汤，肿块即可消除。关于这点，我有过切身体会，刚学医那会儿我试吃附子理中汤，发现手臂有异样感，想起家族有心脏疾患史，便坚持吃了一段时间，后来病走到手掌心，开始手心出油汗，甚至握手无力，最后走到手指尖，然后就没事了。

心脏疾患，《灵枢·经脉》篇说还会表现在其他经脉中，主要有以下几种表现：

在肺经，是"烦心胸满"。这是因为肾精亏损不能发挥敛藏的作用，阳邪上壅不降，所以出现心烦、胸部憋闷。

在胃经，是"心欲动"。就是心慌，我们总说饿得心发慌，就是这种感觉。这是胃的阳明燥火过旺，以至于厥阴肝血不能制约之，所以心脏跳动幅度较大，精神不安。到了手厥阴心包，就会出现心中澹澹大动。

在脾经，是"心下急痛"。这个是由湿邪造成的真心痛。心下不就是胃吗？所以好多心脏病被误认为脾胃病，现在西医最容易误诊的就是胃疼和心脏的问题，会误治好久。心下急痛症，即胃的上口处突然出现疼痛，其实这是真心痛，是真正的心脏病。

脾经造成的心脏病有以下几种表现：脾主肌肉，嘴唇是脾，所以很多心脏病人嘴唇都是紫的。牙龈也属脾，牙龈能包住牙，就是土克水。牙龈要饱满，这个人脾就强，心脏就强。每天早晨刷牙牙龈流血的人就要小心心脏病。

西医只是根据长期的经验，认为只要牙龈不好的人就会有心脏的问题。其实，脾胃与心关系密切，在于心火生脾土，心是脾之母，母壮子肥，母亲强壮的话儿子就肥硕，即心脏好，脾胃就好。但是如果脾胃不好，就好比儿子过得不好，需要钱但儿子通常不跟老婆要钱，因为根本要不出来。那怎么办？还有妈呢不是？儿子跟母亲要钱，就是"子盗母气"，因为只有父母对子女永远不讲任何条件的。一旦子盗母气，母很快就衰败了。即脾有病，心即病。

脾经经脉"系舌本，散舌下"。即舌下有一个系带，直通脾经。这也是为什么心脏病发作时，舌头有发紧的感觉。其实这里也连着下巴，人被气着的时候，下巴乱抖，就是心脏急掣，人说话就也不利索了。一般来说，下巴大的人更沉得住气，小下巴的人脾气偏急，都跟心脏的能量相关。

过去中国的审美是喜欢国字脸，20世纪五六十年代的演员个个都是四方大脸、浓眉大眼，身体好。现在为什么有些男的被叫作小鲜肉？就是身子弱，就剩下鲜了，都是小尖脸。下巴小的人虽然灵秀，但心灵偏脆弱。而当官的和做生意的，还是以大下巴的人居多，这种人心脏能量强，抗打压。

"心主舌"。脾胃所主之五味，由心感知，心之苗为舌，舌有味蕾能辨五味，传递不同味觉之信息给心。舌，能辨五味，所以，人能吃得有滋有味，这也是心力强大的表征。此次疫情中的病人有一个特别之处，就是嗅觉味觉丧失，其实，就是肺、心、脾三经的病变。只要有心肺的问题，预后就不好。

跟舌头有关的经脉还有：手少阴心经之别系舌本，所以舌头的僵硬和不灵活与心病有关。足少阴肾经之脉挟舌本，足厥阴肝经之脉络舌本，足太阴脾经之脉，连舌本、散舌下，所以，五脏病变，都会影响到心脏，并通过舌头有所表现。前不久，还治疗了一个舌癌，无非是先强心、肝、脾、肾，从根儿上治，而不必仅盯着舌头。

心经出问题，是"嗌干、心痛"。这是心血虚。

肾经出问题，是"心如悬若饥状，气不足则善恐""烦心""心痛"。心如悬，就像心吊到嗓子眼，他怕你不懂心如悬，就后面补充一句：若饥状。就好像饿了一样心一直发慌，并且有恐惧感。

心包经出问题，是"心中憺憺大动"。心憺憺大动，就像动画片里表现的那样，心扑通扑通地跳。这种病，看上去很重，但实质上是最轻的心脏疾患，因为病在心包，而非心脏。

胆经出问题，是"心胁痛不能转侧"。这属于气化无力。在临床上见过这样的病人，晚上睡觉翻个身都难受，服几服白通汤就没事了。

● 心悸、心衰、房颤有良方

现在很多人从健身房出来就洗冷水澡，不知道这种方法最损心脏，可能造成心律不齐症。中医看病是一定要见到本人的，不望闻问切，有时还真找不到病因。

我见过一个心律不齐20多年的病人，病因一定在20多年前，脉象上显示此人被惊吓过，可病人已然想不起什么了。我突发灵感，问他："20多年前发生过这样的事没有，你大汗淋漓时被人泼了一盆冷水？"那人差点儿跳起来，他说一次锻炼后被体育老师泼了冷水！于是，一切迎刃而解。心主血脉，而汗为心液，本来大汗淋漓就伤了心液，又被冷水一激，惊吓又伤厥阴肝经，从此心律不齐，如此辨证准确后，七剂当归四逆汤而愈。

还有一种心下急痛，根源在于脾湿。脾湿包住心火，心火要自救，就是心下急痛。这种水湿泛滥造成的心悸可以通过服药（比如苓桂术甘汤）来解决。如果马上手术和吃西药，就有可能属于过度医疗。若懂中医医理的话，几服药就能解决问题。

使用苓桂术甘汤的要点是：大水舌头，面色黧黑，甚至在额头、脸颊、嘴唇边有黑色的水斑，还有人水气上冲，犹如"梅核气"，吐也吐不出，咽也咽不下。还有人心悸头晕，头晕，要么是心阳虚、脾阳虚，不足以养上窍，要么是心阳被水寒之气蒙蔽。心阳通不到末梢，人还会手指发麻，颈部血管憋胀疼痛等。

《伤寒论》："伤寒，若吐，若下后，心下逆满，气上冲胸，起则头眩（这句意味着这种病人起来就头晕，躺下就没事），脉沉紧，发汗则动经，身为振振摇者，茯苓桂枝白术甘草汤主之。茯苓四两，桂枝三两，白术、炙甘草各二两。"

在这个方子里，茯苓、白术这两味药都在解决水的问题，桂枝在解决风的问题，甘草在解决心的问题。也就是说，茯苓，渗上焦湿；白术，祛中焦湿；桂枝，通心阳；甘草，强心。每味药可以干自己的事，又可以组成组合拳解决根本问题。医理明澈，用药如用兵。真是妙不可言。

当下医学，只要是听说心不安宁，就忘了辨别阴阳，一味地用人参、酸枣、茯神、远志、琥珀、龙骨、朱砂、地黄、当归、元肉等补血安神，不知如果是心阳衰败，此种做法就无效。

心脏疾患如何辨别阴阳呢？具体辨别方法是：心血不足的人，血不足则火必旺，人就多烦躁，小便短赤而咽中干，肌肤枯槁憔悴。而神不大衰，甚则狂妄喜笑，脉必细数，或洪大，喜食甘凉、清淡、油润之品。

心气不足的人，表现为少神疲倦、喜卧懒言、小便清长，或多用心一点点，就潮热而自汗出。言者，心之声；汗者，心之液。多言、劳力及用心太过，则心气耗。气耗则不能统血，故自汗出。心阳一衰，阴气上逆，人就会呕吐，脉象细微，抑或浮空，喜食辛辣煎炒极热之品。

所以，面诊和把脉是辨别阴阳最快的方法。

伤寒名方——炙甘草汤

这里咱们讲一个治疗心脏结代，也就是过度劳累造成心律不齐的炙甘草汤吧。如果你过劳、长期熬夜，又过度思虑，脉象已出现结代，就要服炙甘草汤了。

先说脉象。张仲景说："脉按之来缓，时一止复来者，名曰结。又脉来动而中止，更来小数，中有还者反动，名曰结。"就是脉动而中止，停一下，然后再跳，或再跳时有加速的象，就是结脉。而代脉是"脉来动而中止，不能自还，因而复动者，名曰代"，就是脉动而中止，其中间歇时间长的，叫代脉。这两种都属于阴脉，得此脉者，必难治。

正常人是感知不到心跳的，一旦感知到心跳，轻者为悸，重者为动悸、间歇，这就是心脏有毛病了，再疼痛问题就更大了。

伤寒脉结代，心动悸，炙甘草汤主之。

甘草四两，炙。生姜三两，切。人参二两。生地黄一斤。桂枝三两，去皮。阿胶二两。麦门冬半升，去心。麻仁半升。大枣三十枚，擘。

现代基础用量：炙甘草 12 克，生姜 9 克，人参 6 克，生地黄 50 克，桂枝 9 克，阿胶 6 克，麦门冬 10 克，麻仁 10 克，大枣 10 枚（擘）。

为什么这个方子以炙甘草命名？过去我们总说甘草是默默无闻、低调的"国老"，在很多方子都默默无闻，在这个方子里它却是威武的主角！所以国老也是有担当的，尤其是当生命有危急的时候。现代医学也发现甘草中提取的甘草苷有强心的作用。值得探究的是，古人不搞中药提取，也知道甘草可以强心，只要心衰、心悸，都会重用甘草。

有人问："用生甘草行吗？"不行，一定要用炙甘草，也就是要把生甘草要用蜂蜜炙过、炒过。因为甘甜之味可以补中益气，而气与血都生于中焦脾胃，气血足了，才可以充养血脉，也就是充养心。

还有人问："单吃一味甘草行吗？"不行。光强心，而心血不足，心肾不相交，不仅治不了病，还会造病。

心与肾同属少阴，中医治心脏从来都不是单治心脏，而是心与肾，同时下手。因为谁是心的主人？元气。而元气又藏于肾，所以肾为心之主。所以光补心不成，还得用生地、麦冬、麻子仁入肾，滋阴润燥养着血。麦冬、地黄、阿胶、麻仁，同为润经益血复脉通心之剂，再用阿胶收敛心血，用人参补五脏虚和补元气之虚。

同时，阴不得阳，则不化，所以此方还用了桂枝、生姜和清酒来化上述诸药。其中，桂枝通心阳，又可以理气、止痛；生姜可以开其心窍，逐痰涎，最关键生姜还通神明。谁主神明？心。所以，在这个方子里，生姜排第二。而清酒，就是白米酒酿，可以使生地、麦冬、阿胶等不至于粘连，同时还通利血脉，这也是平时稍稍喝点儿清酒对人身体有好处的原因。

最后说一下大枣，大枣是张仲景很喜欢用的一味药，《伤寒论》共有 113 方，应用大枣的有 40 个方子，其中桂枝汤、葛根汤、小建中汤、大小柴胡汤等 20 多个方子都用大枣 12 枚，张仲景用大枣 12 枚应该有调和十二经脉营卫不和之意。《神农本草经》也说：大枣为上品，"主心腹邪气，安中养脾，助十二经，平胃气，通九窍，补少气，少津液，身中不足，大惊，四肢重，和百药，久服轻身长年"。而炙甘草汤用大枣三十枚，用于治疗"心动悸，脉结代"之证，30 是 2、4、6、8、10 五个阴数之和，以应地数。用诸阴之和峻补真阴，养阴补血以复脉。所以此方又叫复脉汤。

这个方子的煎煮法也有些特别。

《伤寒论》说：上九味，以清酒七升，水八升，先煮八味，取三升，去滓，内胶，烊消尽，温服一升，日三服。一名复脉汤。

具体就是先用清酒和水煮炙甘草、生姜、人参、生地黄、桂枝、麦门冬、麻仁、大枣八味，然后倒出来汁液，再把阿胶放进去，化开。我一般用到阿胶时，都主张把阿胶敲得碎碎的，这样汤汁一倒进去，搅拌、晾凉就可以吃了。

此方属于有点儿救急的方子，所以不可常服。特别劳累后，感觉心脏跳动异常时，可以喝一两剂，常服会水肿、泄泻，因为阴药毕竟难化，可能会增加心脏的负担。

伤寒名方——栝蒌薤白白酒汤

此外，张仲景在《金匮要略》中还有几个治心脏病的方子，也非常好用。

胸痹之病，喘息咳唾，胸背痛，短气，寸口脉沉而迟，关上小紧数，栝蒌薤白白酒汤主之。其中，瓜蒌疏通经络；薤白这味药有点儿蒜味，有兴阳通窜之效，白酒疏通血脉。

伤寒名方——栝蒌薤白半夏白酒汤

胸痹不得卧，心痛彻背者，栝蒌薤白半夏汤主之。

也就是：栝蒌实一枚，薤白三两，半夏半斤，白酒一斗。

现代基础用量：栝蒌实12克，薤白、半夏各9克，白酒70毫升（非现代之白酒，实为黄酒，或用醪糟代之亦可。）

本方现代可用于治疗冠心病、心绞痛、风湿性心脏病、室性心动过速、肋间神经痛、乳腺增生、慢性阻塞性肺病、创伤性气胸、老年咳喘、慢性支气管肺炎、慢性胆囊炎等。

胸痹心中痞，留气结在胸，胸满，胁下逆抢心，枳实薤白桂枝汤主之；人参汤亦主之。这里的人参汤就是理中汤。

伤寒名方——茯苓桂枝甘草大枣汤

房颤，症状就是有一股气由下往上蹿，即由腹部向上蹿，古代称为奔豚。奔豚，关键在于气化无力，心气心血大伤后，肾气逆，欲上凌于心。

《金匮要略》说："奔豚病，从少腹起，上冲咽喉，发作欲死，复还止，皆从惊恐得之。"这个病有点儿像阵发性心律失常或房颤，人会有濒死恐惧。治疗这个病，《金匮》给了三个方子，奔豚汤、桂枝加桂汤、茯苓桂枝甘草大枣汤。这里主要讲一下茯苓桂枝甘草大枣汤。

　　发汗后，其人脐下悸者，欲作奔豚，茯苓桂枝甘草大枣汤主之。

　　茯苓半斤。桂枝四两，去皮。甘草二两，炙。大枣十五枚，擘。

　　现代基础用量：茯苓20克，桂枝12克，炙甘草6克，大枣15枚（擘）。

　　其中，茯苓渗上焦湿，逆气上冲主要是肺气不降，茯苓正好解决上焦的问题。桂枝通心阳，调和营卫；甘草强心。此处大枣用15枚，其中，一、三、五、为阳数，其和为九，故九为阳极之数。二、四为阴数，其和为六，故六为阴之极数。阴阳之数合而为十五数，乃阴阳五行之数，取既补阴又补阳之意。

　　上四味，以甘澜水一斗，先煮茯苓，减二升，内诸药，煮取三升，去滓，温服一升，日三服。

　　此方煮法奇特，先是甘澜水法：取水二斗，置大盆内，以勺扬之，水上有珠子五六千颗相逐，取用之。这样做，在于不助水寒之邪。然后煎茯苓减至800毫升，纳诸药，煮取300毫升，去滓，温服100毫升，一日三次。

● 胆心综合征

下面说说体检的问题。因为在西医能用仪器查出病灶之前，人应该已经有很多不舒服的临床表现了。比如：心肌缺血，会恍惚、心悸、心律不齐。心阳不振，会胸闷，总想当胸捶几下等。还有膈肌不降，不能深呼吸，会憋闷，常叹息。肺气不肃降，感觉憋闷，脸色赭红等。还有肾精不足导致的早搏、间歇，心包的"心澹澹大动"等。但去医院检查后，又没问题。一旦真有问题了，又是大问题。

体检的双面性在于，一是可以早发现病情，二是过度体检又可能造成过度医疗。人一旦从体检中得到某个结论，就开始郁郁寡欢，忧思难忘，担心害怕，或一顿乱治，从而真的把小毛病治成了大毛病。有的老干部每年都体检，都没查出有癌症，可末了一次体检居然查出了癌症晚期，百思不得其解，最后忧愤而死。所以我常说，有些体检就是告诉你有病又没法治，就是让你体验绝望。还记得我那句名言吗？"人，不是靠指标活着，而是靠感觉活着。"

有人问："到底该不该体检呢？"当然应该。如果有症状，就要去体检，比如出现肿瘤指标的人服中药后，我也鼓励他去体检，因为只有这样，病人才有真正的安心。但最大的问题是：有时候有了症状去体检，也未必能诊断出病来。

比如，有位领导去医院做了身体的全面检查，最后医生欣喜地告知这位领导："恭喜您啦，您的各项指标比年轻人都好！"这位领导都快哭了，他说："我之所以来体检，是因为最近发生了几次胸闷晕厥，现在走路都走不直了，走到水边就要往水里栽，可你却说我各项指标完全正常！这怎么解释呢？"最后医生还是没能检查出他哪里有问题，只是脑电波放电有点儿异常，于是便写了个疑似癫痫，又把领导吓得够呛。总有人被疑似×××吓坏，对医生而言，可能是轻描淡写的一句话，对脆弱的病人来说则是千斤压顶。法院判了刑还允许申诉，而医院的一句话可能就会让人坠入深渊。最后他只好来看中医，其实不过是中焦痰湿瘀阻，气血阻滞，先在大椎、风府等穴位放了些瘀血，然后再服20多服中药也就解决了身体侧歪的问题，又能走直道了，也不胸闷昏厥了。

还有个病例也令人深思。某人，腹痛，到医院检查为胆结石，西医主张手术，病人拒绝了，开始服用所谓专治胆结石的中药秘方，无效。又去医院检查，胆结石依旧，又添了胰腺炎，于是打吊瓶消炎，归家后吃得多了点儿，心脏马上就不成了，直接进ICU做了心脏支架。此人甚为不解，如果这么追着治下去，自己到底得的什么病呢？

如果弄不清楚原因，怎样进行治疗呢？不断地切除吗，那是治疗还是伤害？其实，这就是中医的整体观与西医见病治病的不同。

中医认为胆经与心经有关联，其实现在西医也发现了胆病与心脏病的相关性，叫作胆心综合征。

《灵枢·邪气藏府病形》中说胆病有几种表现：（1）善太息。这是胆气被憋，其实胸闷也有同样的表现。（2）口苦。这是胆汁上溢，则苦。（3）呕宿汁。即胆汁疏泄功能不能发挥作用，不消化食物，则呕宿汁。（4）心下澹澹，恐人将捕之。心下澹澹大动，本是心包的病，胆病怎么会显心包病呢？《灵枢·营气》说："（心脉）合手少阳，上行注膻中，散于三焦，从三焦注胆，出胁，注足少阳。"也就是心经通过心包、三焦，与胆经相通。如此，中国成语说"胆战心惊"确有其事，就是"恐人将捕之"，就是胆虚、心也虚。

在现实生活中，我们如果胆囊区或上腹部疼痛，检查没有发现肝胆或上腹部有问题，那一定得考虑会不会是心脏的毛病；患胆囊炎、胆结石时，也要注意保护心脏，因为胆囊疾病完全有可能诱发心肌缺血、心绞痛和心肌梗死。西医称这种情况为胆心综合征。

在《藏气法时论》里，说到心病的反应时，谈到的症状也像胆病：*心病者，胸中痛，胁支满，胁下痛，膺背肩胛间痛，两臂内痛*——两胁胀满，胁下疼痛，膺背肩胛间痛，这些，同样是胆病的反应。随着胆囊炎症的进展，最常见的放射性疼痛是右肩部和右肩胛骨下角等处。而且，人变老，也从肝胆老化开始，比如《灵枢·天年》中说：*"五十岁，肝气始衰，肝叶始薄，胆汁始减，目始不明。六十岁，心气始衰，苦忧悲，血气懈惰，故好卧。"* 这个卧，就是"葛优瘫"，斜着倚着，总之躺都躺不正了。

我们平时怎么养胆呢？五件事：（1）早睡。晚睡伤胆，凡是晚睡的人，胆都不好，因为胆气是夜里11点生发，夜里11点到次日1点，正是胆经当令的时候，这时不睡觉，还吃东西，人就分泌胆汁，久之，胆就会出现问题。（2）吃早饭。如果胆不能按时疏泄，气机就会郁滞不通，天长日久，郁滞化火，就会发展为胆囊炎，胆汁沉积结聚就可能形成胆结石。（3）挺胸抬头，可使肋骨张开，增大体腔的空间，胆囊也就不受到挤压。（4）情志舒畅，凡事别憋着。（5）胆是中正之官，正直、刚烈是胆的本性，别想歪的邪的，别做歪的邪的。

● 胆囊疾患

西医认为，胆囊有浓缩和储存胆汁之作用。右上腹痛一般主要有：急性胰腺炎、右下肺炎、急性膈胸膜炎、早期带状疱疹、急性心肌梗死和急性阑尾炎等。其次，胆汁有消化高脂肪食物的作用，而胰腺有消化高蛋白的作用。很多人喜欢长期服用营养品，却不知这样会给胆囊和胰腺造成极大的负担。我的原则是先把饭吃好，至于营养品，如果不懂，最好别沾。

有人问："胆囊摘除了，还有胆气吗？"当然有，胆经还在，胆气是胆经的表现，而不是胆囊的表现。胆囊摘除，胆经自然受损，但不会影响全部。胆的特异性在于，一方面它归属于六腑，另一方面又归属于奇恒之腑，与脑、髓、骨、脉、女子胞等同等重要。

胆病有一个特征，就是人容易口苦。《素问·奇病论》说："夫肝者中之将也，取决于胆，咽为之使。此人者，数谋虑不决，故胆虚气上溢，而口为之苦。"这就是口苦的原因。

足少阳胆经，是人体侧面非常重要的一条经脉：起于目外眦，上抵头角，入耳中，下耳后，下颈合缺盆，以下胸中，贯膈络肝属胆……一直到小脚趾次趾之端（足窍阴穴）。从经脉上看，头面部疾病、偏头痛、耳病、两胁痛、带状疱疹、肝胆病等，都与胆经相关。

其中，有些穴位是胆病的救急穴。

阑尾穴，属于经外奇穴，位于足三里穴直下2寸。主治急、慢性阑尾炎，急、慢性肠炎，下肢麻痹或瘫痪。可针刺或按揉。

胆囊穴，也属于经外奇穴，正坐或侧卧位时，在小腿外侧上部，位于阳陵泉直下2寸。主治急、慢性胆囊炎，胆结石，胆绞痛，胆道蛔虫病等。治胆石症、胆绞痛，可以针刺胆囊穴、内庭、公孙和三阴交。

还有阳陵泉穴，可以灸之。湿热胁痛者多与今之胆囊炎有关。针刺阳陵泉、支沟能和解少阳而清热化湿。期门穴、日月穴是肝胆之气募集之所，按揉能疏利肝胆的气血。

胆囊炎，可根据患者的病因及症状，适当服用以下不同方剂：大承气汤、大小柴胡汤、茵陈蒿汤、白通汤、瓜蒌薤白白酒汤等。

大家看这些方子，会发现：白通汤、瓜蒌薤白白酒汤等都是治疗心脏疾患的，先解决心脏疾患，就是先固摄未病的脏器，因为一旦胆囊疾患影响到心脏，救治起来就麻烦了。

伤寒名方——大柴胡汤

对急性胆囊炎、阑尾炎、急性胰腺炎等病很有效的一个方子是大柴胡汤。前面我们讲过小柴胡汤了，那么它们的区别在哪里呢？

首先是大小。大的，力量就大；小的，力量就小。比如《伤寒论》里有大小承气汤、大小青龙汤，大小柴胡汤。

其次，内含药物不同。

小柴胡汤方：柴胡、黄芩、人参、半夏、炙甘草、生姜、大枣。

大柴胡汤方：柴胡、黄芩、芍药、半夏、枳实、生姜、大枣、大黄。

太阳病，过经十余日，反二三下之，后四五日，柴胡证仍在者，先与小柴胡。呕不止，心下急，一云呕止小安。郁郁微烦者，为未解也，与大柴胡汤，下之则愈。

柴胡半斤。黄芩三两。芍药三两。半夏半升，洗。生姜五两，切。枳实四枚，炙。大枣十二枚，擘。……一方加大黄二两；若不加，恐不为大柴胡汤。

现代基础用量：柴胡12克，黄芩、芍药、半夏、炙枳实各9克，生姜15克，大枣4枚（擘），大黄6克。

右七味，以水一斗二升，煮取六升，去滓再煎。温服一升，日三服。

大柴胡汤去掉了人参和炙甘草，因为大柴胡汤证里有胃气凝结的胃气实证，比如会"心下急、呕不止，郁郁微烦"，舌苔黄腻，就不能上补药和甜药了，这时再补，人就更难受了。

大柴胡汤加了芍药、枳实和大黄，就有点儿承气汤的意思了。芍药平肝胆之逆，可以止痛。凡用到大柴胡汤的，都有急腹症的表现，也就是肚子疼痛的位置有点儿靠边上，比如上文所讲的右上腹痛等。因为肝胆经都靠边上，所以只要是侧面实性疼痛，不管上腹还是下腹，这个方子都可以用。不仅急性胆囊炎、急性阑尾炎、急性痢疾可以用，热性下利红白的、脉弦有力的也可以用。

用大黄和枳实，可以利气消痞，有泻下的作用。在此方煎服法上说：*一方加大黄二两；若不加，恐不为大柴胡汤。*因为大柴胡汤是个下法的方子，原文说：*下之则愈。*所以没有大黄还真不成。《神农本草经》中说："大黄，主下瘀血，血闭，寒热，破症瘕积聚，留饮，宿食，荡涤肠胃，推陈致新。其破症结，散坚聚，止疼痛，消肿胀之功，用之如神。"所以大黄乃君主之药，故号将军。一般少腹之硬痛，让人求生不得，求死不能，一用大黄泻之，苦楚之境，顿时变为快乐之场，不只是腹中安然了，全身手足疼痛等能得以消停。

大小柴胡汤虽然都有生姜，但大柴胡汤生姜用五两，小柴胡生姜用三两。这是因为生姜可以止呕，可以破胃之寒结。但大柴胡用了大黄后，泻下之力大，多用生姜可以拽这点儿气机，别"咕咚"一下就下去了，人会受不了。

所以，张仲景的方药组合真是妙不可言。

而且，大柴胡汤的煮法也强调"去滓，再煎"，一方面有浓缩之意，一方面保持和解剂的药性稳定。现在一律药房煎煮，哪有这等效果！

产生胆结石主要原因也是元气不足。元气不足，胆汁排空延迟，容易造成胆汁瘀积，胆固醇结晶析出，就形成胆结石。另外，元气不足还会造成虚火过旺，导致人体"津"（液体向外渗透）的功能过强，也会使饱和的胆汁溶液产生结晶，生成胆结石。另外，肝硬化病使胆囊收缩功能低下、胆囊排空不畅也可造成胆石症。

治疗胆结石症，可以服用四逆辈或附子理中汤，使胆结石泥沙化，元气有所恢复后，用加味茵陈蒿汤，排出泥沙，但这个过程很漫长。

对于较大的胆结石，可暂时服用栀子大黄汤以缓解症状。但如果结石已经塞满胆囊，使患者痛苦不堪而又服药或重灸无效的，也就只能仰仗于西医的胆囊摘除术了。且手术后要尽量吃素。

● 中医的整体观

所谓中医的整体观，我们可以用一个词来表示，就是"系"。比如手少阴心经"起于心中，出属心系"。心，不单是心脏，而是"心系"，是指一个系统。这其中，有心脏，还要包括心经，还要包括心主血脉、神明出焉、心为君主之官等，还要包括肝木生心火，心火生脾土，心火克肺金、心与胆通等，这些都在一个系统里，都在一个队伍里，是牵一发而动全身的。所以中医看任何一个脏器都是从系统上论，有心系、肝系、肺系等，而不是从器官上论。

西医在每一个器官上都精益求精，在关联性上要靠反复求证。中医，只要懂了系统，很多问题都可以看得明白。比如心与胆通，胆病就要提防心病，而胰腺归属于脾的功能，而脾造成的心脏病是最直接和最严重的，叫作"心下急痛"。上一节说道："脾足太阴之脉，……连舌本，散舌下；其支者，复从胃别上膈，注心中。"所谓"连舌本，散舌下"，就已经跟心脏有关了，因为"舌为心之苗"，再"从胃别上膈，注心中"，就是在说脾胃病会直入心脏，发生"心下急痛"……所以只要有脾胃病，就不能忽视心脏病的危险。

脾胃不好的人口气重，这就在预警，就要小心心脏的问题。有人会说："小孩也会积食，也会脾胃弱啊，他们怎么不得心脏病？"大人不能跟孩子比，人家在生长期，好多元气还没用呢！咱们都半百了，好东西不多了，坏东西还成堆了，怎么比？只好早一点儿明白些道理，不乱来就好很多。明明脾胃有毛病，平时还胸闷气短的，还要天天做热瑜伽、蒸桑拿，总耗着心液，就要警惕猝死。

按理说，孩子不应患心脏疾患，但现在少年儿童也容易患有心脏病了，这一般与先天不足和后天失养等有关。所谓先天性心脏病，与母亲的元气不足，导致胎儿的各种组织器官发育不良或缺损有关。这个比较难办，就是治疗，也只是打补丁，谈不上彻底治愈。而所谓后天失养，就是所有家长要警惕的了，主要是孩子在感冒发热时，经常用消炎退烧的药物，或多用了清热解毒滋阴的寒凉药物，损伤了元气，增加了寒邪，从而导致了心脏病的发作。所以孩子生病后，家长一定要小心上药。大人爱怎么折腾就怎么折腾，孩子太无辜、太可怜。儿童后天心脏病的治法，基本跟大人相同，只是用药剂量上有些差异。

对于心脏疾患，西医基本以心脏支架或搭桥作为缓解症状的方法，但这只是缓解，不属于治愈。人的血管由于斑块的堵塞而造成冠心病，通过安装支架，将狭窄的血管撑大，是可以缓解冠心病的症状。但血管中的斑块，也就是说病因还存在，如果控制不好还会继续恶化。再说，支架也属于瘀血，会激发人体排异反应，会促使元气加快耗散。

而现代中医提倡活血化瘀，扩充血管也是一个急功近利的方法。久之会使人虚弱无力。而长期服用速效救心丸或丹参滴丸之类的疏通心血管的药物，只能使元气逐渐消损，使心脏病逐渐加重。所以说，这些药物只能作应急使用，不可长期服用。而有的人主张有心脏问题的病人每天服用三七粉，这也是一个危险的做法，这是只知通河道、不知在上游种树的做法，久之河道越来越薄，一旦发病，救都没的救。

平时保养心脏，可以锻炼十个手指尖。记住，是手指尖，而不是手指肚。因为指尖、脚尖都是阴经、阳经相互转折交通的地方，又是经脉末梢，所以此处通则全身通。锻炼指尖最好的方法是习练钢琴，没有钢琴的可以用十指尖敲打桌子。

大拇哥，肺经所主。肺主一身之气，没有人把戒指类的物品戴在大拇指上，因为那样做的话就约束了气机的流转，人会感觉不舒服。食指，大肠经所主；中指，心包经所主。心包经主喜乐。现在人订婚之时，会把戒指戴在中指上，大概是表示心中的喜悦之情吧。无名指，三焦经所主。人的五脏和六腑都归属三焦，它是一个系挂，就像一张网。一般说来，结婚戒指都会戴到无名指上，这怎么解释呢？婚姻这件事，就有点儿像三焦，看上去是两个人的事，其实是两家人的事，总有些说不清道不明的东西，很复杂，喜怒哀乐，无一不有。小指，心经和小肠经。如果小指经常麻木的话，一是检查颈椎，二是检查心脏。

手心过度出汗，属于神经质和优柔寡断，心包经走手心，心包主喜乐，一被憋、一紧张，就潮乎乎的了。有人主张手心汗过多的人切除腋下淋巴，这就有点儿过了。手心出汗死不了人，而手术可能造成坏病。

人的手指一旦出现冰凉、发白、发青，都有可能是心脏疾患已经成形，若病在厥阴，就是当归四逆汤证。所以把脉时，要特别仔细。有些人一见大夫就紧张，也会手脚冰凉，所以要先轻轻握着病人的手说会儿话，让病人情绪平稳下来再把脉。同时还要不经意地捋一下病人的手臂，最好用手背，因为手背相对恒温，如果病人从手一直凉到肘，就说明病已深入。

再者，小鱼际一般略红于大鱼际，因为小鱼际这边为心经所主，大鱼际为肺经所主，大鱼际这边通常有青色，主肺寒。经脉不只是一条线，实际上是一个区域，只要是病人，穴位也不见得就是经络图上的那个点，因为你气不足，穴位就可能有移动，所以这时要找阿是穴。

● 中医元气说

人间的君主是由天来管的，所以叫天子。那身体里的心这个君主是由谁来管呢？肯定不在五脏之中。记住，作为心的这个君主，由元气管，这就是为什么关于生命管理最重要的就是元气说。

我们每天活蹦乱跳的，靠什么调元气来支撑我们的活力呢？就靠我们一日三餐中的那点儿盐，那点儿咸直接入肾，而元气就藏于肾。所以，我们吃咸了，就调元气调得多；吃淡了，就调元气调得少，但可能会没劲儿。中国人为什么老强调要静坐、要静休，就是为了少调元气。这么说吧，圣人养先天，庸人养后天；圣人重视保养真阳元气，庸人却把吃喝当养生。

所谓没病而善终的人，结论通常是肺心衰竭，其根底无非是元气衰竭。要想长寿，在根本上就是少损耗元气。元气，指人受生之时，已有之定分，为元气。所谓先天元气，就好比人在精卵结合之前的那一瞬，领的一个煤气罐，这一罐气，貌似是你随机抓的，但一定是老天给的。

怎么少损耗元气呢？丹道家认为五窍为元气之贼，指出人容易受到耳、目、口的伤害，耳听声则肾精动摇；目视色则心神驰越；口多言则肺气散乱。因此，要固守耳目口三关，但我们终日耳听、目视、口多言，自然元气虚亏。元气虚者，哀而伤。因阳气运化无力，哀痛易堆积，久则伤身；元气足者，哀而不伤。元气足的人，虽有悲怆，但得阳气疏布，易化，故哀而不伤。

中医有"药医不死病，死病无药医"的说法，就是说：能用药治好的病，都不是要死的病；而元气若已经大伤，则无药可医，就是元气没了，再好的药都没有用。药医不死病——如果元气尚可，就可以用药来鼓荡元气驱疾。也就是说元气足，才有五脏六腑之用。

总之，中医用积累元气的方法治病；西医用调元气的方法治病。西医靠大夫治病，大夫不是上帝，所以每每无奈。西医所言的免疫力也相当于元气。免疫力低下者不好用药，更无法动用激素，那样会把仅存的一点儿元气耗光，所以面对免疫力低下者，西医也勉为其难。中医靠元气治病，明元气之理，即为大医。中国人说，三分病七分养，其实养的就是元气。

耗精容易，养精难。思虑、纵欲、焦虑、生气、郁闷等都会快速消耗人体的精，放下思虑、纵欲、焦虑、生气、郁闷等却很难。所以养生真正靠的是人性的觉悟，元气也是靠德行来养，即有了恢宏的气度、宽和的态度和悲悯天下的胸怀，则会有浩然之气。

我们生命当中最关键的，是元气。元气，是我们生命的根，当我们生命出现任何危险的时候，都是元气跳出来救我们。撞伤了，青肿了，抹药，它会消肿，不抹药，它也会消肿，其实，能消肿的不是药，而是元气。

治病，也同样，我们常人想的都是药在治病，其实，真正治病的还是你自己的元气，元气够，不吃药也能慢慢好；元气虚亏，吃再多的药也是死。所以开方子第一条就是不能伤元气。大寒凉绝对伤元气，元气立马被憋住了，所以不可重用寒凉。金属矿物质类的药也属于重调元气法，所以也属于伤元气的药。吃这类药，因为重调了元气，所以病人刚开始会感觉效果好，但治疗到一定程度时，元气大伤，一旦垮掉，身体就没法修复了。

治病第二条，要适当调动元气。治病归根结底动用的是元气不是药，所以正确的医生开药也是在调动元气。怎么调动？首先，可以用人体排异反应功能调动元气，比如扎针，就是利用人体的排异功能，通过针刺穴位的方法来达到调动元气的目的。针，对于身体，也是异物，当金属针刺入人体后，人体就会调动经气和真阳元气前来破除异物。金属针拔出以后，汇聚来的经气或元气就会灌注于指定的穴位中，从而达到调理虚实的目的，这也是扎针有效和能救命的原因。

为什么说虚者不能过度针刺呢？因为针刺要调元气，所以属于"拆东墙补西墙"的方法，虚证，如过度针刺，不仅无作用，且伤气血。现如今很多人为了挣钱，把病人扎得跟刺猬似的，就太不应该了。针刺高手取穴一般少且精当，病去即止。另外，用药，也是要靠元气来化的，所以也不能是一大堆药物的堆积，而是要懂如何调理气机，达到疏通经脉瘀阻的作用。

明白了元气说，就要明白一件事：人终有一死。因为元气只能少耗，不可能不耗，且无法补充。有人说："我锻炼了呼吸吐纳，是不是补充了元气？"没有，只是延缓了元气的使用。还有人说："但练功的修行人确实活得久啊。"是的，那也只是人的天年而已，而我们普通人从来都是半百而衰。按人的天年论，可以活120～140岁，练功的人也不过如此，而我们活到70～80岁不就是半百吗？

再者，中药，也几乎没有什么药可以进任、督二脉，所以，也于元气无用。人不一定非要死于病，但人一定会死于元气衰亡。因此，长生不死之说，只是不明元气的妄想妄念，好好学了中医以后，真的对修佛、修道都是有益处的，修行，可以修个干净，可以修个觉悟，可以修个超脱，可以修个自由，但，不能修个不死。反过来说，若肉身不死，就没有真正意义上的超脱和自由。

作为毗邻的两国，中国人似乎最愿意谈论长生不死，日本人最喜欢谈论死亡，每年的樱花季也叫"樱之祭"，就是感叹能在最绚丽时死去最美，于是死亡与美联系在一起，给生命添加一抹悲壮……而中国人，总喜欢把死亡跟阴暗、丑陋、可怕相连，于是人就恐惧害怕，就容易生出妄念。所以还是赞叹孔老夫子"老之要戒贪"的理念，这个贪也有贪生怕死之意。孔老夫子活得通透明白，把古老的地球让给生命鲜活、富于创造的年轻人，也是一种智慧。

● 关节疼痛有良法

美国医生认为第七个不需要治疗的病，是关节疼痛。最常见的是膝关节疼痛、肩关节疼痛、肘关节疼痛，这是很常见的劳损性疾病，疼痛严重吃一点儿止疼药，或者用电吹风吹吹，都能缓解，不需要到医院麻烦医生。

不管怎么说，美国的西医还是相当谨慎的，真的符合医学的抚慰原则，而不过分治疗。甚至现在有医生提出：我们不是治疗，而是救助。这，恐怕更符合生命的意义，因为生命本身有自愈功能。

关键是他们人口少，中国的医生哪有时间去抚慰，每天病人乌泱乌泱的，一个病人接着一个病人，累都累死了。但有些中医诊所也要求一个大夫一上午要看50个病人，这就有点儿过分了，我觉得中医一上午看七八个病人就成了，因为医生的职责不全是看病，抚慰病人心灵才至关重要。

有些医生说可以多看几个。我说："不必多。病人是看不完的，争取看一个好一个，而且别把自己累死。"一天那么多病气，也伤人啊！再说，若真一上午看50个病人，想必一个都看不好。做中医，要的就是那分从容、耐心和优雅，半日读书、半日行医，把每一个病人都细细地品过，每一个方子都认认真真揣摩过，生活严谨而又诗意，多好。

美国医生认为不必治疗的膝关节疼痛、肩关节疼痛、肘关节疼痛等，属于中医的什么范畴？

第一，关节病属于肺，因为肺主治节，是说关节疼痛会跟节气变化有关，跟肺气虚有关。再者，冷饮、寒气也伤肺，所以就伤关节，妇女月子里受寒及吹空调也伤关节。还有，忧伤伤肺，故女子怨气大，忧伤多，关节也会痛。谁说疾病只是身体的事？

第二，人体关节处又是风寒湿容易侵袭、凝聚的地方，所以跟寒邪有关。《素问·举痛论》里说："寒则腠理闭，炅（热）则腠理开。"就是说寒邪会导致毛孔收缩、腠理关闭、关节气滞。关节本是气血流通处，气不流行则气内收，内热攻寒则肿、则痛。

第三，关节又跟骨头有关，因为肾主骨，肾精不足则骨质疏松。肝肾同源，肝不足，则血不能濡养筋骨，也代谢不了人体垃圾，酸性物质多，骨也痛。此外寒邪也刺骨。

第四，胆主骨所生病。这一点是很少有人看到的。胆气被憋，人体经脉都会被憋，而其中，尤其影响骨气精髓的生发。

有了这些考虑，病，就好治了。西医说用热吹风吹吹，就是驱寒，那你就再跪跪、揉揉、泡泡，如果遇到好中医，再吃点儿甘草附子汤、肾着汤、真武汤，至少要比西方病人舒服得多。所以我们得感恩祖宗的慈悲啊！

所谓跪法，我在精讲《黄帝内经》时讲过了。胃经走膝盖，所谓老人家的膝盖退行性病变，无非是人老了，胃气衰败，才会膝盖疼痛。最好的办法就是扶着老人家在床上跪一跪，即屁股坐在脚后跟上，脚面得到了抻拉，就抻拉了胃经。所以说跪法，是锻炼胃经的上上法。膝盖被挤压后会充血，并得到气血的营养。慢慢来，一次先跪3分钟，慢慢地能跪着往前走，基本上再过一段时间就可以健步如飞了。

初得类风湿的患者，只是手指脚趾的关节疼痛，可以强刺激中渚和足临泣两个穴位。中渚穴位于手背部，第4、5掌骨间凹陷处，属于三焦经，去湿痹，主治肩、背、肘、臂疼痛麻木，手指不能屈伸等。足临泣穴位于足背外侧，第四趾、小趾跖骨夹缝中，属于足少阳胆经，主治乳肿痛、中风手足举动难、麻痛发热、筋拘挛等症。并且，在治疗期间服用白通汤或四逆汤，也可以解决风湿造成的心脏疾患，疗效会更加显著。愈后若能每星期服用两剂四逆汤或附子理中汤，并注意坚持锻炼，一般不会复发。

若对关元穴、中脘穴施以重灸，当灸至200壮以后，热量会通窜到周身四肢的各个关节，未有不愈者。从临床实践的经验和理论来看，灸法是根除类风湿病的最有效方法。灸后要少房事，以免过度耗精。可以吃鱼虾、内脏等发物，以增加营养、巩固疗效，但忌食生冷。

都说人老腿先老，就是人老了，阳气不足，这时阳气要先在上面保护五脏，所以就顾不得下面，就会出现腿脚肿胀。腿，前面是胃经，两侧是胆经，里侧是肝脾肾经，后面是膀胱经。胃经靠跪，膀胱经靠脚后跟外踹，外侧胆经、里侧肝脾肾经靠敲打和按揉。

让大家锻炼，是最经济的养生方法。打易筋经，每天两次，顶多1小时就够了。再有一点，就是可以节约资源，除去人力资源，还有药材资源。我常问病人：你能不能好好吃药？你不好好吃也别浪费我的药。我不是卖药的，种出一斤甘草毁那么多土地，种出一根人参又毁多少土地？我们很少想到资源，看什么值钱就去买，根本没想过这一份东西，是靠毁坏大地多少营养而存在的。老百姓最好通过明人性、懂锻炼来自救。如果每个人都学习《黄帝内经》和《伤寒论》，这世界该多美好啊！

又有人说："我不喜欢锻炼，就喜欢天天躺着！"好啊，没问题，如果这辈子就是来做躺着这个功课的，干吗不躺着？谁都别拦着谁的修行！说实在的，好多活得精致、天天养生的人，也不见得长寿，太过细致了，反而拘束了人生。

我从没有要求自己和别人养什么生，我只求大家小时候尽情享受玩乐，年轻的时候尽情享受爱情，中年时尽情享受事业，年老的时候，尽情享受艺术。只是大多数人，小时候没玩痛快，年轻时没爱痛快，中年时没干痛快，老年时没悟痛快。只要没痛快过，生命就没的养，就是万般遗憾。年轻的时候没好好恋爱，年老的时候又活得特无聊，那就悔死了。

● 腰椎间盘突出

我们先看一下跟腰部有关的经脉。

（1）督脉：行于腰背正中至尾骶部的长强穴，沿脊柱上行。贯脊，属肾。督脉病会出现：俯仰不便、脊柱强直、角弓反张、脊背疼痛、精神失常、小儿惊厥等。

（2）膀胱经：其直者，从巅入络脑……挟脊抵腰中。所以那种眼睛胀痛、颈项僵硬的头痛症，有时按摩委中穴有奇效，特别是委中穴有筋结的，按揉或针刺后，头痛马上缓解。由于膀胱主筋所生病，故一切肢体筋脉僵硬和萎软都可能与膀胱经有关。脊背痛，腰似折，两胯不可以转动，连带腿脚不利。都是膀胱经的病。

（3）肝主筋。肝经病也会腰痛，"不可以俯仰"，可以按摩或针刺太冲穴。

现在让很多人痛苦的一个腰病，是腰椎间盘膨出造成的坐骨神经痛。椎间盘可是我们身体里最奇妙的东西。人体有 24 节脊椎骨，与二十四节气相应，其间有 23 个椎间盘，是由骨胶原组成的软骨组织，奇妙的是，它们不是通过血管来汲取能量，而是像海绵那样吸收气血。想想这事的奇妙吧，没有管道也能吃到气血！就好比凡人还通过吃饭吸取气血呢，可有种神人从旁边一过，就把粮食的精华吸走了，这大概也是督脉为奇经的原因之一吧。而且督脉主一身之气，是人之精气神的总源头。而椎间盘作为脊柱上 23 个亮晶晶的小节点，不仅是使我们俯仰天地的转枢，更是气机的转枢，气使它饱满，血使它濡润，不仅人躯体的灵活源于它们，甚至头脑的灵活也源于它们。

椎间盘疾患的原因是什么呢？阴血不足，椎间盘就无法吸收到更多的营养，再加上阳气衰微，椎间盘就干瘪了，此时就是椎间隙狭窄，人，也就老化了，变矮了，变佝偻了。久之，椎间盘还有可能脱出，长成软骨刺，压迫周边神经系统，人就会感觉痛苦。

所以，要明白，椎间盘膨出，主要是因为阳气衰微。阳气足，椎间隙就饱满，人，就显得高，脊背就挺拔。关于这病，西医现在主张做手术，但这并没有解决阳气衰微的根本问题，人越老，阳气越弱，就越会出现类似的问题。所以，根治的方法，还是要让气血足起来，气血一足，椎间盘就会渐渐复位，软骨刺也能被吸收。

如何预防这个病？

（1）阳气足。一说阳气足，大家就问怎么补。其实最大的补，就是不要损伤。比如寒凉伤阳，就不要沾寒凉，就要先知何为寒凉——外寒为风邪、湿邪、寒邪。

内寒为寒凉药物和精神郁闷，也就是生气郁闷会使阳气被憋。

（2）要血足。养骨的秘密在于养血，养血的秘密在于养肝，养肝的秘密在于睡眠、吃饭和心情。肝主筋，血不濡筋，肝则病。大家明知久视伤血，可几个人愿意放下自己的手机？天天佝偻着后背，埋头看手机，其实是最伤阳、最伤血的做法了。

（3）锻炼和按摩膀胱经。锻炼脊背、抻拉脊椎最好的办法是打易筋经。

（4）站如钟，坐如松。养成日常好习惯：挺胸抬头。

修复椎间盘的最好方法：

（1）放松。躺着、趴着、侧卧，慢慢翻滚，使脊背放松。

（2）睡眠。睡眠养阴又养阳。好的睡眠会使脊柱吸收更多营养，会使椎间隙拉长。

（3）正确的锻炼。比如慢跑和仰泳。习练易筋经，是最有效的锻炼任督二脉的方法。此外，还有爬墙法。

（4）别受寒。后背为人体太阳界面，最怕寒凉。常晒后背。

（5）减掉大肚腩（大肚腩会使腰部更累）。

（6）学猫弓背的动作。

（7）抚摸腰背部。背部紧张，男人源于工作压力，女人源于情感的压抑，所以腰背部还需要温暖的爱和爱抚。

（8）累腿别累腰，人老了，要小心弯腰的动作，能蹲下拿东西，就别弯腰拿东西。

西医主张手术治疗腰椎间盘突出症，但风险很大。中医则可以用多种手段来治疗此病。

（1）先推拿，让劳损的肌肉松弛下来，恢复腰椎的生理曲线。

（2）艾灸患处及劳损的肌肉。用红外灯照射无用。

（3）针刺患处或按摩夹脊穴，配环跳、委中、昆仑等穴。

（4）吃药。因为主要原因是阳虚和肾气衰弱。

有人问："肾的收藏能力差是什么原因造成的，如何加强？"

答：肾的收藏能力差是日常损伤造成的，比如少年思淫、中年纵欲等，等老时，已修复不起。可以通过练功加强肾的收藏能力，比如习练易筋经等。

有人问："请老师讲讲先天奇经八脉和后天十二经脉的关系。"

答："先天奇经八脉，重在奇。后天十二经脉重在藏府。奇经八脉、十二经脉都是气脉，前者养先天命，后者养后天命。人得病，基本上都是气先病，然后血病，然后脏器病。"

奇经八脉是根本能量，不遇生死大事，不动、不用。十二经脉、情绪（比如爱与恨，恐惧与骄傲等）是日常波动的能量，情绪波动先伤十二经脉。好环境、坏环境也是能量，这里的环境指的是时代，这些都会给生命不同的方向。如何利用它们或如何拆卸它们，就属于人生智慧了。

如果有轻度坐骨神经痛，只需在环跳穴点刺放电至脚趾，或针刺膀胱经、胃经、胆经的根结穴即可，这些是医生要掌握的，此处就不多讲了。用药也是兴阳，前面讲过肾着汤、附子汤等。

椎管狭窄或椎间隙狭窄的治法同上。

● 慢性咽炎、扁桃体炎、梅核气

美国医生认为第八个不需要治疗的病，是慢性咽炎。他们认为慢性咽炎更多的是一种心理性疾病。许多人会感觉喉部不适，而病理学并没有改变。可以喝一些中药茶饮料治疗，完全不需要多次检查和输液打针。

我很赞赏他们关于咽炎的看法。首先能够确定的是，咽炎是一种心理性疾病。我说过，大脑是有为，是理性；身体五脏六腑是无为，是本能。故本能与理性之冲突、之纠结在喉部，心不平、气不和也在喉部。

常有人问我怎么不上电视讲课了。因为这个工作很伤人，脑子每时每刻都要控制自己别讲什么、别犯错误，对一个率真的人而言，有真话不能痛快说，憋都憋死了。其实，在现实生活中，我们有很多真话不能讲，有很多中正不能守。这事不仅伤害肝胆，更伤害心肺，咽喉疾患能不多吗？本能和理性要想协调、和合，无非是放下头脑的固执，放松身体的拧巴。只要人情绪紧张，喉部就有痉挛，所以，放下、放松很重要。

再者，咽炎的表现之一是喉咙疼痛。这是一种不情愿接受而又被强迫接受现实的状态。阴寒太过，再反复吃阴寒药、喝凉茶，咽炎就反复发作。如得阳气温曛，咽喉方得清润。

有人会问："小孩常犯扁桃体炎，也是情志问题吗？"

当然是，小孩也常被妈妈吼叫"闭嘴"，小孩更常有不被满足的时候。需要割掉扁桃体吗？当然不需要，老天给我们的哪样东西没用过？扁桃体是我们抵御外邪的第一道大门，怎能说割就割了呢？它为我们抵挡很多东西哪，如果挡不好的东西多了，就会累，就会发炎。发炎了怎么办？

首先要辨证准确。扁桃体炎属于中医学"乳蛾"的范畴，分虚实两种，实证大多因气候骤变、寒热失调导致。大人则因过食烟酒等或外感风寒失治导致，一般会红肿热痛。而虚证就是肾阴亏损、虚火上炎，扁桃体上有白脓、嗓子隐痛。治疗的话，要么吃药，比如小剂量的通脉四逆汤等，很多小孩就此痊愈，而无手术之痛。要么针刺，要么脓处放血，等等。

孩子若咽喉红肿、发热，可以耳尖放血，或手指少商、商阳放血。同时刮一下大椎穴，大椎穴退热第一。这个一般妈妈不敢做，那就平时与年轻的医生交个朋友，或找个胆大的闺密来做，总比去医院吊消炎药好。但如果创口有白脓样就属于虚证，下手就要慎重，就不适宜放血疗法了，吃中药会好些。

伤寒名方——半夏厚朴汤

老人的咽喉病叫"梅核气"，就是喉咙处有异物感，吐又吐不出来，咽又咽不下去，可到医院检查又什么都检查不出来。其实它就是隐藏在你意识里的那个纠结和痛苦所形成的气团，它阻碍了你的表达，同时你又用疾病和不舒适感向别人传达了你的痛苦，试图逼迫对方接受你。这个病，西医因为找不到具体的东西，所以没办法治。中医只要懂了原理，就能治。

《金匮要略》："妇人咽中如有炙脔，半夏厚朴汤主之。"如，就是好像，但不见得真有什么东西，就是难受，吐之不出，又吞之不下，这时要用半夏厚朴汤。

半夏一升，厚朴三两，茯苓四两，生姜五两，干苏叶二两。

现代基础用量：半夏12克、厚朴9克，茯苓12克，生姜15克，苏叶6克。

上五味，以水七升，煮取四升，分温四服，日三夜一服。

其中半夏下气，厚朴宽胸，茯苓祛湿，生姜宁神，苏叶性轻而味浓。性轻则上泛，味浓则下沉，可以通达内外。此病得于七情郁气，凝涎而生。待气舒涎去，病自愈矣。此症不是妇人专有，男子也可能患此症。

其实这个病也可以用苓桂术甘汤，用什么破那个气结呢？用桂枝。《神农本草经》说桂枝有四大功效：（1）主上气咳逆；（2）结气喉痹；（3）利关节；（4）补中益气。梅核气，本身就是上气咳逆，用桂枝，可以下气。梅核气，又是结气喉痹，桂枝正好可以开结气、去喉痹。而且老人之所以会患此症，也跟中气不足有关。所以，苓桂术甘汤之所以能治此病，跟桂枝的妙用分不开。也就是说，如果有气往上冲的毛病、嗓子眼堵的毛病、心突突乱跳的毛病，把这个药方用好了就有奇效。

另外，还得劝老人家，人老了就别固执了，应该从退休的那一刻起严厉地告诫自己，从这一刻坚决地退出历史舞台，把更多机会和资源让给年轻人，而且学会保持沉默与尊敬，这是一个老人最有尊严的表现。如果还坚持对世界指手画脚、磨磨叨叨，就会讨人嫌，而且自己还会得病。

还有一种咽喉疾患与性情高傲且口德不佳有关。比如一个老人曾被医院判定为鼻咽癌，因为手术很麻烦，他选择中医治疗。此人总自诩为武林高手，于是我笑着点他："您是不是睥睨众生，总说自己是最牛的？"极聪明的他当下顿悟，并决心再不说这等话了。这样的人是可救的，果然，吃过2个月的药后，潜心做人，病也就无影无踪了。

中医认为咽炎属于阴寒。咽喉是群阴之所聚，所有阴经都要走咽喉，百会阳气生机不旺，咽喉就闭塞不通。医家治咽喉危症时，应多针灸百会以通气机，开咽喉。

一个上市医药集团老总常年犯咽喉病，服天下名医药无数，终不见效。其实我特别喜欢看过天下名医的患者，为什么呢？因为该试的药都试过了，到我这儿，我坚持"正行勿问"就可以了，即坚持《黄帝内经》的理、《伤寒论》的方就可以了。至我处，按脉象开当归四逆汤，有良效。

他好奇地问："咽喉肿痛不是热证吗？"当然不是，天长日久，早已是三阴经证，哪里还有什么热？全然一派阴寒了。这就是现在咽喉病治疗上的问题，寒热辨错了，就会有问题。他先前一直吃寒凉药，自己也觉得方向上出问题了，才决定另觅他法。可一般百姓在方向问题上还是反应慢，最后就会拖延成重症。

● 治疗咽喉的轻巧小方

咽喉炎不仅是现在的常见病，未来也会更严重地影响人类，因为世界越来越不驯服，而人类越来越急躁，这个连接理智与本能的要道正在承受人类的诸多困境。

原因大致有五：

（1）我执太重。人们正在把说服别人改成强迫别人，太急于让别人接受自己，会引发咽喉的不适或痉挛。

（2）过分敏感和不自信也会引发喉咙病。

（3）咽喉不舒服时，多食阴寒类食物、喉片及寒凉药。

（4）说话太多，又纠结于词不达意，导致过度劳累。

（5）总不说真话，人就犹疑并紧张，喉部就痉挛。所以一定要说真话，实在不能说时，也别憋着，冲墙说，或跟宠物说。

我们出生是因为肝气足，所以握固出生，肝气绝则撒手而去。所以肝经的毛病都跟生死相关，嗓子出问题了，也许是我们生命最深处的问题，大多会表现在少阴或厥阴当中。比如少阴头痛，热气上蒸、头胀痛、咽喉干、小便赤、少气懒言、肌肤干燥。法宜养阴，宜黄连阿胶鸡子黄汤，属于润燥救阴；若头痛脉微欲绝，身重，但欲寐、懒言，咽喉干而口不渴，宜麻黄附子细辛汤，属于温经散寒、扶阳抑阴。

关于咽痛，现代中医一般认为是风热，爱上消炎止痛药，所以总是有反复。但《伤寒论》一般把咽痛归为少阴病，因为少阴经脉走咽部，属于寒证，这两者用药完全不一样。

伤寒名方——猪肤汤

在《伤寒论》里，有一系列治疗咽痛的方子。

少阴病，下痢、咽痛、胸满、心烦，猪肤汤主之。

此方就是用猪肤，也就是猪皮一斤。*上一味，以水一斗，煮取五升，去滓，加白蜜一升，白粉五合熬香，和令相得，温分六服。*

这是因为下痢会造成津液不足，虚热上蒸而出现咽痛、胸满、心烦，此时，用猪肤，也就是猪皮煮成汤，用煮好的猪皮汤和蜂蜜以及炒好的米粉搅拌熬香，分六次吃完。其中，猪皮甘寒，可滋阴清热，白蜜润燥养血，糙米粉为五谷之一，可以养胃气，补先前的下痢之虚。这哪里是药啊，好吃得不得了了，就算不咽痛，吃了也养人，是治疗秋燥的良方。

此外，《伤寒论》还有一连串的小方子治疗咽喉疾患。

比如："*少阴病，二三日，咽痛者，可与甘草汤，不差，与桔梗汤。*"不差，指不愈。甘草汤用的是生甘草，熬膏曰国老膏，止痛、缓急、解毒。

伤寒名方——桔梗汤

桔梗汤是桔梗加甘草，其中桔梗开喉痹、消肿。

桔梗一两、甘草二两。

上二味，以水三升，煮取一升，去滓。温分再服。

桔梗，味苦，气微温，有小毒。入手足肺、胆二经。润胸膈，除上气壅闭，清头目，散表寒邪，祛胁下刺痛，通鼻中窒塞，治咽喉肿痛，消肺热有神，消肺痈殊效，能消恚怒，引诸药上升，而不可多用者。唯咽喉疼痛，与甘草多用，可以马上解决问题。

这些轻小之剂，又称之为小方。小方用对了，就是大用。

伤寒名方——苦酒汤

少阴病，咽中伤，生疮，不能言语，声不出者，苦酒汤主之。

这时已经不是咽痛了，而是咽喉生疮，有脓血了。苦酒就是醋，可以活血行瘀，可清除疮上的分泌物。

药有三味：半夏和鸡蛋清，外加苦酒。

半夏洗，破如枣核十四枚。鸡子一枚，去黄，内上苦酒，着鸡子壳中。

上二味，内半夏，着苦酒中，以鸡子壳置刀环中，安火上，令三沸，去滓，少少含咽之，不差（愈），更作三剂。

这个药方的制作方法很有趣，把半个鸡蛋壳放在刀环上，里面有鸡蛋清，去掉鸡蛋黄。鸡蛋清可以止痛、利血脉、润咽喉；半夏去痰涎、开喉痹；醋，消肿敛疮，活血散瘀。把半夏和醋倒入鸡蛋壳中，放置在刀环上，用小火，三沸，去渣滓，少少含咽之（就是要慢慢地吞咽）。

你看，所谓古代的慢生活其实就是精致生活，这种精致生活不是奢华，而是对细节和耐心的追求，小心翼翼地煮药、制药，就是小心翼翼地爱护自己。

看来古人和今人一样，也多咽喉症状。咽喉，实际上有两部分，其顶部为咽，管部为喉，咽部大多与交流不畅的困境有关，而喉部则是不良情绪的深度隐匿处。咽喉毕竟离脑部太近，且许多重要经脉要么循喉咙，要么贯穿喉咙，错误的用药不仅不能治愈咽喉病，反而有可能引发其他病症。向上，影响脑、眼、鼻；向下，影响心肺。不可不慎，如无良医，还是休息为宜，或者时时吞咽生鸡蛋清来润喉，等待自愈为宜。

在《灵枢·忧恚无言第六十九》篇中，专门讨论过人突然失音的问题，把咽喉部的问题说得很全。

黄帝问于少师曰：人之卒然忧恚而言无音者，何道之塞，何气不行，使音不彰？愿闻其方。

黄帝问少师："人，有突然因为忧愤而失音的，是什么道路被堵塞了呢？是什么气机导致人无法出声了呢？我想弄明白这事儿。"

少师答曰：咽喉者，水谷之道也。喉咙者，气之所以上下者也。会厌者，音声之户也。口唇者，音声之扇也。舌者，音声之机也。悬雍垂者，音声之关也。颃颡者，分气之所泄也。横骨者，神气所使，主发舌者也。

少师回答："咽喉，是水谷之道。喉咙，是气之所以上下的地方。会厌，能够开启和闭合，是音声发出的门户。会厌，指喉头前部的树叶状结构。说话或呼吸时，会厌向上，使喉腔开放；咽东西时，会厌则向下，盖住气管，使食物或水不至于进气管之内（所以当人们出现呛食时，就是咽和喉这儿出大问题了）。口唇张开与闭合，犹如发出音声的门扇。舌头灵活，是发出音声的枢机。悬雍垂，又称帝丁、帝钟，俗称小舌头，是发出音声的关键所在。"颃颡，也需要发这两字的读音，才可以知道颃颡的部位，即鼻咽部，音声的一部分从此处通过，可以协助发声，有鼻腔音，显得深沉。横骨，因舌骨横于舌根而得名，受神气意识所指使，是控制舌体运动的组织。从这部分看，不能说中医没有解剖。

分析了发音的各个部位及功能后，少师接着分析发音出问题的原因。

故人之鼻洞涕出不收者，颃颡不开，分气失也。是故厌小而薄，则发气疾，其开阖利，其出气易；其厌大而厚，则开阖难，其气出迟，故重言也。人卒然无音者，寒气客于厌，则厌不能发，发不能下，至其开阖不利，故无音。

所以，人流鼻涕收不住，是因为颃颡闭塞不通，分气失职，就鼻塞声重。会厌小而且薄的人，就呼吸畅快，开合流利，发音流畅。会厌大而且厚的人，开合不利，气机迟缓，则容易说话重复和结巴。突然不能发声是因为寒气侵袭会厌，气道被憋，开合无力，就失音了。

总之，喉为气息出入之要道，又为出音发声的器官。喉下连气道以通肺气，而肺主气、主声、司呼吸，所以喉咙的通气和发音直接受制于肺气、肺阴。而咽乃胃腑所系，"咽，嚥也，主通利水谷，为胃之所系，乃胃气之通道也"。若脾胃失和、升降失常，可见吞咽不利、嗳气呕逆等，故有"咽喉为脾胃之候"之说。

所以不要小看咽喉的问题，咽喉嘶哑，可能也是脾胃的问题，更严重的是肝的问题。

● 现代人的病，大多跟焦虑有关

嗓子这一窍跟肝经有关，喉痹、痉挛就是肝的表现；跟心情也有关，心情一紧张，嗓子一缺血，就嘶哑；跟脾经也有关，脾主肌肉，噫部的小肉肉一松弛，人就打呼噜……所以，咽喉部的问题从来都不是小问题，可大家都把它看作小问题。

一般来说，六腑通利，嗓子就好。身体好为什么跟肠道有关呢？小肠负责分清泌浊。清，就是营养；浊，就是垃圾。小肠把营养给五脏，把垃圾给大肠。如果小肠不能正常发挥作用，就会让营养也跟着浊气浊水走了，人就慢慢变虚弱了。

清与浊都到了大肠这里，大肠又不傻，会说："我只收废物，好东西要还给你。"于是大肠就会发挥津的作用，把液，也就是营养津回给小肠。大肠属于阳明火，如果火力不足，津的力量就不足，人就会拉稀。如果阳明燥火太盛，津的功能过度，人就大便干燥。下口一堵，上口久之也必堵，这时，人的咽喉就会出问题。而《伤寒论》里的甘草干姜汤就对治这个上口、下口皆堵的问题。

《伤寒论》说："厥逆，咽中干，烦躁，阳明内结，谵语烦乱，更饮甘草干姜汤。"

上面咽干，下面大便干，再加上心烦意乱，就是甘草干姜汤证。这方子就炙甘草和干姜两味药，大道至简。此方前面讲过，此不赘述。

嗓子的问题还是跟心情有关，因为心经"从心系上挟咽，系目系"。随着互联网的发展，人类面对面的交往会越来越少，微信表情包的发达也意味着人类在语言上的困顿与厌倦。但总不能与世隔绝不交流，所以一旦交流起来，就会词不达意、焦虑紧张，这就使得未来咽喉疾患越来越多，甚至出现咽喉癌、鼻咽癌等。

老师如果老得咽炎的话，根本原因可能不是劳累，而是这个老师潜意识里非常不自信，因为急于让学生接受自己，同时又偏于我执。我执，就是认定自己绝对正确，而拒绝任何质疑。当强迫别人接受自己，而又感觉不能如意时，就会在咽喉部出问题。我就见过一位老师，只要底下有学生表情不屑，就要把学生轰出教室。这种过度自信的表现，反而是因为内心极不自信。他总是在课堂上说：我就是唯一正确的。大家记住，甭管男人、女人，只要强调唯一性，他就是一个男权文明的象征，而女性时代最大的特性就是包容和双赢。

再说说鼻咽癌。伟大的精神分析大师弗洛伊德就是重症咽癌患者，他曾做过9次鼻咽癌手术。现在人们分析他得此病的原因是一直抽雪茄，但真实的原因一定是他的人生。作为精神分析运动的创始者，他经历了很多常人不能经历的东西，比如他有个"星期三心理研究小组"，或称"维也纳精神分析小组"，所有弟子无一例外地创立了自己的学说，可以说他的学习小组是成功率最高的。但学生的成功正好印证着反叛，这对弗洛伊德不能说不是个打击，这其中最大的打击应该是阿德勒、兰克、费登和荣格，这些人都成为杰出的精神分析学家，并有自己的理论系统。

鼻咽部跟极度的思虑和焦虑有关。极度的思虑一定包含人性的极端，人性的极端，一定是极度的自我。很多时候，我们都忽略了这个重要的原因。这种极度的自我，一定会在生命里烙下印记，这种印记就是疾病。直肠癌和鼻咽癌，表面上是两个病，实际上是一个病。人体作为腔体，鼻咽是上口，直肠是下口。上口堵，下口一定堵，下口堵，上口也好不了。只不过鼻咽这个部位直接上通于脑，所以它出问题要比下口严重得多。鼻咽疾患一般跟这三个问题有关：焦虑、极端、自我。

有趣的是，精神分析是最早研究焦虑的心理学理论。他们认为，每当时代出现大的现实危机的时候，人们就会因焦虑而致病，从而产生大量的焦虑病人。

现在大多数病人无论什么症状，都有个焦虑的底子。焦虑会引发多种病症，比如心慌、腹泻、湿疹、斑秃、牛皮癣等。也可能是因为病症而焦虑，但基本是前者居多。病人只求治疗斑秃、腹泻等，不知要先治疗焦虑。所以，治病的第一要务是先解其焦虑，要通过交流打开其心结，这也是中医看病必须要见到本人的原因。打开心结后，病，可以去大半。其次才是用药物宣通其瘀滞，彻底去掉他内心的焦虑，所以我的病人最常说的是，吃过药后，先是不焦虑了，然后别的病就逐渐消退了。

怎么用药祛除焦虑呢？焦虑源于胃寒、肾寒，用四逆辈的方子驱胃寒肾寒就是了。说白了，躁郁症很好治，只要你找对了医生。

但有一些原始焦虑，很麻烦。所谓原始焦虑主要是指出生创伤，比如有的婴儿在母腹中时，遭遇了母亲几次要流产的想法，这样的孩子出生后，要么非常讨喜，以博取母亲的关爱；要么非常自卑，总黏着母亲，生怕被抛弃……哪怕长大后，也会常常有不安全感和各种说不出的拧巴。

所以，一个人毕其一生的努力，不过是在整合他自童年起就已形成的性格，以及他在青春期时建立起的价值观。所以，当我们想不通的时候，不一定非得努着往前走，也许回个头就能恍然大悟，很多问题可能早早就潜伏在我们生命当中了。

第十一章

妇科、男科疾患

● 囊肿的问题

美国医生认为第九个不需要治疗的病，是单纯性肝囊肿。这是一种没有任何症状不适，属于无意间被 B 超检查到的疾病。许多人知道后，害怕转化成肝癌，忧心忡忡，必欲除之而后快。这其实是一种肝脏良性病变，是先天发育异常造成的。

这个毛病把脉经常会把到，西医认为是先天发育异常造成的，而中医认为是湿气，因为吃过一段药后，这个囊肿就会消失。其实，身体各部分的囊肿都应该归属于湿气，比如子宫囊肿等。

人为什么会有肝囊肿、肾囊肿和卵巢囊肿呢？我们会发现这些都长在人体下焦，下焦的本性就是腐、湿与寒。腐，本身就难化；人若阳虚，则无以化湿；寒，本性也是凝聚。人若生气憋闷，再好饮酒（酒也有湿性），久之，就会生成肝囊肿。

肾的本性就是贪，贪多嚼不烂。肾主收藏，也就是好与坏它都先收着，好的东西被膀胱气化了，就是人体精华，坏的东西更得化，化不掉就成了垃圾堆积，于是就成了肾囊肿，再因寒而凝聚，就成了肾结石，那人就没有好日子过了。

肾结石是晶体物质在肾脏的异常聚积，为泌尿系统的常见病、多发病，男性发病多于女性，多发生于青壮年。左右侧的发病率无明显差异，其中以草酸钙结石最常见，可见跟饮食有些关系。常见的症状有腰腹部绞痛、恶心、呕吐、烦躁不安、腹胀、血尿等。如果合并尿路感染，也可能出现畏寒、发热等现象。急性肾绞痛常使患者疼痛难忍。有人会说这个病跟少喝水有关，是的，多喝水可以带走一些垃圾，但喝再多的水，也得有膀胱气化啊，否则就是尿潴留，人还得病。膀胱气化的前提，还是得阳气足。

下焦的腐、寒、湿靠什么去化？靠阳气去化。我说过，再好的东西没有自己的气化，也不会变成自己的，所以说生命最重要一条，就是阳气的气化作用。现在人，脑子累，元气都调到脑子上了，下焦自然空虚，下焦一虚，底下就越来越弱。

而女人的卵巢囊肿，就更跟情绪有关了。男人阳物在外，瘀滞在肝；而女人阴物内藏，瘀滞在子宫。子宫在至阴之地，其性为腐，阳气不足，则瘀、腐。积久郁闷，则生寒，久寒则凝聚，成症痕，也就是子宫肌瘤、卵巢囊肿等。

这么说吧，性生活对子宫而言，就是温暖、激荡、绽放，若男子痿软早泄，女子便总是欲而受阻、欲而不得，就像花儿待开放时遭了霜打，自然枯萎、变态。更何况现在还有好多无性婚姻，子宫连绽放的机会都被剥夺了，妇科疾患能不多吗？兼之女子情绪隐秘多变，就会百病丛生，又隐曲难言，所以很容易先是囊肿，后是肌瘤。人体的自保反应是一定要把这些东西排出去，从而还会引发月经淋漓……

具体的治疗方法，一定是温经散寒，而不是活血化瘀，因为活血化瘀的前提一定是元气足、阳不虚。但只要有这类病的人一定是元气已虚，阳气更虚，所以不宜活血化瘀。

治疗囊肿、肌瘤等，还是要先把脉。中医有很多方子可以治疗此病，比如通脉四逆汤、四逆汤、温经汤、桂枝茯苓丸等。我曾讲过一个患卵巢囊肿的女生的治愈过程。不过就是三点：

一、吃祛寒祛湿扶阳的中药，先保证月月来月经。月经正常，就说明身体气化正常，阳气和阴血都能正常发挥作用。两个月后，女孩的月经正常了。正常后，也不能停药，至少在月经前后及月经期一定要服药，因为子宫的病，就要在子宫活跃期排病。如此，女孩吃了近一年的中药，最后囊肿全消。

二、锻炼身体，每天早晨在学校操场跑两圈。因为跑步能使阳气运化起来，唯有阳气可以化寒、湿、腐。这一点特别重要，特别虚的病人，起初是不能急于锻炼的，但身体在恢复期时，锻炼的意义就重要了，只有锻炼，可以让身体气血快速活跃起来，加速病愈。

三、不要太要强，精神上要保持放松，精神太紧张，气血就都调在上面，下面自然不足，对祛瘀不利。其实，所有妇科疾患都可参考这一条。

伤寒名方——桂枝茯苓丸

现在中医治疗肝囊肿等，喜欢用张仲景的桂枝茯苓丸。桂枝茯苓丸是张仲景在《金匮要略》里的方子，主治妇人痛经、流产后阴道出血、子宫肌瘤、宫外孕、卵巢肿瘤、不孕症，或血瘀经闭、行经腹痛、产后恶露不尽等。有人甚至认为它是活血化瘀第一方。

《金匮要略》说：所以血不止者，其癥不去故也。当下其癥，桂枝茯苓丸主之。这句话实在是颠覆了人的一个认知：通常妇女要是淋漓不尽，首先想的是止血。而张仲景却认为妇女淋漓不尽，是因为内有瘀血，比如更年期妇女要是淋漓不尽，首先是因为子宫内有肌瘤或囊肿，而产期妇女淋漓不尽，要考虑里面有恶露或瘀血。这时首要的不是止血，而是祛除子宫里面的瘀血。急于止血，或直接上云南白药等，都是很危险的举措，等于把瘀血堵在里面了，下次来月经时就会更加淋漓。

桂枝茯苓丸方：桂枝、茯苓、牡丹（去心）、桃仁（去皮尖，熬）、芍药各等分。

上五味，末之，炼蜜和丸，如兔屎大，每日食前服一丸，不知（没有反应的话）加至三丸。

此方中桂枝温经散寒，活血通络；茯苓益气养心，能利腰脐间血；牡丹（去心）、桃仁活血化瘀；芍药养血和营。以蜜为丸，丸剂为缓消症积，而且不伤正。

古人用桂枝茯苓丸下腹中死胎，可见其力量之大，所以又称催生汤（临床上可以用汤剂）。此方不仅可以治疗肌瘤等，还可以治疗暗紫痤疮、静脉血栓等。

● 说说活血化瘀

桂枝茯苓丸里的五味药：桂枝温经散寒、调和营卫，所以皮肤上有结节、暗紫等可以消解。子宫也是人体末梢，得桂枝而瘀血得散；茯苓益气养心，能利腰脐间血；丹皮入肾、肝二经，兼入心包络。以消瘀血，除症瘕，定神志，更善调经，止惊痫，疗痈肿，排脓止痛；桃仁入手足厥阴经，主瘀血血闭、血结血燥，除症瘕邪气、通润大便、活血通经、止痛；芍药能养血和营。所以此方可以缓消症瘕而不伤正气。

这个方子确实有活血化瘀的思路，因为里面有桃仁。但不能说它就是活血化瘀方，因为它有个重要前提：不伤正。

为什么说现今的活血化瘀是一个西医思路呢？比如一见肿瘤、肌瘤等，现在医生就喜欢上一堆水蛭、虻虫、红花、桃仁、三棱、莪术等药，号称用莪术破血，用三棱破气。好像这些药一下去就像挖掘工似的能使劲儿地捣鼓肿瘤，而不知真正能消肿瘤的是正气。破血可，破气则性命难以修复矣。不伤正，才是根本。治病，有扶正法，有祛邪法，一定要先看病人的底子，底子厚，可以先祛邪；底子薄，就得先扶正。

《伤寒论》里有没有活血化瘀的思路呢？有，不是不能活血化瘀，而是不能都活血化瘀。张仲景的抵当汤、桃仁承气汤有此思路，抵当汤证以逐瘀血为主，桃仁承气汤以逐热邪为主。而且都在阳明实证里，且不宜多用。三阴经证不用，里虚证不用，正确的方法大抵以温经散寒为主。

伤寒名方——抵当汤

阳明证，其人喜忘者，必有畜血。所以然者，本有久瘀血，故令喜忘。屎虽鞭，大便反易，其色必黑者，宜抵当汤下之。

是说有种人特别好忘事，张仲景解释说这种人身体里有瘀血，瘀血郁阻了经脉，而心主血脉，人之记忆、神明等都由心所管，瘀血导致血脉不流利，也影响了心神，人就健忘。

中医认为，蓄血在上，其人善忘；蓄血在下，其人发狂。这种人大便虽然硬，但因为有瘀血夹杂，血被热气熏蒸后，大便就黑且黏，但因为有血的润滑，反而容易解下来。这种病要用抵当汤，下瘀血，下邪热。

抵当汤方：水蛭，熬。虻虫各三十个，去翅足，熬。桃仁二十个，去皮尖。大黄三两，酒洗。

上四味，以水五升，煮取三升，去滓，温服一升，不下，更服。

这个方子可以说是中药活血化瘀的集大成者，水蛭、虻虫这两个生物药，破血逐瘀的能力可比红花桃仁等强多了。我小时候看俄罗斯的小说就看到受伤的战士把活水蛭放到伤口上吸瘀血，觉得好神奇。其实，中国在春秋战国时期就用水蛭治病了。据说楚惠王心腹有瘀血，吃凉菜时发现菜里面有水蛭，由于不忍伤害厨师，就把水蛭吃了，没承想水蛭嗜血，竟然把他的心腹瘀血之疾治愈了。

抵当汤这个方子，可治疗妇人经水不利下，也治男子膀胱满急有瘀血者。其中水蛭味咸破血，虻虫味苦活血，大黄推陈出新，桃仁滑利行瘀血，这四味药组合在一起力量很大，但前提是病人阳气尚可，比如对有瘀血造成的精神病人就非常有效。有子宫肌瘤的，如果身体强壮，抵当汤也会管用，但不可常服。我在临床上曾治过一例，这病人得了怪病，动不动就咣当倒地晕倒，记性差得不得了，吃了三服抵当汤后，竟然痊愈了。

治病一定要强调治愈，所以我经常说的一句话是"治疗不等于治愈"，很多人只是去治疗了，但治疗后并不等于治愈，还有可能治坏。比如妇科炎症患者每次吃完药把里面的东西止住了、堵住了，这种拥堵也许更可怕，脏东西能流出来还属于自保（所谓自保，是说身体的毒总得有一个出口），若全堵在里面，会继续在里面腐着。妇科炎症这个病，你底下一大堆腐的东西，一大堆腥的东西，一大堆寒湿，刚吃药的时候，拼命地往外排，才是对的。所谓吃对了药，是说排出来以后人必须要有轻松感而不是疲劳感。等排干净了自然就没事了，这才叫治愈，而且不容易复发。

我曾认识一位中医大夫，只要妇科炎症发作，必吃西药，我很震惊，我说："你不是中医大夫吗？"她说："炎症就得用西药消炎啊！"正因为西医名之为炎症，所以屡屡消炎而损正气，中医师尚且如此，天下妇女就更无助了。其实，女性生殖系统是至阴之地，其性为腐，内阳不足，就不能化腐朽为神奇，故免疫力下降。劳累伤精；郁闷伤感会使腐处更腐。久而久之，不免自暴自弃，成腰酸背痛之"黄脸婆"。

妇科疾病，一定是真阳虚而不能化阴邪，治疗无非是兴阳。元气衰弱，患者必定头晕心惕、饮食减少、四肢无力，脉一定是两寸旺而两尺极弱，带下清冷。正法是恢复脏腑经气，收纳肾气，因为"肾司二便"，可以用参附汤加茯苓、肉桂，温熏下焦；或用苓桂术甘汤加炮附子、砂仁祛湿兴阳。

得病后，选择西医还是选择中医，其实是一种对文化的抉择和对生命认知的抉择。但大多数人一得病就慌了，神明一乱，就无从谈文化和认知了，所以病又被叫作"病魔"。

● 子宫肌瘤

美国医生认为第十个不需要治疗的病，就是子宫肌瘤。子宫肌瘤是女人的常见病，如果子宫肌瘤比较小就不要管它，注意复查就可以了。

据统计，30 岁以上的女性约 20% 有子宫肌瘤，通常，5 厘米以下的子宫肌瘤大多问题不大。

但人体自保反应会力求排除肌瘤，如此，就会造成长期经量过多、经期过长，这样一来又会导致贫血，或肌瘤压迫泌尿系统、消化系统、神经系统等。西医主张药物无法根治的，就要考虑手术。

我同意美国医生的做法，不过他没有讲肌瘤生成的原因，不知道原因，就没法治。而先前我讲了囊肿和肌瘤形成的原因，囊肿是湿重，湿重是脾阳虚和肾阳虚，不足以运化；肌瘤是寒重，最容易导致体寒的都不是外来的寒气，而是糟糕的情绪。男人不良情绪的积累，会堆积在肝上，所以男人多肝癌。肝经在女人，上面走乳腺，下面走子宫，所以女人的情绪积累，要么在乳腺，要么在子宫。女人要想不得这两方面的病，就要时时警惕自己的情绪，要学会控制自己。

有人说，丈夫是渣男，怎么控制情绪？那还不是自己眼睛瞎，有贪心，识不得好歹，自己找的？有句话说得好：静坐常思己过，闲谈莫论人非。所以诸事怨不得别人，要强大自己，而不是怨恨别人。《诗经》里那么多怨妇、弃妇，最后怨了又怨，弃了又弃，到了也没个善终。现代女子，只要自己有工作，什么都可以放下，大不了一走了之，犯不着为此再得个乳腺癌或子宫癌！

有人说："说得轻巧，孩子呢，谁管？"在此，话索性说得狠一点儿，你一个怨妇，能管好孩子吗？孩子都是自带口粮，自带天命来的，你越是吐了老血来管，他可能越不领你的情，他一句话就可能扳倒你：因为你没有给他完整的生活！最后不结怨就已然很好了。最近不是有个 15 岁的女孩勒死了自己的母亲吗？这世上，管好自己最重要，管好自己才能得到丈夫和孩子的尊重，否则就是失败的人生。没有独立的人格，人生处处都是无法逾越的墙。我也是在临床上看到太多妇女痛不欲生，才如此狠心说的。

中医治疗这种病有两个方法，第一个是吃温化肌瘤的中药。但这里有两个问题要注意，一是要小心目前流行的活血化瘀法，活血化瘀法有可能没去掉肌瘤，先销伐了病人的正气，使得肌瘤更不容易祛除。

还有的妇女得了子宫肌瘤后大吃胎盘、黄鳝等，认为胎盘能大补，黄鳝可以活血。听着很对，但太补，则阳气化不动；太活血，则伤气血，而且，元气不足的话，也化不了瘀。所以正确的方法还是先培补元气，正气足了，才能真正活血化瘀。因为真正能活血化瘀法的是元气，而不是药，这些药也只是起到调取元气和疏通经脉的作用而已。

　　温化法还有一个问题，就是在治疗过程中，有可能子宫肌瘤先变大变软，这就让病人无法接受，所以经常半途而废。还有，怀孕也是个好办法，因为胎儿是个大阳物，而且属于正气，有可能会化掉邪气。但如果冲动和盲目生育肯定也不对。

　　其实，我也不是纯粹反对手术切除，如果肿瘤太大的话，或自己总为此事担惊受怕的话，不如快刀斩乱麻，必欲除之以求安心，但任何肿瘤的切除，都最好是边缘清晰化，所以，最好先服中药，让自己强壮一些，也让肿瘤可以边缘清晰化一些。另外，在放化疗之前我也建议先吃中药，至少先吃 21 天吧，然后去医院化验，有的人指标完全正常了，也就不必再受此苦。只是人一旦受了惊、害了怕，就没了主意，也就任人宰割了。所以，我经常说，能不能享受中医，是福报和缘分问题，因为大多数人在疾病面前是没有主见的，更何况，也没有那么多敢担当、有抱负的好中医，所以，只能看天意了。

　　曾有两个案例令人记忆深刻。一个是某女子在体检中心被告知乳腺指标有问题，当即去医院做了手术，一看就是个处事鲁莽暴躁的人，但被要求放化疗时，她却突然警醒了，然后托人找到我。我说："首先，你得病跟你先生有关。"那女子潸然泪下，说出了一个秘密。旁边的学生就好奇，老师是怎么知道的呢？我说："很简单，她做手术前根本没和先生沟通，说明她在生活中太强势。女人太强势，男人就容易接近温柔的女子。"不从根本上改变这女子的心态，以后病就会加重。

　　了解了病因，我就劝她吃 21 天中药。为什么一定是 21 天呢？因为先前讲过，人体气血服药 21～28 天会有大的变化。服药 21 天后，她折返回医院，医院对她拒绝放化疗很不满，但令人高兴的是，她的指标全部正常了，大家都舒了一口气。但大夫又告诉她，也许七年后还会复发。于是那女子又慌张地来问怎么办，我说："那你就在这七年里尽可能幸福快乐地活着呗，到那时，实在不行，你就骗一下小鬼，改个名字，让病魔找不上你！"至今已经八年了，她整日学古琴、学插花，还到处旅游，已然忘了自己的病。后来她男人来信说非常感谢医生拯救了他们的婚姻。

　　另一个案例是一个被告知有子宫癌的女性，她的朋友带着她连夜狂奔，在某城市我临上飞机前拦住了我，这令我有些许不快，但一想到病人焦虑的心情，也就谅解了。记得当时把脉是病在太阴，于是开了理中汤加茯苓给她，让她21天后再去检查，后来听说她吃药吃到第13天就急不可待去检查了，结果指标全部正常了，她喜极而泣。至今我们都是好朋友。有趣的是，几年后，有人算她要有血光之灾，于是，尽管指标没问题，她还是自作主张把子宫切除了，说一方面反正自己也老了，省得总为此事提心吊胆；另一方面自己把血光之灾解了……我说在手上拉个小口流点儿血不就成了，何必大动干戈？她说这毛病就像个地雷，自己又管不住自己的情绪，万一哪天它炸了呢。说得也是，随她去吧。

● 妇科首要是温经散寒

第二个可以治愈子宫肌瘤的方法是传统的瘢痕灸法。

瘢痕灸虽然能治疗深入骨髓的大病，但也不是谁都能接受的，因为太疼了。有些人可以接受手术刀割，却无法接受瘢痕灸。

有人会问："灸哪里啊？"灸中脘和关元即可。中脘穴在任脉上，在剑突和肚脐连接线中点，关元在脐下三寸。灸中脘，人的消化系统会运转起来；因为关元是小肠的募穴，灸关元可以让吸收系统发挥作用。

这就是从气机上解决全身的问题，消化吸收都好了，其他问题就会一点点地得到解决，好比一堆乱麻，先拎出个头儿来，后面一抖就可以了。特别是灸关元穴，因为关元穴是男子藏精、女子藏血之处，是肝、脾、肾三阴经与任脉之会穴，小肠的募穴，灸之则阳生，也就是可以增加消化吸收功能，阴也长，即被吸收的营养物质多。阳为气，阴为血，故灸关元穴补气又补血，同时治疗诸虚百损。也可以说，灸关元穴几乎可以治愈所有妇科（重症）疾病。

但有的人一开始灸，月经就提前了，这也是火热之性掀动了寒邪，先歇歇让身体适应下，再接着灸就是了。你如果找不到好医生，就狠狠心自己灸吧。不过灸之前，还是要先学习一下灸法，了解一下注意事项。这种治法最省钱，一包艾绒就够了。

但如果不太大的肌瘤，随着绝经期的来临，基本也趋于萎缩了，也不必再去受手术之苦，带疾延寿就是了。但这个病跟激素水平有关，48岁、49岁正是人体激素水平动荡的时候，本来要绝经了，人体又想把这些异物排出体外，所以就会月经淋漓，继而造成贫血。所以医生一般会建议切除子宫，其实如果边界清晰，只切肌瘤即可，但切除后人体会有一段调整期，比如潮热、盗汗、足跟痛等，这时一定要看中医。就怕这时有些妇女为了不绝经开始服用雌激素，反而可能会使疾病癌变。

很多女子担心子宫肌瘤是个遗传病，其实遗传的是性情，如果你妈妈和姨妈都有子宫肌瘤，你要先看她们的性格有没有相似之处，是否爱生闷气或遇事太隐忍等，下一代如果能改掉这些毛病，就会减少得这种病的概率。

子宫肌瘤的初始病症就是宫寒。什么会导致宫寒呢？生气郁闷是一条原因，尤其是经期生大气，不仅会宫寒，还容易不孕；现代无性婚姻、性生活少是一条原因。所以，很多妇科病须夫妇二人同时约诊治疗才行，两人都强壮了，方能彻底治愈。再者，生育少或多次流产是一条原因，子宫是一块良田，不长好东西，就会杂草丛生。现在青年女子常年喝冷饮也是一条原因。只要有宫寒，轻则腹痛、囊肿，重则肌瘤、癌症。

刚开始宫寒时，要么痛经，要么白带增多。女人如果动了欲念，而又所欲不得，或欲虽得而男子早泄导致长期没有性高潮，因动情而分泌出的少量黏液积累在阴道壁内不能及时排出，就会积累浓缩而成白带，天长日久就会变黄发臭。

灸关元穴，止白带的功效极为显著。但精亏血少的妇女要慎用，必须先恢复精血以后再使用灸法。

所以只要有宫寒，就要先温经散寒。这里讲个妇科要药——温经汤。

伤寒名方——温经汤

《金匮要略》里，有学生问：“妇人年五十，病下利，数十日不止，暮即发热，少腹里急，腹满，手掌烦热，唇口干燥，何也？（这时的下利有可能指经期的淋漓，也就是这种人傍晚有低烧，小肚子疼，腹部胀满，手心脚心烦热，口唇干燥。）”

师曰：“此病属带下，何以故？曾经半产，瘀血在少腹不去（是说这种人曾经有过流产史，瘀血在小腹中，囊肿、肌瘤其实也是瘀血）何以知之？其证唇口干燥，故知之。（口唇处，除了脾经等外，最重要的还走任脉和冲脉，此时任冲空虚，也就是血虚和阳虚会造成更厉害的唇口干燥）当以温经汤主之。”

温经汤方：吴茱萸三两，当归、芎藭、芍药各二两，人参、桂枝、阿胶、牡丹（去心）、生姜、甘草各二两，半夏半斤，麦门冬（去心）一升。

现代基础用量：吴茱萸9克，当归、芍药、川芎、人参、桂枝、阿胶、牡丹皮、生姜、甘草、半夏各6克，麦冬9克。

再说一遍，如果没经过医生把脉，自己试药，就按照李时珍的一两3克来吧，至少安全。

上十二味，以水一斗，煮取三升，分温三服，亦主妇人少腹寒，久不受胎，兼取崩中去血，或月水来过多及至期不来。

这是一个治疗血虚、血瘀、下寒等杂病的方子，用好了，对十二指肠溃疡、肠胃炎、手脚皲裂、皮肤枯槁、毛发脱落、黄褐斑等都有疗效。药有十二味，在仲景的方子里算是大的了，因为阴阳俱虚，要对治虚、寒、燥诸证。

其中，吴茱萸擅长散寒止痛，桂枝长于温通血脉，共为君药；人参、当归、阿胶等对应阴虚；牡丹皮助诸药活血散瘀；白芍柔肝止痛；麦冬养阴清热；生姜通神明、破胃寒；川芎活血；半夏降逆；甘草强心通脉。

如此，温十二经脉，几乎可以主治一切妇科疾患，比如：漏下不止、血色暗而有块、淋漓不畅、月经超前或延后，或逾期不止，或一月再行，或经停不至，而见少腹里急、腹满、傍晚发热、手心烦热、唇口干燥、舌质暗红、脉细而涩。亦治妇人宫冷、久不受孕。临床常用于治疗功能性子宫出血、慢性盆腔炎、痛经、不孕症等属冲任虚寒、瘀血阻滞者。

其实，女性的全身布满不可思议的模糊通道，子宫的不适会引发呕吐、痛经、哭泣、抑郁、背痛或肌体挛缩，它使女人变弱或变得彪悍，正是它的存在，使女人成为女人，令人畏惧又不可捉摸。

让子宫这个拳头大小的空灵之地安静而温柔的，是温暖的爱。完美的性、安稳平衡的生活、升华了的激情等，都会使女人的这一核心的焦渴有诸多渠道得到满足。她可能因紧张和抗拒而挛缩，也可能因分享和温柔而荡漾。

● 宫颈糜烂、盆腔积液

美国医生认为第十一个不需要治疗的病，是宫颈糜烂。这是一个名字很吓人的疾病。其实世界卫生组织已经取消了这个名称，学名叫"宫颈柱状上皮异位"。但这是一个不需要治疗的疾病，没有名称那么严重。

这个病，每年体检会让很多妇女郁郁寡欢。下焦，其性为腐烂的腐，女子一郁闷、一劳苦，底下就更腐；一高兴，性生活正常了，底下就阳光明媚。西医不是有句话吗？子宫有强大的自愈、自洁能力。如果你成天高高兴兴的，经常锻炼，心态阳光，这病自己就会走。

对女人来说，每月的经期是一种微妙的烦扰：首先，时间是个要素，提前了，令人担忧；拖后了，令人恐慌。次数多了，生命困乏；次数少了，生命滞闷。淋漓了，身体虚弱；太少了，又令人不安……于是，女人每个月至少有半个月生活在身体内在的秘密起伏中，她的兴奋、她的倦怠、她的冲动、她的绝望，通通与此相关。而在另外半个月里，她的内在不过是在休眠、准备、酝酿当中——准备从猫变成狮子，或从狮子变成猫。女人身体的自然属性显然比男性丰富细腻太多，所以她对世界没有男人的那种过度关注，她沉溺于自我，并痛恨这种自我沉溺。她痛恨这月月不期而至的微痛与血腥，又害怕失去它，怕它枯竭如深井，犹如生命再也不泽被神的眷顾。

大凡生殖系统的疾病，不过是肝经、督脉、任脉、冲脉病，对女性来讲，整个下腹子宫，本性为阴，其状态为腐，对治腐的就是阳；对治寒的就是热；对治湿的就是燥。所以祛寒、祛湿、温经、扶阳就是治愈一切妇科疾患的方法。

而西药是阴寒之物，西药认为妇科炎症是霉菌等，所以要杀菌，而中医从来不讲究杀菌，而是要改良产生霉菌的环境，环境改变了，自然霉菌不生。对现在的妇女来说，性生活少、劳累、郁闷、痛苦、愤恨等，才是造成阴寒病的原因。反复用抗生素，病就反复发作，只要你一累，情绪一不好，病就发作了，所以妇科病在西医那里是最难治的疾病之一。中医在这方面就很明白，比如阳气虚弱、湿气重，则生囊肿。有寒，则容易生肌瘤。而肝血虚就会出现瘙痒等问题。内用通经补血药，外用蛇床子、苦参等洗洗就得了。

还经常有人问："宫颈癌疫苗要不要打？"可没有人告诉你这个疫苗只能免疫几种特定的已知的子宫颈癌类型，并非子宫颈癌的全部种类都能免疫。更何况，现在这些疫苗并不稳定，对人类子宫，对未来人类怀孕、生产等有无副作用，还有待观察。只不过我们常常被一些概念搅糊涂了。比如西医说发明了一种抗癌药，有效率是多少，一看到有效率，大家就欢欣鼓舞。其实，有效率不是治愈率，这二者区别甚大，更何况有效率还有一个重要的前提，即适应人群。而治愈率却是彻底治愈，永不复发。所以，我们要对万事万物保持冷静，没有什么是万能的，当大病来临时，钱也不再万能。所以说，在死亡面前，人人平等这句话真是句真理。

所谓疫苗分两类，一类疫苗就是目前国家已经规定的，不花钱的疫苗，相对要安全得多。这类疫苗该不该打？你不打也得打。为什么？不打小孩子都不能上学，这些疫苗尽量要在 6 岁之前全部打完，为什么呢？因为这时候，第一，免疫力没有遭破坏。第二，此时是小朋友的飞速成长期，给他什么疫苗他都能马上产生抗体。年龄越大，反而越要谨慎。

二类疫苗是花钱的，所有花钱的二类疫苗都可能有不稳定性，所以在这方面我建议大家，凡是要你花钱打的疫苗尽量自己拿主意。

一类疫苗里面又分两种，一种是针剂，一种是丸剂。医生一般建议，打针比糖丸快。吃药和打针哪个对身体伤害大呢？我只能告诉大家，吃药入的是脾胃系统，打针入的是血脉系统。所以，无论做什么事，大家事先了解一下，没坏处。

美国医生认为第十二个不需要治疗的病，是盆腔积液。严格来说盆腔积液只是一种表现，不是一种疾病，是影像学对盆腔内液体的一种描述。特别是月经期或者刚结束经期时，积液可能增多，如果疼痛发热往往伴随其他疾病，比如附件炎，就需要就医。西医还认为：盆腔积液听起来可怕，其实，人体的盆腔、腹腔并不全是实心的组织，腹膜、大网膜、肠管等都会分泌一些液体，这些液体通常起到润滑和保护盆腹腔器官和组织的作用。几乎每个女性都会有不同程度的盆腔积液，一般女性在 3 厘米以下。如果没有其他不舒服，是不需要治疗的。如果是排卵期、月经期或月经刚结束时，积液可能会略有增多，但如果没有其他异常，即使稍微多于 3 厘米也不要太担心。

此外，女性还有外阴白斑等病变，《内经》云"肾开窍于二阴""肝脉络于阴器"，外阴白斑等病变与肝肾二经关系最为密切。"肾藏精""肝藏血"。肾精亏损、肝血不足，外阴失于荣养，复受风邪侵袭或湿浊下注是导致外阴白色病变的主要病因病机。治疗从肝肾下手就可以了。

● 乳腺疾患和更年期综合征

美国医生认为第十三个不需要治疗的病，是乳腺增生。女人的乳腺多少都有一些增生，它和乳腺癌不是一个疾病，也不会转为乳腺癌。乳腺癌从发现肿块开始就和乳腺增生不一样。乳腺增生超过三年没有改变，就不需要关注。乳腺囊性增生症常见于 30～50 岁绝经前的女性，月经初潮年龄早、绝经晚、肥胖、服用含雌激素补品均是该疾病的易感因素。多数表现为乳房肿块经前疼痛，并可随月经周期增大和缩小。每天保持良好心态，坚持适量运动，少吃含雌激素的食品，就能有效缓解乳腺增生。

　　总之，别一惊一乍的。我们的医学普及做得太差了，女人就是乳房、子宫这点事儿，还总被人吓唬。

　　关于乳房，中医认为，女子乳房之大小与先天冲脉有关。小且结实者，收敛大于生发；大而柔软者，生发有余，收敛不足。女人一生为血所主，乳房之精血无非女子之血之储备仓库。故女子月经前后气血的变化一定影响乳房，寒郁者必胀痛。女子产后乳房下垂者，属于阳虚、脾虚。而乳中又走胃经，同时肝脉和任督冲三脉与子宫相连，所以妇女的乳腺与子宫会同病。

　　如果肝瘀气滞，人经期前后就会烦躁、易怒、口干、头痛、抑郁、两胁胀满。这时，小柴胡汤或加味逍遥丸都管用。如果男人能了解女人每个月都有脆弱的时候，能体谅的就体谅些，不能体谅的就躲远些。

　　乳房的里侧，走足少阴肾经；乳中，走足阳明胃经。所以乳房气血从胃来，故而乳腺增生只需服用常量的附子理中汤，一两个月即可治愈。乳房的外侧，走足太阴脾经、足少阳胆经。外侧偏上，走心包经、肺经、肝经。所以乳房外侧的疾患通常跟心情、情绪有关；内侧疾患跟气血有关。经常用砭石板刮刮这些经脉，会有效地预防乳腺疾患。

　　乳腺疾患，一般跟生大气有关。心高气傲、脾气急躁的女人多乳房病；性格内向、忍辱负重的得子宫病。一会儿暴躁，一会儿沉郁的，两个病都得。说到底，就是缺少爱。并因此而怨恨、而生气、而郁闷、而郁结。乳房离心脏最近，是情感的源泉。为什么有那么多甲亢、乳腺疾患、子宫肌瘤……为什么人们不扪心自问："我有爱的能力吗？我愿意分享吗？我是不是过于嗔怒而抱怨无穷？我是不是只想掠夺而不愿付出？我是不是太想取悦于这个浑蛋的世界而牺牲了自我……"

　　有些女子经前乳房会变大变硬，这种肿痛会令人不安烦躁、脾气暴躁，因为乳房走胃经，这种胃寒造成的痛苦甚至会上行至面容，导致沉暗和色青。如若宫寒，则是肝的问题。

　　但只要是痛，生命就还是有力量的，这种力量会导致经血的奔涌，奔涌过后，会出现血虚造成的头痛或偏头痛，头半侧的血管会强有力地弹跳……但现在剧烈头痛的女孩少了，因为她们平时总是节食，身体便无力表现这种强烈的痛，而变成了绵绵的痛，或索性闭经。

女科圣药——逍遥丸

逍遥丸，出自800多年前的宋代《太平惠民和剂局方》，不是《伤寒论》的方子，其成分是：柴胡、当归、白芍、炒白术、茯苓、炙甘草、薄荷、生姜。这里面有《伤寒论》四逆散的影子，四逆散是由四味药组成的：柴胡、芍药、炙甘草、炙枳实。由四逆散加减而成逍遥丸，用于肝郁脾虚所致的郁闷不舒、胸胁胀痛、头晕目眩、食欲减退、月经不调等，对情志病有良效。人服用后有身心逍遥之感，故称逍遥丸。著名医学家叶天士称赞其为"女科圣药"，对女性经期综合征用处特别大。

后来又有"加味逍遥丸"，在逍遥丸里加了栀子和丹皮等，方中柴胡疏肝解郁，以和肝用；当归、白芍养血活血，以养肝体，共为主药。辅以栀子清上、中、下三焦之火；丹皮凉血散瘀，共达清解郁热之功。佐以白术、茯苓、甘草健脾祛湿；用薄荷辛凉升散之性，以助柴胡疏肝透热，且有引诸药入肝经之意，为佐使之药。诸药合用，共奏疏肝清热、健脾养血之功。这两个中成药可以在经期前后服用，对那些脾气大、气血瘀、乳房胀痛的人，可以缓解症状。

月经前期和月经后期出现的经期综合征，可以用逍遥丸或加味逍遥丸。乳房肿痛可以用理中汤、通脉汤等。痛经，可以用《伤寒论》里的通脉四逆汤、温经汤、当归四逆汤等。而闭经，若因洗冷水而闭者，麻黄附子细辛汤主之；因食生冷而闭者，理中汤加砂仁、肉桂主之。最难治的是因为节食减肥造成的闭经，既要温经散寒，又得培补正气，关键是这女孩得先知道吃饭。现在更多女性大多因抑郁、考试或工作压力、焦虑而闭经，一般会用小柴胡汤加制香附、炒麦芽主之。以上诸证，如果有医生把脉辨证，会好得很快，如果自己乱吃，就有可能遭罪。

现在困扰大家的还有更年期综合征。绝经就是阴血阳气都弱了，人体的自保就开始了，这时保命比生育重要。如果这时非要用激素的方法来保持月经，就属于重调元气法。但绝经后出现潮热、盗汗、足跟痛、心烦、失眠等，西医是没办法的，只能靠中医治疗。

其中，心烦潮热，属于虚阳外越；盗汗属于阴阳俱虚；足跟痛是肾精虚亏。还有人脚后跟感觉好像长了骨刺一样痛，但是又查不出骨刺，这种毛病主要与肾经和膀胱经有关。甚至有些老人脚后跟是干裂的，这也是肾精不足的象。其实，脚上的所有问题其实都是五脏问题的反映。我们脚指甲多长时间剪一次？手指甲多长时间剪一次？由此可知，手部的运化还是快的，脚部的运化就很慢，因为脚离五脏太远了。

其实，更年期综合征，就是人老了，好东西固摄不住了，坏东西又成堆了。这些毛病，服用大剂理中汤都管用，不太严重的，附子理中丸就成。但有血压问题的，就要慎服。不是服错了，而是理中汤也治疗血压高，但精足后，血压会飙升以攻病灶，或上冲头顶，形成头部剧痛，或全身肿胀，不明白的和处理不了的人就会害怕，这也是必须要医生面诊的原因。

足跟痛，一般吃附子理中丸会管用。但人一买回理中丸，一看说明书没写可以治疗足跟痛就不想吃了。附子理中丸能治足跟痛的原理是：只要把中焦解决了，下焦肾就得气，胃为肾之关，肾为胃之关，总之二者之间有出入的关系，你好了我就好，你不好我就也不好，胃气足了肾精就足，肾精足了足跟就不痛了。

现在网络上又有人说泡脚不好，会死人的。说什么都行，但一定要把原理说清楚。现在人总熬夜，熬夜大伤气血，不泡脚都会死人。所以泡脚时应该注意的是，最好泡到全身微微出汗。汗为心液，如果大汗一定损心液，然后就会出问题。现在年轻人猝死的多，主因是熬夜，你若熬夜过度，就不要锻炼身体了，也不要泡脚，唯一的自救方法就是睡觉！

其实，我们脚上有很多重要的穴位，比如隐白、涌泉、太冲。涌泉还专门治神志病患，所以泡脚至少可以安神定志。脚，离我们的五脏六腑最远，心主血脉，若脚暖洋洋，心的功能就正常。脚尖如果是凉的，脾、肝、膀胱、胃、胆的井穴就都是不通的，人就不舒服。

● 闭经与月经淋漓

中医谈到生殖系统的疾病时，用了"有不得隐曲"这词，"隐"是隐秘的，"曲"是弯弯绕，所以指说不出口的疾病，大多是生殖系统的疾病，比如女子闭经。闭经到底跟哪些经脉有关呢？首先是阳明胃。为什么跟胃有关？第一，胃主生气生血；第二，胃主血所生病。生气生血，血不足，或胃生血的能力变弱了，女子的月经量就特别少。而压力一大，或生口大气，人就可能闭经，比如高考前的女孩子有些就会闭经。现在很多减肥的少女闭经，大意的母亲并不知晓。如果女孩子出现烦躁或情绪反复无常，家长首先要关注一下孩子的月经。

关于血的问题，中医有几个说法：肝主藏血；脾主统血；心主血脉；胃主血所生病；髓主生血。

肝主藏血，一是指肝精要足，二是肝负责血的疏布和运化。我们吃的所有东西的毒素都要靠肝来代谢，我们情绪的所有负面的东西也要靠肝来疏泄。而这个疏泄的过程要靠睡眠和休息来完成，人若不休息，就劳累肝，就伤肝，最后就是肝肾衰竭，就有可能猝死。

脾主统血就是统摄统治，就是解决血往哪儿走的问题。没有脾统血的功能，血则可能流溢于血脉之外，甚至漫溢全身，所以说人五脏六腑之血，全赖脾气统摄。脾为气血生化之源，脾统血的作用，是通过气摄血来实现的。所谓气能固摄血，在于气为血之帅，气足，血自然随气而行，而不会逸出脉外发生出血现象。反之，脾的运化功能减退，化源不足，则气血虚亏，气虚则统摄无权，血离脉道，从而导致各种出血，尤以下部出血多见，就是月经淋漓。

同时，脾之统血与脾阳也有密切关系。脾阳虚，则不能统血。阳气虚衰，则不能统摄血液，就是血不归经，临床上会出现皮下出血、便血、尿血、崩漏等。所以，治疗月经淋漓还得从中央脾土入手。为什么女子月经病，月经不来或者月经不按时来，或者月经淋漓，要吃人参归脾丸？就是要增加脾的统血能力。但现在的病人还有阳虚的问题，因阳虚而月经淋漓的，人参归脾丸也不见得好用。

或者有的人就是暗经，就是这个月没来月经，却流了鼻血，就叫倒经，这个病专门从脾治，因为这是脾统血出问题了。而要想来月经，就得往回治，治脾、治心、治胃。病人不理解，但医生要心里明白，急着让她来月经是不对的，应该先恢复她脾胃生血和统血的力量。

暗经和闭经不一样，闭经就是没来。现在很多年轻姑娘高考的时候已经不来月经，但是不跟父母说。如果孩子的月经老不来，妈妈一定要有一搭没一搭地问一下月经正常吗？月经这个事是特别重要的一件事，如果女孩子老不来月经，如果身体尚可，人就躁，这个孩子脾气就暴躁得不得了。不仅暴躁，还情绪化，特别爱莫名其妙地哭，实际上她是寒气把热血包住了。还有一种女孩子特别虚弱，慢慢里面就枯了，形成血枯症。那种憋在里面的好治，憋在里面的要么用小柴胡汤，要么用四逆汤，只要一吃，然后坚持经期服药一两个月，后面月经就正常了。但是血枯症这种不好治，因为生血的能力没有了，就得先从脾胃调理。

为什么月经特别重要？就在于每个月你的阳气阴气足的话，你的卵子才能够催熟，才能出来，然后身体为它建一个窝，那个窝就是子宫内膜，那个窝建好了，这个卵子出来在这搭窝，如果有精子来了它就怀孕，就形成胎盘。如果没有遇到精子，这个美丽的卵子就孤独寂寞，白来人世这一趟了，然后内膜就脱落了，就是月经。所以正常来月经是人体阳气足、阴血盛的表现。

　　心主血脉，就是看诊的时候，握握病人的手，好多事能够明白。手脚冰凉就是心脏力太弱了，说句实在话，这种人的血压也容易出问题，心脏力弱就不能把气血打到头顶，因为头顶是人体末梢；阴部也是末梢，就会宫寒；脚底也是末梢；皮肤也是末梢。只要是体表，就全是末梢。后背是末梢，后背怕风怕寒，也跟心脏的功能有关。这就是少阴心肾和太阳膀胱的问题。全身麻、手指麻、脚麻、头麻，全是心力变弱。有人说，脚到了半夜也暖和不过来，那是治脚还是治别的地方呢？当然是治心肾。手脚不冰凉了，意味着心脏功能好了。主明则下安。

　　大家把这些概念都弄明白了，才能理解治疗的意义。血不足，就是精不足，严重精不足，就是生命管道里面是空的，就是血虚生风。有人说空了就填精呗，喝当归水行吧？当然不行。填精的第一要务是吃饭，五谷是粮食的种子，最容易化成精。当归归肝经，但如果肝经瘀堵，当归也进不去啊，而且无力化精的话，这些补药还会形成新的瘀堵。

　　还有些女孩子年纪轻轻就过度流产，又瞒着家人，小月子也不好好养，而且还减肥无度，甚至不知从何处学的招数，靠吃避孕药来治疗青春痘，等等。到20多岁的时候，要么闭经，要么卵巢萎缩，总之一堆妇科问题，未来再生育都已然不能了。

　　我曾见过一个女孩子，她说她是舞蹈演员，必须减肥，但节食减肥后闭经了半年多，这半年里人越来越焦躁，肤色变得沉暗。运动量极大而又不吃饭，就是纯耗，但她不知道这一切跟减肥有关。其实，越年轻的人节食减肥对身体的伤害越大，此时停经一方面属于人体自保，因为只有闭经，才能节省生血、化血的能量以保障目前的生命状态；另一方面可能是血枯。至血枯时，这种病一时半会儿好不了，年轻人的气容易动起来，但毕竟血难生；再者，怎么也得先长点儿肉才好办，可少女畏长肉如虎，不肯吃喝，若再上了西药黄体酮刺激月经，就越发难恢复正常了。

● 不孕不育和胎停育

　　闭经首先与胃生血不足有关，其次就是跟心脾有关。心主血脉、脾主统血，心、脾有病，就会造成女子血脉不通而经少，或血不归经而闭经。关于血的问题，一定要记住：髓主造血，肝主藏血，胃主生血，心主血脉，脾主统血。再者，肾主二阴，肾病也得走"土克水"，也得从脾土治疗。过去的女孩子身体还算好，通脉汤一上，脾不统血的问题一下就解决了。现在的女孩子真是弱了，减肥伤气血，熬夜伤阴阳，从根基就弱了，所以治疗起来就比较麻烦。

　　心脾有病，久之，则血枯精少，人渐渐消瘦，神情淡漠，而传为厥阴证，则称之为风消病，至风消，则抖，血不足嘛。血不足就开始出现痒和抖这些问题。再者，诸痛疮痒，皆属于心，包括身体长疮这事也是心的问题。为什么是心的问题？这是心的什么功能出问题了？大家一定要会分析，本来强壮的肌肉，生了疮，即"心主血脉""肝主藏血"这两个正能量变弱了，血就不干净了，也带不走了。血脉来回流动，但是好东西不多，人就渐渐精少血枯，再想来月经都不能了，也就是西医所言之早衰、绝经等。再虚下去，脾土不生肺金，传为喘息、呼吸急促的息贲症，就是肺肾病。为什么肝病之风消又会传为肺肾病呢？大家记住，无论相生相克，一定会两者都连带，都是连带的病。肝肾同源，肝弱，肾必弱，由此，就出现喘。下传到肾，根儿就完了，就是"死不治"。

　　现如今大家以为闭经了，治疗后来了月经，就是好了，吃黄体酮也能来月经，是治好了还是治坏了呢？病人并不知道。月经崩漏了，一般人认为，堵上就好了，如果是瘀血堵在里面，人得难受死。

　　所以，我们一定要明白：病有往好里治还是往坏里治的问题。比如女子月经崩漏，一般的医生就用堵的方法。用什么堵呢？用炭类的药物，比如荆穗炭、干姜炭等中药，认为炭可以吸住崩漏的血，这就是庸医的做法。女人之所以会崩漏，一定是阳虚、阴阳俱虚或里面有肌瘤。阳气一足，血就收住了。如果内有瘀血，医生用炭类的药物强行堵住瘀血，反而会造成更严重的疾病。

　　所以，治病和做人一样，第一，不要怕事。第二，事来了要想明白，要有正确的解决方法，害怕问题、掩盖问题是永远解决不了问题的。

　　要想治疗不孕不育，就得先调月经。

　　小柴胡汤治疗女子肝郁气滞证有大疗效，记得我曾经治过一例年近四十而始终未怀孕者。一般治疗不孕，也就吃一两个月中药，基本都怀孕了。这个治了一年，都没有动静，算命的又说她命中无子，这让我又气又急。后来发现她一个细节，她总是在经期愠怒发火，属于热入血室，损害了胞宫，于是在她的经期让她服用了小柴胡汤3剂，破了子宫中的瘀滞，于下月就顺利怀孕了。

有人会说："我是不是吃三服小柴胡汤就管用啊？"这就好比吃饭，总认为是最后一口让人吃饱的。实际上没有先前的打底，最后这三服也起不了作用。

现如今，不孕不育现象极为普遍，不孕、胎停育、流产等现象特别多，其中有气血问题，有情志问题，有污染问题，有饮食添加剂问题，有生活压力问题，等等。一般说来，传统医学认为：三妇无子，三男无子。

三妇无子：（1）子宫虚寒的女人不易怀孕。胚胎就像一颗种子，喜欢温暖之地，子宫在下焦，易寒易腐，常致种子无法成活，或不发育。（2）夫妇不和、好生气的女人不易怀孕。生气必伤乳腺和子宫。两情相悦才得敦厚之子。（3）性情偏淫荡的女人不易怀孕。性生活过早，多次流产，造孽即多，必有报复。

三男无子：（1）精少、精冷、精滑者不易有子。精少是缺兵少将，以前一次性行为的精子量是三亿左右，现在骤减至三千万左右。现在很多人都不是精少的问题，而是无精症。精冷，是指精子的阳气不足、动力不足，属于原地打转型。带着精子往前跑的还有前列腺，如果前列腺有炎症，精子的质量就得不到保证了。而精滑就是指精子痰湿太重，比如烟酒过度就使得精子半脓半血，质量不高。（2）多淫疲惫者不易有子。好色的男人易动肾阳，多耗则精不足。从脉象上来讲，中医认为左边是心肝肾三部脉，右边是肺脾命三部脉。如果右边尺脉偏旺，就属于"相火易动，好色少子"，即好色之人易不育。如果左边尺脉偏旺，就属于阴虚火动，精就固摄不住，也容易不育。（3）临敌畏缩者不易有子。"敌"指匹敌，指配偶。老婆终日聒噪发飙，丈夫厌倦惊恐，恐伤肾，阳不举，精惶恐，不知所往。

总之，现在绝大多数的妇科疾病都属于阴盛阳虚证，用四逆汤、通脉汤、白通汤、当归四逆汤、附子理中汤等几乎可以治愈不同类型的妇科疾病。

现在女子最容易出的问题是胎停育。原因有以下几种：

（1）父精母血质量不好。这个得男女一起治病。有时只有女子一人来了，我也要求其丈夫一定要服用药的第三煎，效果非常好。有人说："丈夫为什么能吃妻子的药？"在我看来，夫妻一般同脉，因为他们吃着一锅饭，睡着一张床，生着同样的气，着着同样的急。所以脉象有相同之处。

（2）母亲血不足或先前有过减肥史。胎停育一般发生在怀孕头三个月，母血不足的话，胚芽就不得养，就容易走掉。

（3）女子性生活开始过早，或先前流产过多。曾见过一个女孩一年流产了六次，子宫大伤，自然留不住孩子。

（4）生活工作压力过大。内心焦虑是小产的第一杀手，越焦虑，经脉就越不通，怀孕就越难。哪怕怀上了，精气神都吊在上面，下面也无以养胎。

（5）终日不见阳光，总在空调房里。阴邪过盛，人会郁郁寡欢，甚则惊恐烦躁，也养不住孩子。

（6）怒则气上，恐则气下。发怒或惊恐，都会造成胎儿发育不好。

● 常见男科病

不孕不育的问题，现在在男性身上也很多。

关于精子质量，西方研究人员发现，男子精子质量的变化可能与季节有关。夏天天热，不成熟的精子的比例比其他季节高。精子数量最高的季节是冬季，活性最强的季节是秋季和冬季。所以古代认为婚配的最佳季节是秋冬季。

男人的生殖系统全长在外面，从它的外相就可知道它很怕热，所以男孩小时候要穿开裆裤，长大后要避免泡很热的热水澡或温泉，过热会对生殖系统造成伤害。男人的睾丸还忌惮冷湿、寒湿。其实男人的睾丸就像一个"核"一样，越紧越好，它是男人的种子，是根。

男子手淫过度造成的疾患很多，一是早泄，一是举而不坚，更严重的是遗精，还有一点，习惯手淫的男子一般不太喜欢夫妻生活，这也是现在夫妻生活不协调的一个原因。

人身所有关窍，头面部有七窍，下面有两窍，其中肾司二。就九窍而言，男女有个重大差异，即男根女阴。男人，尿道和精道走一条道，所以男子总有意志的博弈，哪怕是潜意识里的博弈，他总得在脑子里扳道岔。同时男子控制尿道的能力与控制精子的能力是一回事，尿道无力，精道也无力。所以，要改变男子的精子问题，先要改变男子撒尿的能力。对男人而言，元气较充足时，尿窍容易开，而精窍不易启，因为尿窍开时精窍必不能开，精窍开时尿窍必不能开。这才是正常人。病人则是元气虚弱，尿窍更易开，而精窍也易启，于是，尿频、遗尿和遗精、白浊一般就会同时出现。而专治男子不育的五子衍宗丸里面的车前子就是以利尿的方式来利精。相对于男子，女子就简单多了，女子相对进化得好，尿道和阴道是分开的，所以女人不会担心撒尿的时候会流产。

手淫过度还会造成遗精，这是肾精严重亏损，阳气大伤，而无收摄之力。肾的神明叫作"志"，其功能为"藏"，为定力。肾志白天略生发，寄于心；夜间志寄于肾，主收敛。但二窍的开合，全要靠心气下降，肾精亏损则心气上越而失去制约，必不能发挥"君主之官"的作用，故而不能统摄精窍和尿窍。所以子时以前遗精的，属收敛失常，病在于肾；子时以后遗精的，属生发失常，病在于心。撒尿的问题也同理，如果后半夜老起夜，肯定是肺气虚，同时阳气固摄不住而已。

一般而言，上半夜遗精者，主阴盛阳衰，阳虚不能统摄精窍，治疗方法以扶阳为主，如潜阳丹（参附汤）、白通汤、桂枝龙骨牡蛎汤等。下半夜遗精者，主阳盛阴衰，阴虚不能配阳，治疗方法应该以扶阴抑阳为主，如封髓丹、黄连阿胶鸡子黄汤等。具体治疗还需通过望闻问切具体辨证。

伤寒名方——桂枝加龙骨牡蛎汤

《金匮要略》中把男子遗精等病归为"失精家"。什么叫失精家呢？偶尔失精的，称不上"家"，能称得上"家"的，都是长年浸淫其中的人，比如专家、作家、科学家，中医则把长年虚劳亡精的人叫作失精家。这种人多不多呢？很多，但都属于隐蔽者，属于不愿意露面的，自己偷偷买药吃的人。

夫失精家，少腹弦急，阴头寒，目眩（一作目眶痛），发落，脉极虚芤迟（芤脉浮大按之中空。芤为脱血。迟脉一般指一息三至，若迟脉只有一息两至，说明精已大亡，脉已无气），为清谷（总是拉稀），亡血，失精。

脉得诸芤动微紧（脉象芤为血不足，微紧为有寒痛。诸紧为寒为痛），男子失精（滑精、梦遗等），女子梦交（鬼交），桂枝加龙骨牡蛎汤主之。

桂枝加龙骨牡蛎汤方：就是桂枝汤加龙骨、牡蛎。

桂枝、芍药、生姜各三两，甘草二两，大枣十二枚，龙骨、牡蛎各三两。

上七味，以水七升，煮取三升，分温三服。

古代讲究的是煮完分三碗，那大家就该明白，其实一碗不过就是15克的剂量。如果按45克，一碗的量，就有可能出大事，人就承受不了。如果按李时珍的剂量走，就是桂枝、芍药、生姜各9克，炙甘草6克，龙骨、牡蛎各9克。最好医生把脉后，根据病人身体的强弱，给出不同的量。

方中桂枝汤调和营卫，加龙骨、牡蛎属于矿物质，能潜镇摄纳，使阳能固摄，阴能内守，而达阴平阳秘，精不外泄之效。桂枝汤加入龙骨、牡蛎后，不仅仍具有温阳散寒、解肌发表、调和营卫之功，还有重镇安神、收敛固涩之功。主治：中焦虚寒、肝脾失和证。比如腹中拘急疼痛、喜温喜按、神疲乏力；或虚劳心中悸动、心烦不宁、面色无华；或手足烦热、咽干口燥、舌淡苔白、脉或芤或细弦。

虚劳腰痛，少腹拘急，小便不利者，八味肾气丸主之。 这个一般对老人有用。今人多用六味地黄丸等治疗遗精虚劳，因为不知此症重在阳虚，一味滋阴，不仅不能治愈，还会造成口渴等症。

● 前列腺疾患

在这里，还要讲一个养生误区。中国的传统教育里，有"夜失一滴精，日食一头牛"的说法，造成男子在行房的时候忍精不泄，唯恐伤了自己的身体。甚至有个西班牙学生学了中医后就拒绝与妻子同房了，说怕伤了他的精。对于同样的东西，一种文化认为这精是宝贝，我一定要传给很多女人，因为我传得越多，我的基因就传播越广。而另一种文化就认为这精是好东西、宝贝，不能给别人，得自己留着。可是关键你得留得住啊！

中国男人怕耗精，又控制不了淫念，还会有一个问题，就是长年忍精不泄会引发前列腺疾患。淫念动时，虽然忍精，但是精液已然汇聚于前列腺而形成败精，几天之内还会因遗精或手淫而流于体外，败精是保不住的。而且，精不满则思淫，元气越虚，虚火就越旺，淫欲就越强，长此以往，精液就会长期不断地凝滞于前列腺中而不能顺畅地疏泄，就会发生停滞而败坏发炎，这就是形成前列腺炎的原因。再加上生气郁闷，暗耗肾精要么患虚劳症，要么患前列腺癌。

几年前，曾有一个病人从南方哭着来找我，他说他前两天去体检了，他拿出一张体检报告，上面写着几个字：疑似前列腺癌。估计谁拿到这样的报告都得崩溃。于是他当天就乘飞机过来了，上飞机前给我打电话，下飞机也给我打电话，一边歉疚耽误我的时间了，一边又担心我不等他，其实这种啰里啰唆的做法就体现了前列腺病人的性格。我说过，凡是得前列腺疾病的男人，大都是招人烦的好人。为什么？因为他总替别人着想，他就怕做错了事，天天为别人想，总为别人服务，所以把自己憋坏了。

我们先说下前列腺是什么吧，它是精子的助推器，总得有河水带着小鱼们游，如果光有小鱼没有水，鱼就动不了。

得前列腺疾病一般有三个原因。一是忍精不泄。男人，只要欲念一动，前列腺就会带着精子出来一小部分，但他使劲儿憋着，不泄精，就容易得前列腺肥大。再有，他认为只要忍精不泄，就不会伤害身体，但他不知道的是，欲念一动，精就动，就好比"拉出的屎坐不回去"，把已经动了的精愣憋回去，已然是败精，久之，则化脓，成炎症，再遇郁闷寒邪就容易成癌。二是久坐不运动，天天"葛优瘫"，当然有问题。三是老了，阳气虚，不能化精，气瘀、精瘀，就会得病。

把过他脉后，告诉他没事，不是癌症的脉，吃点儿药就好了，我记得当年好像开的是通脉汤。他哪肯信哪，死活在旁边租了房子，然后天天吃药，天天缠着我把脉。我也知道他心里没底，害怕，可我也受不了他天天啰唆，我就劝他回家，告诉他，只有家才是最养身体的地方，同时给他写了副对联："宁做快乐小人，莫作受难君子。"凡得前列腺疾患的人，都该好好体会这副对联。

七天后，他回去了，回去的第一件事就是又跑去医院体检，体检完了，他又疯狂地给我打电话。那天我上课，一天没开手机，打开后看到他说指标一切正常了。可大家都能体会这七天里他心里的波澜起伏，地狱天堂的好一通奔波。其实，人真的挺可怜的，若按指标活着，恐怕没几个正常的，人一定要记住，人不是靠指标活着，而是靠感觉活着的。每个人身体里都有癌细胞，癌细胞就是细胞的无序生长，身体自身的修复能力就是免疫系统和作战系统一起发挥作用，而不是一番狂轰滥炸。中医，就是先让元气发生作用，让身体细胞各归其位，从无序回到有序，指标就正常了。

但现在也有年轻人患前列腺疾病的。记得我 2007 年在山东教育电视台录制节目的时候，有个上市公司的老总带他的儿子来见我。那孩子个子很高，但面色苍白，原来他初中就去日本读书了，从此过上了纵欲的生活，破阳太早则伤精气，破阴太早则伤血脉，20 岁就得了前列腺疾病。家里为此曾全世界求医，花了几十万冤枉钱。由于长期误治，所以这孩子用了好几个月的时间来调理，总得先把先前治坏的部分调整过来。治好后，这孩子还是有心理阴影，总担心自己的性功能有问题，结婚前还特意来找我咨询，可见这种疾患带给人的心理负担还是很重的。

男性疾患如果已经把人的身子掏空了，可能得先上小建中汤或黄芪建中汤。

伤寒名方——黄芪建中汤

《金匮要略》：虚劳里急，诸不足，黄芪建中汤主之。

此方就是在小建中汤内加黄芪一两半，如果气短胸满，可以加生姜，腹满者去枣，加茯苓一两半，以及疗肺虚损不足，补气加半夏三两。

小建中汤方：桂枝三两，去皮。甘草三两，炙。大枣十二枚。芍药六两。生姜三两。胶饴一升。

现代基础用量：桂枝9克，炙甘草9克，大枣6枚，芍药18克，生姜9克，胶饴（饴糖）30克。

黄芪建中汤方：黄芪一两半。桂枝三两，去皮。甘草三两炙。大枣十二枚。芍药六两。生姜三两。胶饴一升。

在《伤寒论》里，张仲景没用过黄芪，到了《金匮要略》里却七次用到黄芪，比如防己黄芪汤、黄芪芍桂苦酒汤、桂枝加黄芪汤、黄芪桂枝五物汤、黄芪建中汤等，另外，乌头汤、防己茯苓汤中也含有黄芪。这实在是个奇怪的现象，难道六经病症不可用黄芪？

关于《伤寒论》不用黄芪，个人浅见：伤寒以寒邪侵入六经次第为主旨，治疗诸证采取的是"甘温固元"法。用方首选桂枝汤、四逆汤或附子理中汤等，以调和营卫、祛除寒邪、回阳救逆、固摄真元为主要方法，而不先使用黄芪、地黄、黄芩、麦冬、知母之类滋补药物。如果有自汗、盗汗的症状，可用参附汤治疗。若一开始便以大剂滋阴药物进行治疗，就会滋黏难去，更耗真阳。如果是虚火上炎的病人，吃黄芪会助长上焦虚火，此时黄芪便是助阳邪的药物，与滋阴药物能助阴邪的性质是一样的，因为可以助邪，所以要慎用。

● 大虚劳证怎么办

男子手淫过度造成的虚劳证很多，我在网络上常常收到这种病人的求救信息。中医认为，女子"破阴太早，则伤血脉"，男子"破阳太早，则伤精气"。男子不能过早地过性生活，伤了精气，也就没法再达到身体的顶峰阶段了。

曾见过一个21岁的俊俏男生，洗个脸后腰都直不起来，其母带他寻遍名医，多补肾壮阳药，也无良效。其母又急又恼，认为孩子是装的。我把脉后告知其母，这孩子的确不是装的，已然属于大虚劳，全无固摄能力，有举而不坚、阳痿、早泄的问题了。孩子此时才哭着说："每次小便都有精液随之而出。"我问男孩："有女朋友吗？有的话就分手吧，别耽误了人家女孩子。"男孩说："一年才一次性生活。"于是，我大为惊讶和感慨现在年轻人不堪的生活，看来以后找女婿真得先让医生把把脉，要不然女儿这一生得多委屈啊。

他的毛病，属于阳气大衰。此人小便后有精不断，一是先天略有不足，二是过耗而阳虚，过早开始房劳，损伤了真气，于是丧失了封锁精窍的能力。像这个男孩这种情形，已经不是金匮肾气、桂枝加龙骨牡蛎等寻常思路可以救治得了，切不可妄用滋阴降火之法，助阴以灭阳而使其短命。一定要用仲景心法，辨别好阴阳：此人已是三阴经证，三阴之方以收纳、回阳、降逆、封固为要。具体到临床，还是得"正行勿问"，全然按医理脉法来救治。先从下焦命门阳虚入手，方能力挽狂澜。同时嘱咐其一定要节欲两年，服药20服后，才可以慢跑锻炼，然后慢慢强壮起来。

《金匮要略》分析"失精家"：男子面色薄者（指面色惨白），主渴及亡血，卒喘悸（会突然出现喘促和心悸），脉浮者，里虚也。男子脉虚沉弦，无寒热，短气里急，小便不利，面色白，时目瞑，兼衄（流鼻血），少腹满，此为劳使之然（此时已一派阳虚征象）。劳之为病（房劳之为病），其脉浮大，手足烦（手足烦热，阴虚），春夏剧，秋冬瘥（这种病人春夏时节加重，秋冬时节好一些），阴寒精自出（遗精），酸削不能行（腰腿酸痛无力）。男子脉浮弱而涩，为无子，精气清冷。

现在这种病人太多了！若想彻底治疗此病，重在以下几项：（1）寡欲。寡欲不是无欲，而是要少欲。中国古代把寡欲看作"延龄广嗣"之法，意思是寡欲是长寿和多有子嗣的第一重点。（2）节劳。节劳的这个"劳"字，不仅指房事，还包括目劳、耳劳和心劳。目劳耗神，耳劳耗肾精，心劳耗心气。（3）息怒。因为肾主闭藏，肝主疏泄，人一生气就会伤肝，肝疏泄过度，肾的闭藏功能就会失职，闭不住也藏不住了。（4）戒酒。酒会使精子多湿气。还得戒饮料。因为饮料中添加有化学制剂，比如兴奋剂、三聚氰胺、苏丹红、防腐剂等，这些都有可能伤精。（5）慎味。在所有吃的东西中，五谷最养精。（6）少吃壮阳的补品，吃这些无非是重调元气法，越吃，将来就越难治。

伤寒名方——大黄䗪虫丸

对于特别虚的人，就不能着急了。如果肝肾大伤，再加上脾胃已伤，人的眼眶子周围就全黑了，而且眼睛塌陷，形容枯槁。这个在《金匮要略》里说：五劳虚极羸瘦，腹满不能饮食，食伤、忧伤、饮伤、房室伤、饥伤、劳伤、经络营卫气伤，内有干血，肌肤甲错，两目黯黑。这种已经虚极的病，用汤药可能太猛了，所以张仲景用缓中补虚法，大黄䗪虫丸主之。这个药现在有成药，药店里有卖。

你看这个病啊，五劳虚极羸瘦——指人伤得特别厉害，又干巴又瘦。腹满不能饮食——指成天腹部胀满，根本吃不下什么。食伤、忧伤、饮伤、房室伤、饥伤、劳伤、经络营卫气伤——这一段写得有趣，你看什么会伤我们啊，食物会伤我们，忧愁会伤我们，喝的酒水会伤我们，男女房劳会伤我们，饥饿会伤我们，过劳会伤我们，经络营卫气血不通会伤我们。久伤，则体内就有干血，就会肌肤甲错，即出现津液干枯、皮肤粗糙，甚至皮肤变成褐色，有如鱼鳞状。同时，两目塌陷，眼圈黯黑，成了地地道道的熊猫眼。

这时，就要用大黄䗪虫丸，这个方子由大黄、黄芩、甘草、桃仁、杏仁、芍药、干地黄、干漆、虻虫、水蛭、蛴螬（qí cáo）、䗪虫组成，其中有四个虫类药，也叫生物药，水蛭、虻虫、蛴螬、䗪虫这几味药都有破瘀、散结、止痛的疗效。这个方子还是蛮厉害的，同时也为后来的活血化瘀、破血逐瘀等方子开了先河。今人尤其爱用活血化瘀药，比如蝎子、蜈蚣、毒虫等，但已然全无仲景先师之章法，更不明仲景逐瘀以温热、温散作为根底，活血化瘀只是救急用之。

这个方子最大的好处是可以通经消症瘕。用于瘀血内停所致的症瘕、闭经等症，一般而言，瘀血在下，使人发狂；瘀血在上，使人善忘，所以这是一个对极虚的人先去体内瘀血、干血的方法。此方子对高血脂、动脉粥样硬化、癫痫也有不错的治疗效果，按理说，对便秘及各种急腹症如急性胰腺炎、急性胆囊炎、肠梗阻也有疗效。

大黄䗪虫丸为黑色的大蜜丸，气浓、味甘、微苦。《金匮要略》说了具体的服药方法："右十二味，末之，炼蜜和丸小豆大，酒饮服五丸，日三服。"记住，一定是用酒饮吞服，加强其祛瘀血的效验。另外，孕妇、皮肤过敏者禁用大黄䗪虫丸。凡服药，最好是咨询专业的医生或药师，千万不可乱服。

《伤寒论》的汤剂中，有 16 个方子里有大黄，主要治疗神志类症状，大便硬、大便难及异常，还有发热、腹中满痛等。此药号称"将军"，有勇往直前之迅利，可以推动坚硬的东西，也可以涤荡积滞。人的神明如果乱了，比如出现谵语、昏沉等症，大黄可以导瘀血、滚痰涎、破症结，使神明重新安定、祛邪救死。

● 怀孕期间的几个问题

男人病、女人病治好了，接下来就是胎产的问题了。

怀孕，就是先把自己的"福田"造好了，再把种子种进去，然后做好胎教。胎教，可是教化母亲哦，安静贤淑，子必贤良。如此逐月养胎，待到十月之时，就会"瓜熟蒂落"。

孕脉不是病脉，婴儿如同大阳物，阻隔中下焦，所以阴脉（尺脉）搏动有力，且与阳脉（寸脉）有明显区别。但这种阴脉搏动有力的象，应当圆润、和缓，不是病脉。妇女怀孕后，吃不下饭、呕吐等都与中焦阻隔有关。

我们之所以活得健康，就是因为我们能吃，同时我们还得能化，化食物，也得调元气上来化，所以人吃完饭就会犯困，因为元气都调到中焦化食物，大脑便有点儿营养不足，人为了自保，就犯困，所以吃饭也是个力气活。胎儿从本性上就是自私的，会跟母亲抢营养，所以孕妈妈若吃多了，调元气来化食物的话，小胎儿就不干，因为他更需要元气元精，于是孕妈妈无力化食物，只好恶心呕吐以自保。所以不太强壮的孕妈怀孕之初，会有两个现象，要么呕吐，要么嗜睡，其实都跟中焦阻隔有关。怀孕时安静、多睡，就养胎儿。

怀孕期间出现的病，中医有良效，比如晨呕、孕期咳嗽，胎不下等，甚至胎儿先天性心脏病，通过母亲服药都会好转。但妊娠时期，最好还是少用药，在《金匮要略》中，有《妇人妊娠病脉证并治》篇，用了几个方子，大家可以参考。

比如：妊娠呕吐不止，干姜人参半夏丸主之。是用干姜一两、人参一两、半夏二两，弄成粉末，用生姜汁糊为丸，如梧子大，饮服十九，日三服。

伤寒名方——胶艾汤

师曰：妇人有漏下者，有半产后因续下血都不绝者，有妊娠下血者，假令妊娠腹中痛，为胞阻，胶艾汤主之。

这个方子其实治好几个病：女子崩漏、流产后出血、妊娠下血或妊娠腹痛等。

胶艾汤方：芎䓖二两，阿胶二两，甘草二两，艾叶三两，当归三两，芍药四两，干地黄四两。

上七味，以水五升，清酒三升，合煮取三升，去滓，内胶，令消尽（化开）温服一升，日三服。不差（差，愈也）更作（再服）。

现代基本用量：川芎 6 克，阿胶 6 克，甘草 6 克，当归 9 克，芍药 12 克，干地黄 12 克，艾叶 9 克。用酒和水煎，阿胶另烊后兑入，温服，每日两次。

现代也用此方治疗各种出血性疾病，如功能性子宫出血，先兆流产，习惯性流产，人工流产后子宫出血、月经多，妊娠子宫出血，产后恶露不尽，产后子宫恢复不良，血小板减少性紫癜，消化性溃疡，外伤出血等伴有腹痛、贫血者。因产乳，冲任气虚，不能约制，造成经血淋漓不断、延引日月、渐成羸瘦的，以及妇人产后及崩中伤下血多、虚喘欲死、腹痛下血不止的，也有疗效。

古人认为这个方子还可以治疗男子绝伤，或从高堕下，伤损五脏，微者唾血，甚者吐血及金疮伤经内绝。

另外，还有葵子茯苓散，治疗孕妇小便不利、头晕等症。

妊娠有水气，身重，小便不利。洒淅恶寒，起即头眩，葵子茯苓散主之。葵子茯苓散方：葵子一斤、茯苓三两。右二味，杵为散，饮服方寸匕，日三服，小便利则愈。

怀孕初期，气机内收，表就虚，人也许会有感冒症状。这时候怎么办呢？感冒发热最好慎用西药，喝一大碗干姜、生姜、葱白煮水，再用药渣煮水泡泡脚，出点儿微汗，大睡一觉，也就好了。

现在妇女怀孕，要有强大的心理素质，因为各种检测、各种说法会令人心神不安，比如误服药后的畸形、唐氏儿、脊柱裂等。这也是我写《黄帝内经·胎育智慧》这本书的原因，我也是当年被恐吓过，都快生了，还被要求去检查一下胎儿有没有脊柱裂！我当时的反应是，医院要想检查收费没问题，但对孕妈妈不要说这种吓人的话，因为缺乏人性关怀。再说了，要有问题早就说了，B 超里都看见孩子在妈妈肚子里活蹦乱跳了，还用这种冷冰的术语吓唬人，就不厚道了。

同时，做母亲的一定要沉着，遇到这种事，就不要跟丈夫说了，男人和女人不一样，男人未见到孩子时，没感情，若真听说孩子有病，有的男人可能就不想要这个孩子了。女人就不一样了，孩子再有病，也是自家骨肉，也让母亲无限怜惜。我有个朋友天天给病弱的小孩扎针，她怀孕时就说不怕生有病的宝贝，因为有病的小孩更依恋母亲，我当时被这种母爱感动不已。

我曾见到一个母亲，属于高龄初产，在快要生产之时，被医院告知可能会生个痴呆儿。于是这个母亲天天啜泣，而她丈夫却当着她的面，天天联系收容残疾儿的育婴堂，想着孩子一出生就送走，甚至婆家意见都一致，都不打算要这个孩子，于是这个母亲顿觉孤苦无依。最后，孩子出生了，是个漂亮的男孩，且健康聪明，但女人与婆家及丈夫已因此结怨。孩子长大后，女人把这件事告诉了孩子，孩子为了证明自己，用功异常，各项都要争第一，然后因为过度焦虑而来问诊。我批评了泪眼婆娑的母亲，并告知男人和婆家本性如此，谁也接受不了痴呆的孩子，所以不必因此结怨。

事情已经过去多年，男人和婆家内心可能也会为先前的举措惭愧，一味记恨，自己也不痛快，更对孩子成长无益。经过几次劝说和吃药，母亲与儿子才和父亲修好。可见良言一句暖三冬，为医者一定要顾念病人苦楚，要三思而后说。

还有人问："怀孕前3个月适宜多做B超吗？"我认为一般怀孕前3个月不宜多做。中医认为3月前为胚，3月后才为胎。胚虽弱小，但意义重大。再者，怀孕期间忌情绪波动，尤其是早期。小胎儿是有灵性的，他喜欢安静温柔的环境，所以可以多听《诗经》，以其温柔敦厚而养胎。不用动不动就跑医院，只按正常建档即可。总之，怀孕前3个月一定要静养，杂事一律放下，以自己为重，但也不能太娇气任性。

说到任性这个问题，有些妇女孕期真能闹啊，甚至寻死觅活，这种情志的反复会给胎儿造成惊吓，结果生下的孩子多有问题。母子连心这句话，最开始就是指孩子在母腹中时，母亲情绪的任何表现，都会让胎儿惊恐不安，所以母亲一定要温柔端庄，给孩子一个好的环境。

胎停育，前面讲过了。需要注意的是，一般原先怀孕时哪个时间流产了，再次怀孕时就要特别注意那个时间段。这段时间一定要静养，不要有情绪波动。因为中医认为怀孕的每个月份都有所行经脉主管，流产的月份一定跟这条经脉的虚弱有关。具体去看我的《黄帝内经·胎育智慧》。

● 月子病

其实，一切补，药补不如食补，食补不如神补。药都走偏性，不可以天天吃。而且普通人不明医理药性，会吃错。而神补就是说最好的补是精神的自在、愉悦，人自在愉悦，经脉就通畅，经脉通畅，阳气就能化万物。

为什么一定要坐月子？中医认为，一般情况下，人的骨节是闭合的，而产后，随着骨盆的打开，产妇全身上下的筋骨腠理都处于一种开放松弛的状态。这时，风寒就容易乘虚而入，通过张开的骨节进入人体内。月子结束时，产妇的骨盆和全身的筋骨腠理都会逐渐恢复到正常的闭合状态。那么，坐月子期间进入体内的寒邪也就随之被闭锁在体内，从此留下严重的后患。

身体羸弱的产妇，有可能在月子结束后不久就会感到腰酸背痛；而大多数女性在年纪大时，会感觉全身疼，尤其是骨节疼；甚至有的人会疼痛一生。中医上称这种疾病为"产后风"，即月子病。骨节疼痛前面讲过，大家可以再看一下。

一旦患上月子病，很难医治。因为月子一旦结束，女性的身体再也达不到当初生产时那种全身骨节松开的状态了。不论采用任何药物，还是针灸按摩，都很难驱散风寒，因为寒邪已经入骨了。

所以，坐好月子这事儿特别重要。月子里最容易出的问题是产后受风、产后大汗、产后大便难、产后抑郁、小儿湿疹和婆媳关系恶化等。

先说前三个病。产后受风、产后大汗、产后大便难，在《金匮要略》里都有解释。

问曰：新产妇人有三病，一者病痉，二者病郁冒，三者大便难，何谓也？师曰：新产血虚、多出汗、喜中风，故令病痉（是说产妇血虚，多出汗，就是阳虚，固摄不住体表，所以容易中风邪，导致经脉痉挛）；*亡血复汗、寒多，故令郁冒*（如果亡血、多汗，再加上受寒，就是四肢冰冷但是头上出汗）；*亡津液，胃燥，故大便难*（这时其脉微弱，不能食，大便反坚，呕不能食，小柴胡汤主之）。

如果"*病解能食，七八日更发热者，此为胃实，大承气汤主之*"。

如果"*产后腹中疼痛，当归生姜羊肉汤主之；并治腹中寒疝虚劳不足*"。这个前面讲过了。

伤寒名方——枳实芍药散

产后腹痛，烦满不得卧，枳实芍药散主之。

枳实（烧令黑，勿太过）芍药等分。

上二味，杵为散，服方寸匕，日三服，并主痈脓，以麦粥下之。

这个方子主要用于腹中有痈脓，把枳实烧黑，和芍药一起捣成粉，每次一小勺，用麦粥服下。枳实破瘀，芍药止痛。

师曰：产妇腹痛，法当以枳实芍药散，假令不愈者，此为腹中有干血着脐下，宜下瘀血汤主之；亦主经水不利。

伤寒名方——下瘀血汤

大黄二两，桃仁二十枚，蟅虫二十枚（熬，去足）。

如果吃枳实芍药散还腹痛，就是腹中有干血在脐下，宜用下瘀血汤。下瘀血汤使用大黄、桃仁、蟅虫，研磨成粉末，炼蜜成丸，再以酒煎服之，会打下瘀血。瘀血的颜色如猪肝。

产后风，续之数十日不解，头微痛，恶寒，时时有热，心下闷，干呕汗出，虽久，阳旦证续在耳，可与阳旦汤。

阳旦汤就是桂枝汤。如果此病延宕多年，可以选一夏至日，用铺灸天灸法。

产后下利虚极，白头翁加甘草阿胶汤主之。

白头翁、甘草、阿胶各二两，秦皮、黄连、柏皮各三两。

这是治疗产后腹泻不止的方子。

伤寒名方——小建中汤

另外，孙思邈的《千金方》里，在张仲景的小建中汤的基础上，补了一个当归建中汤，主治妇人产后虚羸不足、腹中刺痛不止、吸吸少气，或苦少腹中急。摩病引腰者，不能食饮。认为产后一月内，得服四五剂为善，令人宜强壮。

咱们看一下三个建中汤：小建中汤、黄芪建中汤和孙思邈的当归建中汤。

伤寒，阳脉涩，阴脉弦，法当腹中急痛，先与小建中汤。

所谓"阳脉涩，阴脉弦"，是指浮取脉涩，主血虚，沉取脉弦，主病在肝胆。

妇人腹中痛，小建中汤主之。

虚劳里急，悸，衄，腹中痛，梦失精，四肢酸疼，手足烦热，咽干口燥，小建中汤主之。

　　小建中汤方：桂枝三两，去皮。甘草三两，炙。大枣十二枚，擘。芍药六两。生姜三两，切。胶饴一升。(呕家不可用建中汤，以甜故也。)

　　现代基础用量：桂枝9克，炙甘草9克，大枣6枚(擘)，芍药18克，生姜9克，胶饴30克。

　　小建中汤为仲景治阳虚之总方，善于加减化裁，可治百十余种阳虚证候。使用小建中汤的都在症状上有个腹中痛的问题，脾主腹，脾虚，肝木克脾土，就腹部拘急疼痛。建中，不是理中，建中，就是先补虚而缓急，其中饴糖就是麦芽糖，富于营养而安抚小肠，既补虚又补血，因其甜，而能缓解经脉拘挛，安抚腹痛。此方妙不可言。

　　这个方子就是桂枝汤倍芍药加饴糖组成，倍芍药就是加大平肝胆的作用，肝胆气平和了，腹痛的根儿就解决了。整个方子取温以祛寒、辛以宣通、甘以缓急之义，一般用于太阳病及脾阳虚的病症。实则凡身体虚弱有腹痛、心悸、盗汗、衄血、梦遗、手足烦热、四肢倦怠疼痛、尿频数且量多等，均可应用。现代有人用以治虚弱小儿的感冒、夜尿、糖尿病、肺结核、贫血、胃炎等。

　　这个方子是先煮桂枝、炙甘草、大枣、芍药、生姜，然后在汤药里放入两大勺饴糖，再上微火消解，一日三服。

　　黄芪建中汤，前面讲了。

　　而孙思邈的当归建中汤，是小建中汤加上了当归，重在补血。当归四两、桂枝三两、芍药六两、生姜三两、炙甘草二两、大枣十二枚，若大虚，加饴糖六两。

　　再者，坐月子期间孕妇最好不沾凉水。冬天生产的话，穿拖鞋不能光脚，要穿双保暖的袜子。这些都是避免寒邪入体的基本要点。也不是不能洗澡，而是洗后要及时用毛巾擦干身体和头发，要在浴室里就穿好衣服鞋袜再出去，避免出浴室时招风受寒，惹来不必要的病痛。

● 产后抑郁症

　　其实产后抑郁症真没有什么好讲的，就是普通的抑郁症(胃寒肾寒)加上血虚劳累而已。但如果不得到及时救治的话，会造成严重的后果，比如跳楼、自杀、自残、杀子等。这种人为什么一定要面诊呢？因为这种人的病一方面是身体问题；一方面是心理问题，不打开心结的话，去不了病根儿。

先说病人自身的问题。现在的女子有些娇气，特别是独生女。生子过程大耗气血，哺乳更是耗心血，月子里大汗淋漓而更耗气血。虚，则情绪不稳定，再得不到体恤，就更难受了。孩子若身体健康、能吃能睡还好，若是病病歪歪，又不好好吃又不好好睡，那真是来讨债的，母亲便身心俱劳，难免崩溃。

还有一点，女人血虚就暴躁、就矫情、就委屈。一委屈、一暴躁，要么泪水涟涟，要么自虐式报复。月子里哭泣这事很伤身体，因为五脏六腑之精气全部聚集在眼睛，这时总流泪，必伤五脏六腑，老了时就会有眼病。所以小产后也不可伤心欲绝。所谓自虐式报复，是说有些女人脾气急，看不得家里乱，一会儿觉得婆婆手脚不利索，一会儿觉得丈夫懒，一气之下就下床自己又刷又洗，如此便出现手指小关节疼痛等，重者还会腰酸背痛。你说你赌这一时之气干什么呢？最后还不是自己遭罪。自己疼、自己痛，谁也替不了。女人一遇到事，又讲理又不讲理，可这世上能说清楚的都是事，说不清楚的都是情和命。所以我说在中国，认命也是一种觉悟。

女子这一生啊，为女儿，为妻子，为母亲。为女儿时最娇憨；为妻子时，蛮横；为母亲时，操劳。女人这三级跳，一步比一步难，一步比一步惊险，哪一步没走好，都容易生无可恋。唯有活明白了，才能保护好自己。

再者，产后抑郁还源于对周边环境的不满与敏感。女人坐月子，最好是亲娘照顾，若心疼亲娘，就索性高价请月嫂。一辈子生产就这一两次，犯不着抠抠搜搜地让自己受一辈子的罪。其实，出产房的第一幕就告诉女子很多真相：婆家全奔孩子而去，娘家全奔女儿而去，孰轻孰重，一目了然。其实，女人对婆婆的好坏不必太在意，她对你好，是情分；对你一般，是本分。关键是这里边老公的态度，若老公明事理，对女人万般疼爱，一切都还好；若老公是"妈宝男"，那就没个好了。所以恋爱结婚时，先把这问题看好，别自恃自己有本事可以改变丈夫。尤其是那种婆婆没了老伴，或欺负了老伴一世的、强势又蛮横的，她对儿子的掌控，就是要跟你一争高下。妈宝男最后肯定听她的，不听你的，这种人自古有之，看看《孔雀东南飞》，就明白了。

还有一个问题，就是孩子最好自己带，尤其是晚上。老人家若是身体好，且年纪不算老，带孩子还可以。若是年纪大、身体弱、脾气乖戾者，千万别让她带着孩子睡，这样的孩子容易体弱多病。再者，家里有老人带孩子，在孩子生病治疗问题上，也容易有理念上的冲突，最后遭罪的一定是小孩。

产后抑郁症的治疗可以参考前面所讲的躁郁症的治疗。

产后黄褐斑也讲过了，小儿湿疹前面也讲过了，而产后盗汗属于阴阳俱虚，用理中汤即可。但我说过如果是哺乳期妇女，就要慎用红参，一旦量大了，就有可能回奶。所以剂量的问题还是要多加小心。

要想不得妇科疾患，就要教化女子，一定要修性情，温柔喜乐，不仅对家庭好，更是对自己好。女人们会说："谁不想温柔喜乐啊？可现实如此无情，生生把我们变成暴躁的女汉子了！"所以，男人们要好好疼爱你们的女人，把她们气出病来，将来就没人照顾你们了。

第十二章

二十多种疾病的
中西医分析（下）

● 患皮肤病的原因

美国医生认为第十四个不需要治疗的病，是湿疹。他们认为湿疹是很常见的皮肤过敏，多见于小孩，不用特别治疗，抹一点儿润肤霜就可以了。

关于这个观点，我同意小孩子的湿疹，比如痱子什么的，都不必治疗，长大了，身体壮了，就好了，若使劲儿折腾孩子，必然越治越糟糕。但是我不同意抹什么润肤霜，更不同意涂抹激素，而是可以把烧过的艾灰和点香油涂抹在患处，好得会很快。如果是哺乳期，就改变母亲的饮食结构，少吃鱼类，或让母亲吃点儿药。再有，室内要保持常温，因为婴儿代谢快、出汗多，寒热交激，极易形成湿疹。小婴儿是纯阳之体，不宜穿得过暖，再加上吃乳制品，脾胃又先天弱，脾湿泛滥，就是湿疹。

还有，《素问·生气通天论篇第三》说："汗出见湿，乃生痤痱。"汗出见湿，多出汗，就是卫气不固，再遭遇湿邪，就会"乃生痤痱"，古代认为：疔之小者为痤，更小为痱，大者为疮。就是汗出加湿邪就会出现疖子和痱子。夏天最热时汗加湿，确实容易出痱子，秋凉燥气一起，痱子就没了，所以这个不用治。

但大人的湿疹，一定得治，具体不是治湿疹，而是治疗他的内在焦虑，焦虑一去，湿疹即好。

情绪不稳定、压力大时最容易出现皮肤症状，因为"忧伤肺"，忧虑最严重的表现，就是焦虑。一般的焦虑，湿疹会长在两手虎口处或手指关节上。心思重的人，中指上也会有，心思更重的则长在心包经手掌心处，这就跟重症焦虑有关了，这很符合"肺主皮毛""肺主治节"的医理。而长满脸、满身的，则跟元气大伤有关。

记得刚到中医院校时，有一湿热下注的病人求荐名医，这个病在年轻男子居多，就是睾丸总是湿冷的。那时以为名医就是明白的医生，便择一专门讲《伤寒论》的名医治之，那方子开得真是大，几乎所有祛湿药全用上了，哪里是开方，完全是卖药啊！而且开的也不是伤寒方。所以光听人讲《伤寒论》没有用，还得看那人会不会用伤寒方。幸亏那病人年轻体壮，一见无效便停药了，否则真的害人不浅啊！从此以后，我便不再敢随便推荐医生，只求好好习读经方，多上临床，慢慢悟道为上。

世界上的事，差不多不重要，那一点儿最重要。就那一点儿决定着品质，决定着你对生命的认知。西医，也许你报上病名，就知道给你吃什么药了。中医不行，中医必须见到人，必须见到你的眼神、你的面庞，听到你的声音，知道你说出来的，还有你没说出来的。还要摸到你的三部九候脉象，才能知道你生命纠结愁苦的根底。现在大家只说病，不说情志，就去不了病根。所以网上问病、网上诊断，于医生于病人都不是太好。因为在网诊中，大家说的都是病，只有见到本人，才能发现情志的问题。

关于疾病和情志的问题，《内经·疏五过论》有言："离绝菀结，忧恐喜怒，五脏空虚，血气离守，工不能知，何术之有！"——此句甚妙。人生情志，多伤于"离绝菀结，忧恐喜怒"这八个字。离，指远离亲爱，故魂飘荡。绝，指离绝所怀，心灰意冷。菀，指思虑郁积，劳神劳意。结，指不解余怨，伤肾伤心。多忧伤肺，多恐伤肾，多喜伤心，多怒伤肝，多思伤脾，如此五脏空虚，血气分离。医生如果不知情志伤人，就抓不住根本，也谈不上医术有多好！

皮肤出问题，基本上有以下几个原因：

一、卫气受伤，也就是阳气受损，因为卫气专门负责固摄和疏泄皮毛。多次伤风感冒，滥服药的结果，就是伤卫气，卫气一伤，皮肤就出问题。张仲景治伤风感冒的桂枝汤、麻黄汤等，用桂枝和麻黄，就是在调理营血和卫气的关系。很多人牛皮癣发作就跟感冒发热时处理不当有关。

二、关于皮毛与肺的关系，要理解五句话：第一句，是"肺主皮毛"，紧张多虑，先损皮毛。动物是怎么解决大自然当中的恐惧多虑呢？撩啊，打闹啊，在泥塘里打滚啊，你抓我一下，我打你一巴掌，皮肤的紧张就纾解了。人呢？绷着，中国人肢体语言少之又少，就知道打嘴仗，连个架都不会打，怎么能解玄府肌肤紧痛之症呢！恐怕只有现在的中国老人有这些奇妙的养生方法，比如后背撞树、蹭墙等，以纾解后背之紧痛。所以皮毛病别专盯在皮肤上，要解焦虑，得治肺气。第二句，是"肺主治节"，所以有些皮肤病会先发作在关节处，或在节气前后发作，这也是皮肤病是肺病的一个佐证。第三句，是"肺主一身之气"，忧思焦虑在头，则是落发或斑秃，只要人一焦虑，就会大把大把掉头发。有的人夜里头发会脱落一块，叫鬼剃头，其实就是斑秃。在经脉，则表现在手指，尤其是虎口处湿疹斑驳；在后背则是玫瑰糠疹等，而且一般对称长，因为经脉病一般都对称长。第四句，是"肺与大肠相表里"，大小肠不通畅，用现在的话就是毒素排不出去，就会有一部分堆积到皮肤上。第五句，是"肺为娇脏"，即肺是五脏中最娇嫩的，又在五脏最上源，只要患病，它就首当其冲，再用药不当，则伤肺，伤肺就伤皮肤。而肺又跟肝肾相关：肺金克肝木，肝血不足也无法养皮肤；肺金生肾水，肺气衰败，肾精就不足。肝肾又关涉到元气和免疫力。所以，皮肤病的总根源有三：一是焦虑，二是免疫力低下，三是乱服药。很多人听过我的课以后索性不乱治了，皮肤病反而会好转。

三、脾主肌肉，皮肤和肌肉是连在一起的，皮肤有病，肌肉也好不到哪里去。

四、皮肤疾患与心的关系有两条：一个是"心主血脉"，一个是"诸痛疮疡，皆属于心"。只要有皮肤问题，都会有痒、痛的问题，痒、痛、生疮都是心的问题。

明白了这些医理，湿疹、疔疮、斑秃、牛皮癣等都不难治。要从阳气、肺、脾、心治，从里治，别从外治。

● 皮肤病怎么治

目前，肺癌是全世界癌症发病率第一的疾病。那么普通疾患里，皮肤症状将来也一定排第一，湿疹、过敏性鼻炎、荨麻疹等都是。因为肺为娇脏，而人们从小就反复戕害肺部，像点滴、抗生素、寒凉的中药等，于是，人类的肺、人类的皮肤，肯定要出大问题。

现在西医看到湿疹等皮肤病，就上激素药，一抹就好，不抹，就犯。抹一辈子，最后就有可能转成其他病，把表证转成里证，这不是治重了吗？中医有一句话："名医不治喘，名医不治癣。"就是说名医一怕治喘，二怕治癣，怕，就说明没真正懂医理。要不就是上一大堆皮类的药，这就是西医思路，见皮治皮，不知肺主皮毛、脾主肌肉、心主血脉，等等。心主血脉，就是心的动能可以把血打到皮肤末梢，皮肤就得以攻病，也可以得到营养。脾主肌肉，肌肉与皮肤之间有腠理，腠理乃三焦系统，脾好，肌肉就有营养，气血足，三焦就流利，皮肤就得到充养。而肺主皮毛更是直接对治皮毛，解除肺的焦虑，皮毛就舒畅。

其实，只要老天让这个病长在皮上，就是老天厚爱你，设想一下，若这些病长在五脏六腑里，那得多痛苦啊。古代孙思邈一见到皮肤癞巴巴的人就认为是天生的修行人，这是老天给的屏障，不必在人堆儿里混。

你若懂了皮肤疾患的原理，也是可以治愈的。能找着好医生你就去治心、脾、肺，皮肤就好了。但如果找不到好医生你就别治了，因为皮肤病死不了人，只有乱治才会死人。因为长在皮上的病基本不往里走了。把情绪调好了，休息好了，皮肤病必然变轻。病如果是往外走的话，就别往里打，顶多外面丑点儿。往里走，也许会得肺癌。

原先我学员里有一个皮肤科主任，我就问他："你们科治好过一个吗？"他说一个都没有治好过，除非上激素，但激素一停就会复发。我说："病人生气吗？"他说："病人天天抱怨，我们特有招儿说服他们。就是把病人往肝癌病房门口带，说：'你看又走一个吧，你看又走两个，你看咱们病房谁走了？'病人就不说话了。"

现在西方又把皮肤癌归结为不抹防晒霜，我倒认为抹一大堆化学制剂未必对皮肤好。中国皮肤病多，皮肤癌少，所以这个问题值得思索。学医重要的是学思维方法，你不能光盯着病灶看，一定要往深层看。把《黄帝内经》学好了，就知道如何预防湿疹这些皮肤疾患，你只要记着：肺主皮毛，忧伤肺。你别老焦虑，就不容易得这病；肺与大肠相表里，你代谢好，身体内部和体表就没有垃圾。肺为娇脏，你别让孩子从小一得感冒就乱吃药，让孩子多晒太阳、多锻炼，肺气就强大。

咱们先说皮肤瘙痒，有些瘙痒真的比疼痛更让人难以忍受。西医在瘙痒方面常常感到棘手。但传统医学在这方面真的很擅长，如果是肝血虚或孕期贫血造成的瘙痒，当归四逆汤、小建中汤等都是良方。

湿疹，麻黄汤、理中汤、通脉汤、苓桂术甘汤、桂枝汤、当归四逆汤等，都有良效。有人会问："我怎么知道该吃哪个方子呢？"这就不能只求药不求医了，因为治疗皮肤病的复杂之处在于这些药下去会先发病，会把长年积聚在里的病全部发到皮肤上，这期间就有要根据病情及时换方子的问题，所以随时跟医生保持联系、及时把脉才是。记住：西医有广谱方，中医没有。

首先，中医强调个体差异性，必须综合望、闻、问、切而直指其疾患的根底，并且所重在证，不在病名。凡按西医病名开药者定有后患。

中医治病，第一要辨阴阳，按理说，皮肤病基本在三阴证中——证在太阴，可以用理中汤加减，取土生金法，但这个发病最厉害，把里面的病发出来不是坏事，但病人害怕啊，这时就需要医生来按脉调方。所以没有医生的辨证支持，病人很难坚持。脾胃一足，生气、生血，肌肉满壮，皮肤就能恢复。证在少阴，可以用白通汤、四逆汤等，但也有可能大发作。证在厥阴，已阴阳两虚，这时，既要补阳，又要补血，有当归四逆、吴茱萸汤诸方保驾护航。等到三阴证出现转阳的时候，可以用太阳证之桂枝汤加减收工。

吃药的过程中出现发症状这种事，就像打扫房屋时会起灰尘一样。大病就如同修房子，身体五脏六腑重新安排的过程中，不是这儿肿了、胀了，就是那儿紫了、青了，这些都得忍耐，这说明治疗正在发挥效果，正往外发。有人说："我扫了半天一点儿动静都没有，是咋回事？"那是你家土太重了，扫不起来，得慢慢来，有感觉是因为人家土轻，一扫就干净。没感觉、反应慢的，得吃到一定程度之后才会动。身体是有机窍的，早晚有动的时候。所以凡看病的，都别问我啥时能好，这个得问自己，因为只有自己的身体和元气明白什么时间会好。

记得我当年给一个人治疗重症牛皮癣时，期间开过12服理中汤，病人去药店拿药时，抓药的人问："这是要治什么病？"病人答："牛皮癣。"抓药人大笑之，就好比"下士闻道大笑之"一样。3个月后，此人牛皮癣痊愈，那些笑他的人下巴都要掉下来了。这就是他们不懂脾土生肺金之妙理。

● 一个银屑病的实例

皮肤病有几个特点：

一、一般冬天症状重。因为冬天气血内敛，都发挥自保功能去保五脏了，冬天气血内收，管得了里面就顾及不到外面。身体虚的人就会皮毛干枯瘙痒。肝血虚引发的皮肤症状尤其夜间痛痒难忍。最好不要涂抹激素，找个会把脉、会用经方的中医看看吧。

二、夏天症状轻。因为天热气血外浮，体表得养，则症状轻。而湿疹类的病症却因阳气的外引而夏天容易加重。

所谓银屑病（俗称牛皮癣）、白癜风等除以上原因外，还有先天血液的问题和性格原因。先天血液问题指祖辈有杂驳或近亲结婚，比如西方的纯种贵族通常有皮肤问题。性格原因则是这类人特别要强，对自己要求几近完美，头脑聪颖而又内心羞怯，加之体能先天虚损，就容易遍体鳞伤。

既然已病，且误治多年，气血大伤者，非养生方能解，不必一味求食疗方等。有病要么求名医好好治疗，要么不治，与其让庸医乱治，不如靠自愈力来得快。如无良医，当下良方即是：停止乱服药，停止涂抹各类激素！饮食、睡眠加锻炼！如此，一定会比先前要好。

说来有趣，最初我遇到的病人大多是重症焦虑患者或抑郁症，再就是大量的皮肤病患者。基本都是用仲景方治愈，这也让我对张仲景和《伤寒论》无比敬仰。治疗，无非是先培补元气，元气足时，此类病会大发作，此时坚守《黄帝内经》"正行勿问"之原理，坚守六经辨证之原理，不为外表所迷惑就是了。但如果没有病人的信任与坚持，也不会有此成功。所以，也真心感谢所有患者。其实，医生真正的老师除了经典，就是患者了。我后来竟然在河北一山间庙宇旁发现了一座供奉疮疡神的破败小庙，急忙进去礼拜——这真不是迷信的心，而是感恩的心，因为凡有所成就，都是天地之恩德、慈悲、眷顾……事后我常常想，上天就是用这些病在历练我、考验我吧，就是让我由此而坚信，由此而坚守，由此而感受那些经典之慈惠无穷吧……

说一个皮肤病实例吧，那是快20年前了，我治的第一个银屑病病人，在此之前，我治好过好多例青春痘、痤疮、皮肤瘙痒、湿疹等，但如此严重的银屑病我是第一次见到。当时真的震惊了，全是大大的金钱癣，厚厚的，对称长在后背及全身，皮肤都黑皱皱的。

这是个跳舞的女孩，发病原因有二，一是当年父母离异，二是10岁那年在舞蹈班寄宿，发高热，因为没人照顾，烧糊涂后跑到院子里喝自来水，同时用凉水浇身体，从此就得了皮肤病。到处求治了有10年，越治越严重。最后又是高热不退，被医生诊断为淋巴癌。她姥姥是我的病人，于是这姑娘扭头离开了医院来找我。可我也没招啊，只好带她去见高人，那时候我才知道，名医不治癣，高手就一句话："前世带来的，治不了，让这个孩子出家吧。"这姑娘就哭了，说我还没谈过恋爱呢。

就这一句话打动了我，我扭头就带姑娘回来了，我跟姑娘说："我给你治，但这病我没治过，所以你要听话，咱俩一起努力。"姑娘说："我就想让您治，我一定听话。"其实，学舞蹈、学体育的孩子都特别单纯，比如杨丽萍骨子里一定单纯和倔强，她可以不要孩子，可以为了舞蹈事业拿掉几根肋骨，这世上，不傻、不单纯，都不能把事业做到极致。这种女子，男人永远弄不懂，除非你可以绝对包容。

这个孩子也是，特别单纯。我说你先请三个月的假（因为跳舞期间她总得往身上抹药，所以让她请假）。这三个月，你就干几件事，一、好好吃药，然后每天用药的第三煎煮一大锅水泡澡。二、好好睡觉，好好吃饭。三、每天出去太阳底下跳跳舞，但不许累着。

这孩子很听话，100天里天天傻吃闷睡、吃药泡澡，姥姥天天晚上拿刷子给她刷身体，笑她是白雪公主，因为一刷满屋子都是白屑。而我，只坚持《黄帝内经》所言"正行勿问"，严格按照正确的理念去治病，什么脉象就开什么方子，反正市面上能用的方子别人都用过了，能试过的方法也都试过了，不是都没用吗？那就坚决走《黄帝内经》和《伤寒论》的方法，坚决不被这个病名困扰，只按自己的思路走。

服药开始，她很快就敢关灯睡觉了，原先一直不敢。这会儿胆子大了，不就是肾精足了吗？然后牛皮癣开始变大变薄，这不就是里边的病在往外发吗？好事。100天后的一天，我的房间里突然出现了一群人簇拥着一个美丽的姑娘，至今我都记得她齐眉的刘海、白皙的笑脸。原来是她的七大姑八大姨、姥姥姥爷带她来复查了，她的身上已经干干净净，那天我们像过节一样高兴。最关键的是，快20年了，此病再也没有复发！不复发，才叫治愈。

这期间，因为她休假时间长，正赶上舞蹈团裁员，所以第一个就把她裁了。这倒令我恐慌了，怕她因为郁闷再犯了病，这不是要毁了我的"作品"吗？所以我只好把她留在我身边，成了我第一个助理。其实我俩都不知道助理该干啥，索性就一起傻乐呗。实际上她带给我的快乐更多，比如一发工资她就会围着你跳舞，那舞姿就像天使，让我万分感动。只要一有皮肤病人来看病，她就冲过去看，还跟人家说："不重不重，看我看我，全好了！"我说："别老这么咋咋呼呼的好不好啊，你还想不想嫁人啊？"直到有一天，我带她去看杨丽萍的舞蹈，发现她在旁边默默流泪，才明白她跳舞的心没有死，于是便放她走了，让她继续去跳舞。

这个病例也告诉我，治愈这件事，其实很难，既要医生正行勿问的坚持，也要病人的努力与听话。再者，医生和病人也要讲究缘分，无缘，连见面的机会都没有。

● 人生不必时时都有意义

　　未来的治疗学一定是个更复杂、更人性的系统，而传统医学，一定要体现在对人的全方位的关怀。有人在网上提问，最简单的就是报上一个西医病名。这种我就没办法回答。稍微明白点儿的，会说说自己的症状，但这远远不够，比如女人只说头痛，不说月经也不成。再明白点儿的，会说说自己的生活，会说说自己的情志，说着说着也许自己就知道病因了。比如，有些少年湿疹遍布全身，但家人不知这是手淫过度造成的，家长只想治愈湿疹，可你要管不住他的手淫、他的网瘾、他的冷饮，吃再多的药也去不了根儿！

　　先前说到肺癌的病人。凡是得肺癌的人，都超级求完美、超级认真、超级要强，而且还极度焦虑，做人极优秀。而且在他们身上还有一个问题是隐藏着的，是他们骨子里的傲慢和他们表面极度的谦和，这种不协调也会带来疾患。不信你们去看肺癌病房，肺癌病房一般特别安静，从来都是彬彬有礼的"谢谢"，这都是装的，所以肺癌病人跟长期的憋闷有关。而肝癌病房的人，从来都在那儿吵，从来都在那儿抱怨，都是气的。这也叫什么性格就决定你得什么病。如果你天天乐呵呵，长个大肚子什么的又如何呢？所以，中国的圣人早就明白了，要想无病无灾就得修德行，修德行，就是修你本性的天真，人生苦短，经不住装假和虚伪，人，一定要率真地活着。

　　《金匮真言论篇第四》说："夏暑，汗不出者，秋成风疟。"所谓风疟，就是夏天身体没有得到宣泄，秋天也会发作的皮肤病。情绪憋着，夏天吹空调憋着，人就会有皮肤疾患和肺部疾患。

　　那如何保护这个皮肤玄府不受虚邪贼风的侵犯呢？《黄帝内经》说："清静则肉腠闭拒，虽有大风苛毒，弗之能害，此因时之序也。"也就是说，清静，就能够使肌腠玄府关闭，抵御邪贼，即使有大风重邪，也不能伤害到我们，这，就叫因天之序。

　　看来"清静"这事太重要了，不仅是心灵的清静，也要有肉体的清静。修行也讲清静，但很少有人明白：身体的清静才是修行的基础，古代真修行的都是离群索居，自己待着；现在大伙修行讲究成帮结伙，人一多，就有阶级，就有政治，就有人性，就没有清静。唯有心清意静，人才能够少得病。因为，心里清静，就身心若一，也就是身和心是浑然一体的。若不清静，就是身心不一，身心不一会怎样？比如我心里有事，气血一急，就都拥堵到心，体表就虚了。体表一虚，风邪就进来了，这也叫"没有内急不感外寒"，内急与外寒相搏，人就会因为这次着急而得重病，这样的例子在现实中很多。

除了清静外，还有什么可以治病啊？自己找乐。有些看似闲扯的事儿，其实也属于治愈系。

比如，在北京听相声。因为京城是衙门口，当官的人多，白天特压抑，皮毛都憋住了，晚上听相声就如同被挠了痒痒，从外到里地那叫一个舒坦；听人家自嘲，听人家骂街，听人家讲黄段子，听人家捧哏，把自己不敢说的说了，自己不敢骂的骂了，不仅皮毛痛快了，心也敞亮了。

再比如，东北的二人转。东北冷啊，经脉容易闭塞瘀阻。火炕一烧，又容易头脑发热胡思乱想。能唱着、跳着，当着众人的面，不用害羞就调了情，还亮了嗓子，通了经脉，真值！

而更冷的俄罗斯则把文学艺术当作治愈系，为人类创作了那么多好作品。

不知道大家发现没有，现在的孩子把宠物当成了治愈之物，宠物的萌和憨，给喜欢宅着的人带来了无穷的快乐。所以，未来宠物业前途很敞亮。

其实，没有这份闲，没有这份无所用心，总绷着、总端着、总暗自焦虑着，一定会得病。人生若分分秒秒都要有意义，就没意义了。

人身难得，生命是活泼自在的，尊重生命，尊重它原始的自愈力，尊重生与死。赞美生命，赞美生命意志的强大和灵魂的美好。对病人而言，同情、爱，有时比治疗还重要，所以，最大的养生，是养情怀和人生格局。养生，越纠结于细的人，越焦虑，也就越容易出问题。

在西方，人们生病了，先是看医生，医生治不了了，就求救于心理医生，一切都不行了，就去求助宗教（牧师），最后则是"见上帝"。而在中国，你只要找到一个好的中医就行了。因为中国医学最可贵之处就是：它涉及全方位的拯救。

一个好医生，首先要给病人开出生活方，让他改变生活方式，改变固执的行为，也就是给人以一条欣欣向荣的生路；其次才是治病方；最后还要有锻炼方，等等。

其实，对抗生命被医疗化和过度医疗的方法，就是两种。一、赞美生命。生命是自在活泼的精灵，不是被审视被丑化的东西，而是必须绚丽绽放的、是生生不息的。大自然的动物没有医院，也活了万代。二、明生命之道。死亡不可怕，可怕的是无明和无知。生病不可怕，可怕的是内心的贪婪和嗔痴。人，归根到底还要自救！

● 病久则传化

任何病都怕久病，病到阴阳之气堵塞不能交通时，良医也没有办法了。所以，作为普通人，我们要知道病的传变规律以及治病次第。

如果你发热了就赶快洗个澡，喝点儿干姜通脉汤，泡一下脚，好好睡一大觉，发热也许就解决了，第二天该干吗干吗。如果你拖着或者上抗生素，也许会拖很久，最后虽然有点儿损脾胃，但好了也成，就怕再治错了，生生把感冒治成肺炎，肺炎治成哮喘。好比有些孩子月月都感冒，全班只要有点儿风吹草动，他就得病，这就是一直没治好。

病久则传化，究竟怎么传化呢？讲一个非常有名的故事吧，叫"扁鹊见齐桓侯"。其实这个故事属于扁鹊多管闲事。话说某日，齐桓公在高堂上坐着，扁鹊远远地拜见他说："君有疾在腠理，不治恐深。"就是说你现在有病，在皮肤上已经显现了，不治疗的话，会深入。谁也不喜欢一见面就有人说你有病吧？等扁鹊退下以后，齐桓公就说："医生就这德行，就是喜欢把没病的人当成有病的人，来赚钱。"可见这是常人之心理。所以，没事别多事，别学了点儿东西，就老在别人身上用，这，也是欠口德。

又五日，扁鹊又来了，说："君有疾在血脉，不治恐深。"病，已经从腠理皮肤进入血脉了，这是一传。这个故事里面的玄机是什么？就是扁鹊认为病五天是一个传变。而在《伤寒论》里，认为病是七天一变。扁鹊的思路是：病，一天走一藏，所以五天一个传变。张仲景是按气机和六经看待病气，所以到第七日恰是气机的一个来复。所以，都没错。

又五日，扁鹊复见，说："君有疾在肠胃间，不治恐深。"大家看，病的传变，是先在皮肤腠理，然后到血脉，再往里是肠胃。但齐桓公却一点儿感觉都没有，索性不搭理扁鹊了。五天后，扁鹊又来了，说："君有病在骨髓，虽司命无奈之何。"也就是病入骨髓的话，命运之神都拿你没有办法了。等到五天后，齐桓公感觉到不舒服，派人召见扁鹊，这时候扁鹊已经逃离了，因为已经到骨髓了，没法治了。

我举这个例子，就是告诉大家，在中国古代，病的传变是有顺序的，治疗也是有顺序的。扁鹊最后解释这件事的时候，曰："疾之居腠理也，汤熨之所及也。"用什么？汤就是热水啊，就是用热水泡泡，或用药热敷按摩下就管用。"病在血脉，针石之所及也。"是说病邪到了血脉，扎针就管用。病邪在肠胃的时候，汤药之所及也。等到了骨髓时，神都没办法了。

还有人说："老师，把所有经方都给个现在的剂量吧。"本来我也想弄个经方小馆，把常用剂量给大家，可又怕大家辨证不准用错了方子，所以一直未置可否。不是不给剂量，是每个人气血不同，剂量就不同。如果按汉代一两为15克的剂量走，三两就是45克，对有些人来说可能就量大了，承受不了；按李时珍的一两是3克，剂量又似乎不够。所以说不好给剂量。还有一点，大家或许不知：剂量小的药有发散、掀动的意味，有人吃了，病反而发动了，自己就害怕了；剂量大了呢，又有可能滞住了。所以，最好由医生从脉象上把握才稳妥。

可有人又说了："现在外面很少有医生会开经方啊，我们老百姓不是还得自救？那可怎么办呢？"这个我也愁，我要是领导，恨不得天下中医都回炉学《伤寒论》，可位卑言轻，大家能来学习，我已感恩不尽，只想有缘相见时，可以有些共同的话题，很多医理、药理、发病过程也不必再多解释，彼此都能轻松很多。

治疗当中常有这样的奇葩事，比如我带过的学生给一个病人治疗遗精，总不见效果，学生便求我看一眼。我一想，都是我教出来的，脉法、方子、思路，应该都差不到哪儿去，怎么会治不好？于是我便和病人聊了聊，又开了几服药，病人就没事儿了。我很好奇，问我学生给他开的什么方子，说跟我一样的方子。这意味着什么呢？

这其中，大概有三个原因吧。

第一个原因，是我的聊天打动了病人的内心，别小瞧这件事，不动心，不动念，病有时好不了。很多人说跟我聊天，病可以去大半，所以，我一直想开个"话疗吧"，但说话太多又耗气，而且跟病人沟通非比跟正常人沟通，更耗心血，因此也就作罢。

第二个原因，可能就是"顺天时"的问题。学生赶的时间段和我的时间段不一样，本来再吃几服药，病人也许就好了，可这时病人和大夫都没有耐心了。其实，没有前面的打底，病是好不了的。就像吃饭，既然最后一口就饱了，但你不能只吃最后这一口。所以大家要记住，永远不要把功劳归于自己，功劳都是老天的。这就要你培养一颗谦卑的心，治好了，从来不要当作自己的功劳，而是老天让他治好的，这事太重要了。而没有治好病人，原因一定在医生或病人身上，一是医生可能医术不过关，二是病人可能不听话。再说了，治得了病，救不了命。但治好了，救了命，一定都是老天的功劳。

第三个原因，方子同，但剂量有可能不同。剂量一变，可能方子的名都变了。所以，方子是一层境界，剂量又是一层境界。

再说，很多方子，大家别总听我说，要自己琢磨琢磨。比如，《伤寒论》中有建中汤，有理中汤，都是针对中焦的。建中，就是建设、补益，用饴糖就是从小肠开始为脾胃重建打底。而理中，就是治理中焦，在用红参补五脏虚的前提下，鼓荡中焦，以治理上下焦之气机。建设和治理是两个不同的概念，大家要仔细琢磨才是。

有人会不理解：附子理中丸不是专门走脾胃吗？肾精不足，不该用六味地黄吗？貌似很对，但中焦若是不通，什么都不进去啊！遗精早泄的人为什么吃六味地黄不管用，反而吃理中汤有良效呢？这就要看医理通不通，胃与肾互为关卡，土恰恰可以克水，脾胃好了，肾水才能足，而一味在肾水上做功夫的人，就是没学好五行生克，就是医理不明。

● 不必太在意病名

这一讲我们说一下面瘫、三叉神经痛、帕金森综合征、美尼尔氏综合征等。

前面讲了，扁鹊说："病在血脉，针石之所及也"，就是说病邪到了血脉，扎针就管用。但有些病，不是扎针就能管用的，比如面瘫。

原先我见过一个病例，男孩，8 岁，面瘫 78 天，扎了 78 天的针。我见到时，依旧面瘫嘴歪，晚上睡觉睁着半个眼，合不上，而且嘴还噘着。这件事真的惊着我了，谁 8 岁得面瘫？不是人老了才面瘫吗？可见现在的孩子真有虚的。面瘫实际是个内虚证，吃药远比扎针管用，光在血脉上做功夫，是好不了的。而且，虚者不扎针，越扎越虚。从原理上讲，面瘫，是面肌无力，属于脾；嘴歪，属于胃；眼斜，是肝风内动，吃药当从肝、脾、胃入手。小孩虽元精未动，但毕竟已拖延 78 天，所以我嘱咐他马上停针，吃对药后，很快就好了。但通过这件事，我想告诉孩子的父母，一定要有点儿中医常识，平时不好好带孩子，病了还乱治，就是父母的愚钝。

大人的面瘫，基本是脾胃病，而且受到过大惊扰、大恐吓。所以需先解其心结，然后对症下药，但所需时间要比孩子久。不知为什么，得这种病的人，都会选择先扎针，一般一二个月后无效，才想起吃药，这很耽误病情的。还有人听别人瞎忽悠，去拜佛求仙练气功。我的原则是有病赶紧治病，这时候想起神仙有点儿晚了，再说神仙也忙，一时半会照顾不到你。也别再求什么食疗方、养生方了，药都可能救不了你呢！

还有，疾在肠胃，酒醪之所及也。指病若到了肠胃，就要用汤药了，而酒醪是最古老的药。古人单纯，沾酒醪就醉，一醉就心肾相交，病也就好了。现在人，复杂，一斤白酒都难心肾相交。今人心识太乱，所以今人的病不容易好。在肠胃的时候要用汤药，如果这时使劲儿扎针，就属于调元气法。

其在骨髓，司命之神也没有办法了。真的没办法了吗？后来有人出了一本书叫《扁鹊心书》，里面开篇就说了一句话，说扁鹊藏了一个秘法没有告诉别人，其在骨髓，可以用灸法，而且特指那种疤痕灸。其实，倒不是扁鹊想藏着掖着这种方法，这么狠的方法，齐桓公也不让治啊，他宁可让火葬场烧他，也不会让扁鹊用艾绒烧他。所以，扁鹊就提前跑了。

下面说一下三叉神经痛和面肌痉挛。这两个病，一个重在痛，一个重在痉挛。痛是经脉不通，痉挛是血虚生风。对这两个病，西医都说原因不明，最终都是手术治疗。中医，不必太在意病名，按医理治就是了。首先要知道得这种病的人都是聪明绝顶的，但智慧欠佳，脾气暴躁，自尊过度，且夫妻矛盾深刻，外加风、火、痰、瘀、虚等原因。但"不通则痛"是确定无疑的，肝风内动也是确定无疑的。既然痛，就说明经脉正在努力破瘀。既然长时间疼痛，就说明正气不足，始终不能钻通。所以这时先要弄清楚是什么使得正气不足。如果是血不足，就要用当归四逆汤等补血温经，也有人会用血府逐瘀汤来辅助经脉通畅，我认为病之初起，此方可用，如果病已久，则耗气血，并且没用。脉伏而无力者服用白通汤，脉沉弦者服用四逆汤祛寒振阳也是可以的。在我看来，这两个病通过中医治疗，都是可以痊愈的。

血府逐瘀汤

王清任《医林改错》卷上说："头痛，胸痛，胸不任物，胸任重物，天亮出汗，食自胸右下，心里热（名曰灯笼病）督闷，急躁，夜睡梦多，呃逆，饮水即呛，不眠，小儿夜啼，心跳心忙，夜不安，俗言肝气病，干呕，晚发一阵热。"

血府逐瘀汤方：桃仁12克，红花、当归、生地黄、牛膝各9克，川芎、桔梗各4.5克，赤芍、枳壳、甘草各6克，柴胡3克。

主治胸中血瘀证。胸痛、头痛，日久不愈，痛如针刺而有定处，或呃逆日久不止，或饮水即呛，干呕，或内热瞀闷，或心悸怔忡，失眠多梦，急躁易怒，入暮潮热，唇暗或两目暗黑，舌质暗红，或舌有瘀斑、瘀点，脉涩或弦紧。临床常用于治疗冠心病心绞痛、风湿性心脏病、胸部挫伤及肋软骨炎之胸痛，以及脑血栓形成、高血压病、高脂血症、血栓闭塞性脉管炎、神经官能症、脑震荡后遗症之头痛、头晕等。

其实，王清任创制了五个逐瘀汤，都是活血化瘀的名方。各方均以桃仁、红花、川芎、赤芍、当归等为基础药物，都有活血、祛瘀、止痛的作用，主治瘀血所致的病证。其中血府逐瘀汤，配伍行气宽胸的枳壳、桔梗、柴胡以及引血下行的牛膝，故宣通胸胁气滞，引血下行之力较好，主治胸中瘀阻之证。通窍活血汤，配伍通阳开窍的麝香、老葱等，活血通窍作用较优，主治瘀阻头面之证。膈下逐瘀汤，配伍香附、乌药、枳壳等疏肝行气止痛药，故行气止痛作用较大，主治瘀血结于膈下，肝郁气滞之两胁及腹部胀痛有痞块者。少腹逐瘀汤，配伍温通下气之小茴香、官桂、干姜，温经止痛作用较强，主治血瘀少腹之积块、月经不调、痛经等。身痛逐瘀汤，配伍通络、宣痹、止痛的秦艽、羌活、地龙等，故多用于瘀血痹阻经络所致的肢体痹痛或周身疼痛等症。还是那句话：病之初起，这些方子可用，如果病已久，多用这些方子，不仅耗气血，而且没大用。

帕金森综合征，又名震颤麻痹综合征，首发症状是少动、迟钝或逐渐出现脊柱、四肢不易弯曲等。然后症状逐渐加剧，主要有静止性震颤、肌张力增高、运动迟缓或运动缓慢、自主神经障碍，抑郁等。多发于中老年人。原因有二：一是年轻时房事过多，肾精亏损，致使"水不涵木"；二是思虑过度、忧郁烦闷而导致"肝风内动"，外部则表现为震颤。治此病，先要用语言解其烦恼，或令其日诵《心经》以安其心，然后辅以药物治疗。

既然是老年病，阳虚是一定的，病在三阴证也是一定的。治疗原则宜疏肝、健脾、益肾。初起者可用大剂杞菊地黄汤或大剂四逆汤治疗，稳定后用附子理中丸巩固疗效。若患病日久、阴寒过盛或年迈气衰，就得先服四逆辈来回阳救逆。也可以重灸关元穴、中脘穴，并辅以参附汤、附子理中汤以巩固疗效。

不过，现在这种病有年轻化的趋势，其中不乏二十几岁的患者。主要原因就是手淫过度，元气大伤而出现震颤的症状。如果用筷子夹食物或用手指捏持物品，手会出现发抖、发颤的现象，就属于轻微的帕金森综合征。这时一定要戒淫、多休息，并服用附子理中汤（丸），可以及时恢复体力，从而消除症状。

美尼尔氏综合征：属于特发性内耳疾病，临床表现为反复发作的旋转性眩晕、波动性听力下降、耳鸣和耳闷胀感。《黄帝内经·至真要大论》云："诸风掉眩，皆属于肝。"但实证在现代社会中极为少见，虚证则极为多见。

《黄帝内经·卫气篇》云："上虚则眩。"《海论》曰："髓海不足，则脑转耳鸣。"

其中，"上虚"就是"髓海不足"。髓海源于肾精，肾精亏损，何止眩晕？这就是"病于上而根于下"的道理。可以用吴茱萸汤等。如果大虚救急，可用鹿茸10克，用500克黄酒煎，去渣，入麝香少许（0.2克），服之。"缘鹿茸生于头，盖以类相从也。"药之天地人三才，天药为鹿茸，地药为人参，人药为胎盘，非大急时，不用矣。

对于肾阳虚弱、水气内停所造成的眩晕，服用真武汤，效果极佳。此方重在驱寒、扶阳、利水。水寒在上焦为渴、为晕，在中焦为呕，在下焦为下利，或全身水肿。真武汤可以恢复下焦的肾阳。这个方子我们以后还会讲，此不再赘述。

● 耳聋耳鸣

美国医生认为第十五个不需要治疗的病，是耳鸣。他们认为绝大部分耳鸣是一种先天性噪声，很多人都有，几乎没有有效治疗方法，只能忍受。

这种说法真的让人忍俊不禁。但如果你找不到好中医，还真得听他们的话，忍着。

耳聋、耳鸣是现在的常见病症，该病在西医那里比较棘手。如果用激素重调元气的方法，对年轻力壮者而言比较有效，突发病症可以治愈；可对于年纪大、元气虚的人就不尽然了，用激素治疗可能刚开始有效，但时间一久就无效了，甚至导致终身不治。

关于耳聋耳鸣，我在《曲黎敏精讲〈黄帝内经〉》系列里讲过，这次做个总结。耳与脏腑的生理病理联系如下：

（1）肾气通于耳。《灵枢·脉度》说："肾气通于耳，肾和则耳能闻五音矣。"肾为藏精之脏，肾精充沛，则髓海有余。耳窍得养，则听力聪慧；若肾精亏损，则髓海空虚，老年人听力多减退，即与肾之精气衰减有关。但这里面有个问题，总说肾气通于耳，但肾经却不上头，所以还是心开窍于两耳是对的，但心肾相交，肾不过是借道于心之腑、小肠之脉以入耳中。其实督脉也跟耳病密切相关，督脉髓海不足，则脑转耳鸣。督脉属肾贯脊络脑，因此，肾气可通过督脉上达于脑，而后输精于耳窍。

所以在治疗上，一味地填补肾精之法有点儿绕远。再说，督脉脊髓一时半会儿是填补不上来的，而且老人的身体已然走下坡路，耳鸣耳聋从某种意义上属于自救，即放弃掉一些功能来保性命之本。所以耳鸣耳聋在老人就属于老病，人老了，就是把所有营养都给他，他也化不掉了啊！

虽说肾气通于耳，但治疗耳聋耳鸣从肾治，显然不全对。因为"肾开窍于二阴"，是说如果你前阴后阴出问题了，才是肾的问题。如果两个耳朵出问题，首先要考虑心的问题，比如有的人在做了心脏支架后，突然耳朵的听力恢复了，这也反过来说明了心脏与耳朵的关系，《黄帝内经》说"心开窍于两耳"，所言不虚。

尤其是年轻人的耳聋耳鸣，一定跟心情和压力有关，跟生一口大气有关，这也是从补肾精治疗耳聋耳鸣效果不大的原因。一般而言，西医治疗耳聋耳鸣，在经历了高压舱及激素治疗后，甚至手术后，如果没有改善，就会宣布终身不治。所以，耳聋耳鸣的病证，最好一开始就找明白《黄帝内经》的人治疗，否则也是一通乱治。

（2）心开窍于耳。《灵枢·邪气藏府病形》说，心之"别气走于耳而为听"。说明心气在维护正常听觉中起着重要作用。心主藏神，而听觉在传统医学中亦称为"听神"。因此心神精明，有助于听神，则听觉聪慧，能闻声辨音。心神嘈杂混乱，则听神也昏聩不明。在病理方面，心气不平、心血不足、心火暴盛、心火上逆等都可能导致耳疾，出现耳鸣、耳痛、耳痒、耳内生疮等。

（3）肝胆与耳病。《素问·藏气法时论》说，肝病者，"虚则目䀮䀮无所见，耳无所闻""气逆则头痛，耳聋不聪"。经常有女性因生大气而暴聋，特别是月经期血虚之时，尤其不可生大气。

胆经"上抵头角，下耳后"，即胆经被憋或受寒也会造成耳鸣。少阳主管清道。哪些是清道呢？耳朵、鼻孔、眼睛，这些都属于清道。就肝胆而言，浊道归肝，血归肝；清道归少阳胆。同时，肝胆又是夫妻。比如说耳鸣，蝉鸣为虚证，轰隆为实证。虽然是清道出问题了，但虚证蝉鸣是肝血不足；实证轰隆鸣则是胆气上壅。

（4）脾胃虚弱与耳病。《灵枢·口问》说："耳者，宗脉之所聚也。故胃中空则宗脉虚，虚则下溜，脉有所竭者，故耳鸣。"比如饿极了，我们会说："饿得我耳鸣眼花。"这里主要讲一下脾与耳病的关联，脾主运化而升清，脾胃虚弱，就会受纳运化无力。清阳之气不升，水谷精气不能上供清窍，即耳鸣。如果水湿内阻上犯，就会导致中耳积水，即中耳炎等。这种情况可以用苓桂术甘汤、补中益气汤或参苓白术散等健脾益气升清的方药。

（5）阳经与耳病。这是一个经常被忽视的耳病因素，其实又是耳病的重大致病因素。其中三焦经"从耳后入耳中，出走耳前"，三焦不通就会"耳聋混混沌沌"，也就是耳鸣；小肠经"循颈上颊，至目锐眦，却入耳中"，如果小肠经受寒、心情焦虑，会直接引发耳聋；胆经"上抵头角，下耳后"，如果过度压抑或受寒也会造成耳鸣；足阳明胃经"循颊车，上耳前"；足太阳膀胱经"从巅至耳上角"。可以说六条阳经只有大肠经没有走耳部，其余均循行于耳。

《灵枢·邪气藏府病形》说："十二经脉，三百六十五络……其别气走于耳而为听。"可见听力涉及全身气血脉络。这也是所谓耳诊可以治疗全身的全息理论的根据所在。

明白了以上这些，就知道耳聋耳鸣该怎么治疗了——伤阳，基本上从胆、三焦、小肠治；伤阴，从心、肾、脾治。

现在大家一遇病就只问药，其实错误服药导致的耳患也不少。但现今传统医学也遭遇重创，医不精进，民生求救亦少门径。如果找不到良医，我倒建议，你只要在生活中把那些导致疾患的不正确的生活方式改掉就可去病大半。患病，其实也是上天的提醒，如果在生病时没得到点儿觉悟，这病也白得了。真正的解决之道在于自己，解铃还须系铃人。自己不改变，神也没办法。

● 人体有经还有络

身体外形很简单，也就是头、脖子、胸腔、四肢这几块，胸腔这块有藏象学说和三焦学说，其余的就要用经络学说连缀了。其中，经和络还不太一样。经，像一根根无形的大条气血通道，而且如环无端。更复杂的是络，细细密密的，成了一个无形的网。现在大家有个误区，好像按摩就能按摩到经络似的。怎么可能呢？经络并不是经络图上画的那样，比如经络图上说肺经起于云门、中府，但实际上肺经起于中焦，没有中焦脾胃之土，是生不了肺金的。

所以大家学习中医还得明白一个概念，里支与浮支。这个现在中医教材里不讲，而道家医学里有讲。所谓浮支，是由穴位点连缀在体表形成经络线，这其中穴位点才是要点，但每个人的气血不同，穴位又是气血的表现，所以每个人的穴位点都会略有差异。所以，身体按摩中阿是穴就比穴位还重要，所谓阿是穴，就是当你被按压到某一点时，你会大叫："啊啊啊，就是这里！"这个让你"啊啊啊"的点就是阿是穴，把这个痛点按揉开了，气血会通畅很多。这是浮支的问题。而里支，就是指身体内部的经与络，那是你按摩不到，甚至难以理解、不可思议的东西。

总体来说，小孩子的浮支系统比较完整，所以小孩子若病了，推拿效果就比较好，而大人就必须要吃药了，因为只有吃药，才可以作用到里支和脏腑。如果你没有什么大病，一个礼拜一两次按摩也是可以的，至少可以舒筋活络。

耳朵与十二经脉、三百六十五络统统有关联，它就是生命的一个全息，所谓全息，不只是耳朵的外形像一个倒着的胎儿，而是它的内部是整个经络气血的全息表现。

胆经统摄五脏之窍，上为听宫穴，又入耳中，所以胆经对耳部疾患有重要意义。关于耳朵的病，我的治疗原则是，岁数大的按心肾治，岁数小的按少阳胆和三焦治。为什么？少阳最怕受寒，所谓受寒，既指感受外邪，又指生大气，受寒必跟里虚有关，所以光扎针是不管用的，吃药比扎针效果更快。按摩、悬灸这些手法只是调理身体，真正治病还是要吃药。调理可深调可浅调，这就要看大夫的功底。真正的悬灸法其实也得看治疗师的功底，他必须要能感知气的走向。

耳病之所以难治，是因为很多人看到了肾虚这个层面，而没有看到情志和阳虚这个层面。说句实在话，现在的人有几个是真阴虚的？若没有吸收的问题，我们的营养现在基本上够了。

温胆汤

关于治疗胆病，有个方子叫温胆汤，虽然不是经方，但名字起得甚好。专治心胆虚怯、痰浊内扰证。比如：触事易惊，惊悸不眠，夜多噩梦，短气自汗，耳鸣目眩，四肢浮肿，饮食无味，胸中烦闷，坐卧不安，舌淡苔腻，脉沉缓等。

温胆汤，出于《三因极一病证方论》，组方及基础量为：生姜12克、半夏6克、橘皮9克、竹茹6克、枳实2枚、炙甘草3克、茯苓10克、大枣4枚。

此方还算精巧，其中，半夏、生姜之辛温，可以导痰止呕，即以之温胆；枳实破滞；茯苓渗湿；甘草和中；竹茹开胃土之郁，清肺金之燥，取其凉肺金即所以平肝木也。如是则不寒不燥而胆常温矣。

咱们先不说这个汤好不好，至少现在能给病人开温胆汤的，还算没乱来，如此解胆寒，还算对症。什么都分个高级、中级、低级，人这一辈子能遇到个中级的大夫也算不错了。

有人会问："耳聋、耳鸣用什么药治啊？"正确的问法应该是："用什么方子治啊？"当然首先得望闻问切。这几项弄好后，很多方子都可以治好耳聋、耳鸣。一般来说，少阴主心肾，所以辨证准确后，从少阴脉证里取方子就成。但有时也可以随缘就势，比如有一次我的学员拿了几服白通汤回上海了，回到家第二天来电话，说她的姑姑炒着菜时突然耳朵暴聋了，问我该咋办。我问她姑妈是不是生大气了，她说是。

所以你看，她姑妈虽然老了，确实有点儿肾虚，但肾虚并没有造成她暴聋，而是生一口大气让她暴聋了，这时的做法就是把她气闭的地方冲开。于是我对学员说："你也不必带着老人家北京、上海来回奔波了，你手上不是有白通汤吗？送她两服就可以了。"果然，一服白通汤后，老太太憋住的耳门就开了，病就好了。

有人一看《伤寒论》，说："'少阴病，下利脉微者，与白通汤。'这里面没说可以治耳聋耳鸣啊？"是，但也没说它可以治甲亢、甲减啊，再说我也没用它治耳聋耳鸣、甲亢甲减，只是在用它调人体气机而已。气机一通，病自然去。耳聋耳鸣是不是上焦堵了啊？甲亢甲减是不是也是上焦堵了啊？拉稀腹泻是不是下焦阳虚啊？抑郁症是不是中焦胃寒啊？只要是三焦的问题，都有可能通过通利三焦气机来解决。

比如白通汤，这个方子用好了，既能治高血压，也能治低血压。有人就不理解了，原理就在于"气机"二字。把气机弄懂了，就知道什么叫双向调节。

● 伤寒名方——白通汤

《伤寒论》说：

少阴病，下利，白通汤主之。

葱白四茎。干姜一两。附子一枚，生，去皮，破八片。

上三味，以水三升，煮取一升，去滓。分温再服。

另外，还有白通加猪胆汁汤。

少阴病，下利脉微者，与白通汤。利不止，厥逆无脉，干呕烦者，白通加猪胆汁汤主之。

葱白四茎。干姜一两。附子一枚，生，去皮，破八片。人尿五合。猪胆汁一合。

上五味，以水三升，煮取一升，去滓，内胆汁、人尿，和令相得，分温再服。若无胆，亦可用。

现代基本用量：葱白四茎、干姜 15 克、附子 9 克，人尿 25ml、猪胆汁 5ml。方后说"若无胆，亦可用"，可知重在人尿。这些都是白通加猪胆汁汤证治精细之处。之所以给出基础用量，无非是怕大家乱用而出事。

白通汤，由附子、干姜、葱白、自己的尿或猪胆汁几味药组成，有人说，因此方有葱白，所以叫白通；也有人说，因为古代把大小便叫通，尿是人中白，所以叫白通。等我讲完了，你肯定会惊异和佩服医圣张仲景的开方思路。

这个白通汤专治三焦不通，所谓三焦其实就是五脏六腑这个腔子。这个腔子出了问题或堵着了，就有可能用到白通汤。这里面最关键的是脉，把准了脉，方子就别提多灵了。

附子、干姜，从药店买。葱，自备，一定要用山东或东北大葱。葱白，指大葱前面去掉须子最白的那段，取拇指长短。方中葱白破上焦寒，干姜破脾胃中焦寒，附子，破下焦寒。人体这个腔子哪儿的寒最重呢？下焦的寒最重，下焦本性就为寒，就为腐，腐烂的腐。所以这个地方最容易湿寒，湿就是囊肿，湿兼寒凝，就是肌瘤。你看那些能活百岁以上的长寿女性，很多都生过七八个孩子。她一次一次通过怀孕生子让这个地方温暖如春。现在女人生孩子少，又反复流产，大伤身体。这个地方本来是块良田，若总不长好东西，它就长坏东西，就这么简单。所以人体下焦的寒是最难破掉的。

因为这里寒重，光靠附子扶阳驱寒都不成，所以张仲景又用了一个独特的东西，就是自己的尿。有人一再提醒我，千万别讲屎和尿，一讲这些东西，就会被人诟病，就会有人黑中医。成天拉得尿得，没有还急，就是说不得！可见人的虚伪！我现在郑重地说："我在讲方子！方子里有这个，而且是重要的一味药，听者别老往下三路想！"

白通汤，就是先煮附子干姜 80 分钟，然后下葱白，再煮 10 分钟，这三味药煮好后，倒出来，白白的，只有煮葱的味道，然后晾凉，兑点儿自己的中段尿喝下。

兑尿这事，很多人接受不了，我就纳闷了，人们可以接受各种可能对身体有害的药物，可以接受手术，可以接受放疗、化疗，却不能接受自己的尿！尿和猪胆汁都属于生物代谢物质，能补体液，比草木的生津补液来得快，能直接被人体吸收。

中医直接让你从自己身上接点儿东西就吃了，多高级啊，可人偏偏认为化学高级，认为自己的尿低级。

而且人尿咸寒，猪胆汁苦寒，咸寒入肾最快。大家看，附子、干姜、葱白都是热药，此处加咸寒的人尿又是为什么呢？大家记住，如果阴寒太盛，人往往对大热之药拒而不受。比如胃寒太过的人，服热性药会呕吐，就是寒热相激，呈格拒之势，反而有病症加重的态势，这时就要引用咸寒的人尿或苦寒的猪胆汁，以顺从阴寒之性，可以引阳入阴。那又有人问了，苦寒的药那么多，干吗非得用尿？首先，人尿与黄柏、黄芩等苦寒药的不同在于：一、人体分泌物不会伤人体之阳气；二、人尿可滋阴，又不像草木之滋阴药物一样，虽滋阴，但又容易增加阴寒之邪。

更见先师张仲景玄思妙想的，还有一点：尿，在此方中除了引阳入阴，还有一个意想不到的作用——先前已经说了，下焦的寒凝最难破，尿从下焦来，用尿就相当于利用尿走熟路的特性，此时它相当于被八路军抓住的汉奸，由它带路，引诸药下行，以攻破敌人之固守。也就是这个汉奸到了下焦这个寒邪的堡垒，一敲门，里边的坏人一瞧："哦，尿回来了。"就会开门以迎。于是八路军（葱白、干姜、附子）蜂拥而至，一下拿下堡垒！故，白通，大义哉，不学、不悟、不用，安知仲景之用心良苦、慈惠无穷！

别老问用什么方子，这方子，真开给你，你敢喝吗？更何况还没人给你开！所以说，学中医的最佳路径就只剩自学、自救了。

所以，对万事万物，不要先莽撞地下定义或非议，一说中医中药有用到人尿，就嘲笑是迷信落伍，等西方科技认定人尿对人体有益处后，又说那是科学。其实，现在西医真的在研究人尿，并且认为人尿的中段是无菌性的，而且有消炎的作用。更何况，古人还专门从尿里提取壮阳的物质。所以，民间养生的专门有喝尿一族，专门喝自己的晨尿，而且为了晨尿的味道好，会特意在晚餐上面下些功夫。凡事，我们可以不懂，但我们没必要人云亦云，好好地观察体悟，才是正道。

说此方是针对人体气机开药，是指：葱白白色入肺，干姜黄色入脾胃，附子黑色入肾。若寒邪拥堵中焦，肺气不降，可用此方宣通中焦；若下焦寒邪过重，可用此方扶阳破阴。若上焦有寒，可用葱白通阳破阴，葱白宣开上焦，肺肃降的能力就有了，上窍也就开了，血压自然就下来了……总之，此方对高热、胸闷、失眠、耳鸣耳聋、血压高、甲亢等皆有奇效。但要用好此方，还得在脉象上有精准的把握。如果是白通汤的脉，基本一两服就见效。

中医有一句话叫"用药如用兵"。兵，光不怕死还不成，得会组成方队，用气势来威慑、战胜敌人。此方这么神奇，为什么现在很少有人开呢？不赚钱呗，其中只有两味药可以卖：附子和干姜。葱白，自己买。人尿，自己身上带着。这还赚什么钱？更何况你就是开了此方，也有病人不能接受，还有的人说我有的是钱，您别只给我开两味药啊！您再给我开点儿贵重的药，您看别人给我一开就一大堆补药呢！开一大堆补药你好了吗？所以，这世上啊，不是所有人都值得救啊！

在新冠肺炎期间，我给自己的学员开的应对方就是白通汤、麻黄附子细辛汤、甘草干姜汤、茯苓四逆汤，当然我们有自己的常用量。当时市面上出了很多中医预防方，基本的思路是消炎和清瘟。但跟我学习过的人，就不会按那个思路走。因为无论服用何药，我们都要先明白原理，才能有真正的生命的安全。

新冠肺炎毕竟发于冬天，病根当为寒邪、阴邪，伤寒方，都是在治病的前提下先固元气，元气足了，才能温化阴邪。其实，伤寒方在张仲景年代就是针对当时肆虐的斑疹性伤寒而制定的。在张仲景的序里，说自己的家族有三分之二的人都死于这场长达十年的瘟疫。所以，就是吃预防药，也要吃能固守元气、通条气机的方子，比如白通汤等。白通汤可以畅通三焦，尤其能解上焦憋闷，并解除高热，而且不伤脾胃，没有副作用。若低烧，就用麻黄附子细辛汤或甘草干姜汤。新冠肺炎的症状有头晕、头痛、高热或低烧、咳嗽、胸闷等，这些都是中医的长项。

感染"新冠病毒"的人有个突出的问题，就是味觉和嗅觉失调或丧失，西医认为这是病毒侵袭神经系统所致。中医认为肺开窍于鼻，脾开窍于口，肺和能嗅五气，脾和能知五味，至少嗅觉丧失与肺有关，味觉失调与脾胃有关，而脾肺同属于太阴，治疗也应该从太阴脾肺入手。通脉汤、理中汤等都是作用于太阴的主打方。

● 中医怎么看头痛

美国医生认为第十六个不需要治疗的病，是偏头痛。头痛不是病，疼起来要命。他们认为一般跟缺镁元素有关系，大部分是一种神经性疼痛。能够忍受就别管它，非常疼痛可以吃一点儿止疼药。不要疲劳过度，按时休息，精神不要太紧张，可以缓解疼痛。

关于疼痛，西医最常见的就是止痛药。不管你哪里疼，头疼、痛经、脚指头疼等，都是上止痛药，最后不行了，还要上杜冷丁。其实，这些都是拉灭警报器的做法，使我们无法再探究疼痛的根底在哪里。

而中医是怎么对待疼痛的呢？首先要知道这是好事，是生命开始启动生命报警系统了。其次就要辨证，要知道身体哪里出问题了。头痛，我讲过：前额痛兼眉棱骨疼痛，属胃经病，所以一般还伴有恶心、吐酸，这就是胃气不下，胃有寒邪。懂中医，就吃点儿吴茱萸汤等，不懂就用筷子触一下咽喉，吐后喝点儿温热的水，休息一下就好了。现在很多人觉得吐了会伤身体，其实中医治病有汗法、下法、吐法，有的人一吐就吐出团状的涎痰，这是好事。吐完最关键的是上床睡觉，才能把阴血、阳气养起来。

伤寒名方——吴茱萸汤

《伤寒论》说吴茱萸汤"食谷欲呕，属阳明也，吴茱萸汤主之"。阳明，就指阳明胃经。食谷欲呕，就是胃寒不能腐熟食物，就会胃气上逆。有的人胃更寒，只能吐清水。但如果吃了这方子，呕吐厉害了，就说明是上焦有热，而不是寒，就不能吃这个方子了。

又"少阴病，吐利，手足逆冷，烦躁欲死者，吴茱萸汤主之"。就是人又吐又拉，手足冰凉，但还没有到手足四逆的情形，只是手凉脚凉，没有冷到腿和膝盖，人又烦躁得要死。烦，是心病；躁，是肾病，属少阴心肾，这时也得用吴茱萸汤，还可以治疗胃泛酸。

《厥阴篇》："干呕，吐涎沫，头痛者，吴茱萸汤主之。"可见阳明、少阴、厥阴，都有可能有吴茱萸汤证。

吴茱萸一升，汤洗七遍。人参三两。大枣十二枚，擘。生姜六两，切。

上四味，以水七升，煮二升，去滓。温服七合，日三服。

现代基础用量：吴茱萸9克，生姜18克，人参9克，大枣12枚。

其中，吴茱萸这味药很有趣，其性辛、苦，辛能散寒，苦能降逆，吴茱萸入胃经，又入厥阴肝经，所以，吴茱萸不仅能治疗胃寒呕吐，也可以治疗头痛。但这味药一般人闻上去有点儿臭，曾经有一个顽固性头痛了20多年的人，给他开的药有吴茱萸。我对他说这药不好闻啊，有点儿臭烘烘的，没想到他闻了以后，大呼太好闻了，死活要我给他一些带在身上，由此便可知他的头痛就此可痊愈，为什么呢？因为病人对药味的敏感性比我们正常人要好。

再，这个方子里生姜的量特别大，生姜散寒止呕、健胃、化水、通神明，所以可以助吴茱萸散寒。人参补五脏虚，大枣补津液。因为有呕吐，所以不能用甘草。有些妇女跟家人闹了气后，又胃疼欲呕，又手脚冰凉，又烦躁的，吃吴茱萸汤，良效。

两边太阳穴疼，就属于胆经气机上冲。而有的人是偏头疼，左边偏头疼，一般属于肝血虚，特别是节食减肥的女人，容易有这个问题。要想彻底解决这问题，还得好好吃饭，因为只有"胃，生气、生血"。左边偏头疼的人还会有睡眠障碍，比如长期入睡难、易惊醒等，这个跟肝魂不降有关。而右边偏头疼属于肺气不降，睡眠障碍就是多梦等。这两个毛病都得找个好医生把脉吃药。按摩推拿也可以好转，但里虚者，就不成，而且越过分按摩可能会越虚弱。

而后脑勺疼，属于膀胱经；巅顶痛或脑仁儿疼都属于肝经。

这就是中医说的辨证，辨证准确后，治病就非常容易，而且能去根儿。

● 六经辨证先分阴阳

常有人说，中医治疗急症慢，那是不懂中医，中医治疗感冒发热、急性痛症，其实，只要辨证准确，真的特别快，三阳经证一般一剂就可见效。

如何辨别三阴三阳呢？

治疗头痛的方子特别多，但关键要学会六经辨证，六经辨证就是病证分太阳、阳明、少阳，这叫三阳经证，太阴、少阴、厥阴，这叫三阴经证。我们从头痛看六经辨证。

太阳病，头痛发热、汗出恶风，桂枝汤主之。太阳病，头痛发热、身疼腰痛、骨节疼痛、恶风无汗而喘者，麻黄汤主之。

阳明头痛，前额、眉棱骨痛，眼眶发胀，恶热，宜葛根汤。伤寒，不大便六七日，头痛有热者，与承气汤。食谷欲呕，属阳明也，吴茱萸汤主之。

少阳头痛，头两侧痛，寒热往来，目眩口苦，宜小柴胡汤。

以上三种头痛的用药原则就是使本经经脉的气机顺畅，三阳经脉的气机顺畅，邪气就不会继续传入体内，三阴经就不会得病。如果用药不当，三阳经的邪气不能向外化解，必定会向内传至三阴经。

太阴头痛，太阴主湿，湿气上蒸，头痛而重、四肢酸疼而觉冷、腹满、呕吐、食不下，宜理中汤；霍乱，头痛、发热、身疼痛、热多欲饮水者，五苓散主之；寒多不用水者，理中丸主之。

少阴头痛，热气上蒸，头胀痛而咽喉干、小便赤、少气懒言、肌肤燥干，法宜养阴，宜黄连阿胶鸡子黄汤；头痛脉微欲绝、身重、欲寐、懒言、咽喉干而口不渴，宜麻黄附子细辛汤。

厥阴头痛，厥阴主风木，风主轻清，干呕、吐涎沫、头痛者，吴茱萸汤主之。头痛而巅顶最重、干呕吐涎、爪甲嘴唇青紫、四肢冰冷、腹痛，宜当归四逆汤。

头痛而重为太阴头痛，头痛而咽干为少阴头痛，头顶痛为厥阴头痛，还有血虚头痛，最为可怕的就是元气大伤的真头痛，跟房劳过度有关。阳虚不能镇纳阴邪，阴气上腾。头痛如裂如劈，如泰山压顶，想用布带紧勒头部，兼有气喘、唇舌青黑、渴饮热水，几分钟就会犯一次，每次几分钟，乃阳脱于上，属于危候，法宜回阳收纳，只有用大剂白通汤、四逆汤，最为有效。若兼血虚，则要从厥阴下手。

我还真见过这样的病人。一个是年轻时纵欲的老板，一个是从不纵欲的上市公司会计。有人说，前者好理解，后者怎么伤的元气呢？这事吧，有人先天拿的那罐气足，睡一百个才伤；有的先天就不足，还暗耗，睡一个可能就伤了。要不说，人比人气死人呢！

综上所述，邪气在三阳经，法宜升解，以不使邪气入内为要；邪气在三阴经，法宜温固，由内而解，以不使伤表为先。关键看你如何辨证，辨证准确的话，病如失。

现在的中医，一见头痛，不辨阴阳和六经，一律祛风。对于三阳证，尚可治愈；对于三阴证，就会害命。一般而言，三阳之方，以升散、清、凉、汗、吐、下为准。三阴之方，以温中、收纳、回阳、降逆、封固为要。辨证一定要先分阴阳，如果用三阳之方治三阳病，误治不会太离谱；但要是用三阳之方治三阴病，那就会出很大的问题！

凡是头痛，一定都是邪气在作怪，这些邪气无非就是"风、寒、暑、湿、燥、火"六种客邪。若用西医的止痛片之类的药物，只能暂时解除疼痛，用麻痹神经的方法是不可能将邪气去掉的，邪气只会留在体内，即使暂时好转，也只是激发了少许元气而暂时发挥了作用。由于元气更加虚弱，不久必定还会发作，而且，会一次比一次加重的。

手法治疗，要学会"上病下治"。因为足太阳膀胱经上脑，所以，有两个穴位就很重要，一是腘窝的委中穴，一是脚腕处的昆仑穴。委中穴常会积聚些筋结，把这些筋结拨开了，头痛、腰痛、腿痛等症立刻解决，因为"膀胱主筋所生病"，身体任何部位出现筋结，都与膀胱经气化不足有关。

而昆仑穴可以主治头痛、目眩、项强、鼻衄、腰痛、脚跟痛、小儿癫痫、难产、胞衣不下、下肢麻痹或瘫痪、骨神经痛、足踝关节及周围软组织疾患等。头晕目眩，要么是精不足，要么是湿气重，弹拨昆仑穴可以发挥太阳膀胱经气的作用，祛湿、生阳。我们平时很少注意脚与头的关系，但着急时我们会反复踱步，其实就是在运动脚步以清醒大脑。所以，坚持转脚腕等对脑部有益。

再，有些妇女的头痛、背痛等跟性生活不和谐及缺少有关，或跟月经不畅造成的血虚有关。其实，美好的性生活不仅是爱情婚姻里重要的一项，也是让经脉欢畅的一个动力。它比按摩、刮痧、针灸、吃药要好好多倍，它可以治愈头痛、后背痛、烦躁、抑郁等，可惜，现在的人，要么纵欲无度，要么无性婚姻，如此造成的病患也不少。这些，只有在面诊中才能发现，而网诊，人们只会描述症状，而不会谈论生活。好多病，不从生活中治愈，就得不到根治。不做医生，都不知道大量的妇女都缺少正常的性生活，这些妇女把所有精力都放到了孩子身上，又会造成亲子教育的诸多问题。

若用灸法，属于三阳证时，可依病邪的部位循经取穴，灸数壮即可，不必多灸，或服药不灸。属于三阴证时，必须重灸，病在太阴，可灸中脘穴；病在少阴、厥阴，应重灸关元穴，并辅以中脘穴。

● 胃酸烧心

美国医生认为第十七个不需要治疗的病，是胃酸烧心。如果输液，胃液分泌会失调，经常备用一点儿奥美拉唑一类的抑制胃酸分泌的药物就可以，没有感觉就不要吃了。总之，胃酸烧心是机体的一种正常反应。

中医认为，胃酸烧心这事吧，首先是胃气不降。中医认为胃的阴阳属性是阳明，阳明就是阳气最有力的地方。胃的火力不旺，食物就无法腐熟，胃的阳气不足，胃气不降，也无法推动食物下行。《黄帝内经》说：中热胃缓则为唾——中焦有热，脾胃功能差时，上泛而为唾液。其实，上泛的应该是脾之"涎沫"或胃酸。《黄帝内经》的进一步解释是："中热则胃中消谷，消谷则虫上下作，肠胃充郭故胃缓，胃缓则气逆，故唾出。"也就是说，中焦有热，则胃消化谷物过快，胃肠中寄生虫或微生物也会上下蠕动。如此，肠胃很快就空廓，脾升胃降的功能一弱，胃气就可能上逆，此处"唾"为"涎"，涎沫由此而出。

关于脾胃，脾气主升，带精华物质滋补心肺；胃气主降，以带动六腑运化。胃酸，而且上顶，就是胃胀，这首先是中焦拥堵了，所以要做几件事：一是加强脾的运化功能，揉中脘穴和揉腹；二是如果有胃寒，加上胃气虚，寒气上逆，人就打嗝，或不断出现膈痉挛，这就要破胃寒，恢复胃的阳明燥火气。一般理中汤中加点儿苦降的药，或用吴茱萸汤就成了，这病不难治；三是如果肠胃的阳明燥火太盛，人就会胃不舒服，大便干燥，可以用调胃承气汤；还有一种是三焦不通造成的胃酸上逆，用白通汤，有奇效。但若怕吃错药或不敢吃药，就要每天按摩或艾灸中脘穴和关元穴。而且，日常饮食要多吃粗粮。

除了情绪因素，污染过度的食材、不良的饮食习惯，比如辛辣刺激的食物等对胃都会造成伤害。所以说，胃就像一口大锅，盛纳着百味，也盛纳着痛苦，于是胃癌患者越来越多，而且越来越年轻化，所以保持情绪的快乐才是养生的最大方法。所有长寿老人之所以能活得那么长久，就是因为心态好，根本就不跟普通人一般见识。长寿老人不见得有钱，甚至可能都没钱治病，但心态绝对与常人不同。相比之下，我们活得太脆弱，别人的一个眼神、一句话，就能让我们不舒服好久，甚至死的心都有。至于吗？世上总有恶毒的人、狭隘的人、嫉妒的人，干吗跟负能量的人较劲儿呢？

不知大家发现没有，所有负能量大多鬼鬼祟祟，总是玩背地里的把戏，不太敢明目张胆，你理它干吗呢？干吗非得把阴暗的东西挖出来折磨自己呢？好好行在光明地上，骄傲地活着，那些阴暗的东西不值得你有一丝一毫的回应！生命如此可贵甜美，岂容浪费？

● 脚气

美国医生认为第十八个不需要治疗的病，是灰指甲和脚气。这是人群中广泛传播的一种真菌传染性疾病，完全不必要到医院找医生，自备一点儿达克宁，坚持涂抹一个月就好了。

中医认为，指甲，甭管是手指甲还是脚指甲，都是肝筋之余气，都属于肝的功能，按六经辨证去治就是了。

脚气呢？中医认为，脚气和脚臭都是湿邪下注所致。人体的湿邪总要有一个出处，否则就全都憋在体内了。而人体中的湿邪就是通过脚上的井穴来疏泄的。

什么人爱生脚气？生活条件特别好的人。一是缺少运动造成的湿，一是吃的东西太精细了。所谓吃的东西太精细了，就是里面缺一样东西。什么呢？孙思邈说，缺糠皮，所以他给脚气病人开的特别绝的方子就是喝白皮粥，就是带糠皮的粥。在孙思邈死后好几百年，西方医学家才发现从谷物的糠皮里能够提取出维生素 B 群，专门治脚气，所以与其吃维生素，不如喝点儿糠皮粥。但多喝糠皮粥，会让人变胖，且头发油亮。据说汉代高祖时的宰相陈平就是因为家里穷，唯食糠尔，所以长得肥美高大。所以那些特别瘦的人，可以吃来试试。米糠虽然只占稻谷总质量的 6%～8%，却占有稻谷 64% 的营养成分，富含蛋白质、脂肪、维生素等营养成分。

另外，年轻人脚臭不算病，这是代谢功能过强和身体比较健壮的表现。老年人一般不会脚臭了，因为老年人的代谢力已经很弱了。

但有一种情况要说一下，有些人原先有脚气，后来得了别的病，脚气又没了，但治着治着病，脚气又犯了。其实，这是好事，是一种排病反应，总得让邪气有个去处。我有一个观点：所有病邪都得往外赶，都要有一个渠道，要么通过出汗，要么通过吐，要么通过拉，要么通过脚气，都得往外走一走，必定要通过短暂的难受才能彻底治愈。我曾见过几个病人，中药吃到一定阶段，别说脚气了，整个脚底板都往外流黑水。他们的人生曾经吃过多少苦、遭过多大罪，他们心里清楚，流黑水自然高兴，等都流干净了，病也就好了。否则，这些黑水都憋在身体里，将来会有大麻烦。

对人体来说，上边最脆弱的是颈椎和咽喉，中间最脆弱的是腰，下边最脆弱的就是脚踝，所以脚踝也是需要重点保护的。需要强调的一点是，颈椎不可以受寒，腰和肚脐也不能受寒，脚腕还是不可以受寒。人体的这三个关键点都是枢纽之地，都不可以受寒。一旦受寒，就会引发一系列病症。所以，泡脚时即使泡不到小腿，也一定要泡到脚腕，这是一个非常重要的养生原则。

脚是人体的第二心脏。这是为什么呢？因为人类在进化的过程中，最重要的改变就是人的直立，直立导致人体的所有压力都在脚和脚踝上，所以脚承载着人体的全部体重，对人非常重要。

● 脚上穴位可治大病

脚上的经脉循行是怎样的呢？首先，脚面的经脉从里向外分别为：脾经、肝经、胃经、胆经和膀胱经。人的手和脚都属于末梢，末梢是阴阳交通的地方，末梢上的穴位叫井穴。井是生发之地，气血很薄且流速快，气血薄并不见得作用就小。这就好像我们说到子时一阳生，就这一阳，决定了我们的一生。

其实五根脚指头，都是井穴，没事拿根火柴棒或棉签挨个儿按摩，都能治病。现在制造的鞋都强调鞋子要舒服，而不知人的脚需要的是刺激。所以，人越老，就越要多活动脚，每天转脚腕，每天泡脚、按摩脚，掐掐井穴，摩摩四缝，按按太冲，对身体极有好处。

痛风病人最初的疼痛点，就是隐白穴，痛风实际上是脾病。脾经起于足大趾隐白，足大趾僵硬没感觉，就是脾病。怎么办？练习方法是，没事脱了鞋在那摇大趾，或大趾、二趾相搓，不仅通脾经、健脾胃，还防老年痴呆。如果小孩子不爱吃饭，也可以帮他活动大脚趾，脾经慢慢运化开了他就吃饭了。要不你就给他按摩肚子，小孩子的病，按摩最好，但大人急啊，动不动就上药。

隐白穴，是足太阴脾经的井穴，因脾主统血，所以此穴是治疗月经过多、崩漏的要穴，也治便血、尿血。另外，还主治腹胀、癫狂、多梦、惊风等。

涌泉穴是足少阴肾经的井穴，位于足底部，蜷足时足前部凹陷处。涌，外涌而出也，泉，泉水也，该穴名意指体内肾经的经水由此外涌而出体表，可以散热生气，主治昏厥、中暑、癫痫、小儿惊风等急症及神志病患。肾经斜走足心，指肾经从脚后跟一直走到涌泉穴，所以妇女更年期出现足跟痛，就是肾精虚亏的原因。

　　还有至阴穴。足太阳膀胱经根起于至阴穴，在足小趾外侧。太阳的根在最阴处，这就是中国文化，就是阴阳的关系所在，没有至阴，何来至阳？就好比人参，至阳产于至阴。

　　至阴穴最管用的就是治疗胎位不正。比如胎儿在母腹里横位或臀位，出生时就会有危险。过去有产婆会推腹，会艾灸至阴穴，现在没人会这个了，只好剖腹。胎儿出现这些问题，家长特别着急，有人总问："我现在怀孕37周了，孩子还横位，咋办？"你先别着急，等你40周或39周要生的时候，孩子没准就转下来了，你现在一急，气血一凝聚，胎儿就不动了。最好的方法是，快生的时候，如果胎位不正，可以针刺至阴穴或艾灸至阴穴，注意灸前排空小便，松开腰带，以利胎儿活动。

　　至阴穴属于井穴，井穴就是源头，气血特别薄、流速快，针刺会很疼。所以古代审犯人时，喜欢夹手指头和插扦子，那真是万箭穿心啊。

　　还有滞产，生不下来，也可以针刺至阴。对人来讲，阴部是至阴，少腹也是至阴，脾属于至阴，人体上，凡名称相同的，都有某种相似的属性，所以针刺至阴穴对阴部和少腹病都有效。其实，治病治到最深处的时候，底下就狂痒，并且流污物。年轻的女人阴部瘙痒，一般会有两个时期，一个是排卵期，这时痒，属于阳气生发；一个是月经开始或结束时，这时痒，属于血不足。如果血不足，可吃药或针刺或艾灸至阴穴。用苦参20克、蛇床子15克煎洗外阴，亦可。

　　针刺至阴穴还可以治疗头痛。为什么中医说上病下治，下病上治？就是因为有经脉循行。膀胱经根在至阴，与肾经相连，肾精不足导致的头晕目眩，针刺至阴穴可以缓解症状。膀胱经结在睛明，又与小肠经相交，所以针刺至阴穴对营养不足造成的神经性头疼和后脑勺跳疼也有效。如果是前额疼，则要针刺足三里，因为前额属于胃经地界。针刺至阴穴对小肠经受寒造成的耳鸣耳聋，也有良效，因为小肠也归属于太阳。此外，还可以治疗目痛、鼻塞和流鼻血。

　　脚上还有个太冲穴，属于肝经。按揉这个穴位可以治疗腰痛。太冲穴在大脚趾和二脚趾交界处，最好推到骨头缝那儿，这个地方要常揉，尤其是爱生气的人，一定要常揉。因为这个地方气血薄，所以揉的时候会特别疼。

　　其实，人手上、脚上都有个四缝穴，就是手指骨、脚趾骨的交界处，四缝穴非常有用，因为气血薄，又都是经脉交会处，就疼，就刺激全身经脉。小孩脾胃不好，不好好吃饭之类的，可以揉，小孩子发热了，可以针刺，手要快，小孩一哭，汗就下来了，烧就退了。但是你如果心疼孩子不敢扎，总给他上退烧药的话，最后就有可能变化成肺炎，这时再误治，就可能造成哮喘。与其这样，不如让孩子大哭一场来得快，就这么简单。什么叫狠啊？腰痛到不可以俯仰，动手术不叫狠，针刺反而叫狠，就不对了。

大家一定要记住，脚真的比手重要，因为手天天在动，而脚动得少，又离五脏远，所以脚部保养很重要。泡脚很重要，若能使劲儿搓脚尖更好，比如使劲儿按揉自己的小脚趾对眼睛就有好处。按揉的时候就别看手机了，一边治着眼睛，一边害着眼睛，不是白忙活吗？

● 人老腿先老

讲完了脚，咱们来讲讲腿。为什么说"人老腿先老"？那是因为人体自保先要保五脏六腑，人的阳气，是从下往上走的，随着年龄的增长，40岁后，阳气就过了屁股，一路上行了，这时，腿脚基本靠余气了。所以，一方面，年轻时大腿和屁股要攒些肌肉；另一方面，要靠锻炼保持和强壮大腿肌肉。

腿部的经脉循行一点儿都不复杂。大腿正面走的是胃经；胆经走腿的两侧；太阳膀胱经走腿后面的正中线；大腿的内侧由三条经脉所主，分别是：脾经、肾经和肝经。胃经的抻拉靠跪坐；膀胱经的抻拉靠杠上压腿或两腿伸直，五个脚趾内收；胆经靠敲打；内侧三条经脉靠按揉。要想两腿气机不败，阳气生发，靠站桩。还有，用拖把擦地，累的是腰；蹲着擦地，练的是腿。

因为脾经在大腿内侧，所以不好锻炼，不像膀胱经，压腿就行；胃经，跪着就行。脾经，就得靠按摩。这里有几个非常重要的穴位：隐白、公孙、商丘、三阴交、阴陵泉、血海。

隐白，前面讲过了。

公孙：位于足内侧，第一趾骨基底部前下方凹陷处，正当赤白肉际。可艾灸5～10分钟。主治脾胃、肝肾及经脉所过部位的疾患，如呕吐、呃逆、反胃、噎膈、腹痛、胃脘痛、食不化、肠鸣、痢疾、黄疸、水肿、眩晕等。

商丘：位于足内踝前下方，当胫骨前肌腱内凹陷处。可艾灸5～10分钟。主治脾胃及本经脉所过部位的疾患，如呕吐、吞酸、胃痛、腹胀、黄疸、食饮不化、肠鸣泄泻、痢疾、嗜卧、舌本强痛、梦魇、癫痫、疟疾等。

三阴交：位于内踝尖直上3寸，当胫骨内侧面后缘处。可艾灸10～15分钟。这是个常用的穴位，主治脾胃、肝肾及本经脉所过部位的疾患，如水肿、月经不调、经闭、带下、症瘕、血崩、血晕、阴茎痛、小便不利、遗精白浊、癫痫、不眠等。

阴陵泉：位于膝下内侧，胫骨内侧踝下缘凹陷处。可艾灸5～10分钟。主治脾胃、肝肾、少腹及本经脉所过部位的疾患，如腹痛、腹胀、食欲不振、水肿、黄疸、霍乱吐泻、小便不利或失禁、遗尿、月经不调、痛经、遗精、阳痿、膝痛、脚气等。

血海：屈膝时，当股骨内上缘股内侧肌隆起处。正坐屈膝取之。可艾卷灸5～10分钟。主治月经不调、崩漏带下、经闭、痛经、产后血晕、阴部瘙痒、浑身疥癫、两腿疮疡等。按摩脾经，就是沿着这些穴位按摩，身体的很多不舒服都能得到解决。没事把脚放到膝盖上，腿横放，然后两手大拇指沿着骨头缝一路推上来即可。

为什么不教大家扎针呢？扎针这件事，真需要师父带。没有指力是不行的，自己给自己扎针会疼，反复在皮毛上点刺，会伤肺气。扎针需要懂气机，同时需要果断，针进到几分就治几分的病。比如进到皮毛，就只治肺病，哪怕扎到脾经上，浅刺也只治肺病，扎到肉里面治脾病，贴骨针刺，则可能影响到肾。这些一般师父不教，得自己慢慢悟。

比如有个天姿健身法，可以锻炼腿脚及全身。具体做法是下蹲时抱住膝盖，脚后跟不要翘起，紧紧蹲下。为什么这个蹲姿叫作天姿呢？因为我们在母腹里的时候，就曾有过这个姿态。这个动作可以加大膈肌的运动，可以挤压腹部，锻炼腿部。如果我们能坚持按这个要领去练习长蹲，就能减少得高血压、心脏病的概率，还可以收缩盆骶的肌肉，同时可以解决有些妇女尿失禁的问题，并提高夫妻间的性生活质量。

上楼时小腿痛或者小腿肚子特别发轴，就是膀胱经气不通；如果下楼时大腿疼痛或出现不舒适感，就相当于胃经的疼痛。另外，胃经还走膝盖附近，膝盖就是髌骨，也由胃经所主，中医所说的膝膑肿痛指的就是胃经的毛病。肿是出现炎症所致，不通就会让人感觉痛。髌骨软化其实是胃经、胃气不足的象，每天坚持跪坐对膝盖是保护和修复，也可以重灸中脘穴五百壮和足三里穴三百壮。

人的膀胱经气弱，阳气就弱，在上引发健忘症，中间引发腰背痛，下面导致腿抽筋。现在经常有人认为腰酸背痛腿抽筋是缺钙所致，到处吃这钙那钙的，吃了也不见好转，其实这不是缺钙，是阳虚的问题。因为腰、背、腿都走膀胱经，腰酸背痛腿抽筋是阳虚证。再者，《黄帝内经》说"膀胱主筋所生病"，筋的问题都属于膀胱经气衰败。

伤寒名方——芍药甘草汤

脚挛急……更作芍药甘草汤与之，其脚即伸。

芍药、甘草各四两，炙。

上二味，以水三升，煮取一升五合，去滓，分温再服。

现代基础用量：芍药 12 克、炙甘草 12 克。

药就两味：芍药、炙甘草，又是大道至简之方。其中，芍药养血平肝，缓解筋脉拘挛，甘草也缓筋急，对血虚引起的腿脚痉挛和静脉曲张有奇效，但对阳虚患者及老人，不太管用。

现在，一些大人有"腿不安症"，就是总觉得两腿无处安放，日间症状较轻，夜间症状可明显加重，甚至有抽动和跳动感，所以严重影响患者的睡眠质量。在临床上有一个特点：得热则痛减，得热则舒，遇冷痛剧。如此便知，其病根不过是寒与湿。我说过，年轻人抖腿是肾精肝精不足，到了老年再加上阳虚，就更容易罹患此症。治疗上可以用白通汤和金匮肾气丸等。

再说小儿多动症。中医的理解也是肾精不足、收敛不住虚火造成的。那么现在为什么大量的小孩会出现肾精不足的情况呢？这跟不良的日常生活习惯有很大关系，比如说现在的小孩过分地沾冷饮，导致胃寒，所谓寒就是经脉凝聚不通的意思，所以有多动症的小孩通常会有黑眼圈，面色萎黄。

胃寒往上发展是肺寒，肺寒的小孩就是人来疯，而且多感冒咳嗽；胃寒往下发展就是肾寒，肾寒则坐不住，注意力也不集中。作为家长，一定要知道小孩先天脾胃弱，一旦损伤了胃气，将来会有很多无法弥补的问题。不要溺爱孩子，要让他们从小养成良好的生活习惯，不偏食，尽量避免冷饮，最好喝白开水，别喝饮料。小孩的病，不乱治，少用抗生素，找对中医，其实好得特别快。可以灸中脘穴、足三里穴，但最好不要碰关元穴。

● 要小心不正常的出汗

下面说说出汗这点儿事。皮肤，又叫"玄府"，是我们身体的秘密要道，这个秘密通道不能得病啊。古人把汗又叫"魄汗"，魄汗是什么意思？谁主魄？肺神为魄，同时肺又主皮毛，汗从玄府出，但出汗的动力是心和肺，如果"阴争于内，阳扰于外"，就会出魄汗。

天热我们出汗属于自保，是人体正常反应，虽出汗，但一凉快汗就止住了。如果阴邪在内相争，外有卫气不固，这时出的汗就不正常，就叫魄汗。不正常的汗属于"漏"，即止不住，比如睡着的时候出汗，就属于阳不入于阴，阴不入于阳，就叫寝汗，也叫盗汗，甚至会有黄汗，都是不正常的。有长期盗汗史的人，要抓紧时间看病，否则身体会得大病。

有的妇女说老公床单上全是黄汗，这是严重的盗汗。黄汗就是脾出了问题，最起码是糖尿病，看汗的颜色就知道了。糖尿病人通常是上半身有汗，下半身不出汗，就是上下不交通，如果通过转胯把下半身的汗排出来，基本上血糖就正常了。快死的人还会出油汗，这也属于不正常的汗。

先说出汗的好处。出汗这事，阴血得足，心阳得足，卫外的阳气还得恰当，卫气过强，则憋；过弱，就收不住。只有刚刚好，才有舒适的出汗，才能达到出汗排毒的效果。比如天一热人就呼呼出汗了，说明阴血足、心阳也足，可以把腠理疏通开，把这个热量通过汗带走一部分，这就属于自救；运动出汗也属于自救，是血气宣泄到体表，毛孔已宣开，内外交通，则里面不憋，外面舒畅。否则，里面热血一沸腾，皮毛又不能宣泄，人就难受死了。心激动了，也得出汗，这是因为"肺为相傅之官"，心君沸腾，宰相自然宣皮毛以救之。

但凡出汗，都是以全身微微出汗为好。总之，人的皮毛不能收敛太紧，要有微汗的能力；也不能过度宣散，因为汗是血的变现，太多汗的话，就是阴精竭绝，血汗同源，阴精会快速消散。

关于汗，更细致的分辨是《素问·经脉别论》里说的："饮食饱甚，汗出于胃。惊而夺精，汗出于心。持重远行，汗出于肾。疾走恐惧，汗出于肝。摇体劳苦，汗出于脾。故春秋冬夏，四时阴阳，生病起于过用，此为常也。""生病起于过用"这句，道出病之真理啊。

有人认为运动出汗就是祛湿，但汗不是湿。从原理上讲，运动造成了阳气的活跃，故而也造成了水湿的流动，运动量加大，肺活量就大，肺主皮毛，皮毛宣散，人则流汗，湿邪也确实随之走掉一些。血汗同源，汗是血的变现，如果五脏阳气不足，一味地运动出大汗，不仅湿邪去不掉，还会伤血。所以，即便是锻炼身体，也得阳气足、血足，否则，就是干耗，那些跑着跑着就猝死的人，就属于大汗亡阳，心液急夺。夏天最应该防的是猝死，有人从健身房出来就猝死了，先前也没听说得过什么病，其实就是大汗猛耗了心液，心脏病突发。

怎么出汗算好？一定是从头到脚微微出汗，有的人出汗只出上半身，那就是上下交通的能力差了。有人只是头上出汗，脖子以下不出汗，属于阳虚。心主血脉，心脏就像一个泵，这个泵可以把血一下打到所有末梢，这个泵往头上打，也往脚上打。如果是腿不能出汗，脚不能出汗，甚至手脚冰凉，说明心力弱。小婴儿身上脚上有香气是因为还没沾五谷杂粮。年轻人身上有味道、有臭脚，是代谢快、身体好。如果身上没味了，或有淡淡的腐味，说明气血已衰败，比如老人。

还有一种出汗是没有大问题的，就是小孩刚睡下时出汗。小孩身体小，运化快，如果半夜11点前出汗，11点以后阳气开始生发，阳气生发就可以收住汗，所以小孩11点以后慢慢汗就止住了。如果你把这个道理弄懂了，小孩发热的问题，你也能明白一二，比如你给他11点前吃了退烧类的药，逢病邪正在消退时，半夜11点后会慢慢退烧；若逢病邪病势正旺时，此时孩子可能又开始高热，这是小孩子的身体想借阳气生发之时祛邪外出。可大人因为不懂医理，又盲目心疼孩子，就急于此时上退烧药，这样就把祛病的气机给憋回去，可能就会落下动不动就发热的毛病。因为人体总要祛邪外出，所以小孩身体一好，就又开始发热以祛邪。

再说不正常的出汗。如果阴血不足，阳气再固摄不住，人就出虚汗，最大的虚汗是盗汗。如果你坐在那儿没事就冒汗，这叫自汗，属于阳虚收敛不住的象。

伤寒名方——桂枝加葛根汤

《伤寒论》说："太阳病，项背强几几，汗出恶风者，桂枝加葛根汤主之。"

葛根四两。麻黄三两，去节。芍药二两。生姜三两，切。甘草二两，炙。大枣十二枚，擘。桂枝二两，去皮。

现代基础用量：葛根9克、麻黄9克、芍药6克、生姜9克、炙甘草6克、桂枝6克、大枣4枚（擘）。

上七味，以水一斗，先煮麻黄、葛根，减二升，去上沫，内诸药，煮取三升，去滓。温服一升，覆取微似汗，不须啜粥，余如桂枝法将息及禁忌。

其中，葛根解决后背紧的问题，桂枝汤解决汗出恶风的问题。

有人说：仲景本论，太阳中风自汗用桂枝，伤寒无汗用麻黄。以上症状是"汗出恶风"，而方中有麻黄，恐怕是有问题的。《伤寒论》里有葛根汤证，说的是"无汗、恶风"，所以葛根汤里合用麻黄。此处说"桂枝加葛根汤"，应该是桂枝汤中只加葛根。我也如是看，葛根汤是葛根汤，桂枝加葛根汤是另一个方子，此方不应加麻黄。

按理说到了夜里，人睡下了，这时人的整个生命系统都应该舒缓而安静下来了，这时候你还在出汗，就要出大问题了。所谓盗汗，就好比有个贼在偷你的气血，这时你就不只是阳虚，而是阴阳俱虚了。长此以往，五脏都会出问题。比如大汗淋漓则伤心，心为生命之动能，心伤则不能泵气血到体表，体表就虚，这时即便没有贼风，人也会因为内虚而中风。肺结核病人也多盗汗。如果这种汗总出个没完的话，形弱而气铄，人的身形就会变弱，并且正气也销铄了。凡盗汗，必须面诊，服对了药很快能痊愈。

黄帝在《灵枢·营卫生会》中又帮我们问了一个问题："有的人吃完热饮、热食，其气未定，汗则出，要么是脸上出汗，要么是后背出汗，要么是上半身出汗，总之并不是因循着卫气循行全身的道路出汗，这是为什么呢？"

岐伯回答："这是因为此人曾外伤于风邪，里面伤了腠理，皮毛蒸腾而腠理松泄，卫气剽悍滑疾，运行太快，运行到人体虚弱处，一下子就从虚弱处漏掉了，不能再因循自己原本的道路行走。"这种情况叫"漏泄"，也得面诊。

伤寒名方——茵陈蒿汤

现在很多男人，经常头上到脖颈一圈汗多，中医叫作"至颈而还"，这是阳虚。《伤寒论》几次提到"但头汗出，余处无汗，剂颈而还"，可见这毛病自古就有。其中"但头汗出，身无汗，剂颈而还，小便不利，渴饮水浆者，此为瘀热在里，身必发黄，茵陈蒿汤主之"。

茵陈蒿六两。栀子十四枚，擘。大黄二两，去皮。

上三味，以水一斗二升，先煮茵陈，减六升，内二味，煮取三升，去滓，分三服。小便当利，尿如皂荚汁状，色正赤，一宿腹减，黄从小便去也。

现代基础用量：茵陈18克，栀子12克，大黄6克。

三药合用，利湿与泄热并进，通利二便，前后分消，湿邪得除，瘀热得去，黄疸自退。服后小便会痛快，尿色发红，肚腹会马上放松，因为黄从大小便走了。

此方有趣的是阳明热从燥化，则大便干燥，小便多；从湿化，则小便少，大便不干燥。湿热搏结在内，就是黄疸。茵陈清热利湿，黄就从小便走了。

还有种人每次吃饭喝酒必有汗，古人说这种人命主潦倒。更奇葩的是有人看见一锅红辣椒就汗如雨下。还有更年期潮热出汗的，前胸后背呼的一下，就脸烧汗出了。这些都是虚汗，属于肝肾精血虚亏、阳气收摄不住的象。面诊后开方，很快就好。

关于手心出汗不止，可以在手掌心按压两个穴位，一个是少府穴，握拳时，小指指尖处，属于手少阴心经；另一个就是劳宫穴，握拳屈指时，位于中指和无名指指尖处。这两个穴位分属心经和心包经，汗液为心火动心阴，在手掌蒸腾而出。人在紧张、焦虑时，手心出汗明显，在中医属于心神不安，心火妄动，因此劳宫穴和少府穴可以缓解出汗症。刺激时以拇指按压劳宫穴，其余四指置于手背处，拇指用力按压揉动，1分钟即可，少府穴操作方式相同。

还有人出手汗脚汗，如果不多，不仅没病，反而说明代谢好。但如果出汗过多，再兼腋下汗多（但夏天天热出汗不算），就会有点儿伤阴液，可以吃几服六味地黄汤试一下。

皮毛如果一点儿汗都不出了也是病，而且是大病。汗为心液，不出汗，不符合心散、火散之道，心里的瘀滞也宣不出来。反过来讲，能不能出汗这件事，功能也在心。冬天常有这样的病人，吃点儿热的、辣的，身上跟针扎一样，汗就是出不来。这里有两个问题，第一，夏天空调太过，把皮毛憋住了；第二，心血无力，也不能化成汗。《伤寒论》里的麻黄附子细辛汤，对治此症颇有良效。

不出汗，还会得各种皮肤疾患。《金匮真言论篇第四》说："夏暑，汗不出者，秋成风疟。"所谓风疟，就是夏天身体没有好好出汗，秋天才发作的皮肤病，就是我们现在所说的过敏、湿疹，皮肤怕风、怕冷、怕热等症状。如果是初犯，桂枝汤或小柴胡汤都管用，但如果血虚严重，特别痒，恐怕就得先上当归四逆汤或理中汤等，具体得由医生把脉判定。

五脏与五液的关系是：肝液为泪，肺金不能克肝木，人则泪眼汪汪；眼干则是肝气不能生发。心液为汗，活动以全身微汗为佳，大汗则耗心液，有猝死之危险。肺液为涕，肺寒清涕，寒化火则脓涕，所以人一流浓鼻涕，老人家就说病快好了。脾液为涎，脾虚者常流哈喇子，且懒。肾液为唾，营养丰富，肾寒阳虚者口干舌燥，这时一般病都在少阴，用四逆辈（含四逆散、四逆汤等）即可。

● 撒尿这点儿事

有人问："能否请老师详解这四种的病因？尿淋漓、尿憋不住、尿失禁、没有尿。"

《黄帝内经》说，肾与膀胱相表里，就是少阴与太阳相表里。就撒尿的问题而言，膀胱气化好，肾精足，人撒尿就痛快。而人老了，肾精不足，气化无力，人就尿淋漓，或者尿失禁，或者尿不出。具体而言：尿淋漓，属于气化无力。尿憋不住，属于阳气固摄能力差。尿失禁，属于阳气固摄能力更差，已经无法控制了。没有尿或尿不出，属于全无气化。还有一种：小便数而欠，就是次数多，尿少，属于肺气虚。

小便不利，也分实证、虚证，实证则小便量少、热赤、频且急，而滴沥不畅，甚至尿闭不通，小腹胀满，或疼痛、口渴、便秘、苔黄腻、脉滑、数，宜养阴、清热，这种情况，导赤散主之。虚证则小便滴沥不爽、排出无力，甚或不通，面白、腰冷、舌质淡、脉沉细，宜补肾温阳通窍。

伤寒名方——四逆散

《伤寒论》里多次谈到小便不利的问题。

少阴病，四逆，其人或欬，或悸，或小便不利，或腹中痛，或泄利下重者，四逆散主之。

甘草，炙。枳实，破，水渍，炙干。柴胡。芍药。

上四味，各十分，捣筛，白饮和服方寸匕，日三服。

现代基础用量：炙甘草、炙枳实、柴胡、芍药各6克。

欬者，加五味子、干姜各五分，并主下利；悸者，加桂枝五分；小便不利者，加茯苓五分；腹中痛者，加附子一枚，炮令坼。

说说四逆散吧。首先，四逆汤和四逆散完全是两回事。四逆汤主阴盛阳虚、四肢厥逆。少阴心肾是阳气的根本，四肢是诸阳之本，是反映人体阳气最敏感的地方。如果四肢冰凉，有两种情况，一是阳虚，心肾不能通阳气于四肢末梢，就是四逆汤证；如果不是阳虚，而是阳气被拥堵遏制了，就是四逆散证。其中柴胡、芍药可以疏肝，枳实破拥堵。

什么情况下要用四逆散呢？一是突然生一口大气，气得手脚冰凉，同时气得说不出话来，嘴唇哆嗦。这种猛然的阳气被憋，就可以用四逆散。二是发热时吃了寒凉药，把阳气憋在体内了，出现手脚冰凉。所以吃药一定要慎重。还有就是，有人吃四逆散第一服时会不舒服，第二服以后才能慢慢舒服。可见生大气后阳气憋堵造成的伤害极大。如果男人因为一时气郁而阳痿，女人因为气郁而性冷淡，也可以试一下四逆散。还有，别问我该用多大的量，因为没把脉，不知你该用多大的量。

小柴胡汤也治小便不利、大便不通，因为它不仅疏泄肝胆，也通利三焦。在人体经脉，足少阳胆，手少阳三焦，都属于少阳。三焦者，水谷之道路，气之终始也，所以少阳管通达人体之气和水，服小柴胡汤后，上焦得通，津液得下，大小便就通畅了，呕吐、眩晕也就好了。

再，小便不利，可以用猪苓汤。

伤寒名方——猪苓汤

若脉浮发热，渴欲饮水，小便不利者，猪苓汤主之。

少阴病，下利六七日，咳而呕渴，心烦不得眠者，猪苓汤主之。

猪苓去皮，茯苓、阿胶、泽泻、滑石各一两。（按李时珍算法，也就是 3 克。）

上五味，以水四升（如果都是 3 克，就用不了这么多水），先煮四味，取二升，去滓，内阿胶烊消。温服七合，日三服。

其组成是：猪苓、茯苓、泽泻、阿胶、滑石。阴虚有热，下焦水郁，就要用猪苓汤。其中猪苓、茯苓、泽泻利水；茯苓宁心，猪苓入肾，二者合用可以心肾相交。滑石调和阴阳，阿胶为血肉之品，可以收涩滋阴。此外猪苓汤还可以治疗尿血、腰痛，以及妇女泌尿系统感染、肾结石等。但阴虚可用，阳虚造成泌尿系统感染不可用。

小便不利，又阳虚有寒，可以用五苓散。膀胱结则小便涩，只要下窍不出，上窍一定不入，所以会上面口渴而下面小便不利。主以五苓散，以化太阳之气。气化一行，小便即利，邪亦可从此而出。

第十三章

常见又难治的病

● 感冒，分外感和内伤

美国医生认为第十九个不需要治疗的病，是病毒性感冒。其实，人类一直在与感冒病毒作战，因为感冒病毒不停地变异，人类对感冒病毒便没有永久性的免疫。但最终几乎所有感冒病毒都是靠我们的免疫系统清除的。所以感冒了不用吃药，或者吃阿司匹林一类的药缓解一下头疼、关节疼，一般一星期就可以痊愈。

说得真好，而且也对。同意美国医生对感冒的不过分治疗、不过分使用抗生素和休息一星期的说法。因为过度治疗会造成医药的大量浪费，并对病人造成不必要的伤害。其实感冒并不难治，但因为人的认识有误区，反而让它成了难治的病，过度用药后就缠绵难去。

这里面有几个要点我们要永远牢记在心：（1）人类对感冒病毒没有永久性的免疫。（2）抗病毒真正起作用的是自己的免疫能力。（3）过分使用抗生素，不仅无效而且有害。

可事到临头，又有多少人能记住这三个要点呢？一到流感暴发时，人们就冲进医院，以为那里有灵丹妙药。所以，有时候，流感先损伤的是人的理性而不是身体。从来都是这样，再精密的仪器也只能看到肉体的伤痛，而无法看到我们心灵的恐惧和伤痛。

一旦出现"非典"或"新冠肺炎"这种大规模疫情时，即便医院反复强调疫情原因不明且没有特效药，只能靠大剂量激素治疗时，人们还是惊恐地蜂拥而至。殊不知，自古阻断疫情的最佳手段只有一条：隔离！要么主动自我隔离，要么被人为隔离。

两次疫情都先表现在肺部。肺怕什么呢？怕寒，怕忧虑，怕恐惧。其实，疫病造成的恐慌恐怕比疫病本身更可怕，更容易传播，"新冠肺炎"疫情比"非典"疫情更可怕的是，各种资讯的惊涛骇浪，脆弱的人是担不起这些的。恐伤肾，越恐惧，人的免疫力就越低，所以疫情期间，除了隔离外，还应该有一套安抚人类情绪的方法，情绪稳定，气血就稳定，就不太容易被感染。如果再知道一些预防方法，就更好了。

具体的预防方法就是：（1）要强壮身体，不乱吃外面的东西，多喝热水。（2）保持房间通风，可用艾条熏熏屋子，除秽气。（3）出门嘴里可以含片姜，也可除秽气。（4）适时增减衣物，别感冒。（5）保持情绪的平稳。

疫情一起，人就容易焦躁，遇事冲动。年景不好时，多读书，少管闲事，时刻想着我讲的"法喜"，就喜悦平静了。越乱，越要心平气和，吃好、睡好，高高兴兴的，自然百毒不侵。

中医到底能不能解决疫病呢？现在大家都知道《伤寒论》这本书，但《伤寒论》是怎样产生的，大家可能有所不知。在《伤寒论》的自序中，张仲景说："余宗族素多，向余二百。建安纪年以来，犹未十稔，其死亡者，三分有二，伤寒十居其七。感往昔之沦丧，伤横夭之莫救，乃勤求古训，博采众方，撰用《素问》《九卷》《八十一难》《阴阳大论》《胎胪药录》，并《平脉辨证》，为《伤寒杂病论》合十六卷，虽未能尽愈诸病，庶可以见病知源。"

由此可知，2000多年前，张仲景的《伤寒杂病论》产自一次长达10年的瘟疫，这场瘟疫夺走了他三分之二的家人。病邪的根源在于寒邪，先师张仲景痛恨自己无法救助亲人才奋而苦学，参照前人的经典，著述了《伤寒杂病论》。

其中，因为寒邪先攻击的是人体体表，而导致病人发热、头痛、浑身肌肉酸痛等，所以《伤寒论》先以太阳病证开始，逐步论述了病邪深入身体的表现及其治疗方法。而且最为重要的是，他对付各种疾患都会先培元固本、温化寒邪，以先不伤元气为根本。比如桂枝汤，在解决发热的同时，也要提防人体津液的流失，所以要用甘草、大枣等及时补充津液。即一定要先增强人体的免疫力，靠人体的元气治病，而药物只是元气治病的辅助。这正是中医对付疫病流行的根本方法。

所以，从这个角度出发，伤寒方更靠谱，比如白通汤，不伤身体，用葱白消阴邪、解肺寒；通脉四逆汤，以通利经脉为主，使元气更容易祛邪散寒；甘草干姜汤，也可以解决上下窍不通及咳嗽等问题。这些方药，用于预防，可；用于治病，亦可。因为它们都治疗发热、上吐下泻、咳嗽等。再不济，大家可以靠多晒太阳，灸肺俞、灸膏肓等方法来预防疾患，因为这两个方法也是解决肺部疾患的原始方法。总而言之，所有疫病的最终解决，还是靠病人的自身免疫力，靠自愈。

中医认为，感冒也分外感和内伤两种。外感，是感受外来邪气，一般先袭击肺经，闭阻人体清道，肺气不得下降，人就会出现流清涕、发热、恶风、恶寒、头疼、身痛等症状。这些情况下，《伤寒论》主张宣散，会用桂枝汤、麻黄汤、葛根汤之类。外感患者初起时，元气尚且充足，所以不怕用宣散药。但如果过用了，就会大汗亡阳，出现烦躁、不眠等。

学中国文化一定要脑子灵。比如吃药发汗这事儿，如果感冒了发热，吃桂枝汤发不出汗来，要服热粥一碗；发汗太过了，则伤阳、伤心脏，这时该怎么办呢？《伤寒论》没讲，但你可以啜冷粥一碗，可以收收汗。总之，汗为心液，不出汗就不符合心散、火散之道，心里的瘀滞也宣不出来。反过来讲，能不能出汗这件事，功能也在心，感冒时心力不足，也出不来汗，体表卫气不足，人就怕风、怕冷。

但一旦出现内伤，就不能用三阳经的药了，而是"救表宜桂枝汤，救里宜四逆汤"了。

● 内伤感冒宜扶阳

人，无论四季，只要损伤了阳气，再加上熬夜、饮冷无度、生气郁闷，天长日久，必然造成内伤。一旦节气变化，阳气就会鼓荡寒邪外出，这时就会出现内伤感冒的症状。现在的人一定是内伤感冒多于外伤风寒，所以用药一定要慎重。也就是说，没有几个人适用桂枝汤或麻黄汤。

内伤感冒，是由于肾阳衰而阴寒内生，肺金和肾水是母子关系，肺金生肾水，肾弱，肺必伤，心肺之阳不足，就不能统摄津液，而流清鼻涕。患者大多困倦无神，或喷嚏不休，或两脚冰冷，即便发热也是低热。内伤患者的元气很虚弱，凡见打喷嚏、流清涕、鼻塞，而无其他症状，就属于内伤感冒，这种情况下最好扶阳，就会用到四逆汤、白通汤、麻黄附子细辛汤、理中汤之类。

治疗内伤感冒或流感，不能用治疗外感的药物，否则就会将阴邪敛在体内，到一定时间还会发作，就是感冒反复发作。如此经过多次积累，最终造成鼻窦炎、咽炎、气管炎、咳嗽、哮喘等呼吸系统疾病，甚至甲状腺疾病也跟反复感冒、久治不愈有关。

在现实生活中，人们很少了解感冒误治造成的危害。感冒是人体正气与邪气互相抗争时的必然表现，此时高热属于人体正气正在拼命祛邪外出，低烧就是正气不足、不能祛邪外出的表现，所以西医都不鼓励低烧用药。

这时候，养比治疗要重要。同时，反复使用西药的退热剂，或现代中医的清热、发散之剂，反复发汗退热，会使心肾渐渐无力。由于抑制了正气的鼓动，与邪气抗争的表现也就不存在了，表面症状会暂时消除，但邪气被收敛在人体内部，外感也就逐渐转变为内伤了。如此反复多次后，寒邪就会积累在体内，积累在颈部，先是喉咙不舒服、声音嘶哑，发展到后期，兼之情绪的不稳定，就会形成颈部咽喉的各种疾患。这时，最好先自己用砭石刮一刮，从耳下一直刮到肩膀，坚持一段时间，很多症状会缓解。甚至防老年痴呆。

鼻窦炎也是流感的后遗症之一。患有较严重鼻窦炎的患者往往都患有口臭，这是脾胃精气严重不足、功能衰败的表现，而土气虚弱、脾土不生肺金，必然首先导致鼻窦炎。若一味地使用发散药物治疗鼻窦炎，就会使正气愈加耗散而流涕不止，现在有些人喜欢天天用取嚏法也是欠稳妥的，也有耗散正气之嫌。若想快速使鼻塞症状消除，灸肺俞各五壮即可。平时灸灸关元穴或膏肓穴，也可以使正气得以恢复，升降收散，全凭自然，不只是治愈鼻窦炎，与肺肾相关的疾病也都有疗效。

流行性感冒多发生在季节交替或二十四节气转换时，《黄帝内经》说："冬伤于寒，春必温病；春伤于风，夏生飧泄；夏伤于暑，秋必痎疟；秋伤于湿，冬生咳嗽。"

即冬天过于伤寒的话，就会"相火失藏，内热蓄积"，我说过，肾水之真阳、地下的石油、天上的雷电，都是真阳。过寒，则逼真阳走出自己的阵地，外窜而为邪火。它一乱飘，就会嗓子热肿、头部热、身上热，这样身体就出大事了。生命本来是温熏小火，皮肤应该是清凉而温润的，这时滚烫发热，就叫"内热蓄积"。一旦春天出现无名高热、头痛、呕吐，这些病就叫"温病"，因为它有热的表相。后来中医界甚至出现了温病学派，但温病学派与《黄帝内经》所谓病温略有不同，《黄帝内经》认为病温是冬伤于寒，相火不藏所致，用药以承气汤为主；而温病学派认为温病是感受外感温热之邪而致，以"清热存阴"为主，喜欢用金银花、连翘等。理论根基不同，治法自然有差异。具体还要看医生对经典的运用。

春天的生发，就是把冬天藏的"精"都拿出来，这一生发，如果全是精华，人就特精神，春天的瘟疫就跟你无关。如果生发的全是败精，你就萎靡，就得病。春天为什么容易犯老病根儿？因为人老了，无力化万物之精华，冬天又没养好，那么发出来的多以败精居多，所以发出来的都是旧病根儿。因此，可以这样说：年轻人春天发出来的都是精华，而老人发出来的多是败精，要么没劲儿，要么就死了。可是现在年轻人冬天也不好好生活，反而老人冬天注意保养，所以春天的瘟疫一来，反而是青壮年得病的居多，比如"非典"。

"春伤于风，夏生飧泄"，这些先前都讲过。飧泄，就是晚饭没消化就拉出去了。春伤于风，为什么会飧泄？春天生气不足，中气清冷，人就会肠鸣、溏泄。腹泻对身体一定不好，始终腹泻就说明你下焦无火。现如今很多人大便就没成形过，不要小瞧大便成形这件事，大便成形说明你五脏六腑的运化是正常的。生命，就是每天都要把粗糙的变成精华，好东西要气化成精华，供给五脏；不好的东西，比如浊气浊物，也要精致地排出。大肠虽然居于人体下位，也不能允许自暴自弃，也要发挥阳明燥金的功能，给生命一个完美的表现。

"夏伤于暑，秋必痎疟。"夏天太热了，皮毛皆张，这时候开空调，寒气从窍入，就伤肺气和皮毛。这时阳气都去保卫体表了，脏腑皆寒，夏天多食寒食，就是寒上加寒。到了秋天，就会出现寒疟症，也就是忽冷忽热的"打摆子症"。

"秋伤于湿，冬生咳嗽。"秋天本应是燥气，如果湿气重了，肺胃就不降，再被冬天的寒气约束，人就会咳嗽。

以上这几句，是《黄帝内经》中反复提到的。什么叫经典的慈悲？经典，会就一个概念反反复复地解释给你听。我每每读《黄帝内经》，心里就特别感动，就觉得古代圣贤慈悲无穷。我觉得古代圣贤也应该特别喜欢我们，终于有人能如此认真地读经典。如果一本书一辈子放在书柜里，连翻都不翻，圣贤的这慈悲不就白费了吗？大家天天说圣贤好，好在哪儿？又说不出来，这不是气死圣贤吗？

总之，《黄帝内经》讲春夏秋冬，其实讲的是生、长、化、收、藏五气，把生、长、化、收、藏五气弄明白了，治病都简单。春之生机不旺，根基在冬藏，所以要想养生发之机，得往前一个气那里找，凡春天闹病的，原因都在冬藏处没有藏好。而春天没养好，夏天就会闹病。夏天是最好的宣泄时节，如果夏天没有痛快出过汗，冬天就可能得大病。现在有空调了，把夏天的宣散都憋住了，所以很多人冬天会不舒服。所以说，时间既是杀人的利刃，又是养人的法宝。把春夏秋冬弄明白了，天，就风调雨顺；人，就宁静致远。

● 治咳嗽，见医生功底

内伤感冒的另一个症状就是咳嗽。治咳嗽这事，见医生功底。

一般咳嗽先从肺起，但《黄帝内经》后面会讲到"五脏六腑皆令人咳"，可见咳嗽不见得都是肺病。

先说肺咳，脾土生肺金，脾胃弱，肺气就不足。而肺金又生肾水，肺气弱了，肾精就不足，肾一弱，全身皆弱，所以不能小看一个咳嗽，都是牵一发而动全身的事情。中医，说好懂也好懂，说不好懂也不好懂，对医理要耳熟能详，思维要非常灵活。学诗的功夫，在诗外；学医的功夫，也全在医外。

我告诉大家，我可不是看《黄帝内经》看明白的，我是先把别的经典——《道德经》《易经》《尚书》等看明白了，才把《黄帝内经》看明白的。而看懂了《黄帝内经》后，别的经典就看得更明白了，这句有点儿绕，但听懂了，对各位的学习会有大进步。

先说一个小儿肺炎。小儿肺咳，不仅愁煞家长，也愁煞大夫，为什么呢？因为一碰上糊涂家长，大夫也没有办法。小孩生病大人急，爷爷奶奶再都上阵发表意见，这病就没办法治了。关键还没有一个明白人，把孩子送医院，就是打吊瓶，外加咳嗽糖浆或川贝枇杷露，很可能把一个肺咳的轻症治成了重症，或者哮喘。小孩本来就脾胃弱，土不生金，一旦咳嗽起来就不容易好，而咳嗽糖浆有兴奋和平喘的效验，有点儿调元气。川贝枇杷露就更要慎服了，可以这么说，没有几个人有资格吃川贝枇杷露，川贝枇杷露对治的一定是实火。什么人可能有实火呢？比如有人打了通宵的麻将，又累又输了钱，就会上急火，嗓子喑哑、干咳，才可以吃川贝枇杷露。否则，就别瞎吃。

小儿突然咳嗽，一般跟受寒有关，一般外感用生姜，内伤用干姜15克，再加上葱白三段，炙甘草10克左右煮半小时，吃1～3天也就没事了，还没有后遗症。就算爷爷奶奶们相信，年轻的父亲母亲也不信，因为他们更相信西医。于是，孩子这月去医院几天，下月再去医院几天，如此就耽搁了病情。现在的家长要么带孩子毫不用心，要么带孩子过于用心，那个度总掌握不好。只要有点儿风吹草动，就径直把孩子往医院一送，同时要求医生最好马上让孩子停止咳嗽，可什么东西都不能咯噔一下就停了，若把寒邪憋在里面，再想宣出来就不容易了。

人为什么会咳？首先，咳属于自救行为，是要把上焦的湿邪、寒邪咳出去。现在我问大家："湿一般表现在身体的什么部位？"先前我说过：上焦如雾，中焦如沤，下焦如渎。也就是说水液在我们身体三焦的表现是完全不一样的，上焦的表现，是雾状，是气化状态，一般不会凝结，气化不足，则成痰涎。上焦运化最快，快好不好？好。人一高兴，时间就过得快，人一痛苦，时间就过得慢。快，事物就不凝结，慢，就容易聚集，好东西聚集还可以，坏东西聚集就伤人。

活了这么大，我最大的明白之处，就是只跟喜欢、令自己高兴的人在一起，无须忍，无须怨，经脉通畅欢快。如果和谁待在一起不舒服，一定马上离开，人生苦短，没时间耽搁。跟柔和的人在一起，你渐渐也会心平气和；跟柔弱的人待久了，会生出些不耐烦。有人就问了，为什么不能跟柔弱的人在一起？柔和与柔弱的区别是什么呢？这么说吧：柔和的人不纠缠，柔弱的人则易纠缠，依赖性太强，也消耗人。柔弱的人之所以让人不爽，是因为太黏人。老被柔弱的人黏着，也耗气。力气也是气；精力也是精，能攒着，就别被无聊的人耗了。所以，跟什么人在一起很重要，有些是共养，有些是群耗。

咳嗽有湿咳与干咳。

《素问·生气通天论》说："秋伤于湿，上逆而咳。"

首先，秋伤于湿，就会出现咳嗽。上焦如雾，一旦运化慢了，就不是雾了，就储水，心肺汪在水液中，能不突突吗？心脏突突，叫心悸，又叫风水心。心跳加速，就是想把水赶跑，可又没劲儿，就心慌。上什么药好呢？苓桂术甘汤，这个讲过了，大家往前面找。苓桂术甘汤治疗痰湿咳嗽管不管用呢？你如果判断准确，当然管用。但人会自作聪明，乱加一些药，比如有的家长会加神曲、山楂、黄芪什么的，就属于用力过猛，好像药多了才管用，一通乱来。你何德何能敢改医圣的方子？所以听话、老实也算高智商，而乱改医圣的方子就是有点儿学乱了，守着大道至简的方子不用，就得不着圣人的慈悲。

肺系统就是西方系统，西方系统就是主降气。以我自己为例吧，每年一放寒假，就要咳嗽一回，这是一年的累，终于可以放下了，身体开始出反应，这是好事，每年就等这一次好好修复一下五脏六腑。

刚开始咳嗽时，不必急于上药，先让肺里的积滞往外宣宣，咳嗽到某一天，身体开始有点儿发冷，就该吃药了。这时吃药，可不是镇咳，而是这时身体有点儿没劲儿了，要吃药帮帮正气。什么能让肺金有劲儿？当然是脾土生肺金，所以按照脉象开个健脾胃的方子。

于是，吃药后，从低热变成高热。低烧是免疫力下降，而高热，说明自己又有劲儿了，借高热之力，把寒邪继续外推。烧透后，再按脉象开一服纾解高热的方子，就算收工了。收工是有体征的，就是能闭上嘴睡觉了，因为先前咳的时候鼻塞得厉害，睡觉的时候，无法闭嘴。人闭不上嘴睡觉有很大的坏处，不仅呼吸系统被破坏掉了，而且会对上颚及牙齿带来损伤。你们今天晚上回去观察一下，一个健康的人睡觉的时候一定是无声无息的。只要晚上开始能闭着嘴了，这场修复就接近尾声了，然后，生命就有焕然一新的感觉。

人，生病都害怕，什么时候你学明白了，不害怕了，能顺势调理自己了，人生就自在了，也自由了。

我特别希望大家自己学好了，不要指望别人，谁也不要靠，靠自己。比如经常有人描述每天早上得吐一口痰，好啊，说明你还有劲儿吐，你要明白任何疾病都属于自保功能的启动，你有那口痰，而且还能把那个痰吐出来，那你就好好吐，你非得求药治那口痰，那我给你开的药，就是让你狂吐。你不吃药，可能需要花 3 年才能把你肺里面乱七八糟的东西吐出去，我现在让你吃药花一个月时间把这个吐干净，这，才叫治病。治病不是你这有一口痰，我要把它压下去，然后让这个痰继续积，这样的话，再加上忧愁愤懑，最后就有可能变成肺癌。

● 走方医也有妙药

通过一个小故事讲一个治疗咳嗽的小药方吧。

宋徽宗有一个宠妃，患了严重的咳嗽，一夜一夜咳嗽睡不着，最后脸都肿得跟脸盆似的，太医也治不了。皇上对太医说，再治不好，明天就杀头。太医回到家唉声叹气，他老婆说愁也没用啊，门外有吆喝卖咳嗽药的，说当晚就能睡下，何不一试？走方医就是过去走街串巷的郎中。他们家门口写着太医名号，怎么好意思出去买走方郎中的咳嗽药？无奈之下，他让老婆从后门出去买了10帖回来，看上去绿绿的，也不知是什么药，怕药性猛烈，造成拉肚子，他就把3帖合在一起，用几滴麻油放到酸汤水里一冲喝了，没啥事。第二天就把3帖合在一起分成两份，给咳嗽的妃子喝。没承想，这嫔妃喝完这两帖，当天晚上就不咳了，脸上的肿也消了。皇上非常高兴，马上就恩赐万缗钱币，并要求太医明日一早献方。太医慌了神，因为他不知道方子是什么，只好又叫老婆把走方医请来，说："你把方子卖给我，我给你一百两银子。"走方医说："不用，一文钱的东西值不了这么多钱，再说这方子也是我偷来的。我原来是当兵的，当年我们只要一咳嗽，主帅就给我们吃这个药。就是用蚌壳在新瓦上煅至通红，粉碎成末，拌入少许青黛即成。"因为青黛为绿色，所以这个药是绿色的。

黛蛤散

该方被后人称为黛蛤散或青蛤散。现在有这个中成药，而且还是医保药。由青黛、蛤壳两味组成。其中，青黛能消赤肿疗毒，"惟喉痹之症"，一定要记住，如果是实火，才可以用这个药，而且可以内外兼治。海蛤壳味苦、咸，性寒，归肺、肾、胃经，功能清热化痰，软坚散结，制酸止痛。所以这个药可以用于实火痰火咳嗽、胸肋疼痛、痰中带血、胃痛吞酸等症。虚火万万不可用。临床常用此方治疗慢性肺源性心脏病急性发作，以及顽固性咳嗽。

这个故事有几点要注意，一是自己要试药，二是给别人吃时要谨慎，三是不见得贵药才管用，四是高手可能在民间。有时候医院解决不了的问题，可能民间医生能解决。古代的医生分三种：走方医、坐堂医、太医。最初只有走方医，走方医医术始于扁鹊、华佗，在技术上，他们求其全，如扁鹊既是妇科高手，又擅长老年、儿科及一切杂症。华佗更是不用说了，方药、针刺、手术无一不精。走方医还有些黑话，让人听不懂。比如他们"治外以针、刺、蒸、灸胜，治内以顶、串、禁、截胜"，他们的外治法是针法、刺法、熏蒸法、灸法；内治法是顶、串、禁、截等，这就让人不明白了。具体地说，就是"药上行者曰顶，下行者曰串"。"禁"为祝由、禁忌，"截"是使病戛然而止法。

走方医还有三字诀：一曰贱，药物不取贵也；二曰验，下咽即能去病；三曰便，能够就地取材。因此，"药有异性，不必医皆知之，而走医不可不知；脉有奇经，不必医尽知之，而走医不可不知"，"病有常见之症，有罕见之症，走医皆习之"。尽管走方医多为太医所看不起，走方医秘籍大多又是口耳相传，但作为我国民间医学的传承体系，它不落文字，却也避免了儒医系统的歧义繁杂，有可能蕴藏着原始医学的简洁与直白，多少值得习医者深入研究。

张仲景应该是坐堂医的开始，因为张仲景是长沙太守，他不能离开公堂，但当年兵荒马乱，瘟疫流行，所以没什么正经事干，他又喜欢医学，于是就开始给人看病，那些在旁边喊"威武"的衙役就成了张仲景的学生，在一旁负责记笔记。于是《伤寒论》里总说"师曰"，就是老师说了什么什么。老师也特别细致负责，把脉法、治法、煮药法、吃药法等都讲得细致、周到。

此外还有太医署的太医，但他们是为权贵服务的，跟老百姓关系不大，就不多说了。

关于咳喘，闻诊很重要，就是听呼吸。《难经·四难》说："呼出心与肺，吸入肾与肝，呼吸之间，脾也其脉在中。"所以听闻呼声，可以觉知心肺；听闻吸声，可以觉察肝肾；而听闻呼吸之间的停顿，可以判断脾胃。如果是病人，可以听闻其痰喘之有声无声，呃逆之新久轻重，声音之大小，气息之长短，以及呻吟谵语等，均属于闻诊中的主要项目。再比如，燥邪干涩，咳声就低沉、不清亮。有的人一咳就胸痛、嗓子痛，或干咳不止，或太息气短。寒邪化火，人则多言，甚则谵狂，其声似破似哑。湿邪重浊，声音一定低平，壅塞不宣，或默默懒言，或昏昏倦怠，或多嗽多痰，或痰在喉中漉漉有声，等等。

其实，能大声咳嗽说明身体还有劲儿，有时病情表现猛烈的，不见得是大病。咳嗽，就怕虚咳。虚咳，吃过药后能咔、咔、咔大声咳的，就是好转。可病人不这么认为，病人会认为你给我治严重了。这就是看病难的地方。

肺经经症有"膨膨而喘咳"，实际上这是一种自保，是一种宣。如果你原来只是虚咳，吃过药以后开始狂咳，甚至有的人是24小时咳，你都要坚信这是好事。原先你想24小时咳你都咳不起，都没劲儿，你现在有劲儿了，你要坚信这是好事。有人说我要不要先停停药啊，这是冲关时刻啊。你都咳了24小时了，不可能再咳36小时，你就接着吃，这就是要点，把寒邪、湿邪彻底咳出去，把它彻底宣出去，咳嗽就戛然而止，里面就全部干净了，这个病就走了。这个在中医里叫"发病反应"。

大家不要以为吃药就是为了舒服，那就错了，杀敌除魔哪有舒服的。吃完药，刚开始时舒服，说明你身体没劲儿，如果就想保持这个舒服也可以，但病没有去。如果要彻底去病，一定要"下一次地狱"，所谓下一次地狱，就是把所有老病全翻一遍。

昨天有一个学员跟我说："我现在突然有脾气了，我脾气暴，我上火了。"我说："你那不是上火，你脾气暴，是你有劲儿了，你都忍了一辈子了，这会儿终于要自作主张了。"如果你看过他的病例你就知道，他什么都忍了，一辈子窝窝囊囊憋屈死了，现在突然有点儿脾气了，这还不值得庆贺吗？他居然说上火了！他说："我得把药停一下吧。"我说："不许停，接着吃，不下地狱怎么上天堂？"他说："好。"这种人，对他不豪横点儿就没有用，一不舒服点儿就停药是不行的。治病就像打仗，要打就打痛快了，别温温吞吞的，最后让大家一起消耗。

活在世上，我们都简单一点儿，直白一点儿，经济一点儿，谁也别过分消耗谁。为什么我强调压迫先受教育呢？集体受过教育，就都明白了，别总东问西问的，正行勿问。

● 小青龙汤，暗藏治咳天机

人为什么会咳嗽？其实，咳嗽属于自保，当嗓子里有异物时人就会咳。当气温、温度、气压改变时，可诱发咳嗽，故在寒冷季节或秋冬气候转变时较多发病，也就是说当肺里有寒邪时，人也会咳。当人情绪激动、紧张不安、怨怒时，也会促使咳嗽发作。还有，人在剧烈运动后，也会诱发咳嗽。甚至心阳不振时，人也会咳嗽以自救。最后，还有些药物可引起咳嗽发作。西医也认为咳嗽具有清除呼吸道异物和分泌物的保护作用。但如果咳嗽不停，由急性转为慢性，就会给患者带来很大的痛苦，如胸闷、咽痒、气喘等。

咱们先看一下西医如何鉴别咳嗽。

咳嗽一般分两种，一种是外感咳嗽，一种是内伤咳嗽。

西医一般把外感咳嗽描述成痉挛性咳嗽。其表现是剧烈性阵咳，咳嗽一声连着一声，一阵咳嗽可十几声到几十声持续相当长时间。咳嗽一阵后稍安静一段时间，又开始咳嗽。咳时面部颈部憋得通红，呼吸受到影响，咳嗽暂停后常需深吸气。剧烈的咳嗽常引起声门痉挛，发出类似鸡叫的声音。持续剧烈的咳嗽常引起干呕。可引起儿童舌系带溃疡、眼结膜下出血。严重者因咳嗽时腹压增高引起脐疝、腹股沟疝和脱肛。痉挛性咳嗽常见于百日咳、副百日咳及某些腺病毒感染。

这种一般属于外感咳嗽，所谓儿童舌系带溃疡、眼结膜下出血、脐疝、腹股沟疝和脱肛等，其实都是咳嗽剧烈导致的。

所谓外感，天地自然有"风、寒、暑、湿、燥、火"六气，六气太过或不及则为邪气，人感受邪气，则病。外邪侵入，一般先从太阳入，闭塞了太阳经脉输布的气机，气机不畅，逆于胸膈，气欲出而不能出，而阳气欲伸，必然出现正邪相争的情况，于是就表现为咳嗽的症状。

凡外感咳嗽，定有发热、头痛、身痛的症状。风邪咳嗽，就会自汗恶风，可用桂枝汤等，外感导致的突然咳喘，可以用麻黄汤，其中麻黄、杏仁就有平喘的效验。

寒邪咳嗽，就会无汗恶寒，可用麻黄汤、小青龙汤等。咳嗽多发生在秋冬和早春，所以基本上属于寒邪咳嗽。寒邪咳嗽好辨别，即天暖时症状缓解，天冷时症状严重。且寒痰多为白色泡沫痰，而燥痰、热痰则胶黏难吐。

伤寒名方——小青龙汤

伤寒表不解，心下有水气，干呕发热而咳，或渴，或利，或噎，或小便不利，少腹满，或喘者，小青龙汤主之。

这段分析下来就是：发热，就是表不解；寒饮扰胃，胃气上逆，就会干呕；肺气不降，因而咳嗽，并且咳而多寒痰。所谓寒痰，就是白色泡沫痰，就是寒邪伤肺的表现。水饮不化，就生不成津液，因而人会渴。气机不畅，则噎。水饮内停，无以气化，则小便不利，少腹胀满。寒饮上迫于肺，人就喘。当外有寒邪，内有寒饮不化的时候，就用表里两解的小青龙汤。

小青龙汤方：麻黄、芍药、细辛、干姜、炙甘草、桂枝各三两，五味子半升、半夏半升。

现代基础用量：麻黄 10 克，芍药 10 克，细辛 3 克，干姜 10 克，炙甘草 10 克，桂枝 10 克，五味子 6 克，半夏 10 克。

上八味，以水一斗，先煮麻黄，减二升，去上沫，内诸药，煮取三升，去滓，温服一升。

先煎麻黄，去上沫，这是为了避免麻黄辛散太过导致心烦。水煎一次分三次服，药力就不会太猛。但年老者和婴幼儿还是慎用，否则伤阴动阳，不好补救。

服用小青龙汤的禁忌在《金匮要略》中。

青龙汤下已，多唾口燥，寸脉沉，尺脉微，手足厥逆，气从小竟上冲胸咽，手足痹，其面翕热如醉状，因复下流阴股，小便难，时复冒者；与茯苓桂枝五味甘草汤，治其气冲。

这段是说误服小青龙汤后的变证及救治方法。误服小青龙汤后，辛散太过，动了冲脉之气，上冲咽喉，出现多唾口燥，上冲胸咽，其面翕热如醉状。再寸脉沉，尺脉微，手足厥逆，其气下流阴股，小便难，这时就要用茯苓桂枝五味甘草汤来补救。

伤寒名方——桂苓五味甘草汤

茯苓四两。桂枝四两，去皮。甘草三两，炙。五味子半升。

现代基础用量：茯苓 12 克，桂枝 12 克，炙甘草 9 克，五味子 6 克。

上四味，以水八升，煮取三升，去滓，分三温服。

其中，茯苓、桂枝抑制气机上冲，五味子酸收，炙甘草补益中焦，土厚了，虚火自然就收服了。现代临床常用此方治疗慢性阻塞性肺气肿、支气管哮喘、急性支气管炎、肺炎、百日咳、过敏性鼻炎、眼炎或中耳炎等属于外寒里饮证者。

在《伤寒论》中，张仲景说："若咳者，加五味子半升、细辛一两、干姜一两。"一语，即道破治咳天机矣！治咳用干姜、细辛、五味子，是根据辛散兼收敛的原理。到了《金匮要略·痰饮咳嗽病脉证并治》里，有好多方子都用了干姜、细辛、五味子的配伍。张仲景在小青龙汤里，用干姜、细辛、五味子，祛肺胃寒饮咳喘，效果极好。其中，干姜、细辛直接入肺，驱寒散水，五味子收敛肺气，麻黄利水平喘，桂枝散寒通阳，芍药护佑肝阴，恐辛散太过，用炙甘草甘温守中。

但小青龙汤和小柴胡汤是太阳经证和少阳经证的方子，此时干咳无痰，或寒痰，声音响亮，元气尚足，只是肺寒较重而已。此方用于喘咳急性发作最好，不可多用，如果过用，就可能伤阴动血，出现流鼻血等。安全起见，吃通宣理肺丸也好用。

若要真正治疗三阴经证的内伤咳嗽，倘若元气极虚，无痰咳出，咳的声音好像是从小腹内拔出来的，或伴有发热虚脱症状，用土生金法，更有利于恢复体力和排痰。此时有可能要重加人参用量（可以用到 30 克）以增强脾肺之气。内伤咳嗽必须使用四逆辈或附子理中汤等方才能有效。但这种治法因为发病反应太大，所以病人一般难以接受。

● 何为"痰"

咳嗽之所以不好治，在于辨证难。

关于咳嗽，还有燥邪咳嗽，就是吐痰胶黏，喜饮清凉，可用甘桔汤、麦冬饮。

还有火邪咳嗽，一般心烦脉洪，小便短赤，喜饮冷饮，可用导赤散、葛根芩连汤等。

还有湿邪咳嗽。西医认为咳嗽时伴有痰液称湿性咳嗽，可见于肺炎、支气管炎、支气管扩张症、肺脓肿、纤维空洞型结核等。早期为轻度干咳，后转为湿性咳嗽，有痰声或咳出黄色脓痰，早期有感冒症状，如发热、打喷嚏、流涕、咽部不适。中医认为湿邪咳嗽会导致四肢沉重，周身感觉冷并且肌肉酸疼，不太发热，可用二陈汤、苓桂术甘汤等。

中医对痰的理解是这样的：痰有寒热之别，火有虚实之分；痰可郁而化火，火能炼液灼津为痰。如痰湿蕴肺，遇外感而引触，转从热化，可表现为痰热咳嗽；若转从寒化，可表现为寒痰咳嗽。他脏及肺者，多因邪实导致正虚，如肝火反侮肺金，则火气耗伤肺津，炼液为痰。痰湿犯肺者，多因脾失健运，水谷不能化为精微上输以养肺，反而聚为痰浊，上贮于肺，肺气窒塞，上逆为咳。

中医有句话，叫"脾为生痰之源，肺为贮痰之器"。所以，治痰在于治脾。如果久咳，肺脾两虚，气不化津，则痰浊更易滋生。更严重的，会延及肾脏，由咳至喘。

外感咳嗽与内伤咳嗽还可以相互影响为病，人病久了，就会由邪实转为正虚。外感咳嗽如迁延失治，邪伤肺气，更容易反复感邪，而导致咳嗽反复发作，转为内伤咳嗽；如果肺脏有病，阳气卫外的作用失效，就更容易受外邪而加重，特别在天气变化时尤为明显。久则从实证转为虚证，肺脏虚弱，阴伤气耗。所以，治疗咳喘，一定要辨证好阴阳、虚实。方向一错，满盘皆输。

治疗小儿咳嗽，也有方向对错的问题。你若认为他是肺热，就会用寒凉药攻之；你若认为他是肺寒，就会用温散的药，所以看病最关键的是选择医生，而不是选择药物。所以求医问药，一定是求医在前，问药在后。小孩子若是肺寒，用了凉药就是寒上加寒，有可能变成哮喘。过去西方对肺痨也没办法，开不了药，只好开方向：向南方去，向海边去，南方的热和大海的润，能让病人渐渐康复。

西医认为持续性咳嗽是肺部疾病的前兆。这种咳嗽一旦开始就要两三个月才能痊愈，而且任何止咳药似乎都对它无能为力。

看来西医对这种内伤咳嗽很无奈，可这个病是中医的长项。中医认为内伤咳嗽一般无外感症状，起病慢、病程长，常伴有脏腑功能失调的症候。

内伤咳嗽多属正气虚、邪气实。那应该先培补正气还是先祛邪气？一般来说，病初起时，可以先祛邪，一定要先判断病根在哪里。如果是肺脏自病，也要看以下几种情形：有人是肺气亏虚，肃降无力，气不化津，津液凝聚成痰，气逆于上，引发咳嗽。还有人是肺阴不足，导致阴虚火旺，火旺则灼津为痰，肺失濡润，人会气逆作咳，所以市面上有养阴清肺丸。但要注意的是，内伤咳嗽，以阴盛阳虚证为多，真正的阴虚咳嗽极为少见。

阳虚咳嗽有哪些表现呢？一般会困倦懒言，四肢无力，人与脉象皆无神，唇舌清淡白色，而喜热饮，吃得少，喜食辛辣食物，心情虚烦，越到晚上咳嗽得越厉害。如果吃对了药，则会上午咳声响亮，而晚上不太咳了。

阳虚咳嗽是因为心肺之阳无法宣散，不能化本经之阴邪，导致气机逆于胸膈而咳嗽，这样的人一般没有外感症状，即使发热，也多在午后，不像外感那样全天发热。而且，稍用心力就会潮热、出虚汗、咳嗽加重、多吐白泡青痰，用药应是甘草干姜汤或五苓散倍桂枝。

阴盛阳虚较重者，就得用大剂量的四逆汤、白通汤等回阳救逆，服药后通常有两种情形，一种是很快病愈；另一种是服药后有咳嗽加重、白痰增多的现象，这是阴邪往外赶的表现，最好事先对患者说明。这时病人若去医院，通常被西医诊断为急性肺炎。有人会说那我先消炎行不？那就相当于又把病压下去了，若要彻底治愈，还得咳嗽一回。其实只要坚持服用中药，就可以痊愈，而且，以后不易复发。我说过，《伤寒论》不讲究消炎，治疗感冒发热、咳嗽的方子里都没有消炎药，四逆汤、白通汤等里面都没有消炎的药物，它改变的是炎症产生的环境，环境一变，炎症就没有了。

为什么咳嗽不好治？因为有可能出现了方向性错误，比如现在很多人治咳嗽，喜欢用金银花、竹沥这些寒凉药。比如那天有个1岁的小孩流鼻涕，医生开了金银花、连翘、桔梗、薄荷、淡竹叶、淡豆豉、牛蒡子、芦根、猪牙皂、香薷等，这些就是外面大多数医生的路数，认为可以消炎。其实不仅是西医思路，而且用力过猛，1岁的小孩不至于上这么多药。

而张仲景的《伤寒论》治疗咳嗽，必用干姜、细辛、五味子等辛温的药。有人说："我已经干咳不已了，还敢上干姜？"殊不知干姜有辛润之性，即只有辛味的药物才会产生润的效果，而且祛邪有力。而嗓子痒，细辛一上就不痒了，但现在细辛是没人敢用了。有一次我惊喜地发现了一本研究细辛的书，没想到作者正站在我身边，大概是想看有没有人对这本书感兴趣吧。

我问她："您自己用过这药吧？有奇效吧？"她尴尬地回答我："没用过，我只是做实验。"好吧，这书可以不买了。所以买书、听课，一定要买有真知和体悟的书和课程，光看名头不行，有些人说是教授，但从未有过临床，不过纸上谈兵而已。

● 脂肪瘤也属于痰湿

现在的中医，一见咳嗽，不问青红皂白，见痰化痰，见咳止咳，往往误治外感咳嗽而转变为内伤咳嗽。而今天内伤咳嗽者占绝大多数，为什么这么说呢？《黄帝内经》说："形寒寒饮则伤肺，以其两寒相感，中外皆伤，故气逆而上行。"形寒，指身体不注意保暖。寒饮，指总吃冷饮，就会伤肺。因为形寒、寒饮，两寒相感，内外皆伤，因此气逆而上行，就是咳嗽气喘。

其中"形寒寒饮则伤肺"说明了肺病的根基。现在的人年轻时不注意保暖，大喝冰茶冷饮，不仅会多患过敏症，而且多患内伤咳嗽。所以，治疗现代人的咳嗽，只好用四逆汤、白通汤等。若想快速止咳，也可先灸肺腧5～10壮，不可过多，否则热甚伤肺，也可以重灸关元穴或中脘穴。要是不敢用药，咳嗽刚起时，用干姜、葱白煮水喝也可以。葱白一定要用东北或山东大葱，而且只用靠近葱须子最白的那一小段，葱白宣肺寒，干姜祛胃寒。久治不愈的，可以选择通宣理肺丸或养阴清肺丸，这两种药内涵完全不一样，一定要辨证清楚。

人体的垃圾，有几个出路。出汗，可以从皮肤走；咳嗽、呕吐，从上焦走；屎尿，从大小肠走。狂咳和吐痰都属于人体自救和自保的手段。而痰湿比湿气更重，那么痰湿是如何形成的呢？打个简单的比方，我们吃一顿饭化出的精华，先要供给心、脑、肾这些最重要的器官。其次会用来支持脏腑运动，五脏六腑互相运动也是需要能量的。如果还有剩余，就要储备起来以备不时之需。储备在哪儿呢？就储备在肌肤腠理之间，如果你喜欢锻炼，这些就会化成肌肉。如果你不锻炼，久而久之存在这儿的东西沤在肌肤腠理间，就会化成湿气。

什么能化湿气呢？阳气。阳气虚，则气化无力，湿气越重，就越难化，因为需要更多阳气来化它，久之，再遇寒邪，则凝聚成痰湿。也就是，湿加寒即为痰。如果这个人思虑重，脾不运化，再加上寒邪，就容易长脂肪瘤，而且脂肪瘤多的人，一般在生活中都遭遇过大的心灵之痛。痰湿若侵犯心包，就叫"痰蒙心包"，人就傻或者痴呆，所以老年痴呆症也与此有关。其实，很多精神疾患也都与痰相关。因此，每天确实要有适量的运动，或少思虑，让脾充分运化，才可以阻止湿和痰的形成。

现在长脂肪瘤的人特别多，这些人的人生基本都遭遇过忧苦，而人生忧苦就是大寒邪。我曾见到一位女士，胳膊上肺经与大肠经交界处长了个大脂肪瘤，此人一向心性高傲，但在外的表现很是大气通透，一看到这个大包，我就笑了，说："看来你的通透都是装的啊，内心若不苦，怎会有此病？"她问："这毛病的根儿在哪儿呢？"我说："在心肺啊，可见你的傲慢被婚姻、被现实彻底击碎了。你这种人，外人打不败你，但婚姻一定会打败你……跟我说实话吧，是不是离了？"她说："我不扶墙，只服姐。"你想，一个总在外面秀恩爱而实际上已经离婚的人，得活得有多痛苦啊！面子光鲜的人，里子全是痛苦。她确实是因为婚姻出了问题才长出这个脂肪瘤的。聪明的人好交流，几句话解了心结，病自然就好了，两服通脉汤后，她的脂肪包就去了大半，吃了十服药就彻底痊愈了。

我还见过一个后背、胳膊上长了很多脂肪瘤的人，我说："你受过多大的苦啊？"他沉默片刻后说："曾经被冤枉进过监狱几年。"像他这么厉害的，就不会这么快去掉了。记住，痰湿侵袭腠理就会形成脂肪瘤。咱也可以不叫它脂肪瘤，叫它脂肪包，瘤听着怪吓人的。治疗关键在于解心结，兴阳气，化痰湿。

有人说："我也吃了通脉汤，可是怎么没好啊？"那你就不是通脉汤证呗！学到此时，一定要清楚的是：不是通脉汤能治脂肪瘤，而是医生在治病，重点是求医，而不是求药。

很多人身上都有痰块，实际上脂肪瘤就是痰块。人身上为什么会长这个东西？就是思伤脾，思索到极致的人会长这个东西，而且是受过精神创伤的人。可我也过度思虑，为什么没长脂肪瘤？原因可能是我不会走极端，我会拐弯。什么叫会拐弯？不是说我这人圆滑，而是圆融，如果一条路走到黑，那就叫傻，叫思伤脾。如果你是一个圆融的人，你会在极端处绽放、开花，这就叫气化。我们的思维是需要气化的，是要变成精华的。但是人们往往做不到这一点，一条路走到黑时，生命就凝滞了。

身上长脂肪瘤的人大多比较轴，我们的肉身上都带着我们的思维痕迹，包括脸型线条的走向。有些人的嘴角是往下撇的，这种长相生在和平时代，就是超不得志的人，你撇给谁看啊？现代人不接受这些东西，大不了我走人。撇嘴是什么气息？杀气。别人说什么你都撇嘴，就是杀气和戾气，就没人搭理你。这个年代喜欢有和善笑容的人，爱笑的人就是喜兴，就招人爱。笑是一个武器，笑可以解决很多问题，笑能使你得到更多宽容。如果你是一个不会笑又特别能干的女孩，这一辈子注定会吃苦，可能什么都得不到。

有些人总诉说自己婚姻不幸，你成天端着，总板着脸或鄙夷轻慢别人，怎么可能幸福？

● 哮喘是肾病

咱们说一下哮喘。

哮喘不是肺病，是肾病。小孩子刚开始也许只是咳嗽，是小病，久治不愈才会变成喘。这就是把一个肺病生生地治错了，治成了一个肾病。哮喘的孩子两眼直视，喘促不已，其表情跟爸妈吵架的时候孩子被吓到的表情一模一样。而父母冷战，对孩子的打击更大。孩子不理解、说不出，但什么都懂，而且恐惧。更何况有的父母直接拿孩子撒气，或摔打或扔掷，置孩子的性命于不顾。其实，很多孩子的病，都是家长逼出来、惯出来或因无知折腾出来的。

所谓哮喘，就是肾不纳气，肾纳气的力量开始变弱了，这跟现在滥用抗生素有关。我认识一对父母，就因为小孩久咳不愈，最后医生给他一个建议，说现在有个新药5000块钱一针，打一针就会好。

我告诉大家，将来谁告诉你一针就能治愈的，最好别碰。因为不可能，治了那么久了，元气已经伤了，一针而愈的药一定是激素，激素一定重调元气。如果是急症初起且元气未伤，使用激素调一下尚可，可这孩子已经治了很久，元气已经极虚了，这时候已经承受不了激素的作用了。结果那个孩子一针下去就哮喘了，把孩子的母亲悔得呀！从此卖掉工厂，立志学中医，不再允许任何人碰她的孩子，她要自己救自己的孩子。大家一定要记住一句话，不要以为有钱就救得了命。

哮喘分哮证和喘证，哮病主要表现为喉中哮鸣有声，呼吸气促困难，甚则喘息不能平卧，发作与缓解均迅速。喘证主要表现为呼吸困难，甚至张口抬肩，鼻翼扇动，不能平卧，是多种急、慢性疾病的一个症状。不懂疾病原理的话，动不动就服药一年以上，可能会出现坏症。喘症为什么很多人觉得不好治？因为已经伤到肾了，重调元气法也不好用了。

现代中医认为，实喘责在肺，虚喘责在肾。怎么辨别实喘、虚喘呢？其实，这也是中医闻诊里面的技术活儿。实喘的病人，胸胀满，音声粗，气长而有余；虚喘的病人，呼长吸短，呼吸短促而又停不下来。实喘的人，出气不爽；虚喘的人，入气有哨音。实喘的人，有的是水邪上壅于肺，有的是痰饮壅滞在肺，这些病症的治疗要么疏利上焦水湿，要么培土生金，使痰饮外宣。而虚喘为肾不纳气，治宜固摄，培元固本。

其实，现代中医的这种分法也是略有问题的，因为不论是虚是实，患者每遇七情、房劳、饮食、劳作，外感就会发作，这就充分说明哮喘一定是虚证，只是有外感与内伤之别。风寒外感可用麻黄定喘汤，而内伤哮喘则绝对不可用！大凡内伤哮喘患者，在年少时应该有频繁发热服药的病史，这就是医生误用寒凉退烧药物将患者的正气削弱，并将寒邪引入脏腑的结果。而后每当患者肺病发作时，医生又为患者服用定喘汤之类的寒凉发散药物，使患者的病情不断加重，其病情的发展规律往往是：感冒→鼻窦炎→咽炎→气管炎→哮喘。为了不使病情如此发展，在治疗方面只能使用辛温祛寒的方法和药物。若辅以四逆汤、白通汤、理中汤等，最后用八味肾气丸巩固疗效，才有彻底治愈之良效。

伤寒名方——麻杏石甘汤（麻黄杏子甘草石膏汤）

发汗后，不可更行桂枝汤，汗出而喘，无大热者，可与麻黄杏仁甘草石膏汤。

这是一个对治外感风邪、邪热壅肺而喘的方子。当外邪郁闭、肺有蕴热时，如果强行发汗，会使肺热加重，邪热迫肺，人就喘息。麻黄汤是无汗而喘，而本证是邪热壅肺，与风寒无关，重点在清肺热。常见身热不解、咳逆气急、鼻扇、口渴、有汗或无汗、舌苔薄白或黄、脉滑而数者。临床常用于治疗感冒、上呼吸道感染、急性支气管炎、肺炎、支气管哮喘、麻疹合并肺炎等属表证未尽、热邪壅肺者。

麻黄四两，去节。杏仁五十个，去皮尖。甘草二两，炙。石膏半斤，碎，绵裹。

现代常用量是：麻黄9克，杏仁9克，炙甘草6克，石膏18克（碎，绵裹）。

上四味，以水七升，煮麻黄，减二升，去上沫，内诸药，煮取二升，去滓，

温服一升。

其中，麻黄宣肺平喘。配伍辛甘大寒之石膏为臣药，而且用量倍于麻黄，使宣肺而不助热，清肺而不留邪。杏仁降肺气，用为佐药，助麻黄、石膏清肺平喘。炙甘草既能益气和中，又与石膏合而生津止渴，更能调和于寒温宣降之间，所以是佐使药。

但风寒咳喘、痰热壅盛者，不宜使用此方。

哮喘患者遇秋季更容易发作。哮喘、慢性气管炎、咽炎患者，如果能够坚持服用大剂四逆辈逾月，秋季必不发作。我曾在深圳遇到一位哮喘了 20 年的男性病人，长年靠喷雾剂平喘。用过 20 剂通脉四逆汤后，居然彻底治愈，至今未发作。

关于哮喘病人用激素喷雾，一定要明白这属于调元气法，但老调元气人不就完蛋了吗？所以中医反对这种重调元气法。就这一点说，大家对凡是让你马上就舒服了的东西都要警惕，舒服并不是用药治了病，而是可能用药提前调取了你的肾精，病依旧存在，而且随着年龄的增长、气血的衰败，激素只会越用越多。

倘若出现"吸气长而呼气短"的现象，属于水邪上泛，上焦邪气盛、正气虚，可以服苓桂术甘汤；下焦邪气盛、正气虚，可以服用真武汤，以泄水邪，包括胸腔积水、肺积水。

伤寒名方——真武汤

先说这名称，古人把北方叫作"真武大帝"或"玄武"，其象是乌龟与蛇相盘。既比喻神秘的生命力量，又比喻长寿。在人体，北方是肾，肾又是藏元气的地方，所以肾就是我们生命的真武大帝。所以真武汤这个方子，纯为北方行水而设。肾主水，肾阳虚则水湿泛滥，全身肿胀。

《伤寒论》：少阴病，二三日不已，至四五日，腹痛，小便不利，四肢沉重疼痛（肾有寒而且出现停水，就会小便不利、四肢沉重），自下利者，此为有水气。其人或咳，或小便利，或下利，或呕者，真武汤主之。

茯苓三两。芍药三两。白术二两。生姜三两。附子一枚，炮，去皮，破八片。

现代基础用量：茯苓 9 克、芍药 9 克、白术 6 克、生姜 9 克、炮附子 9 克。

上五味，以水八升，煮取三升，去滓，温服七合，日三服。若咳者，加五味子半升，细辛一两，干姜一两；若小便利者，去茯苓；若下利者，去芍药，加干姜二两；若呕者，去附子，加生姜，足前为半斤。

其中，茯苓、芍药、白术三味药，号称三白。茯苓淡渗，能讨伐肾邪而利水；

芍药酸收，能泄肝木以疏利邪水。白术燥湿，能治水。为什么要用辛温大热的炮附子呢？因为，制水者为脾，土克水，而行水者为肾，肾为胃之关卡，倘若肾中无阳，脾之枢机即便运化，若肾之关门不开，水就是想运行，也没有办法运行。所以肾得附子，则坎阳鼓动；脾如果得附子之阳，则火能生土，水就有所归依了。而生姜可以散四肢之水而和胃。

倘若出现"吸气短而呼气长"的现象，就属于肾不纳气，应该服八味肾气汤以固肾防脱。治疗必须随时注意患者的脉象和症状的变化，不可以想当然。

总之，消炎药和激素药，有可能是加重病情的催化剂。重调元气，只会使真阳元气逐渐减少，甚至会引发心脏疾患。而危重患者的哮喘，属于精气枯竭，通过增加吸氧量已是于事无补了。因为氧气不是阳气。

● 失眠最痛苦

美国医生认为第二十个不需要治疗的病，是失眠。西医认为，失眠很普遍，是一种心因性疾病，很少有长期失眠的，如果一天睡眠不超过 5 个小时，然而机体检查没有发现严重伴发症状，说明一些人根本不需要太多睡眠。

这种说法多有趣啊！他们接着说：对于失眠最有效的药物就是安眠药，不要害怕安眠药成瘾，安眠药是安全的，和吸毒成瘾不是一个类型。

西医对付失眠只有安眠药。我上网查了下安眠药，百度说："第三代镇静催眠药物口服吸收良好，半小时达血液浓度高峰，药物代谢排泄快，半衰期为 3～6 小时，经肾脏代谢。不良反应与患者的个体敏感性有关，偶尔有思睡、头昏、口苦、恶心和健忘等。"其实，这些不良反应已经说明了安眠药对脑部、脾胃、肝胆的影响，更何况大家都知道，大量使用安眠药会直接导致死亡，好多人自杀不就是吃了安眠药吗？所以，服用安眠药显然不是一个最佳选择。

咱们先说一下《黄帝内经》对睡眠的认知。

睡眠跟卫气相关，就是阳气。《灵枢》中有一篇《卫气行》："卫气之行，一日一夜五十周于身，昼日行于阳二十五周，夜行于阴二十五周，周于五脏。是故平旦阴尽，阳气出于目，目张则气上于头……其散者，别于目锐眦……行阴分，复合于目，故为一周。"

这一段是说，卫气一日一夜作用于人的身体50圈，白天25圈，卫气行于体表；夜晚25圈，卫气行于体内。早晨"平旦阴尽"，平旦是什么时候？凌晨3～5点是阴气最盛时，又称鬼时，所谓鬼就是阴邪。而中国人认为鸡血能破阴邪的道理也在于此。

5点阴尽，人只要一醒，"阳气出于目"，卫气就从内眼角开始一天的巡行，然后"别于目锐眦"，也就是外眼角，至此眼睛就打开了，内眼角叫目内眦，外眼角叫目锐眦。目外眦宽大，因为这是张开的地方，目内眦细小，因为这是合上的地方。"目张则气上于头"，只要眼睛睁开，气就上冲于头，也就是说眼睛不开，脑袋不转。到了晚上，卫气"出内踝，下行阴分，复合与目"，就是眼睛又合上了。"故为一周"，是指从早上睁眼开始到晚上合眼睡着，这是一圈。这一圈，气血走了25个来回，卫气巡行体表是白天25圈，卫气入于阴是夜晚25圈。由此可知，天亮不醒，就压抑了卫气巡行于阳；天黑不睡，又使得卫气无法入于阴。长此以往气血就乱了，气血一乱，身心都会出问题，就会形成睡眠障碍。

这也是身体要跟着天走的意义所在，白天过劳、过虑，伤阳气；晚上过熬，伤阴血。把这一段听懂了，也就明白了《黄帝内经》为什么说"机在目"。卫气出阳入阴的机关，就在眼睛的开合——睁眼，启动阳；闭眼，启动阴。睁眼，气血就上头，就没有所谓心识的放下；眼一闭，万物消息，神气内敛。所以养生第一法是常闭眼。

深睡眠在于魂魄紧密交合。魂是肝神，魄是肺神。一个深沉、无梦的好睡眠就是魂与魄处于紧密交合状态，黑暗中，魂魄紧紧交合，如胶似漆，它们抱得越紧，人就越进入无梦的深睡眠；光亮，如同阳光照进了生命，不仅启动了生命，而且启动了灵魂和觉知。但这时，魂魄并未分离，依旧是交合状态，只是因为阳气的作用，肝魂升上来了，肺魄沉降了，它们依旧如胶似漆，只是交合态变大了而已。只有到了死亡的那一刻，它们才会真正地分离。

人病重时，魂魄的交合状也会出现分离，比如，肝魂不与肺魄合，人就入睡难；肺魄不降，人就多梦。而心灵的强大就是要看魂和魄的交合能力。肝魂本性向上，需要有阴魄拽住它；肺魄本性向下，需要肝魂吸引着它。魂和魄纠缠的力量越大，人的心力就越强大，人的智慧度数就越高。它们越分离，人就越傻，越迟钝。而魂飞魄散，就是死亡。

其实，魂魄就是阴阳的另一个名字，它们的和合度越高，生命就越强大。它们的和合度，不是大小的问题，中国有一个词特别好，叫"天作之合"，按照天意，刚刚好，才叫好。多一分，则多了；少一分，也不叫"天作之合"。所谓夫妻绝配，也有此意，不仅精神能量要匹配，身体也要严丝合缝地匹配才叫好。真能找到你今世今生的"天作之合"，会让你的生命完美绽放。

关于睡眠，在《灵枢·营卫生会第十八》中，黄帝问："老人之不夜瞑者，何气使然？少壮之人不昼瞑者，何气使然？"就是说老人夜里睡眠少，是什么气导致的？少壮之人白天不困，又是什么气导致的？岐伯回答说："壮者之气血盛，其肌肉滑，气道通，荣卫之行不失其常，故昼精而夜瞑。老者之气血衰，其肌肉枯，气道涩，五脏之气相搏，其营气衰少，而卫气内代，故昼不精，夜不瞑。"翻译过来就是，少壮之人气血充盈，肌肉滑利，说明经脉通畅，营血、卫气运行正常，所以白天精神，晚上可以深睡。可是现在的年轻人现在通常是白天没精神，晚上又不眠，可见出了大问题。而老年人，气血衰败，肌肉枯槁，经脉堵塞干瘪，五脏之气混乱，脉中营血衰少，脉外卫气无力，所以老人白天没精神，晚上又不眠。

● 为什么要晚上睡觉

从中医上论，阳气循行要求人必须睡觉。《黄帝内经》中阳气又称为卫气。夜晚，阳气入于阴；白天，阳气出于阴。卫气就像人体外围的卫士，是固摄阳气的。白天卫行在人体的阳分里，晚上则行到阴分里，就是行于阴经。阳气只要一入阴经，人就想睡觉。人，夜里如果不睡，阳气就始终无法入于阴，久之，阳气不仅错乱，而且衰败。卫气在阴经中行走完，出离阴经的一瞬间，人就会醒来。这就是中医对睡眠机理的解释。

古人根据天地阴阳的变化，将一天分为十二个时辰，而中医认为，人体中的十二条经脉恰与十二时辰相应，五脏六腑又与十二经脉相对应，因此，我们的脏腑与时辰有一定的相关性。

十二时辰养生法，我原先的书里都有写，此不赘述。这里就只讲下夜里睡觉的事。子时，夜里11点到第二天凌晨1点，胆经当令，主生发。对发热病人来说，如果病已去，到这个时间段，烧就退了；如果病未去，精足的人，这时就变成高热。

此时，身体无非是在借胆的生发之力，试图通过高热把寒邪驱除出去，所以这时不必急着上退烧药。小孩子睡时出汗也有这个规律，孩子小代谢快，所以睡下时会出汗，如果11～12点时不出汗了，就是阳气发挥的固摄作用，就不是病。

凌晨1～3点是丑时，肝经当令。肝主藏血，人体要发挥"肝藏血"的功能就得睡觉。肝主目，闭眼即养肝，深睡则养魂，不睡则魂飞。但肝血虚的病人容易在此时醒来，而且心烦，可以试一下黄连阿胶鸡子黄汤。但长期失眠者，因为已经是阳虚，所以无效。

凌晨3～5点是寅时，肺经当令，此时失眠则魄散。也就是说，子时丑时不睡，伤阳；寅时不睡，伤阴。肺主肃降，肺为相傅之官，此时开始重新分配全身气血，如果这时候你哪个器官醒着，哪个器官就多要气血。深睡则得滋养多，不眠则大伤身体。如果有人夜里喝水喝多了，会在三点左右的时候起夜，回来接着睡觉，这是身体的自保和自救，不能因为这泡尿而多得了气血，假如这时不尿，肺就难办了，这儿堆着一包东西得把它推出去，就浪费了生命的动力，这时候怎么办？三点去清空，清空完了回来接着睡，肺重新分配气血。其实，人在凌晨3～5点应该是睡得最死的，睡死了，人体气血才好分配啊。老人这时基本睡不着了，没啥可分配了啊。正常人如果这时睡不着，甚至到了5点才又能睡着，长此以往，人就虚弱烦躁，这就是肺气不降。得吃点药，具体得把脉确定。

清晨5～7点是卯时，大肠经当令。5点以后醒来是没有什么问题的，但5点钟左右一醒就跑肚拉稀的，叫五更泄，得治，附子理中丸治疗此症很有效。

据说因为"95后"出现大量熬夜一族，所以刺激了夜间经济的大幅生长。而这也将是"95后"身体出现跳崖式崩盘的一个重要原因。年轻人先是仗着气血旺而熬夜，气血一虚，就是失眠。

据调查，90%的年轻人猝死与熬夜有关。为什么呢？我们看一下长期睡眠不足会导致哪些状况：

（1）头昏脑涨——头昏，是阴精不足，脑涨，是阳气不用。

（2）注意力、记忆力明显减退——其中，注意力跟心、肾相关，记忆力跟脾、心相关，心、脾、肾阴精不足，则阳气也不能入脑，人就会变迟钝、变傻。

（3）烦躁不安，易发脾气——烦，是虚火扰头；躁，是肾精虚亏。

（4）长期失眠，人则表情呆滞迷惘、压抑，个别人还出现幻觉，出现自杀念头。这已经是阴阳俱虚的象，生命开始飘忽不定。

为什么人类一定要晚上睡觉呢？很多年轻人想用白天睡觉来补觉，但白天睡觉并不能像夜晚睡觉那样大补身体，而且压抑阳气的生发。因为西医说人脑部有松果体，松果体的活动呈现月、季、年的周期，科学家们认为松果体可能通过这种方式向中枢神经系统发出时间信号，从而影响机体的生物钟。一昼夜中，松果体分泌的褪黑素的量随光照而减少，随黑暗而增多，所以只要开灯睡觉，对身体一定不好。屋子里全黑，才能有最好的睡眠。

一个好睡眠最终影响的是什么呢？西医说松果体分泌的褪黑素主要分布于松果腺、皮肤、心脏和生殖腺，所以一个好的睡眠至少会养脑、养皮肤、养心脏和养生殖腺。而这四者又关涉我们的感知、觉醒和顿悟。

另外，睡眠还直接影响身高和生殖发育，孩子睡眠不好就影响发育。西医认为在大脑中眼睛的后方，有脑垂体，它分泌多种激素，如生长激素、促甲状腺激素、促肾上腺皮质激素、促性腺素、催产素、催乳素、黑色细胞刺激素等，还能够贮藏并释放下丘脑分泌的抗利尿激素。这些激素对代谢、生长、发育和生殖等有重要作用，尤其是身高和生殖发育。小孩子一定要睡眠好，才能长个儿；大人一定要睡眠好，才能阴阳平衡。

"黑甜觉"可以保存和长养我们的阴，阴即能量，而阳是动能，是对阴的使用。我们总说"觉悟"一词，其实"觉"就是一觉醒来，"悟"就是心灵感知。所以觉悟一词，就是在谈人的睡眠与心智转换的相关性。中医说："心之官为思。"从心到大脑思维的转换中介，西医称之为松果腺，中医称之为神。这个神，在道医里称为"泥丸夫人"，泥丸代指混沌，夫人代指阴性，或冷静，脑为诸阳之会，阳中生出的泥丸夫人，即智慧。所以，笛卡儿称松果体是"人类灵魂的座椅"。

由此，我们便要明白，睡眠不只是养身体，更是养灵魂。

● 如何治疗失眠

中医认为，失眠要细细辨证，有心肾不交造成的失眠，有肝血不足造成的失眠，有肺气不降造成的失眠，还有肝魂不收造成的失眠，甚至还有晚上吃多了造成的失眠，叫作"胃不和则卧不安"。而现在，更多的是重症焦虑造成的失眠。经常有人因为失眠遍访天下名医，就是治不好，其中有一个重要的原因，就是医生没有看到病人焦虑的底子，焦虑和失眠有个恶性循环：越焦虑越睡不着，越睡不着越焦虑。

我治过的一个最严重的失眠患者，因为婚姻破裂而失眠20年，同时患有严重的焦虑症，最后被其女儿强行拉到我这里。一见面她就说："我不信你，我谁都不信，我失眠20年了，不可能治好……"我说："没问题，你答应我一件事就成，好好服药40天，同时把安眠药和抗抑郁药都停了就成。"她一听就惊呆了，因为这20年无论中医西医没有一个让她停西药的。她说："停药后我会死的。"我说："不会，有中药顶着，20年没死，不会在这40天死掉的。"服药一个半月后，她自己从深圳飞北京，一进门就打扫卫生，以谢救命之恩。关于这种病人，我的原则是：先解其焦虑，焦虑一解，自然安眠。

还有一个男病人也比较奇葩，得了不能闭眼症，因为一闭眼睛他就觉得五脏六腑都抽紧了似的痛……我说："因为你怕你一闭眼睛，你的事业、你的生活就失了控，你不信任任何人，你顽强地暗示自己，只有你，可以让事物保持完美。"病人沉默片刻，突然泪奔，说他曾尽心竭力地工作，喉部开了刀。然后，肺又切去一块儿，不得不歇了半年。可是没想到他休息的这半年，大家做得比他管理时还要好。这时他才发现，原来他没那么重要！这件事对他打击极大。其实，他真没那么重要，我们任何人，都没那么重要。最后他问该怎么办？我说："告诉自己，地球离了谁都可以，而且永远不存在真正的完美。你可以闭眼了，犯不着永不瞑目！想开点吧，如果你死了，会有别人来安享你的一切，你不过一先驱，人家比你命好而已！别那么较劲儿地活了，人，一定要记住，对自己好些才是真重要。成功的秘诀在于更智慧，而不是更辛苦！"

所以，要想治愈失眠，关键看医生能不能抓住主证和真象，然后辨证施治。因为药方要根据病人不同而变化，而不是所有失眠病人都吃一种药。这，正是中西医最大的不同。

关于治疗失眠的方子，我们先前讲过心神不收敛、虚烦不得眠的，即越到晚上心越烦，躺不下的，可以吃黄连阿胶鸡子黄汤。原因在于肾阴心阴不足，敛不住虚火，手心脚心热，这时就会用到黄连阿胶鸡子黄汤。

而肺气不降导致的失眠，可以用白通汤等。肺气不降的，容易做打斗、下坠、惊恐等梦，且半夜容易醒，醒来就睡不着。血虚失眠，则入睡难，头疼，心脏偶尔有刺痛，可以用当归四逆汤等。虚阳外越造成的失眠，可以用四逆汤、通脉汤等，焦虑、心肾不交造成的失眠，可以用交泰汤、理中汤等，因焦虑而失眠的，可以参考前面讲的躁郁症的治法。这些前面都讲过了，今天再讲一个酸枣仁汤。

伤寒名方——酸枣仁汤

此方出自《金匮要略》：虚劳虚烦不得眠，酸枣汤主之。

酸枣仁二升、甘草一两、知母二两、茯苓二两、穹穷二两。

现代基础用量：炒酸枣仁 15 克，甘草 3 克，知母、茯苓、川芎各 6 克。

上五味，以水八升，煮酸枣仁，得六升，内诸药，煮取三升，分温三服。

酸枣仁汤主要对治肝血不足、阴虚内热而造成的失眠。肝藏魂，心藏神，血养心。肝血不足，则魂不守舍；心失所养，加之阴虚生内热，虚热内扰，故虚烦失眠、心悸不安。多见头目眩晕、咽干口燥、舌红、脉弦细。

方中重用酸枣仁为君，以其甘酸质润，入心、肝之经，养血补肝，宁心安神。茯苓宁心安神；知母苦寒质润，滋阴润燥，清热除烦，共为臣药。与君药相伍，以助安神除烦之功。佐以川芎之辛散，调肝血而疏肝气，与大量酸枣仁相伍，辛散与酸收并用，补血与行血结合，具有养血调肝之妙。甘草和中缓急，调和诸药为使。临床常用于治疗神经衰弱、心脏神经官能症、更年期综合征等属于心肝血虚、虚热内扰者。

这个方子的要点是先煮酸枣仁，煮烂了再放别的药。好多人真的不会煮中药，现在中药房都有代煎服务，其实自己煮中药也是一种雅趣，能真正体会中药之芬芳。我一方面不喜欢代煎，几大包药煮在一起，未必能做到先煎后放，也未必能全面发挥药之药性、药味。再说有时间得病，没时间煮药，还是怠慢自己。更何况，药香弥漫在屋子里，就把你得病的环境也给治愈了，这是多难得的事啊。

下面，我说下如何煮中药。

一、药锅的选择。最好是砂锅，陶瓷和玻璃锅也行，最不济也得是不锈钢锅，不能用铁锅、铜锅和铝锅。如果自己真没有时间，也可以在网上订电药壶，电药壶有一个好处，就是可以定时，这样一般不会煳锅。中药煮煳锅了是万万不能要的，别心疼，一定要丢掉，如果锅也烧煳了，不能再用了，那就换个新的。不能借别人的药锅，迷信的说法是把病也借走了，同理，借了人家药锅也不必还，直接扔了就是了。

二、关于药要不要浸泡的问题。前提是看药的品质。曾有一次我在某大城市开方子，病人马上把药拿回来了，湿漉漉、黏答答、碎糟糟一团，我一看差点儿吐了，赶紧让他扔掉！这种药再浸泡多长时间也不能吃！而且会吃坏！中药品质好是不用浸泡的。关于附子，每次进货我都要先试药，如果炮制太过，会嘱咐病人清水洗一下即可。因为附子煎熬的时间长，所以不需浸泡。

三、须放多少水。这个要自酌，因为要看煎煮时间，最终以煮出一碗为准。

四、一般开锅时大火，煮开后小火。三阳经的方子，比如桂枝汤，煎煮时间短，一般半小时就够。但三阴经的方子一般煎煮时间长，一开火就可以转小火，慢慢熬。然后将煎好的药水倒出来，药渣留在砂锅内，以备第二次煎煮，第二次的时间可以缩短。第三煎可以用来泡脚。

我终于将西医认为不必过度治疗的20种病讲完了。我相信，我们有了这些基本的认知，不仅可以节省社会资源，也可以减轻自己的负担。医生、医院、药品、医保都是社会资源，我们可以节省下来，给更多需要的人分享。我曾经特别希望国家能拿出医保的一小部分来支持我们这些热爱传统医学的人，比如学习《黄帝内经》《伤寒论》，学习八段锦、易筋经等，大家如果都有些医药常识，平时注意保养，就会给国家节省大量社会资源，多好啊。可有人笑我傻，其实从长远看，是他们傻。现在有钱人得大病都有可能倾家荡产，何况普通百姓呢？要是这世界能按照我的理想去发展，医生、病人彼此真诚相待，中医、西医彼此尊重，不必强制结合，都坚持独立的自我发展，多好啊！

● 高血压属于人体的自保反应

以上是不需要过度治疗的疾病，那么需要治疗的疾病如高血压、糖尿病、中风等该怎么办呢？

最后我们讲一下三高症。三高是高血脂、高血压、高血糖的总称。

我们先讲高血压。

高血压指循环系统内血压高于正常水平，通常指体循环动脉血压增高，是一种常见的临床综合征。通常是以低于140/90毫米汞柱为正常，而大于等于140/90毫米汞柱为高血压。

高血压为什么难治？血压高不是病，是人体的自保反应。所谓自保自救，就是经脉壅堵了，血液等营养物质上不了脑，人体自然要以升压的方式来自救。即元气不足、精不足了，各脏腑得到的营养就不够，人体就通过加压的方式来满足需求。元气足了，精恢复了，经脉通了，人的血压就会正常了。

大家想一下，血压能升上来，靠什么？靠心力强大，能把血泵上来。降压药能够抑制中枢神经的功能，使中枢神经向心脏发出减小泵压的指令，这就是过量服用降压药会使患者变成低血压的原因。也就是说，一味地降血压，势必导致心脏没劲儿。而所谓降压药，一是通过扩充血管，二是靠弱化心力来让指标正常。久而久之，常年服用降压药的人就只有两条路走了：要么心室肥大，以加压的方式来完成脑部供血；要么血管壁越来越薄，越来越脆，出现脑溢血。

　　西医只知道疏通血管，却不知道补充元气。元气不足，必定会使血栓再生，这就是中风患者出院后极易复发的原因。那有人说了：不吃降压药会怎么样？不吃，也会得心脏病。因为人体不允许脑部得不到营养，心脏还会加压以救大脑。久而久之，心脏就会累得心室肥大，人也会难受，头晕头疼。这，就是高血压患者的两难境地。

　　关于高血压，咱们先说血这个问题。中医认为，血就是精，属于阴，是人体的物质系统；气就是阳，是人体的动力系统。西方人说血由血管固摄；中国人说血由气固摄。气为血之帅，血之所以能输布全身，就是靠气的带动。气若把血气化了，就是精。如果气不足，血就黏稠，然后慢慢就堵塞了，出现斑块和败血，就是血栓。头部瘀堵了，就头痛，久之，后脑勺就木木的，人体这时就以加压的方式来疏通经脉，在指标上就表现为高血压。这时吃中药，就是要帮助疏通，于是头部由木木的变成刺痛，有时还会胸闷气短，但如果能顺利冲关，血压自然就回落。

　　中医认为："脑为诸阳之会"，脑部是所有阳经汇聚的地方，所以脑部不仅要血足，更要气足。上脑的经脉有肝胆经、膀胱经、督脉等，气血也由这些经脉往头上带。

　　先说督脉。人的脊髓是先天的，而大脑是后天的，所以有脑为髓之海之说。

　　膀胱经"上额交巅；其支者，从巅至耳上角；其直者，从巅入络脑"。膀胱经是主阳气的，现在有很多人得健忘症，其实健忘症就是阳气虚弱的病，阳气不能随膀胱经入脑，导致人经常丢三落四，遗忘事情。

　　肝经"上入颃颡，连目系，上出额，与督脉会于巅"。胆经"上抵头角"。在我们人体当中，脑、心、肾这三脏是一时一刻都不能缺血的，带精血上行主要靠肝胆经，脑子清楚不清楚跟肝胆有关。很多中医认为血压高就是肝阳上亢，为什么肝阳会上亢呢？就是肾水不能涵肝木。白话就是肝胆为什么会没有制约了？问题又在肾水，肾水在底下拽不住它们就上去了。当肾水也衰退时，就是低压高，就是开始耗老本了。所以低压高又叫肾性高血压。高压高是心肝都有劲儿的象，低压高是肾已经没劲儿了。

胃经"循发际，至额颅"，也入脑。我们吃的营养物质，要通过胃经上输于心、肺，同时上输于脑。

西医处理高血压以及血栓斑块，会做手术，消融消栓，医生做完手术会告诉病人不用再吃降压药了，病人挺高兴，但有些人不到一周就中风了。这又是为什么呢？中风一定是内虚，内虚的根本原因一定是精不足，手术只是把瘀堵清除了，但没有解决精不足的根本问题，也没有解决阳气不足的根本问题。精不足的话，气就是没营养的空转，抵挡不住任何邪气，这时血压低的人就会直接中风。

关于药物，西药有副作用，中药有误下，这是两个不同的概念。误下一般会当场有反应，副作用则需要长期才能体现出来。什么叫副作用？副作用就好比按下葫芦起了瓢。消了这个症状，那个症状又起了，而且越来越重，越来越复杂。

咱们以河流做比喻，河流遇到瘀阻时有两个选择，要么绕道另辟蹊径，就是另建旁支系统；要么以更大的能量冲关，就会产生疼痛。而后者，人是接受不了的，于是就会就医来镇痛，而这时镇痛未必能解决病的根本问题，而只是抑制了生命的自愈系统。

河流不通的原因是什么呢？一是水流不清澈，上流植树少，所谓木克土，就是把水分锁在土里。木克土有点儿类似过滤，把土里的杂质锁住了，木不能克土，就会泥沙俱下，壅堵河道。所以如果只是通瘀堵而不知上流植树的话，就不能从根本上治愈瘀堵。把瘀堵清理了以后，要及时地补充营养、补血，同时阳气要足，才能把血化成精。

我原先说过，西医的大补法就是点滴输血，但如果输血太快，则来不及气化，也来不及把别人的血变成自己的精，再加上调元气来化精，快速损耗的话，就会全身冰凉，再严重的，就会死掉。再有，输血还有排异反应。曾见过一个病人，一个上海的年轻姑娘，血小板低，于是就输血，输血后全身紫癜。为什么？她吸收不了，身上一块块的黑，尤其是大腿根部，最后还是吃中药慢慢好了。

河流不通的第二个原因就是气不足，不能带动水流，河流也会瘀堵。气怎么就不足了呢？一是过度耗散，二是人体老化。

● 高血压为什么难治

血压高有几个不好的表现：

一是高压高，低压也高。用中医的理论看，高压对应后天脏腑功能，高压高，是过用了心主血脉、肝主疏泄等功能；低压对应先天元气功能，低压高，是过用了肾主收藏，以及元气的功能。心脏搏动的动力来源于肾，脾肾负责造血，肝肾负责藏血和滤血，肺气主肃降。所以，血液黏稠的原因主要在于肾、脾、肝、肺功能的衰退，所以治疗高血压应该从恢复脏腑功能方面下手。

二是高压不高，低压高，也就是压差值小。这个比较危险。

三是压差值过大，这基本上是动脉硬化和心脏的问题。

四是低血压。低血压形成的原因主要是元气大伤、肾气亏损，所以，心脏搏动无力，甚至出现间歇，无神萎靡。

高血压病属于中医学"头痛、眩晕"范畴，以头痛、眩晕、时发时止，或头重脚轻、步履不稳、血压升高为特征。属于肝、脾、肾功能严重衰退，身体内产生的垃圾就不能得到正常和及时地清除，从而造成了血液黏稠。血液黏稠会造成大脑供血不足，大脑供血不足就会导致眩晕，真阳上头破瘀就会导致头痛。

肝后面的力量是肾，水生木。所以长期的高血压也会造成肾功能障碍，而肾功能不好导致的高血压，叫肾性血压高，其中低压高是一个明显的特征。低压高，在中医里，就号称调老本了，压差值越小，人就越危险。

大家一定要记住，真正治病的不是药，是元气，或人五脏气机的调适。什么是气机呢？咱们先前讲了白通汤。这个方子用好了，既能治高压高，也能治低压高；既能治高血压，也能治低血压。有人就不理解了，原理就在于"气机"二字，把气机弄懂了，就知道什么叫双向调节。

要想治愈高血压，首先要有自我的觉悟。曾经有位国外的教授，来向我咨询她血压高的问题，我问她：什么情形下您的血压会高？她认真地想了以后回答："生气的时候，压力大的时候，劳累的时候，放不下的时候……"我说："那怎么办呢？我管不了你的生气、你的压力啊。"她说："明白了，回去我就把工作砍掉一半。"这就对了，其实有时病好不好，全在于自己能否觉悟。

高血压为什么难治？治疗高血压有个攻病灶的问题。比如膀胱经一堵，后脑勺先是疼痛，然后是麻，最后是木。用中药疏通膀胱经时，麻木的后脑勺会剧痛，这是好转反应啊，可有的人坚持不了，就放弃了，又回去吃降压药了。就算你提前告知病人：发一个病，走一个病。可是人发了病时，还是惊恐。这就是高血压难以治愈的原因。退休的老人好治一些，上班族不好治，一着急、一生气，血压就又上来了。

吃药后好转的另一个表现是人的食欲好了。过去脾胃虚弱，第一吃饭不香，第二没食欲，不香已经降低了一个层次，再没食欲，就是可吃可不吃了。按理说，有食欲，病就好治。

能吃但头痛难忍，怎么办？还得教育。治病过程，就是杀敌一千，自损八百。就是在治病的过程中，不是药在杀敌，而是药调动你自己的元气在杀敌。所以真正的治病，是最后病全走了，剩一项，就是虚了。这时把脉哪哪都是通的，病全走了，但是他说我没劲儿了，没事，到最后还有两件事，一是吃饭增气力、长精血；二是"大杖重履而步"。什么意思？就是拄一个大拐杖，脚踏实地地慢慢走，精、血如果要在身体里动起来，也得靠气，否则就是死精，锻炼可以让精血一点点地生发起来。也就是，病全好了时，一要好好吃饭，二要慢慢锻炼。

老人家血压波动的问题，基本上跟血虚和心衰有关，再加上情绪的波动。在这种情况下，（1）可以试一下当归四逆汤；（2）多给老人家按摩小腿肚，也可以帮老人家拍脚心；（3）补充一下老人的饮食，比如增加肉汤等。

年轻人若对关元穴和中脘穴施以重灸（瘢痕灸），高血压病会在短期内痊愈。但这期间会有血压飙升、头部剧痛的现象，很多人会害怕而停灸。所以要有专业人士的指导。

中年人每天练习八段锦之"双手托天理三焦"5 ～ 10 次，10 ～ 15 分钟／次，对于缓解高血压症状有着极好的疗效。由于生气出现一过性的血压增高，可以用高抬五个脚趾的动作，让气下沉。

有一种人纵情酒色，突然遭遇七情过极，会突发高血压急症，会猝然昏倒，肢体不用。这种人如果脉来洪大，舌质红、舌苔黄、口干燥、大便秘结，可以用三黄泻心汤或大黄黄连泻心汤。

伤寒名方——大黄黄连泻心汤

《伤寒论》里亦有：心下痞，按之濡，其脉关上浮者，大黄黄连泻心汤主之。

大黄二两，黄连一两。

现代基础用量：大黄 6 克，黄连 3 克。

上二味，以麻沸汤二升渍之，须臾绞去滓。分温再服。

宋代林亿等认为大黄黄连泻心汤，应为大黄、黄连、黄芩三味。其后又有附子泻心汤，即三黄泻心汤加附子。甚是。

伤寒名方——附子泻心汤

心下痞，而复恶寒汗出者，附子泻心汤主之。

大黄二两。黄连一两。黄芩一两。附子一枚，炮，去皮，破，别煮取汁。

现代基础用量：大黄6克，黄连3克，黄芩3克，炮附子9克（先煎）。

上四味，切三味，以麻沸汤二升渍之，须臾绞去滓，内附子汁，分温再服。

泻心汤是由大黄、黄连、黄芩组成的一个方剂，所以又称三黄泻心汤。原本是伊尹《汤液经》的名方。但张仲景的用法比较奇特，就是不是惯常的煎煮法，而是用开水浸泡法。麻沸汤就是轻轻荡漾的开水，浸泡大黄、黄连，黄芩取其苦寒之气，而薄苦寒之味，以泻心下火痞，虽然作用于中焦而又不太伤肠胃，然后兑入先煎好的附子汁。

后来古人甚至把黄连、黄芩、大黄做成丸剂，作为四季转换时节的养生药剂，偶尔吃上一两丸。现代医学也认为适量服用三黄泻心汤，可以对血中结热的胆固醇高、高脂血症、脑血栓症等有一定的疗效。

前面我们讲过回阳救逆的四逆汤，是附子、干姜、甘草三味药，而泻火存阴的三黄汤也是三味药。一个治疗寒证，一个治疗热证，一寒一热，阴阳之道也，只需辨证准确。且大道至简，用药精良，都可以顿时救人于水火，这真是圣人的慈悲啊！

其实，病如果不乱治，保持它本来的样子，也好治。不懂医理之人，总以为药越多越治病，一大堆昂贵之品乱治后，气机就乱了，病也必有不救。

● 上火的真相

中国人总说"上火"，这个"火"从哪里来？要怎么去？是要消灭它，还是收回它？真是个大问题。

人体的火应该在哪儿？人体的真阳一定在下边，在丹田。然后胃这儿也得有点儿火，好腐化食物，叫阳明火。大肠也有阳明火，好使得腐物成形。脾能运化万物的力量，叫"脾阳"。肝能代谢垃圾的能力叫"肝阳"。这些都是人体的正能量，阳气（火）在正确的位置上发挥作用叫正气，跑到别处指手画脚的气即邪气。

它们是为什么会离开自己的位置而变成邪气呢？因为有别的东西（寒邪）占了它们的位置。就好比你的位置被别人霸占了，你虽然还是你，但跑到别处乱窜，回不到本位，就变成了邪气。所以邪气不过是正气的变化。比如真阳之火应该藏在丹田，肾有寒或肾收摄力不够时，就会逼火上越，真阳之火就由正气变成了邪气。阳明胃火也是被胃寒逼出来而上行为邪火的，从而造成了牙痛。心火（少阴君火）得肾水温熏而本应下行，可肾有寒凝则肾水不温，心火就得不到制约，也易上行于舌……所以，一切上火皆源于正气不足、邪气泛滥，邪气所经过的地方就发炎、溃烂。记住，凡病都是正气虚、邪气盛。

牙痛，一般属于心火、胃火上攻。胃经入上齿中，故上齿痛与胃经有关，一般取穴足三里、内庭穴等；大肠经入下齿中，下齿痛与大肠经有关，一般取合谷穴。

少阴肾火是真阳，少阴心火是阴火，此两火是用来支撑生命活力的，虽用而不能过分彰显。阳明胃火是用来温曛运化食物的，火性本炎上，但以上诸火却都有下行的能力。当人体收敛的能力减弱或下焦寒邪过重时，它们就收不住了，就会往上蹿，就从正气的火变成邪火，人就会不舒服。所以，凡病都是正气虚、邪气盛。这一点要切记！所以人们爱用三黄片降火，就是在用"灭火器"灭邪气的同时伤了正气，久服必伤身体。

西医对付上火的惯常思维是貌似聪明的简单思维，而不是智慧思维，你这儿上火了，怎么办？就给你灭火。于是消炎药和寒凉药灭了火，也伤了人体的阳气，人就会疲软、食欲变差、拉稀，而大便能成形是大肠经阳明火的作用。用消炎药、灭火药，火倒是灭了，但病根（肾寒、胃寒等）没去，所以等人慢慢恢复后，一切又会重新开始，疾病也就缠绵难去了。

至此可知，邪气也是正气的变化，杀邪气不当就是杀正气。所以，治疗邪气的方法不是杀伐，不是简单地用寒凉药灭火，而是引火归元——有肾寒，破肾寒；有胃寒，破胃寒。肾收藏力不够，就增加肾的收藏力，如此一来就把虚火、邪火引回本经本位，让浪子回了头，神明归了位，变邪气重新为正气才是王道。

也许很多人会问："怎么引火归元啊？"引火归元有诸多法，要么用药，用药必须望闻问切；要么用功，用功就是练功，比如有人一练功就头晕，这就是火不归元之象，那你可以把意念下沉，观想至地下三尺处，很有良效。

虽然咱们总说人体的火是应该藏在丹田的，火飘上来时，不能生生地从上面灭火，而是应该把火拽回来。可是你不可能天天出去跟老百姓讲这个问题，告诉他们不可以吃消炎药、不可以吃灭火药，怎么办呢？我给你们讲一个故事。

曾经有一个富家公子，得了一种特别严重的病，就是眼睛红肿，肿成了一个大桃样儿。这家人特别有钱，请了好多医生，但就是治不好，用了很多寒凉药都灭不了这个大桃子。于是他们家就张榜悬赏，说谁能治好这个病就给谁一半家产。（其实这是糊弄的话，人有病治不好时才知道钱多没用，就会说我什么都不要了，就要这条命，等他病一好就舍不得了，所以你别信他那个，好医生就好好治病，莫贪图那钱财。）正好有一个民间老医生从这儿路过，就揭了这榜。他说："我能治好这个病。"他见了富家公子说的第一句话，就是："你五天以后就要死了。"这家人开始集体号啕大哭。老医生说："你若想不死，只有一个办法，就是每天用手心拍打你自己的脚心……"为了救命，富家公子玩命地拍，三天以后眼睛上那个红肿的大桃儿就消下去了。

这是什么原理呢？

（1）恐则气下。没有比死亡更大的恐吓了，病人闻死则惊恐，气也就沉下去了。

（2）取之涌泉。玩命拍打涌泉，涌泉发挥作用以后，火气自然就拽下来了。

（3）手心是心包经的劳宫穴，脚心是肾经的涌泉穴，手心拍打脚心利用的重要医理就是"心肾相交"。

所以，高明的医生从来都是用"法"治病，而不是只有药才能治病。

中医有种说法，叫"上病下治"。比如脚腕处有个昆仑穴，属于足太阳膀胱经，主治头痛、目眩、项强、鼻衄、腰痛、脚跟痛、小儿癫痫、难产、胞衣不下、下肢麻痹或瘫痪、坐骨神经痛、足踝关节及周围软组织疾患等。头晕目眩，要么是精不足，要么是湿气重，弹拨昆仑穴可以发挥太阳膀胱经气的作用，祛湿、生阳。我们平时很少注意脚与头的关系，但着急时我们会反复踱步，其实就是在运动脚步以清醒大脑。

另外，活动和松弛手腕、脚腕，是让气血周流的一个重要方法，按摩的第一件事是先把手腕和脚腕松开，但这个道理并非人人都懂。服用中药时也讲究病邪通过手腕脚腕从人体末梢排出。古代在治疗瘰疬（也就是肿瘤）方面，讲究把腹腔里的东西引到四肢，再引流出去。也就是，把毒瘤引到腿上，腿可以锯掉，碍不着生活，但那些肿瘤长到五脏里，生命就危险了。

● 中医对中风的认知

血压控制不好的话，会对心、脑、肾、血管等一系列器官带来损害。比如会出现脑梗、脑出血，并导致半身不遂。长期心脏加压，会导致心力衰竭。若引起冠状动脉粥样硬化，就可能会导致心梗或严重的冠心病。长期高血压还可能导致肾功能衰竭等。

中风，是中医学对急性脑血管疾病的统称。以猝然昏倒，不省人事，伴发口角歪斜、语言不利而出现半身不遂为主要症状。由于本病发病率高、死亡率高、致残率高、复发率高以及并发症多的特点，所以医学界把它同冠心病、癌症并列为威胁人类健康的三大疾病。

中风有外风和内风之分，外风因感受外邪（风邪）所致，在《伤寒论》中名曰中风（亦称桂枝汤证）；内风属内伤病证，又称脑卒中、卒中等。现代一般称中风，多指内伤病症的类中风，多由气血逆乱、脑脉痹阻或血溢于脑所致。中风，包括脑梗和脑出血，其中脑梗称为缺血性中风。

我们先看一下《黄帝内经》是如何解释中风的。

《灵枢·贼风》中，黄帝曰：夫子言贼风邪气之伤人也，令人病焉，今有其不离屏蔽，不出室穴之中，卒然病者，非不离贼风邪气，其故何也？

黄帝问岐伯：您说贼风邪气伤人，让人生病，但现在有人没有离开屏蔽、屏障，屋子里严严实实的，却突然中风，并没有见到什么贼风、邪气，会是什么原因呢？黄帝这问题提得多好，我们一般说贼风是什么？是指睡觉的时候没关好门或窗，把自己的脸吹歪了的那种邪风。可如果屋子里同时睡了两个人，你嘴脸歪了，而他嘴脸没歪，那原因肯定跟这个人相关了。

一般来说，心里有事、内心愁苦的人容易中风，因为心里只要一有事，气血就往里聚，体表就虚，体表一虚，虚邪贼风就会乘虚而入。感冒也是一样的道理，咱们这一屋子人，出去被凉风一激就感冒的，一定是心里有着急事或情绪不稳定的人。可黄帝在此处说，屋子里严严实实的，怎么还有人中风？黄帝真是个较真儿的人啊，正因为他的较真儿，让我们明白了人生许多道理。

我们还是看下岐伯的解释吧。

岐伯曰：此皆尝有所伤于湿气，藏于血脉之中，分肉之间，久留而不去；若有所堕坠，恶血在内而不去。卒然喜怒不节，饮食不适，寒温不时，腠理闭而不通；其开而遇风寒，则血气凝结，与故邪相袭，则为寒痹。其有热则汗出，汗出则受风，虽不遇贼风邪气，必有因加而发焉。

"此皆尝有所伤于湿气"的"尝"，是"曾经"的意思，即那中风的人还是因为曾经为湿邪所伤，尽管屋子里很严实，因为湿邪藏在血脉肉腠之间，久留而不去，才导致中风。

并且，岐伯在此解说了五种情形会导致中贼风。

第一种情形是湿邪导致中风。他说，中风的人一定是曾经伤于湿气的人，湿气藏在血脉当中，久留而不去，是说湿气长久地藏在肌肉腠理之间，遇邪气，就会遭贼风侵袭。

导致中风的第二种情形是身体内有恶血，也就是瘀血。"若有所堕坠，恶血在内而不去。"堕坠，即摔伤，导致身体内有瘀血。这个在现代的表现就是车祸后遗症，很多人只是在车祸后检查有没有骨头受伤，而忽略了车祸碰撞造成内部瘀血的问题。这些人越老会越觉得身体别扭，但又查不出原因。其实，在车祸的瞬间，身体各器官都可能移动了位置，更何况内部若有瘀血的话，人体自保功能会时时调元气去化瘀血，久而久之，身体内虚，也容易被贼风侵袭。

导致中风的第三种情形是情绪的大起大落。"卒然喜怒不节，饮食不适，寒温不时，腠理闭而不通。"卒然，就是突然；"喜怒不节"就是情绪错乱，喜主宣散，怒，就是被憋。情绪动荡，再加上饮食不适、寒温不时，就会造成腠理闭而不通、眼斜口歪。

治疗中风，不能老盯着眼斜口歪的脸去治，要先打开此人的心结。比如，曾有一人，体内素有湿邪，又遭人骗走了巨款，顿时腠理闭而不通，憋在那儿了。大家一定要知道，有钱人被骗更是哑巴吃黄连，憋得更厉害。穷人被骗走10块钱，顶多唠叨几天。有钱人一旦被骗就不是小数，还好面子，无处诉说，只能自己憋着、恨着、悔着，更何况人只要倒霉就祸不单行，一件件糟心的事都跟着来了。之所以会这样，是因为人倒霉的时候脑子不清楚，一件事办错了，会接着再办错一件事，一个冲动跟着一个冲动，气火攻心，就会中风。

　　导致中风的第四种情形是新寒与旧病相连。"其开而遇风寒，则血气凝结，与故邪相袭，则为寒痹。"有人问："夏天可不可以洗冷水澡？"从原理上讲，夏天洗冷水澡并不能使人凉快，而且还伤肌肤腠理。夏天郁热，肌肤腠理都开着以泄热，这时候你一洗冷水澡马上就把毛孔闭住了，这时人体会激发出更多力量把热往外带，又得把皮毛打开，这时你再吹空调，那就要命了。毛孔反复开合就伤肺，肺为身体里最娇嫩的脏器，一旦受伤，就难治。其实，发热也是这个原理，本来发热是人体要把寒邪攻出去，你用麻黄或桂枝等药把它宣散出去就好了，这时你若冰敷，就憋住了宣泄，用大寒药就会新邪与旧邪相袭，留在身体里就是寒痹，也会表现为中风。

　　导致中风的第五种情形，是汗出太多造成内虚。"其有热则汗出，汗出则受风，虽不遇贼风邪气，必有因加而发焉。"汗为心液，大汗淋漓则伤心，心为生命之动能，心伤则不能泵气血到体表，体表就虚，这时，即便没有贼风，人也会因为内虚而中风。

　　本来岐伯已经回答得很全面了，可黄帝还是接着追问："今夫子之所言者，皆病人之所自知也。其毋所遇邪气，又毋怵惕之所志，卒然而病者，其故何也？唯有因鬼神之事乎？"

　　黄帝说："你以上所言，都是病人所自知的了，但有一种，这种人没有遇到过邪气，也没有看见他什么生气，却突然也中风了，口眼歪斜了，这是什么原因呢？难道是遇到鬼了吗？"这个问题提得太好了，我们不是一听到某某噩耗时总惊呼：看他身体很棒啊，怎么突然就死了呢？真是遇着鬼了。而岐伯的回答更棒。

　　岐伯曰：此亦有故邪留而未发，因而志有所恶，及有所慕，血气内乱，两气相搏。其所从来者微，视之不见，听而不闻，故似鬼神。

　　岐伯回答说："这个依旧是有故邪留在体内，而未发作，你以为他现在不生气，以前就没生过气吗？""故邪留而未发，因而志有所恶，及有所慕，血气内乱，两气相搏"——内有旧疾，他的情绪上始终都有他所憎恶的东西，也有他欲而不得的东西。这些都会让他血气内乱。两气相搏，指阴阳之气纠结不通。虽然他表面上不露声色，但里面气血全是乱的。"其所从来者微，视之不见，听而不闻，故似鬼神。"——只不过病因的表现极其细微，用肉眼是看不见的，用耳朵是听不见的，所以看上去像鬼神致病而已，但你若用心眼看，用心耳听，是一切昭然的。他从来不发脾气，但越是不发脾气的人，可能里面憋得越狠，一旦爆发出来，要么要了自己的命，要么要了别人的命。

● 年轻人中风有前兆

《伤寒论》里的中风有时只是指招了风邪，与现在人所说由血栓而中风偏瘫的含义不同。

2019年8月18日，人民网发文说："90后"成中风高发人群，"90后"中风的话题引发网友热议。3位优秀青年医生经常加班到深夜，10天内不幸相继离世……这些不幸大多是由过劳引发的。

过劳和熬夜是目前"90后"中风的两个最直接的导火索。在中青年人群中，平均睡眠不足6小时的人患高血压的概率比睡眠充足的人高一倍多。如果连续休息不好，加上情绪焦虑、血压波动大，极易诱发中风。

另外，生气会引起交感神经兴奋、血压升高、心率加快，往往容易突发心脑血管意外事件。

文章指出了青年人要警惕的几个中风征兆。

（1）哈欠连绵。当脑动脉硬化逐渐加重，管腔愈来愈窄，脑缺血缺氧加重，特别是呼吸中枢缺氧时，会引起哈欠反射。多在缺血性中风发作前5～10天内，频频打哈欠者可达80%左右，是重要的报警信号。古人在说"风厥证"时，也有善欠，即频繁打呵欠的现象，同时还有惊骇、背痛、善噫等，这些症状很像现代人所说的中风。阳明胃有病，容易"善伸数欠"，"欠"就是打哈欠，"数欠"就是多次打哈欠，"善伸"是伸懒腰。胃气不舒，一伸懒腰一打哈欠，阴气和阳气相互运动，胃气就舒展了。主动打哈欠是好事，没事伸个懒腰、打个哈欠，对身体是有好处的，如果哈欠连天就要小心了。如果你经常吃着吃着东西就呛住了，甚至喝口水都会呛住，就要去查查脑部或肺部了。什么叫年轻？年轻就是血脉弹性好，如果弹性出现问题，还是肝的问题。

（2）口吃流涎。说话不利索、流口水。中医认为这是脾病，脾液为涎。

（3）一过黑蒙。即眼前突然发黑，看不见东西，数秒钟或数分钟即恢复，并伴有恶心、呕吐、头晕及意识障碍。中医认为这是典型的肝血虚。

（4）视物模糊。即表现为短暂性视力障碍或视野缺损，多在1小时内自行恢复。中医认为这是肝血大虚。

（5）剃刀落地。是指自己持刀刮胡子时，头转向一侧，突然感觉手臂无力，剃刀落地，1～2分钟后完全恢复。这是由于转头扭颈时，导致已经硬化的颈动脉扭曲，加重了狭窄，导致颅脑供血不足。

颈动脉的养护其实特别重要。最好是自己经常按摩，严重的，如果大椎处出现富贵包，就不是按摩能解决的了，这时要通过刮痧来解决问题。

（6）偏侧麻痹。即短暂性脑缺血发作，严格说来，这已是最轻型的中风。追访观察，短暂性脑缺血发作后3～5年，约有半数以上的人发生缺血性中风。

这6个中风前兆只是结果，而中医讲的湿邪、瘀血、情绪的大起大落等才是病因。把原因弄清楚后，中风还是可以预防和治疗的。

真没想到，"90后"会成为中风高发人群，每个年代的年轻人都有疯狂的时候，但那时精神的疯狂并没有带来身体的衰退和崩溃。由此，便可见现如今生活压力的严峻以及青少年对自我生命的放任，已经到了一个临界点，需要我们多关注了。现在，也有许多"90后"加入学习《黄帝内经》的队伍里，我总称他们为"老灵魂"，但愿这些老灵魂是引领未来世界的宁馨儿！

中医所说的中风，包括脑溢血、脑血栓形成、脑栓塞、蛛网膜下腔出血、高血压脑病。其中有中经、中脏、中腑、中血脉之分。

所谓中经，就是脑血栓形成、脑栓塞，是病在经脉，会出现半身不遂、手足麻木、口多痰涎、言语不利等症。

所谓中腑，就是脑溢血较轻的病症，其病在腑，会猝然昏倒，苏醒后出现半身不遂、口眼歪斜、言语困难、二便失禁等症。

所谓中脏，就是脑溢血最重的病症，其病在脏，会猝然昏倒，有闭证和脱证之分。

所谓中血脉，属于胃气大伤，以口眼歪斜为主症。

其实，无论哪种中风，都必定是真阳真阴先已亏损，所以要先固摄气血，内强，才能通开闭塞的经脉，才能起死回生。

现在的中医一见中风，多数按照镇肝熄风、祛风化痰、活血化瘀的原则进行治疗，但疗效不甚理想。西医主要以止血、稀释血液和疏通脑血管作为主要治疗方法，治疗时间较长，而且极易复发。

急症突发时，可以在患者的手足"十二井穴"放血，井穴放血，可以疏导诸阳下降，阳亢可以暂时消除。不懂穴位的人也可在患者十指尖放血，可以起到迅速制止大脑出血的作用，这样，在送医院的过程中，可抑制或减少脑部继续出血。

用药方面则要小心。比如在发病之前用当归四逆汤或乌梅丸还尚可。如果用了四逆汤，虽可以回阳救逆、引火归源，却有可能使患者的大脑快速缺氧而提前中风，所以还是要万分小心的。发病后服用白通加猪胆汁汤，患者可能暂时出现心烦身热、张目喘促的症状，这是阳气发动、阴邪外出的表现，一般到凌晨3点或下午5点，虚火归元，大脑清凉，浑身痉挛的症状也就自然消除了，不必做急救处理，但不懂的人就会慌张。

伤寒名方——白通加猪胆汁汤

少阴病，下利脉微者，与白通汤。利不止，厥逆无脉，干呕烦者，白通加猪胆汁汤主之。

葱白四茎。干姜一两。附子一枚，生，去皮，破八片。人尿五合。猪胆汁一合。

此方用干姜、附子的大热来助阳祛寒，配合葱白来通阳气。但阴寒太盛的病必定会格拒阳药，所以加入尿、猪胆汁等寒凉的生物药作为引导，使热药能入里发挥作用，如果找不到猪胆汁，只用人尿亦可。寒邪被化，真元振奋，头上的虚火就会归元，危症解除。然后辅以通络破瘀的药物，可使脑部瘀血在较短时间内得以消除。

如果已经半身不遂、口眼㖞斜、语言謇涩、口角流涎、小便频数或遗尿失禁、舌暗淡、苔白、脉缓无力。可以用补阳还五汤，治疗中风之气虚血瘀证。

补阳还五汤

黄芪（生）120克，当归尾6克，赤芍5克，地龙（去土）、川芎、红花、桃仁各3克。

这个是清代医家王清任的方子。所谓补阳还五汤中"还五"二字的意思，是将人身的元气分为10份，人的元气损失了5份，只剩下一半，所以就会半身不遂。补阳还五就是"归还人身缺损的另一半的元气"，只此一句，道破天机，指明中风就是元气亏损，必须在恢复元气上用功。补阳还五汤生黄芪用量独重，这是恢复元气的动力，用来加速气血运行，其他破瘀血的药物在气血的推动下，瘀血会很快被破除掉。原方活血祛瘀药用量较轻，使用时，可根据病情适当加大。王清任说："服此方愈后，药不可断，或隔三五日吃一服，或七八日吃一服。"但若中风后半身不遂属阴虚阳亢，痰阻血瘀，见舌红苔黄、脉洪大有力者，非本方所宜，切记切记！

瘢痕灸对中风颇有良效。用重灸关元穴的方法，各种中风病症都有可能治愈。如果再加上中脘穴，效果会更加理想。而且，不服用破瘀血的药物，也可以恢复，因为阳气本身就有破瘀的功能。

再者，患有此病的患者，不要急于体育锻炼，因为患者属于元气大伤，锻炼更会损伤元气，会使病情更加严重。只有当元气和脏腑功能恢复一半，自己感觉有了余力，身体不活动就会感到有些不舒服的时候，才能开始锻炼。此时的锻炼，才对恢复肌肉和体力有所帮助。

● 中医对糖尿病的认知

有人会说，你怎么这么靠后才讲三高啊？因为这些大病原因复杂，都是由别的病积累而来的。这些病，西医也只是要求长期服药来控制指标，而谈不上治愈。

先说一下糖尿病。糖尿病在中医属于脾病。西医说糖尿病是一种常见的代谢障碍疾病，即血糖升高，接着从尿液中流走，所以尿里有糖。具体讲，与过多摄入热能、脂肪、碳水化合物，并且缺乏运动有关，也就是和吃得太好、动得太少，故被谴称为"富贵病"。若病势控制不好，日后就会引起并发症，如冠心病、脑血管病、视网膜血管病、肾动脉硬化、肢体动脉硬化等。而《诸病源候论》则指出消渴病（糖尿病）每多发痈疽或水肿，这正是对糖尿病并发皮肤病及泌尿系统感染之最早描述。

其症状表现为多饮、多尿、多食或消瘦，以及疲乏无力、肥胖等。而且，吃降糖药、打胰岛素，只会使脏腑功能逐渐减退。因为胰岛素是由胰腺分泌的，如果身体里有了人工胰岛素，神经就不会向胰腺发布分泌胰岛素的指令，这就是所谓的用进废退。注射胰岛素就必定会使胰腺无用武之地，脏腑功能就会减退甚至衰亡。而治疗疾病应该是将脏腑功能恢复到正常水平，决不应该用越俎代庖的方法治疗疾病。这也是西药治疗糖尿病会使患者逐渐消瘦、无力的主要原因，并且严重影响患者的生活质量。

伤寒名方——八味肾气丸（崔氏八味丸）

中国古代不叫糖尿病，叫"消渴"。消渴泛指以多饮、多食、多尿、形体消瘦，或尿有甜味为特征的疾病。张仲景在《金匮要略》中说："男子消渴，小便反多。

以饮一斗，小便一斗，肾气丸主之。"也就是说，消渴症初起时，八味肾气丸是管用的。

八味肾气丸方：干地黄八两。山茱萸、薯蓣各四两。泽泻、茯苓、牡丹皮各三两。桂枝、附子（炮）各一两。

上八味，末之，炼蜜和丸梧子大。酒下十五丸，加至二十五丸，日再服（一天2次）。

蜜丸如梧子，酒下十五丸，日三，加至二十五丸。主治虚劳不足、羸瘦日剧、吸吸少气、体重、耳聋、眼暗、大渴欲饮水、腰痛小腹拘急、小便不利。

《素问·奇病论篇》记载过"消渴症"这一病名。"帝曰：有病口甘者，病名为何？何以得之？岐伯曰：此五气之溢也，名曰脾瘅（也就是脾病）。夫五味入口，藏于胃，脾为之行其精气，津液在脾，故令人口甘也。此肥美之所发也，此人必数食甘美而多肥也，肥者令人内热，甘者令人中满，故其气上溢，转为消渴。"

首先，确认其为脾病，其次说其病因：（1）此人必数食甘美而多肥也，肥者令人内热，甘者令人中满，故其气上溢，转为消渴。由此可见，此病患者基本都是饮食营养过剩而体力劳动或体育锻炼严重不足者。（2）情志失调。长期过度的精神刺激，如郁怒伤肝，肝气郁结，或劳心竭虑，营谋强思等，以致郁久化火，火热内燔，消灼肺胃阴津而发为消渴。古语说："心境愁郁，内火自燃，乃消症大病。"（3）劳欲过度、房事不节。劳欲过度，肾精亏损，虚火内生，则火因水竭而益烈，水因火烈而益干，终致肾虚、肺燥、胃热俱现，发为消渴。在生活中，如果能少膏粱厚味，多运动，少精神刺激，纵欲和房劳，至少不会往这个病上走。

古代记载的第一位有名的消渴病人是司马相如，《史记·司马相如列传》云："相如口吃而善著书，常有消渴疾。"据说，汉武帝晚年也生此病，口干善饮，饮水一斗，小便亦一斗，周身乏力，形容枯槁。御医处方六味地黄汤，不治反重，患病后的汉武帝意志消沉，精神恍惚不定，且有"恐惧症"症状，群医束手。从症状看，近乎尿毒症了。

为什么说20世纪60年代出生的人面临着很大的糖尿病、胰腺病的风险？这么说吧，人如果小时候过着清汤寡水的苦日子，脾胃也就是一个已经习惯了苦日子的脾胃，后来生活突然变好，又开始了安逸的生活，生命就很难适应这种改变。从穷到富，或从富到穷，不仅精神上受刺激，身体也受刺激。味道过厚，营养价值过高，会伤气。不仅糖尿病跟这点相关，胰腺炎、胰腺癌也与此相关。胰腺，简单地说，是专门用来消化蛋白质、脂肪和糖的。过去人穷，这些东西吃得少，这种病人也少。假如一个穷人突然暴富，天天海参、鲍鱼、龙虾，外加啤酒、白酒，很快，他的胰腺功能就坍塌了。

● 糖尿病也是情志病

对于消渴症的治疗，《陈修园医书·医学实在易》中说："上消者，口渴不止也，治以人参白虎汤；中消者，食入即饥也，治以调胃承气汤；下消者，饮一溲二也，治以肾气丸。"

伤寒名方——调胃承气汤

吃完就饿、消谷善饥，可以稍微用一下调胃承气汤。

《伤寒论》说："若胃气不和，谵语者，少与调胃承气汤。"

大黄四两，酒洗。甘草二两，炙。芒消半升。

现代基础用量：大黄 12 克（清酒洗），炙甘草 6 克，芒硝 9 克。

上三味，以水三升，煮取一升，去滓，内芒消，更上微火，煮令沸，少少温服之。

调胃承气汤就三味药，大黄、炙甘草、芒硝。方中芒硝、大黄可以泻胃肠之燥热，而炙甘草可以缓和大黄、芒硝的力度，并把主要力量放在胃上。所以，此方既可以调节胃气，又可以通肠下便，以解糖尿病人的便秘之苦。

其实，这个方子还可以治疗胃火上炎导致的"燎面症"，也就是脸部火烧火燎的（但若是美容院药物刺激出现的脸红燎面，可不能用这个方子）。调胃承气汤对服用补药过多导致的胃热、面部生斑也有疗效。因为胃经循行面部，所以面部的很多问题，要么是胃寒，要么是胃热。确认是胃热的话，就可以稍微喝一下调胃承气汤。

现代中医，都认为消渴（糖尿病）属于阴虚。所以，开的药方、所制的成药都离不开龟板、鳖甲、元参、牡蛎、黄芪、葛根、知母、枸杞子、麦门冬、五味子、生地黄等滋阴生津药。但我们一定要明白，真阴源于真火，如果真火已虚，是化不动这些滋阴药的。正如我先前讲的干燥症，真阳不足的话，越用养阴滋阴的药物，真阳就越不足。并且，津液的功能必须是经过气化的作用才能生出。而气化之源在于命门之火。命门火衰，则津液的正常功能无所生也！

糖尿病，是由于虚火过旺导致"津"的功能过度，使脏腑组织的液体过分排出，致使组织液浓度过高，于是才出现了"血液黏稠、血糖尿糖高、口渴、尿多、食多、便秘"等症状。由于人体需要水来进行正常的新陈代谢，就会出现口渴的症状，使人大量饮水来补充人体组织所缺少的液体；由于虚火过旺，消谷善饥，就会食多；由于津的功能过旺，使得大肠内的水液不足而造成便秘，同时，从脏腑组织中渗出的水液过多，就必然会出现尿多且便秘的症状。

有人说，现在所讲的糖尿病，无论是内涵还是外延，都与消渴症有了很大的不同。糖尿病除了血糖的升高，主要并发症还有眼底病变、肾脏病变及糖尿病足等。其实，这些有可能是服药不当导致的坏病而已，比如脾和胰腺出了问题，自然土不能克水，就会出现肾脏病变等。

所以，治疗糖尿病，必须从"疏通经脉、恢复生机、发挥脏腑功能"这一点入手。阳明与太阴相表里，所以可以用恢复阳明经脉的药物或方法进行治疗，疏导燥邪逐渐变为燥气，才能恢复气血津液的功能，才能不渴。所以，可以用人参白虎汤、附子理中汤治疗上、中之消。而治疗下消，用肾气丸即可。当然，不怕疼的话，重灸膏肓、中脘、关元也可以。

说糖尿病是一种情志病，也未尝不可。在糖尿病患者的人生中，曾经有过怎样的人生伤痛、怎样的欲而不得，而又无从对外人言？一切负面情绪都在影响着我们的气血，干扰着五脏六腑的运转和能量传递。其实，所有人的病，都是人性病。糖尿病归根到底是一个贪病，人类所有病都逃不出这三项：贪、嗔、痴。糖尿病人一定有欲而不得的人生历史，所谓欲而不得，就好比总想挣大钱而不得，总想离婚又离不成，总想当正职也升不上去，总之，想要的都得不到，不想要的又甩不掉，久之思伤脾，就得了脾上的病。

要想根治欲而不得，就两个字：放下。可多少人能够放下呢？钱，放不下；子女，放不下；私欲，放不下；诸多放不下，导致人生就是"累"，最终拖累的是命。在大学里，看到那么多人为了评上教授，有哭的，有闹的，有得癌症的，我心里很惊讶：至于吗？不要不行吗？于是，便有人来劝："顶多打压你两年，本来就是你该得的，干吗不要啊？"我说："我堂堂正正一个人，干吗要看别人的脸色？"人家又说了："那你退休后，钱上损失很大哦！""是吗？我花得不多，这些够了。损失多少你也别告诉我，少一分念想，多一分自在。我既是侠又是仙，既写诗又作画，人生如此美好，要那教授作甚！"大家记住，比放下更好的是放弃，放下，你还有拿回来的企图，放弃，就是永远不要了！任何东西，当你真的不要了时，会突然海阔天空。

其实，对人而言，所有"有"都是拖累，所有"无"都是滋补。地球毁灭之际，我们大多数人都是买不起诺亚方舟的那张船票的，但心里有爱、有诗的人，走的时候，一定会从容安静吧。

记得有一个刚得了糖尿病的老总，吓得几乎任何食物都不敢吃了，因为西医认为食用淀粉类食品会产生葡萄糖，所以应该避免食用此类食品。所以很多糖尿病人就仿佛生活在炼狱中，看得见的美食，统统不敢吃，把自己饿得饥肠辘辘。家人让我劝他吃饭，我跟他讲完道理后，就劝他吃饭、吃药加锻炼，然后随他去验指标。后来的一个月，他真的照做了，每天按时吃饭，按时喝中药，每天傍晚都去登香山，一个月后，指标全部正常了。

然后他问了我一个问题："我还是感觉哪里不对，要是这样就能治愈这个疾病，那为什么糖尿病依旧是世界难题啊？"看，他就是这么多思的人。

我问："那您打算怎么办呢？是满世界去宣传中医，还是继续打胰岛素？"

他的回答令我惊住了，他说："听说真正的治愈法是去辟谷，很神奇，我打算去试一下。"

我说："随您，但有一点我要事先告诉您，辟谷的人，医生是不会再接的。"扁鹊说"信巫不信医"者，不治。至今我都记得他家人那绝望的眼神。有时候，对家人的固执，我们最无可奈何。

第十四章

千古医圣张仲景

● 读《伤寒论·序》，感受圣人的慈悲

在接近尾声的时候，我认为一定要讲一下张仲景所作的《伤寒论·序》，因为这是一篇流传千古的医学、医道、医德的教育名篇，对现实社会有着重要的警示作用。

"余每览越人入虢之诊，望齐侯之色，未尝不慨然叹其才秀也。"——我每次读到《史记·扁鹊列传》中秦越人让虢太子起死回生的故事，和望齐侯之色的记载，没有一次不激动地赞叹他的才华出众。

扁鹊"入虢之诊，望齐侯之色"这两则故事，可以说是医家无法逾越的高度。其实，历史上还有张仲景见王仲宣之事，也让人叹为观止。

王仲宣（王粲）是"建安七子"之一，才华横溢，捷而能密，文多兼善，辞少瑕累，摘其诗赋，是建安七子之冠冕。晋皇甫谧《针灸甲乙经》序中，记载了张仲景为王粲看病的逸事：

王粲二十多岁时，曾遇"医圣"张仲景，他对王粲说："你已经患病了，应该及早治疗。如若不然，到了四十岁，眉毛就会脱落。眉毛脱落后半年，就会死去。现在服五石汤，还可挽救。"可是王粲听了很不高兴，自认文雅、高贵，身体又没什么不舒服，便不听他的话，更不吃药。过了几天，张仲景又见到王粲，就问他："吃药没有？"王粲骗他说："已经吃了。"张仲景认真观察一下他的神色，摇摇头，严肃而又深情地对王粲说："你并没有吃药，你的神色跟往时一般。你为什么讳疾

忌医，把自己的生命看得这样轻呢？"王粲始终不信张仲景的话，二十年后眉毛果然慢慢地脱落，眉毛脱落后半年就死了。由此可见张仲景之望诊功夫，不亚于扁鹊。

咱们接着讲原文。

怪当今居世之士，曾不留神医药，精究方术，上以疗君亲之疾，下以救贫贱之厄，中以保身长全，以养其生。

奇怪当今的人，竟然不重视医药，不精心研究医道。（医道）可以在上治疗国君和父母的疾病，在下可以解救贫民的困苦，对自己，可以用来保持身体长久健康，以此养生。

如果将来有人问你为什么学习医道，张仲景的这句话就是答案："上以疗君亲之疾，下以救贫贱之厄，中以保身长全，以养其生。"略通医道，可以治疗亲人的疾患，家人有病时不慌张。可以救助贫穷的人。时刻关注贫困的人，就是慈悲。对自己而言，略通医道，可以养生，不给别人添麻烦。

与其天天在网上问这病问那病，与其在医院看别人的冷脸，与其让冰冷的仪器扫描自己的身体，与其大把大把吃自己弄不明白的药……不如自己略习医术，略知阴阳四季养生大法，防微杜渐。这，才是真正爱家人、爱自己。

但竞逐荣势，企踵权豪，孜孜汲汲，唯名利是务，崇饰其末，忽弃其本，华其外而悴其内，皮之不存，毛将安附焉？

（今人是怎样的呢？）张仲景说：今人只是争着去追求荣华富贵，踮起脚尖仰望着权势豪门，急急忙忙，追求名利。重视那些次要的身外之物，轻视抛弃养生根本之道。使自己的外表华贵，使自己的身体日渐憔悴。如果皮都不存在了，那么，毛将依附在哪里呢？

现代的人跟汉代的人真是没多大区别啊！人性自古如斯，都是追求外在的东西，而忽略性命根本。结果会怎样呢？我们接着往下看。

卒然遭邪风之气，婴非常之疾，患及祸至，而方震栗，降志屈节，钦望巫祝，告穷归天，束手受败。赍百年之寿命，持至贵之重器，委付凡医，恣其所措。咄嗟呜呼！厥身已毙，神明消灭，变为异物，幽潜重泉，徒为啼泣。

当人们突然遭受到外来邪风的侵袭，被可怕的疾病缠绕，病患灾祸临头之时，方才震惊发抖，于是就降低身份，卑躬屈膝，恭敬地盼望女巫男祝的求神祷告，巫祝宣告办法穷尽之时，就只好归于天命，束手无策地等待死亡。最后，将可以活得很长久的寿命和最宝贵的身体，交付给平庸无能的医生，任凭其摆布处置。唉！他们的身体已经死亡，精神已经消失，最后变成了鬼物，深深地埋在九泉之下，让活着的人白白地为他们的死亡哭泣。

痛夫！举世昏迷，莫能觉悟，不惜其命，若是轻生，彼何荣势之云哉？而进不能爱人知人，退不能爱身知己，遇灾值祸，身居厄地，蒙蒙昧昧，惷若游魂。哀乎！趋世之士，驰竞浮华，不固根本，忘躯徇物，危若冰谷，至于是也！

痛心啊！整个世上的人都昏迷糊涂，没有人能够觉悟，都不珍惜自己的生命。像这样轻视生命，他们还谈什么荣华富贵呢？而且，如果人们进不能爱护别人，顾及别人的疾苦；退又不能爱护自己，顾及自己的隐患。遇到灾难，碰上祸患，身处危困的境地，糊涂愚昧，蠢笨得就像没有头脑的废物。真是悲哀啊，追逐名利权势的人们，竞相奔驰在浮华世界，不知道固摄性命根本，以生命为代价追逐外物，置性命于阴寒冰谷的危险境地，大难临头尚且不知！

以上文字既见仲景先师之苦口婆心，咄嗟呜呼，痛夫，哀乎，一唱三叹，句句直指我们当下的人生，令人泪目，又可见其文采斐然。

● 千古医圣张仲景

下面这段，则是讲为什么写作《伤寒杂病论》。

余宗族素多，向余二百。建安纪年以来，犹未十稔，其死亡者，三分有二，伤寒十居其七。

翻译过来就是：我的家族人口很多，过去大概有两百人左右，建安纪年以来，不到十年的时间，就死亡了三分之二，其中伤寒病占了十分之七。

张仲景，是东汉南阳郡涅阳县（今河南南阳市）人。古代南阳，可谓人杰地灵，曾有南阳五圣：谋圣姜子牙、商圣范蠡、科圣张衡、医圣张仲景、智圣诸葛亮。这五圣，都是为推动中华文化做出了巨大贡献的人物啊。

关于张仲景之生卒年，目前的推算是生于约 150～154 年，死于约 215～219 年，曹操是 155—220 年，如果张仲景的生卒年按 154—219 年算，那他就是大曹操一岁，也早死一年，是同时代人。按理说，华佗（约 145—208 年）也算同时代人，但张、华二者并无交集，也是中国医学史上的遗憾。无论如何，这是中国历史上最为动荡的时代，到底如何救民于水火，每个人都要交出自己的答卷。

关于那些年的瘟疫，也是实有的。汉献帝初平元年（190年），董卓挟汉献帝及洛阳地区百万居民西迁长安，洛阳所有宫殿、民房都被焚毁，方圆二百里内尽为焦土，百姓死于流离途中者不可胜数。"大战之后，必有大疫"，据史书记载，东汉桓帝时大疫三次，灵帝时大疫五次，献帝建安年间疫病流行更甚。成千累万的人被病魔吞噬，以致造成了十室九空的空前劫难。其中尤以东汉灵帝（168—188年）时的公元171年、173年、179年、182年、185年等几次的疾病流行规模最大。南阳地区当时也接连发生瘟疫大流行，许多人因此丧生。所以，关于张氏家族的衰落，张仲景所言不虚。其家族苦难，不过是整个社会的缩影而已。

感往昔之沦丧，伤横夭之莫救，乃勤求古训，博采众方，撰用《素问》《九卷》《八十一难》《阴阳大论》《胎胪药录》，并平脉辨证，为《伤寒杂病论》合十六卷。虽未能尽愈诸病，庶可以见病知源。若能寻余所集，思过半矣。

张仲景的医学之路是怎样的呢？首先是"感往昔之沦丧，伤横夭之莫救"，因伤痛悲悯而发奋。再者，其家学深厚。其父亲张宗汉是个读书人，在朝廷做官。由于家庭的特殊条件，他从小有机会接触到许多典籍。他也笃实好学，博览群书，并且酷爱医学。年少时，即拜同郡医生张伯祖为师，学习医术。

张仲景之成就，以及《伤寒论》之成书，还与"勤求古训，博采众方"有关。古训指哪些呢？有《素问》《九卷》《灵枢》《八十一难》《难经》《阴阳大论》《胎胪药录》等，并依准脉法及辨证，作了《伤寒杂病论》一书，合十六卷。用他自己的话说：哪怕不能尽愈诸病，还是可以见病知源的，如果把这些都认真学习了，收获一定很大。

也正因为张仲景的杰出贡献，他被后人称为"医圣"。清代医家张志聪说："不明四书者不可以为儒，不明本论（《伤寒论》）者不可以为医。"

所谓伤寒，就是寒邪伤害了人体的根本，就是伤害了人体的元阳之气。所以《伤寒论》之主旨在于：固护根本，扶正祛邪。

《伤寒论》，原名《伤寒杂病论》，在流传的过程中，经后人整理编纂将其中外感热病内容结集为《伤寒论》，另一部分主要论述内科杂病，名为《金匮要略方论》。

《伤寒论》全书10卷，共22篇，列方113首，应用药物82种。其方剂，精于选药，讲究配伍，主治明确，效验卓著，被后世誉之为"众方之祖"，尊之为"经方"。

第一卷为《辨脉法》和《平脉法》两篇，主要论述伤寒及杂病的脉、证与预后。

第二卷为《伤寒例》《辨痉湿暍脉证》《太阳病脉证并治上》，主要总论六经发生、发展、治疗、预后的一般规律、痉湿暍的证治。

第三卷至第六卷，主要论述太阳、阳明、少阳、太阴、少阴、厥阴等六经病的脉、证、治疗与预后。伤寒六经排序是指出元气越来越少，病越来越深的顺序。《黄帝内经》里面还说了，每一经里面还有经证和腑证之分。经证是经脉不通而成的病，腑证才是元气真正虚了的病。

第七卷至第十卷主要论述霍乱、阴阳易、劳复的证治及伤寒病的可汗不可汗、可吐不可吐、可下不可下等。

● 医学之困境

《伤寒论·序》最后两段，一是指出中医学自古之传承，二是痛斥当下医学之困境。

夫天布五行，以运万类，人禀五常，以有五脏。经络府俞，阴阳会通，玄冥幽微，变化难极。自非才高识妙，岂能探其理致哉！上古有神农、黄帝、岐伯、伯高、雷公、少俞、少师、仲文，中世有长桑、扁鹊，汉有公乘阳庆及仓公，下此以往，未之闻也。

——大自然造化了天地五行，而运化万类。人体秉受五气之常，而有五脏。其中经、络、府、腧，阴阳交会贯通的过程，玄妙、隐晦、幽深、奥秘，变化难以穷尽，如果不是才学高超、见识精妙的人，怎么能探求出其中的原理和意趣呢？上古有神农、黄帝、岐伯、伯高、雷公、少俞、少师、仲文，中世有长桑、扁鹊（长桑君是扁鹊的老师），汉有公乘阳庆及仓公（公乘阳庆是仓公的老师），从此以后，就再也没有听说过这样的大师和名医了。

中医的传承，不是指父亲传给儿子，儿子传给孙子，大家看上面的传承关系，没有一个是这样的关系。中医的传承是智慧传承，而非血脉传承。后面张仲景对那种"各承家技，终始顺旧"的传承提出了批判。

既然说到这儿了，咱们就了解一下中医有哪些先师吧。清朝有个先医庙，里面的排序是这样的：中间供奉伏羲，左神农，右黄帝。

其中，第一个圣人是坐正座的伏羲。他对医学的第一大贡献就是发明了钻木取火。在火发明前，人们吃生食会造成多种疾患。燧人氏造火后，火化腥臊而为熟食，所以老百姓的各种腹部疾病大为减少。

伏羲对医学的第二大贡献是创立了八卦。八卦奠定了中国人的一种传统思维方式——取象比类，即运用带有感性、形象、直观的概念和符号表达世界，并通过类比、象征的方式描述世界，这种思维方法又称为意象思维方法。

这里对"象思维"稍微展开说一下。中国古人认为，用有限的生命去认识世间万物的最好方法就是取象思维，即通过打比方的方法。《易经》的八卦就是把事物挂出来让大家来认识，比如有代表天的卦，有代表地的卦，等等。卦象也好、象思维也好，其实并不高深莫测，但它需要我们有一颗纯真的、充满想象和热爱的心。

由于伏羲画八卦，把天地分成阴阳四象八卦，这样便使得水火升降之气、百病之理开始有了理论的依据。比如说什么叫心火，什么叫肾水，这些东西在伏羲画卦里都有所体现。所以说伏羲对中国医学的贡献当为第一。

贡献排第二的就是神农，神农尝百草，始有医药。排在第三位是黄帝，《黄帝内经》为理法方药确定了理论根基。

在先医庙里，还有《黄帝内经》里黄帝的九位老师，比如岐伯、伯高、少师、太乙、鬼臾区、俞跗、少俞等，然后就是伊尹、扁鹊、仓公淳于意、华佗、张仲景、皇甫谧、王叔和、抱朴子葛洪、真人孙思邈等，这些都是我们在《黄帝内经》之外要了解一下的人，对我们深入学习医理，会很有帮助。

其中伊尹，非常了不起。他是有甲骨文记载以来的第一位帝王师，同时又是商汤的第一大巫师，又是中国历史的厨祖，集政治、医学、教师、厨师于一身，大家都知道范仲淹的一句话：不为良相，即为良医。大概就是以伊尹为榜样吧。据说当年范仲淹到庙里求签，想当良相，神仙不许。随后又求签当良医，神仙还不许。人们就纳闷，说良相和良医相差那么大，你干吗求这两个？范仲淹说："能为天下百姓谋福利的，莫过于做宰相；倘若做不了宰相，能以自己的所学惠及百姓的，莫过于做医生。"

关于中医的衰落，以张仲景的看法，其实从汉代就开始了。但后世还是有张仲景、孙思邈、陶弘景等。其实，医学一途，衰落应该从唐代以后，因为宋代以前，孙思邈等医家还倡导实修，对经脉及脉法的理解都源于实证。宋代以后，医家从道医转向儒医，多在"理"上做功夫，夸夸其谈，于实证则愈来愈远，以至于中医学在遭遇了西医之后，更出现了断崖式下滑。

汉代时期的医生是怎样的呢？

观今之医，不念思求经旨，以演其所知；各承家技，终始顺旧，省疾问病，务在口给；相对斯须，便处汤药；按寸不及尺，握手不及足；人迎跗阳，三部不参；动数发息，不满五十；短期未知决诊，九候曾无仿佛；明堂阙庭，尽不见察，所谓窥管而已。夫欲视死别生，实为难矣！

——看现在的医生都不研读经典，不按照经典来推演和充实自己的学识和技能，而是各承所谓的家传秘方，各门各派抱残守缺，始终不思进取，因循守旧。在诊断疾病的时候，全凭患者口述。和患者相处片刻，便处以方药，按寸脉不及尺脉，见表不见里；把寸口脉而忽略了脚上的跗阳脉，见上不见下。不知人迎、跗阳脉大小逆顺，诊脉不知浮、中、沉三部合参，不能调停自己的呼吸定息，从开始到结束，不满五十次。患者都要死了，医生对其三部九候都没有什么印象；对患者明堂、阙庭等部位的望诊，也全然无知、没有察见。如此诊治疾病，即所谓管中窥豹，只见部分，未见全部而已，就更谈不上对病人生死的判断了！

关于"动数发息，不满五十，短期未知决诊，九候曾无仿佛"这句，要看《灵枢·根结》篇的解释：所谓五十营者，五脏皆受气，持其脉口，数其至也，五十动而不一代者（所谓代脉，指脉动而中止，其中间歇时间长的，叫代脉），五脏皆受气；四十动一代者（脉象四十下一停歇的），一藏无气；三十动一代者，二藏无气；二十动一代者，三藏无气；十动一代者，四藏无气；不满十动一代者，五脏无气。予之短期（短期，就是濒临死亡了），要在《终始》。所谓五十动而不一代者，以为常也，以知五脏之期。予之短期者，乍数乍疏也（就是一会儿快、一会儿慢，甚至有间歇的）。

在这段里，指出了当下医生的几个问题：（1）不学习经典。可见学习经典是医圣对每个医生提出的要求。学习经典，是对医生终身的要求，而不是某一阶段的要求。（2）医生不可以只承家技，那些号称有"祖传秘方"的人，只是因循守旧。（3）要精通脉法和望诊，三部九候脉法是判断生死的关键，否则人都要死了，也无法做出判断。

感慨之后，张仲景还引用了孔子的一句话来自勉，可见医圣忧心之烈，悲悯之重。

孔子云：生而知之者上，学则亚之。多闻博识，知之次也。余宿尚方术，请事斯语。

——孔子说：生下来就懂得事理的人是最上等的，通过学习而懂得事理的人是次一等的，多方面地聆听求教，广泛地记取事理的人，又次一等。我素来爱好医方医术，一贯按照规矩和正确的方法办事，虽然不能生而知之，就让我为医处事时奉行"学而知之"和"多闻博识"这样的话吧！

这，难道不是对我们每一个人提出的规勉？圣人如此，我们岂不要更加努力？

从这个意义上说，东方的圣人都是大医，守中庸，可以不得病，懂道法自然，可以不生病；悟五蕴皆空，更不畏生死。

所以，凡自利、自救，离不开对典籍的自学。别人再怎么教，不入心入骨，得到的也只是皮毛。所以，我一向推崇的还是经典，而中医经典中的经典，就是《黄帝内经》和《伤寒论》。

● 扁鹊"六不治"

说完医生的问题，就要说说病人的问题了。

关于治病，扁鹊有个六不治的说法：

（1）骄恣不论于理，一不治也。即傲慢，我执，不讲道理，也不听别人讲的道理，以为有钱就能愈病，就能买命的人，不治。讲理这事很重要，有些人就是傲慢，我执，不讲道理，甚至有的病人进门就说你要能治好我，分一半家产给你。呸！谁稀罕你的一半家产！

还有一点，如果医生因为病人这种话而起了贪心，一定治不好这病，因为贪念会约束手脚，或急于消症状而不顾医理，乱用药。总之，医生不能因为病家富有，而生觊觎之心；也不能因为病家贫困，而有淡漠懒散之志。更有医家夸大病症，以恐吓而诈财，这是最坏的，一定会入恶道。

（2）轻身重财，二不治也。即以身体为轻，以财物为重，要钱不要命的。胡闹时可以一掷千金，看病一毛不拔的，不治。人不能太精于算计，太精于算计，就会把命算计到里面。

有的有钱人，平时喜欢吃贵重补药来养生，虫草、何首乌等，最后造成体内重金属超标、肝损伤，才明白这些贵重药都被人动了手脚，越贵的药，才越有人逐利。

反而一些平常小药没人稀罕，顶多在炮制的时候多加点儿蜜压压秤而已，比如炙甘草。而大葱、干姜这些，现在人再做手脚也不会做到这些东西上面，可关键是卖药的医生也不开这些便宜药。

（3）衣食不能适，三不治也。这句有两个解释，一是不知冷暖，不识好坏，不听劝；二是已经不能吃喝者，如果连吃饭穿衣都成问题了，就基本上不治了。

（4）阴阳并，藏气不定，四不治也。指阴阳气机已乱，五脏六腑神明错乱者，不治。

（5）形羸不能服药，五不治也。指身体太弱已经不能服药的，不治。这种人可以试一下灸法。

现在很多少女减肥，把自己弄得别提多弱了，最后还有血枯之症，闭经了。有个女孩，21岁，先是少吃减肥，后来又去辟谷，然后就眼窝塌陷，形容枯槁，还没了月经，最后出现厌食症，吃点儿东西就吐，这就属于元气大虚了，化点儿食物都费劲了。这种人光吃药没用，要想长气血，怎么也得吃饭。

记得有一次在北京电视台做节目，说到女孩子月经和更年期提前的问题，我说我见过有30岁就绝经的，北京一家医院的女大夫说她见过20岁就绝经的。所以这真是个大问题，是关涉生育率的大问题。那种鼓溜溜的、唇红齿白的少女，将来可能比大熊猫都珍贵。

（6）信巫不信医，六不治也。妄信巫婆神汉，或偏听偏信者，不治。看来这些问题自古就有。

这种人现在太多了，人一得病，就轮番求西医、道医、僧医、藏医，反正自己是毫无主见，只是妄信别人的危言耸听，让自己活在惊恐中。这种人必然无救。现在那些听传销课买健康品的人也属于这一类，相信偏方包治百病的也属于这一类。

人世间永远是正道难传、邪道易传，因为邪道以恐吓人心为主。现在被判为癌症的，一般先找西医，后找中医，同时找气功师，这种惯常路数只会耽搁自己，还不如一条道走到黑。曾有一名人，强行被他的朋友带到我这里时，已经摇头晃脑一团糟了，好不容易治得有起色了，各种人、各种方法蜂拥而至，拦都拦不住。有从国外送药的，有介绍各路名医的，有送气功师的，有介绍巫婆神汉的，最后活活把这人缠磨死了。所以只要病人去找气功师了，你就不要管了；去辟谷了，你更不要管了。

最后扁鹊说：以上这六种情况，只要有一种就很难治了，更别提有人占了好几种。

我再加上三种。（1）成天抱怨、猜疑心重的人，不治。因为总是怨怒，凡事都是别人的错，老觉得世界欠你的人，身体好不了。

（2）缺少人生情趣，成天只盯着自己掉了几根头发、这里酸那里痛、不能自娱自乐的人，不治。因为这种人总生活在负能量里，不能自拔。

（3）寝兴不适、饮食无度之人，也不治。即再怎么吃药，也改不了黑白颠倒、总宅在家里、不事劳作、作息无常的习惯，现在这种年轻人很多。还有病了也不知休养的人。好多猝死的人都说过一句话："等我忙过这阵儿就去看病。"往往他就忙不过这阵。这些人，通通不好管。

● 郭玉的"四难"

最后说说看病这事，看病，不是说你交了诊费，我给你把脉开方这么简单的事。疫情期间，不得不网诊，其实网诊比面诊辛苦多了，因为见不到本人，不容易发现人性的问题。所以至少也得看下照片，人的很多性情都写在脸上和舌象上，也能略知大概。其实，就算看到本人，也有愿意管和不愿意管的问题。

比如有位领导，腹泻20年，看遍天下名医，都没看好这个病。因为官员的身份，名医给他上的通通是补药，但这根本就不是补的问题，而是要发挥阳气的固摄作用以及阳明燥火的作用的问题。阳明燥火盛时，人就大便干燥，阳明燥火虚时，人就拉稀。再有情绪过度紧张，腹泻就止不住了。其实，天下有权势的人的病最难治，一出点反应就查东查西的，自然没人愿意担责，所以庸医开些补药是最安全的。

古代有个名医叫郭玉，医术高超，给穷人看病，又快又好。可是每每给官宦治病，就疗效不好，皇帝只好让嫔妃们穿上破旧的衣服，住到普通人住的房子里，郭玉通常只扎一针，就让她们病愈了。皇帝就问郭玉，这是什么原因。

郭玉对曰："医之为言意也。腠理至微，随气用巧。针石之间，毫芒即乖，神存于心手之际，可得解而不可得言也。夫贵者处尊高以临臣，臣怀怖慴以承之。其为疗也，有四难焉：自用意而不任臣，一难也；将身不谨，二难也；骨节不强，不能使药，三难也；好逸恶劳，四难也。针有分寸，时有破漏，重以恐惧之心，加以裁慎之志，臣意且犹不尽，何有于病哉？此其所为不愈也。"

——郭玉回答说："所谓医，有只可意会不可言传之意，因为人的身体构造最为微妙，要随气血运行的规律施用巧妙的针术。用针之时，稍微有失误就会酿成差错。用针之神妙，全在于医生的心手之间，此中道理只可意会而不能言传。有钱人、尊贵的人都居高临下，一派倨傲，我内心惊恐畏惧，自然无法心神凝聚。在这个治疗过程当中，有四种难处：他们自以为是而不信任我，这是一难；他们平时保养身体不小心谨慎，欲念深重，这是二难；他们筋骨不强健，不能根据病情来使用药物，这是三难；他们好逸恶劳，不愿运动，这是四难。针刺深浅各有分寸，用针之时日有禁忌，再加上我怀着恐惧的心理和谨小慎微的顾虑，我的恐惧审慎之意尚无尽止，哪里还有什么心思用在治病上面呢？这就是贵人的疾病不易治愈的原因。"

　　尊贵之人和有钱人都有一个毛病，认为钱和权势可以救命。怎么可能呢？若真是这样，这世上剩下的就全是这类人了。为什么医生的诊费最好是规定好的？我帮你驱病，你助我生活，谁也别欠谁的。

　　这世上最好谁也别养谁的贪心，只拿自己应该拿的，什么都留点儿余地，给子孙后代留点儿资本。在虚名虚利上争个你死我活，就更没必要了。我反复说，人生苦短，一定要把力气用在喜欢的事情上，这辈子能带一个爱好走，下辈子都不愁没的玩。

　　在中医的医患关系中，最重要的一点，就是医生与病人是在联手治病。没有认真、听话的病人，没有医理精湛、负责任的医生，疗愈过程都是不可能完成的。

　　首先，病人和医生都要相信人有天然的自愈力。所谓自愈力，是指人从生下到活到七八十岁，一直在各种各样数不清的细菌、病毒的包围中生活着，人并不是靠每天吃药杀死病毒、细菌活下来的，而是人体自身有消灭入侵者的能力。古语说"有病不治，常得中医"，就是与其让庸医诊治，不如等待身体自愈，反而更符合医理。所以，医生和病人都要相信人体的巨大潜能，尊重生命、不过度治疗也是一种本分。

　　什么都需要一个气化的过程，什么都需要时间，我们现在做的一切，就是想消灭时间、消灭过程。用什么消灭时间、消灭过程？用钱。但现如今，你若真得了一场大病，才知道钱也起不了大作用。若钱真能解决一切，有钱人就不会死了。现代人不问医只求药，不知病要好起来，也得一分一分地好。

　　有人说："我可以花更多钱买一个更灵的药。"这就是愚痴。

尊重生命，不过度治疗

无论如何，我希望通过《伤寒论》的学习，给大家一个认识事物的新方法，法以方传，方以法立，大家要先掌握《伤寒论》的辨证方法，而不要急于用方。

再者，辨证与辨症不同。中医是通过辨别症状而辨"证"。"症"是病的外部表现，而"证"是病的本质。比如结肠炎，中医辨证为脾肾虚寒，辨证论治则是补脾肾之阳。着凉发热，中医辨证为太阳伤寒，治疗则为解表散寒。一个指的是现象，一个指的是本质。诸如发热、头痛、腹痛、腹泻、咳嗽、失眠这些都是病的症状，如果医生只是对这些病症开方子，发热用几味药、咳嗽用几味药，那就和不明医理的病人差不多。真正的中医从来都不是"对症治疗"的，而是追求本质，"对症治疗"，所以中医和病人的对话总是有点儿对不上。

怎么办呢？唯有学习，才能慢慢缩小差距。为什么担心病人乱服药？如果不认真学习，还是在症状上瞎鼓捣，那就从来没抓住"证"这个要点。

要想懂方剂，先要明药性药理。比如，白术可以利腰脐之湿，当归可以治血虚头晕，川芎可以治头风，生地可以止血，人参可以救脱救绝，艾叶可以温脾，茯苓可以止泻，菟丝子可以止梦遗，甘菊花可以降胃火，杜仲可以除腰疼，大黄可以攻坚，等等。

还要懂药之配伍。比如，人参与当归并用可以治气血之虚，人参与肉桂同用，可以治心肾之寒，人参与黄连合剂可以治心胃不舒，人参与川芎并下则头痛顿除，人参与菟丝并煎则遗精顿止。

最后，最重要的是要明医理、懂气机，该通者，不能堵。通营卫，则用麻黄、桂枝；通筋骨，则用木瓜、仙灵脾；通内外，则用柴胡、薄荷；通肺肾，则用苏叶、防己；通膀胱，则用肉桂、茯苓；通脾胃，则用通草、大黄；通阴阳，则用附子、葱、姜。

原理上讲虚者宜补，但中医又讲虚不受补，有愈补愈虚的人，所以补法需要经过医生的理性判断。补法有四：一、补气可以生阳，但要知道脏腑的差别，腑不通则补不进去。二、补血可以生阴，但要知晓老少的差别，老人可用肉补精血，小孩用饭补精血。三、妇女产前、产后所补也有差异。四、补味可以生精，五味有温凉寒热的差别，有不同炮制法的差别。补食可以生形，但食物也有南北的不同、五谷的不同、禽与兽的不同，这些都是医生要明白的。

还有一点，大家听完伤寒方后，不知从哪里学来的恶习，总想着和方，就是把几个方子合在一起用。你这样做又是为何呢？本来《伤寒论》是大道至简，用药精纯，配伍精当，你是觉得自己比张仲景聪明吗？我说了，厚道、老实才是做人的根本，一时半会儿不懂不怕，听话就行，就怕内心不老实，还自作聪明，那就没救了。

总之，愉悦的心情、每天 30 分钟的运动、均衡的饮食营养、深度睡眠，这四点，是生命对抗疾病的根本处方。

天下的病是讲不完的，但若明白了医理病理，掌握了阴阳五行等思维方式，天天如切如磋，如琢如磨，把每一课都反复听，总会有开悟的那一天。其实，面对医学，我跟大家的起点一样，但我的优势在于我明白得早，我明白了什么？

（1）经典比课堂重要，比教材重要。能直接跟张仲景学习，干吗还跟那些不明不白的人学呢？

（2）践行比理论重要。我逐字逐句地解读《黄帝内经》和《伤寒论》，并把它们贯彻到实践当中，然后再从实践中提炼出精华讲给大家，所有自信都源于 30 年的苦修和实践，所以也相信能真正地帮到大家。

我越讲《黄帝内经》和《伤寒论》，就越发现中医文化逻辑性非常强。知道了病是一步一步怎么得的，就知道了如何解决它，或如何不得这个病。古代经典早就把一切说得明明白白，我们学了，就等于领受了天恩；没学，就永远在天恩之外。而有些人不学不问，只是一味鄙夷谩骂，就不像话了。黑《黄帝内经》《伤寒论》就更不像话了，除非你一条条读了，并能一条条批驳，否则，请闭嘴。

最后，感恩大家一路相随，我们一起继续前行。

| 跋 |

有悠然的心，才有悠然的生活

　　《伤寒论》讲解就此告一段落，希望对大家有大帮助！首先感谢大家对我新课的认可和追捧，我会更勤奋地回馈大家。昨天还有学员跟我说：这阵子确实心神不宁，幸好有这门课，心神安定了许多。这样也好，与其撕裂地活着，不如寻一片安宁之地，养着心神，还能学到本事。这场疫情也告诉我们，在隔离的状态下，没有人能够帮到我们，学会自己救自己，是唯一的出路。学会如何好好保护自己，学好如何提升自我的免疫力，照顾好自己，不给国家添麻烦，也是我们这本书的主旨。

　　连续两年的疫情，让我们憋在了家里，春天的花朵肆意绽放着，并且孤寂。但这场疫情也让我们知道了家人在一起时最踏实，以及认识到了亲情的可贵，春光明媚的可贵，在太阳下自由行走的可贵。所以，珍惜生命、珍惜生活，珍惜甜美的空气，也许是我们此后生活的方向。

　　每年的春天呢，我们要防三类疾病，一是上火，牙痛、眼病；二是心慌心悸、失眠，三是精神疾患，比如躁郁症。中医的好处就是她自身有三套系统，一是防，二是治，三是养。

　　防，就是我们先要知道这一轮天地之气怎么走，不是说要跟天走吗，气往上飘，我们就要学会气沉丹田，就是要练深呼吸：吸气时，肚子要鼓起来，呼气时，腹部要瘪下去，同时吸气呼气要缓慢、深长、匀速。做的时候千万别着急，一着急，气就憋住了。每次锻炼5到10分钟，不仅对上火症状有好处，尤其当躁郁症出现胸闷气短、有濒死恐惧时，此方法大有好处。我建议，所有人都应该练练这个呼吸法，孩子们在假期里都变得散漫了，写作业前先练那么几分钟，精神就集中了。而且，这也是强肺的一个手段，可以预防新冠肺炎的。

那么，真上火了，牙痛眼病怎么治疗呢？我们在先前的精讲《黄帝内经》中已经讲过了上火的真正原因，人体的真阳一定在下边，在丹田，一旦下面收摄不住，虚火就往上跑，阳明胃经虚火上炎，人就可能上牙痛，阳明大肠经虚火上炎，就是下牙痛，这时怎么办呢？首先要慎用降火药，尤其是疫情还未稳定时，降火药可能把寒邪憋在身体里面，造成更大的问题。

这时要清楚上牙痛是胃经的问题，下牙痛是大肠经的问题（《灵枢·经脉》："胃足阳明之脉……入上齿中。大肠手阳明之脉……入下齿中。"）上牙痛的时候可以按揉胃经的内庭穴，内庭穴位于足背第2、3趾间缝纹端。凡是胃火引起的牙痛、咽喉痛、胃酸、口臭、鼻出血、便秘等，都可以通过刺激按揉两足的内庭穴来进行治疗，此处越疼越要按，把上面的虚火引下来就好。下牙痛可以针刺和按揉大肠经的合谷穴。找合谷穴很简单，用右手大拇指关节横纹卡在左手虎口上，往下一摁，酸痛的地方就是合谷穴。这个穴位可以治颜面上所有病，比如牙痛、口眼㖞（wāi，歪）斜、鼻衄等，口诀是"面口合谷收"，也就是脸上和嘴里的问题都可以点刺合谷穴。

说完牙痛，咱们说眼睛。怎么保养眼睛呢，少看微信呗，现在信息漫天，真真假假，自己还跟着义愤填膺，劲儿还使不到地方，可不得两眼冒火、眼睛干涩，最关键的还乱了心。有人说，不看微信干吗啊？要干的事儿太多了，比如打八段锦，陪孩子玩，搂着老婆说话，给花儿拔拔草、给花儿拍拍照。没事出去走一圈，在太阳底下眯一觉，读读书，学学厨艺……多少事儿啊，这些事其实都比微信重要，而且有益于健康。

现在过度用眼导致的眼睛干涩、视力模糊、眼压高、飞蚊症等，大多跟肝血虚有关。保护眼睛的三个方法：一、熨目，把劳宫搓热熨眼；二、按摩后脑勺的"后眼穴"，也就是在眼睛正对的后脑勺有两个小坑儿，眼压高的那里会凸起。这是个书上没有记载的奇穴，我刚学医的那会儿，就爱找高手和高手过招，有位按摩高手突然失明了，我便带一位针灸高手去看他，针灸高手在这两个穴位轻轻点刺出血后，那位按摩师就又能看见东西了！这些都是民间高手的看家本领，自然不愿意传人，我要这些没有用，也一向不喜欢藏着掖着，琢磨清楚后就告诉学生了，果然在临床上好用；三、常转眼珠，这个呢，可以多做八段锦之"五劳七伤往后瞧"和"攒拳怒目增气力"两个动作。或找个戏曲老师学习一下，还能学会眉目含情什么的。如果出现眼底黄斑和飞蚊症，就严重了，就得把脉吃药了。

再说心慌心悸和失眠，这也是春天的常见病。肝血虚，就心慌，心血虚，就心悸，今年心痛的人还多起来了，连带着后背痛、胳膊麻，小腿也各种不舒服，其实这都跟心脏有关。这也跟疫情当中的过分焦虑有关。心脏不舒服时怎么办？一、还是练深呼吸法；二、平时可以多按揉两手内关穴；三、儿女多为老人按摩双腿，尤其是小腿；四、轻轻捶打膻中穴，可以增强免疫力。人体只有膻中穴这里有胸腺分泌 T 细胞，可以防癌，所以大家要多敲打按揉；五、敲打胳膊的上部，这是心经与肺经行走处，多用空拳敲打，可以强心强肺。具体对治心脏疾患的《伤寒论》方子，我会在课程里细讲，但大家毕竟不是医生，还是要多学不用药的治病方法。尤其是病之初起，手法是非常重要的。

失眠除了跟血虚有关，更跟魂魄散乱有关。生病了，就得把脉吃药，比如心慌心悸可以吃当归四逆汤或苓桂术甘汤，胸痛憋闷的瓜蒌薤白白酒汤或白通汤，失眠的可以吃黄连阿胶鸡子黄汤等，这些，我在这次课程中都讲了，讲配伍的原理，及剂量的使用。要是现实中没有医生给你开这些方子的话，你怎么办呢？那就要想办法自救了。

首先，不能再熬夜了，睡眠是人体一年四季当中最重要的自救行为。睡眠最养大脑，睡眠最养阴阳，人通过睡眠养阴，而养阴就是养阳。有人说：睡不着怎么办？睡不着也得躺着，而且得闭眼躺着，闭上眼睛才收神。躺着看手机，就属于调元气，不仅损脑子、眼睛，还伤害肩膀和颈椎，很容易头疼。过去人睡前都是看书，找本不太容易看懂的书，比如你看《内经》原文，说不定很快就困了。按理说人老了才会失眠，可现在许多年轻人失眠，那是年轻人提前把自己熬老了。但年轻人修复的快，只要把生活习性改过来，很快就能恢复正常。

所谓睡得好，不是睡得多，而是第一入睡快，头一挨枕头就着；第二是一夜无梦；第三是早上一起来，就如同满血复活，犹如新生命。可大家现在每天都在翻阅微信，把自己累得跟皇上每天批奏折似的，生生把好睡眠给折腾没了，这又是何苦呢？俗话说：天塌下来有个高的顶着呢，您最好踏踏实实睡觉，因为只有睡觉最提升免疫力。

而且，春天容易爆发精神症状。不知大家发现没有，这两天，各种群里都在吵架，而且都用一些不知真的还是假的信息来支持自己。看来大家都有点儿憋不住火气了，都在找渠道发泄，越是这样，就越要冷静，话赶话，虽然练脑子，但损气血。不如看看书，听听《诗经》，舒缓一下。而我在本书里，会大讲躁郁症，先讲抑郁症的发病原理和治疗，后讲躁狂症的发病原理和治疗，大家认真看就是了。

很多人都讲过《伤寒论》，但对百姓而言，一条条地讲伤寒，老百姓可能接受不了，所以，此次讲解，我主要是从疾病入手讲方子，比如关于发烧，什么时候用桂枝汤，什么时候用麻黄汤，怎么用、怎么煮、怎么喝，都讲得详详细细。再比如关于躁郁症问题、关于便秘的问题，拉羊屎球一样的大便吃什么药，大便干燥吃什么药，等等。还有心脏、妇科、男科的问题，以及如何选择中成药和服用汤药的问题。本书中既有《黄帝内经》之理，又有《伤寒论》之方，希望能够尽可能全面地帮到大家。如果你能坚持看完，将来就会遇事不慌，且有理有法，帮到自己和家人。其实，让中医进入千家万户，才是中医真正复兴了。

我花了30多年的精力，化繁为简，把自己学习《伤寒论》的心得呈现在这一本书里贡献给大家。如果有讲得不周到的地方，欢迎大家多提意见，我们共同进步。我希望，大家都心平气和地在这块平和的净土上生活。咱们最终都是想自救，想明理，想活得从容自在，所以，咱们一起努力吧，没准您看完这本书，能成家庭里的好大夫呢？

我想，喜马拉雅平台上有我的《诗经》美着心，有《内经》精讲养着体，再有这次的《伤寒》明着理，还有现在正在讲的《十二经络和奇经八脉》，外面风雨再大，又能如何呢？

曲黎敏
2021 年春天　写于北京元泰堂